"十二五"普通高等教育本科国家级规划教材

全国高等学校**药学类**规划教材

药事管理学

（第2版）

Yaoshi Guanlixue

主　编　刘红宁

副主编　冯丽华　田　侃　叶　桦　叶耀辉

编　委　（按姓氏笔画排序）

叶　桦　叶耀辉　田　侃　兰燕宇　冯丽华

刘兰茹　刘红宁　李　璠　肖衍宇　张文玉

陈盛新　聂久胜　栾智鹏　黄绳武　梁兆昌

程齐来

高等教育出版社·北京

内容简介

本书是"十二五"普通高等教育本科国家级规划教材,也是全国高等学校药学类规划教材,由全国14所高等院校从事科研和药事管理学教学一线的专家、教授编写。全书分为15章,在详细介绍药品、药师、药学服务、药事管理供给制等知识的基础上,重点叙述药品管理立法、药品监督管理、药物研究与注册管理、药品生产经营管理、医疗机构药事管理、药品说明书与标签管理、药品广告与价格管理、特殊药品管理、中药管理、药品知识产权保护、药事监督管理及法规。

本书适合高等院校药学、中药学、制药工程、医药管理及相关专业本科生使用,也可作为国家执业药师资格考试及相关专业人员学习药事管理学的参考用书,并为药学工作者的药学实践提供参考。

图书在版编目(CIP)数据

药事管理学 / 刘红宁主编. -- 2版. -- 北京 : 高等教育出版社, 2016.3(2020.1重印)
ISBN 978-7-04-044461-2

Ⅰ. ①药… Ⅱ. ①刘… Ⅲ. ①药政管理－管理学－高等学校－教材 Ⅳ. ①R95

中国版本图书馆CIP数据核字(2016)第033385号

策划编辑 席 雁	责任编辑 席 雁		封面设计 于文燕
责任印制 刘思涵			

出版发行	高等教育出版社	网　　址	http://www.hep.edu.cn
社　　址	北京市西城区德外大街 4 号		http://www.hep.com.cn
邮政编码	100120	网上订购	http://www.hepmall.com.cn
印　　刷	山东百润本色印刷有限公司		http://www.hepmall.com
开　　本	787 mm×1092 mm　1/16		http://www.hepmall.cn
印　　张	21	版　　次	2009年2月第1版
字　　数	500千字		2016年3月第2版
购书热线	010-58581118	印　　次	2020年1月第2次印刷
咨询电话	400-810-0598	定　　价	43.50元

本书如有缺页、倒页、脱页等质量问题,请到所购图书销售部门联系调换
版权所有　侵权必究
物 料 号　44461-00

本书第 1 版是普通高等教育"十一五"国家级规划教材,在 2012 年又被教育部评选为"十二五"普通高等教育本科国家级规划教材。应读者与出版社的要求,2014 年我们组织专家学者对该书进行了修订。

本次修订的内容主要体现以下几方面:

一、着重吸收、补充了近几年国家在药事管理体制及法律法规等方面的变化与内容,增加了药品信息管理相关知识。

二、精减了相关文字,调整了部分章节内容,如将药事伦理、药事与社会的可持续发展等内容,分散在各章节内容当中,而将"药品说明书、标签、广告、价格管理"一章拆分扩充为"药品包装、药品说明书和标签管理"及"药品广告、价格管理"两章。

三、根据教学的需要,统一制作了教学 PPT、学习思考题及参考答案等数字资源。

四、根据工作需要,调整、充实了部分一线教师参与教材修订。

本次修订分工,按各章的顺序分别为:第一章,刘红宁(江西中医药大学);第二章,兰燕宇(贵州医科大学);第三章,刘兰茹(哈尔滨医科大学);第四章,肖衍宇(中国药科大学);第五章,程齐来(赣南医学院);第六章,黄绳武(浙江中医药大学);第七章,聂久胜(安徽中医药大学);第八章,叶桦(复旦大学);第九章,栾智鹏、陈盛新(第二军医大学);第十章,梁兆昌(井冈山大学);第十一章,李璠(昆明医科大学);第十二章,冯丽华(南昌大学);第十三章,张文玉(山东中医药大学);第十四章,叶耀辉(江西中医药大学);第十五章,田侃(南京中医药大学)。

衷心感谢高等教育出版社及各编委单位对本次修订工作的大力支持与帮助!

诚恳地期待各位药学同仁与广大读者对书中的不妥、错漏之处提出宝贵意见。

刘红宁

2015 年 12 月

　　本书是普通高等教育"十一五"国家级规划教材之一,根据新时期对药学、中药学人才培养目标的要求与药事管理学教学大纲,由全国12所高等院校从事药师管理学教学和科研一线的教师编写而成。可供全国高等院校药学、中药学、制药工程及其相关专业使用,也可作为国家执业药师资格考试及相关专业的研究生学习药事管理学的参考用书,并为药学工作者的药学实践提供参考。

　　药事管理学是每一位从事药学职业人的必修课程。本教材在内容上力求使学生了解药事活动的基本规律,熟悉药事管理的体制及组织机构,掌握药事管理的基本理论、方法和技术,掌握我国药品管理的法律、法规,使之具备研究该学科的能力,进行学术交流的能力,自觉执行药事法规的能力,进而提高药事组织管理能力和水平,并能运用药事管理的知识指导实践工作,分析解决实际问题。

　　全书共分为十六章,包括绪论,药品、药师与药学服务,药事伦理,药事管理体制,药品管理立法,药品监督管理,药物研究与注册管理,药品生产管理,药品经营管理,医疗机构药事管理,药品说明书、标签、广告、价格管理,特殊管理药品的管理,中药管理,药事与社会的可持续发展,药品知识产权保护,我国港澳台地区和国外药品监督管理及法规。

　　本教材有以下几个特点:一是在每章的开篇部分用英文阐述本章的内容提要和学习目标,在帮助学生理解和掌握重点内容的同时,强化了基本专业英语,便于国际交流;二是增加药事伦理、药事与社会的可持续发展等内容,系统阐述了药事领域中的伦理要求及其与社会可持续发展的相关内在联系,有利于提高学生的药事伦理意识,培养学生的社会责任感;三是紧扣时代脉搏,反映信息和法规的时效性,及时收录药事管理的最新信息和最新发布的法律法规内容,并进行了较为全面的解读;四是每章后设思考题,引导学生研究、复习和讨论;五是书后附英汉词汇对照表及双英词汇对照表,便于学生学习及查阅专业词汇。

　　本教材的编写分工,按各章的顺序其执笔人分别为:第一章,刘红宁(江西中医药大学);第二章,兰燕宇(贵州医科大学);第三章,万仁甫(江西中医药大学);第四章,刘兰茹(哈尔滨医科大学);第五章,肖宏浩(江西中医药大学);第六章,马静洁(延边大学);第七章,吕圭源(浙江中医药大学);第八章,宋丽丽(河南大学);第九章,叶桦(复旦大学);第十章,陈盛新(第二军医大学);第十一章,陈素红(温州医科大学);第十二章,冯丽华(南昌大学);第十三、十五章,邹延昌(山东中医药大学);第十四章,郑先平(江西中医药大学);第十六章,田侃(南京中医药大学)。肖宏浩、刘永忠和郭振华共同整理、编写了本书附录。

　　本教材在编写过程中,得到了高等教育出版社和各编委单位的大力支持和帮助,并广泛参阅了国内外有关专家、学者的著作、论文等,在此一并表示衷心地感谢!

由于编者水平有限,书中的不妥之处和错漏在所难免,我们诚恳地期待药学同仁与广大读者提出宝贵意见,以便进一步修订、完善。

刘红宁

2008 年 11 月

目 录

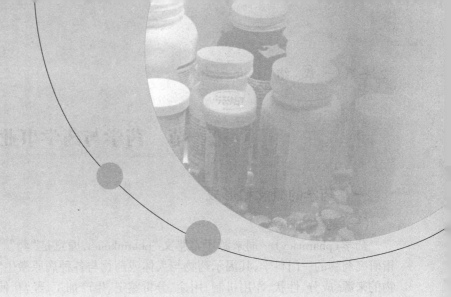

第一章

绪 论

【Key Content & Objective】

Key content: The discipline of pharmacy administration is the science which study each branches action of the pharmacy cause, summarize the basic rule of pharmaceutical administration and direct the healthy and reasonable development of pharmacy cause through applying the rationale of modern management science and the theory and methods of sociology, law, economics and behavioral science. This chapter will introduce something about the concept of pharmacy and pharmaceutical administration; the definition, property, course system, development and research field of pharmaceutical administration science.

Learning objectives: (1) Master the characteristics, definition and research content and field of pharmaceutical administration science. (2) Be familiar with the research method of pharmaceutical administration science. (3) Understand the concept and development of pharmaceutical affair and pharmaceutical administration, and know something about the formation and development of pharmaceutical administration science.

第一节 药学与药学事业

一、药学的概念和形成

(一) 药学的概念

药学(pharmacy)一词来源于希腊文"pharmkeia",原意是"药""毒"或"魔力"。现代药学是指研究药物的一门科学,其揭示药物与人体或药物与各种病原微生物体相互作用及规律,研究药物的来源、成分、性状、作用机制、用途、分析鉴定、生产加工、经营、使用、管理及药学职业等,主要由药学科学、药学职业、药事机构等构成。

药学科学是指由药剂学、药理学等学科组成的科学,大多属自然科学范畴。当药学的研究对象局限于药物时,如药物化学、药物分析、药剂学等,它多显自然属性;当药学的研究集中在药物与人的相互作用时,由于人兼有自然属性和社会属性,因此其所包含的医院药学、药品经济学、药品营销学等则显较多的社会科学属性。药事管理学运用的研究方法和基本理论以属于社会科学范畴的管理学为主,而其研究的范畴又是药学,所以药事管理学具有自然和社会科学的双重属性。

药学职业是指遵循药学伦理准则,为人类健康事业服务,依靠药学服务的收入为生的工作。从事这种职业的人员必须经过系统的药学科学基础和专业知识的学习,掌握药学技术,具有一定工作能力;必须通过国家考核合格,拥有相应的药学专业技术职称。

药学机构主要有生产经营企业、药学社会团体、研究机构、教学机构、药学服务机构、药品检验机构以及药品监督管理机构等。

(二) 药学的形成

药学经历了一个逐步形成和发展的过程,药学科学和药学职业虽然属不同范畴的概念,但两者相辅相成,密切相关。各国各地区形成药学科学和药学职业的时间不同,影响因素亦不同,从历史进程看一般可分为四个阶段:原始社会的医药、古代社会的医药业和医药学、医药分业、现代药学。

1. 原始社会的医药　这一阶段为了保护生命,人们在与大自然、疾病、死亡抗争的同时又盲目求助于大自然,认为人的生死存亡由鬼神决定,所以用祈祷、咒符来治病。与此同时,在寻找食物的过程中,他们也逐渐积累了一些物质可以治病的经验。所以智者巫医是原始社会里最先出现的治病者,他们既利用精神力量,也利用一些物质来为人治病。随着社会分工的不断发展,巫师成为解决人们寻求精神寄托的人,随后演变为宗教职业,而治病者成为医生,这种职业的分化经过了漫长历史时期。在现代社会,除一些边远落后地区仍有巫医外,大部分早已禁止了巫医。

2. 古代社会的医药业和医药学　随着语言文字的发展,人们把疾病、伤残及其治疗方法和治疗物质记载下来,传承给后代,并逐渐形成书籍,如中国的《黄帝内经》《神农本草经》、古希腊的《医典》、古埃及的《埃伯斯纸草本》,古罗马格林所写的数百本书中有 131 本与医药有关,公元 9~13 世纪阿拉伯文明在医学尤其是药学原理和技术上都有着卓著的贡献。这些都促成了医药学以及与之相伴的医药业的发展,并初步形成了医师(医生)这一职业和医药学。中医药在人类医药学发展史中占有重要的位置,目前在世界上仍有相当大的影响,从职业来看中医中药是一体的。

3. 医药分业　医药分业是指药学从医学中分化出来,其结果是形成了医药行业这种社会独立职业以及药学这门独立的科学。各国实行医药分业的背景、方式、过程及时间均不相同。1240年意大利西西里腓特烈二世(Fridich Ⅱ)出台了一系列卫生法,其中规定:将药学从医学中分离出来;官方直接监督药学实践;用誓言保证制备的药品是可靠的,并按照熟练的技艺,保证质量均匀一致。这些法令对欧洲国家的医药行业产生了较大的影响,以致西方国家把它称为药学史上"药学大宪章"。1617年,英国法令中才确立了药剂师是社会行业中的独立部分。我国医药分业较晚,直到1911年才在中华民国政府卫生司的文件中规定:"审认、认可药剂士资格,发给或取消药剂士资格,对药剂业进行监督"。经过漫长的发展,现在绝大多数国家实现了医药分业,医药行业也已成为社会公认的独立行业。

4. 现代药学　由于药学对提高人们生活质量、延长生命具有重要的意义,因此作为一门独立的学科其发展日益科学、规范和深入,已成为包括药品研究、生产、经营、使用、药事组织、药学教育等的药学事业。尤其近几十年,世界大多数国家先后建立健全了药事管理机构和制度,制定颁布了药品及药事管理法律法规和规章制度,促进了药学事业的迅速发展,在社会生活中发挥着愈来愈重要的作用。

二、药学的社会任务

从药学现在所起和能起的作用来看,其社会任务概括起来主要有:研制、开发新药,生产、供应药品,保证合理用药,培养药学人才,组织药学力量。

(一) 研制、开发新药

药品是药学的物质基础,社会期望药学能不断研制、开发新药,并提供更新换代的产品,来防治疾病和延长生命。研制和开发新药具有专业性和商业性强的特点,它既能为卫生医疗事业提供疗效好、不良反应小、安全性高的药品,又能产生巨大的经济效益,同时促进药学科学不断发展。

(二) 生产、供应药品

生产、供应药品是药学的基本任务。生产药品具有品种规格多、更新换代快、质量要求严和技术程度高等特点;药品在购销、运输、仓储、分装、广告等各环节都有特殊的要求,以确保安全有效的药品及时正确地供应给医疗机构和病人。多年来,制药工业和医药商业始终保持着持续增长,在国民经济中占有特殊的地位。

(三) 保证合理用药

20世纪30年代以来,由于药品品种急剧增加,药害事件不断发生,合理用药备受社会关注。临床药师于20世纪60年代随药学发展和社会需要而产生,作为药学职业中一股新生力量,在合理用药中起着较大作用,相应地在药学教育中增设了临床药学专业和药学博士学位,这些反映了药学发展的新任务。

(四) 培养药学人才

现代药学教育始于19世纪初,20世纪以来有了很大发展,80年代全世界已有很多国家建立了高等药学院校和与药学有关的职业学校,设置了药学、药物制剂、制药工程、生物制药等专业,在我国还设置了中药学等传统医药专业。药学教育为各国的药学事业培养了大批药学技术人员、药师、药学科学家和药学企业家。此外还担负着药师、药学技术人员继续教育的任务。

(五) 组织药学力量

在药学发展过程中,药品生产、经营以及药学教育、研究等系统内逐渐形成了若干社会群体,如制药工程师、医院药师、药商、药学教师及药学科研人员等,并由他们组成学术或行业的协会及社团。随着药学的进一步发展,又形成了各种社会组织机构如药品管理机构、药品生产企业、药品经营企业、社会药房等。这些组织机构和协会、社团相互依存,共同构成药学的集合体,以此把从事药学工作的人员组织起来,更好地发挥了整体作用。

三、药学事业的概念及范畴

古代文献中早有"药事"一词,如我国史书《册府元龟》记载:"北齐门下省尚药局,有典御药二人,侍御药二人,尚药监四人,总御药之事。"反映当时的药事是指与皇帝用药有关的事宜。随着社会的发展,"药事"的含义也在不断变化,如 1948 年日本颁布的《药事法》规定"药事"是指与医药品、用具及化妆品的制造、调剂、流通、授予等有关的事项。现在"药事"为药学事业的简称,泛指所有与药品有关的事业。

依照我国《中华人民共和国药品管理法》(Drug Administration Law of the People's Republic of China,以下简称《药品管理法》)的适用范围、管理对象和内容的规定,以及国家《关于卫生改革与发展的决定》的规定,"药事是指与药品的研制、生产、流通、使用、价格及广告等活动有关的事项。"对应英文是 pharmaceutical affair。

第二节 药事管理与药事管理学

一、药事管理的概念、特点和发展

(一) 药事管理的概念

"管理"是一个过程,是对组织的资源进行有效整合以追求最有效地达成组织既定目标与责任的动态创造性活动。管理的核心是投入和产出,即用最小的投入获得最高的效率和最大的效益。

广义的药事管理又称药政管理或药品管理,是指国家对药品及药事的监督管理,以保证药品质量,增进药品疗效,保障用药安全,维护人民身体健康和用药的合法权益,对应的英文有 drug administration,或 pharmaceutical affair administration。狭义的药事管理是指药事机构自身的经营管理(management)以及药学服务的管理,对应的英文是 pharmacy management。本教材主要介绍广义的药事管理。

由于药事是指与药品有关的各类事项,药品与人体健康和生命安全息息相关,药事管理实是以药品为对象,以药品的安全为核心,围绕与药品有关的各类事项开展的各种管理活动。药事管理的任务是保证病人安全有效地用药,药事管理的核心是安全管理。

(二) 药事管理的特点

药事管理的特点主要表现在专业性、政策性、实践性和综合性四方面。

1. **专业性** 药事管理的对象是药品,其核心是对药品的质量管理。药品从研制、标准制定、审批、生产、经营、质量检验、临床应用、不良反应监测、再评价以及药品监督管理,过程复杂,涉及的部门、单位、学科较多,技术性很强。要做好药事管理,必须熟悉药品情况,掌握药学专业的基础知识、技术方法等。

2. 政策性　药事管理必须依照国家的药事管理法律、法令、行政规章,行使国家权力对药学事业进行管理,具有很强的政策性。主管部门代表国家、政府对药品进行管理时,自始至终必须以法律、政策为依据,与不同部门、人员沟通,做到公正、公平、合理、科学、严谨。

3. 实践性　药事管理是一项与实践紧密相连的工作。药事管理的理论、管理办法甚至法律、规范都是在药品生产、经营、使用、管理实践的基础上总结形成的,反过来它又可以指导实践工作,并接受实践的检验,从而不断修订、完善,使药事管理工作在实践中不断改进和发展。

4. 综合性　药事管理的系统性很强,涉及药学事业的各个方面和环节。管理者必须综合地运用药学、法学、管理学、社会学、伦理学、心理学、行为学、数理统计学等多学科的知识与方法,才能进行科学有效的管理。

(三) 药事管理的发展

药事管理的发展受各国的社会、经济、历史等因素的影响,概括起来,经历了三个阶段。

1. 巫医分离后的医药管理　早在欧洲文明发展之前,古代东方一些国家的巫医就已分离,并产生了医药知识技术及国家对医药卫生的管理。如公元前18世纪,古巴比伦汉谟拉比王朝用楔形文颁布的法令中,就有两条惩罚医师使人致死、致残的条文。中国也是建立古代医药管理制度最早的国家之一。如据《周礼》记载,公元前11世纪西周武王时代,就建立了六官体制,属天官管的医师为“众医之长,……掌众医之政令,聚毒药以供医事”。到了公元960~1367年,即宋元时期,朝廷设置了掌管帝王用药的御药院和掌管药物的药事机构尚药局。

古代的医药管理完全为统治阶级服务,主要表现在:①国家医药管理的目的,首先保证王公贵族的药品供应与用药安全,后逐渐扩展为巩固帝王统治,保障战争和防治瘟疫流行的药品供应;②医药合一的管理体制;③以集中的行政管理为主,有惩罚误用药于王公贵族或用假药使人致死等刑律,以及用于管理药品质量的一些医药书籍。

2. 医药分业后的医药管理　药事管理兴起、发展主要在13~18世纪。其主要表现有:首先开始了药事管理立法活动,推动医药行业的发展,如1407年热地亚那市颁布的《药师法》,反映了早期的药师职业法定标准;1683年布鲁日市颁布法律,禁止医生为自己的病人配药。其次,由政府认可或组织编撰了药典,并颁布为国家法定药品标准,如中国唐朝的《新修本草》是世界上第一部由政府颁布的药典。再次,药房业务日益发展,逐渐成为药物研制、配方销售及早期药学教育重要场所,也成为药事管理重点监管对象。最后,出现了由药师、药商组成的行业协会,开展行业药事管理活动,如1617年在伦敦成立了药师协会(英国皇家药学会前身),标志着欧洲药学职业的建立及药事管理的范畴得到扩展。

3. 现代药事管理的发展　自20世纪60年代以来,随着药学事业的快速发展,药物品种越来越多,为了保证药品质量,确保人体用药安全,世界各国都制定和完善了本国相关的法律、法规,并形成了符合国情的药事法律体系。国际上也建立了世界卫生组织(World Health Organization,WHO)、联合国麻醉品委员会(United Nations Commission of Narcotic Drugs,UNCND)、国际麻醉品管制局(International Narcotic Control Board,INCB)、国际药学联合会(Federation International Pharmaceutical,FIP)等组织,形成了国际药典、麻醉药品和精神药品管理等国际药品标准与公约,从而使得药事管理向法制化、科学化、国际化、现代化的方向发展。特别是近几十年,药事管理的内容从过去单一的医药商业管理,发展为药品研究、开发、生产、流通、使用、价格、广告等的全过程管理。

二、药事管理的目的、方法及主要内容

(一) 药事管理的目的

药事管理是加强药品质量监督管理,保证药品质量,保障人体用药安全,维护人民身体健康和用药的合法权益。药事管理可从宏观与微观上对药学事务进行综合管理。宏观的药事管理是指国家对药学事业的管理,包括药品监督管理、基本药物管理、药品储备管理、药品价格管理、医疗保险用药和定点药店的管理;微观的药事管理是指药学事业中各部门内部的管理,包括药品研究与开发质量管理、药品生产质量管理、药品经营质量管理、药学服务质量管理、药品价格管理和医疗保险用药销售管理。

(二) 药事管理的方法

管理方法是指各种能够实现管理职能、完成管理目标、保证管理活动顺利进行的专门方法、手段和措施等。现代管理方法有很多,但在药事管理中常用的方法主要有以下几种:

1. 法律方法　依法管理在药事管理中占据了主导地位。在药品研究、生产、经营、使用过程中,通过严格贯彻和实施法律、法规、规章等,来控制药学实践的各个环节,规范行为,依法治药,以保证药品质量。对制售假、劣药行为,依法严惩以增强对药品生产、经营企业的约束力。坚决查处违法案件,对触犯刑律的,追究刑事责任。

2. 行政方法　药品监督管理机构采用命令、规定、管理办法、规章制度及条例等手段,按照行政系统,对药品、人、药事组织进行管理,具有权威性、强制性、时效性、针对性等特点,例如可以针对某一药品、某一事件及时发布公告,处理一些特殊的药品质量问题等。由于药品的特殊性,即使在市场经济高度发达的国家和地区,药品的行政管理方法仍然得到强化。

3. 技术方法　药学专业技术人员的规范操作可提高药品质量监督管理效率,使用先进的质量检验仪器、采用新的检测方法可提高技术监督水平。

4. 咨询方法　药品行政管理机构在实际工作中,咨询专家意见,进行科学决策;利用医、药学专家技术力量,对药品进行技术性的审查与管理。如在药品研究资料的审查、药品标准的制定、药品不良反应的确定、药品生产质量管理规范(Good Manufacturing Practice,GMP)和药品经营质量管理规范(Good Supply Practice for Pharmaceutical Products,GSP)的认证等管理中,均应咨询专家的建议。

5. 经济方法　宏观上,国家运用价格、税收、信贷、投资、利润等经济手段对药品的生产和经营企业、医疗机构进行的调控和管理。例如,通过《中药材生产管理规范》(Good Agricultural Practice,GAP)认证的中药材种植基地生产的中药材可以实行优质优价等。微观上,对企业和个人可以实施经济上奖励和处罚。随着市场经济的发展,经济方法将越来越多地应用于药品管理。

(三) 药事管理的主要内容

药事管理主要有以下几方面的内容:

1. 药事管理体制　运用社会科学的理论,通过分析、比较、设计,按照药事工作组织方式、管理制度和管理方法的特点,建立药事组织机构,优化职能配置,完善运行机制,减少行业、部门之间的重叠,提高管理水平。

2. 药品质量管理　药品质量管理的目的是保证药品的安全、有效和合理使用,维护人民的身体健康。其内容包括研究药品的特殊性及其管理的方法,制定药品质量标准,制定影响药品质量标准的工作标准和制度,制定国家基本药物目录,实施药品分类管理制度、药品不良反应监测报告制度、药品公报制度,对上市药品再进行评价,整顿与淘汰药品品种,并对药品质量监督、检验进行研究。

3. 药品法制管理　药事管理中非常重要的一项就是药品和药事实践管理立法与执法。要根据药学事业发展的需要,不断完善药事管理法规体系,对过时的或不适应的法律、法规、规章、办法、条例等进行修订。药学人员应在实践工作中能够辨别合法与不合法,做到依法办事,并具备运用药事管理及法规的基本知识分析和解决药品在生产、经营、使用及管理等环节存在的实际问题的能力。

4. 药品注册管理　药品注册是指依法定程序,对拟上市销售的药品安全性、有效性、质量可控性等进行系统评价。药品注册管理主要对新药研究管理进行探讨,对新药的分类、新药临床前研究质量管理、临床研究质量管理及其申报、审批进行规范化、科学化的管理,制定实施管理规范,如药物非临床研究质量管理规范(Good Laboratory Practice for Nonclinical Laboratory Studies,GLP)、药物临床试验质量管理规范(Good Clinical Practice,GCP),建立公平、合理、高效的评审机制。

5. 药品生产、经营管理　运用科学管理的原理和方法,研究国家对药品生产、经营企业的管理和企业自身的管理,研究制定科学的管理规范如 GMP、GSP,指导企业生产、经营活动。药品生产企业自身应依据 GMP 组织生产,药品经营企业应依据 GSP 组织经营,国家对药品生产、经营企业符合规范的情况组织认证。

6. 药品使用管理　药品使用管理的核心问题是保证合理用药。药品使用管理重点是药房管理,涉及药房的作用、地位、组织机构,药师的职责及其能力,药师与医护人员、病人的关系及信息沟通和顺利的交流,药品的分级管理、经济管理、信息管理以及临床药学、药学服务的管理等。

7. 药品包装、说明书、广告管理　药品包装管理包括药品包装材料容器的管理,药品标签和说明书的管理。药品的包装直接影响药品质量,与药品运输、贮存和使用密切相关。药品的标签、说明书是药品使用的基本信息,它可以指导人们正确地经销、保管和使用药品。规范药品标识物(包装、标签、说明书等)能保证人们用药的安全、有效、合理。要建立合理的药品广告审批管理制度,研究处方药、非处方药广告内容的管理;制定、实施药品价格、广告管理的法律法规,加大对违法事件的处罚力度。

8. 特殊管理药品的管理　特殊管理的药品是指麻醉药品、精神药品、医疗用毒性药品和放射性药品,对特殊管理药品在研制、生产、经营、使用、运输、进出口等各环节均实行严厉的管制,国务院对这四类药品均颁布了相应的管理条例或办法,即《麻醉药品和精神药品管理条例》《医疗用毒性药品管理办法》《放射性药品管理办法》。

9. 中药管理和中药现代化　中药是中华民族的传统药,是祖国医药学的重要组成部分,独具特色和优势,与西药共同承担着保护人们健康的任务。加强中药管理,保护药材资源和合理利用,提高中药质量,积极发展中药产业,推进中药现代化已成为我国医药产业和科技进步的重要任务。研究中药管理,对加速中医药事业发展,提高中医药整体管理水平具有重要意义。

10. 药品的知识产权保护　主要内容包括知识产权的性质、特征,专利制度与专利法,运用专利法律对药品知识产权进行保护,涉及药品的商标保护、专利保护、国内外行政保护。

11. 药学技术人员的管理　在药事管理中,药学技术人员的管理尤为重要。保证药品的质量,首先要有一支依法经过资格认定的药学技术人员队伍。因此,培养药学人才,研究药师管理制度、执业资格、继续教育等是药事管理学不可缺少的研究内容之一。

三、药事管理学的概念与发展

19 世纪以来,随着自然科学的发展,药学逐渐形成了以化学、生物学、工程学等为主的药学各个学科。药学科学的发展,使药品生产的品种和数量快速增长,大量新药不断上市,药品经营业日益繁荣,但许多问题也随之而来,如新药所带来的药害(磺胺酏引起肾衰竭、沙利度胺引起海豹样畸胎等)、假劣药的危害、药品使用的不合理、药物滥用的社会危害等。因此,必须保证药品的质量,规范新药的研制开发,规范药品的生产、经营活动,正确宣传医药知识,防止药物滥用并做到合理用药。这就迫切需要政府部门建立药事管理组织,制定实施药品管理的法律来规范人们的行为;迫切需要政府部门制定药品标准,使科研、生产、经营、使用的单位及其人员都能共同遵守。同时更需要建立一门学科,来研究药学事业管理中面临的各种问题,总结药品管理及药事各个部门的普遍规律和一般方法,用于指导药事活动及管理工作,提高工作质量、效率。药事管理学(the discipline of pharmacy administration)作为研究药学知识新领域的一门学科,是顺应社会发展需要而产生并发展的。

(一) 药事管理学的概念

药事管理学是一门正在发展的学科,其概念目前尚无统一的说法。

美国学者 Manasse 和 Rucker 认为:"药事管理学是药学科学的一个分支学科,它的研究和教育集中于应用社会、行为、管理和法律科学,去研究药学实践中完成专业服务的环境的性质与影响"。

明尼苏达大学药学院认为:"与现在的以强调药物的合成、分离、吸收、分布、代谢、机制、活性物质等方面的药学学科比较,社会与管理药学研究的是药学的另一个系统,它研究药师、病人、其他医药卫生人员的相互关系、表现、行为、报酬、服务、教育,以及这一系统与环境的关系"。

《药事管理学科的历史发展》一书的作者认为:"药事管理学是一个知识领域,它具有社会科学的特性,与行政管理、经济、政策、行为、分配、法律和经营管理的功能、原理和实践紧密相联,涉及生产、分配、机构和人员,涉及满足法定药品的需求,满足给病人、处方者、调配者和卫生保健工业部门提供药学服务和药物信息"。

以上概念基本趋于一致。概括起来,药事管理学是药学科学的分支学科,是一个知识领域,是应用性很强的一门学科。它的理论基础与研究对象,与药学其他分支学科(药剂学、药物化学、药理学、临床药学等)不同,具有社会科学性质。它应用社会学、经济学、法学、管理学与行为科学的原理和方法,研究药学事业中的生产、分配、人、机构、信息;研究社会、经济、法律与伦理、历史与文化等内外环境因素,以及管理因素对药学事业的影响作用;探索药学事业科学管理的规律,促进药学事业的发展。

(二) 药事管理学的发展

1. 国外药事管理学的发展　19 世纪的美国,由于贸易发展迅速,开设了很多药房、药店。药师既要配方发药又要经营生意。学习如何开展药房的经营业务以维持药房的生存,被列入当时的学徒式药学教育活动,这是药事管理学科的萌芽。1821年成立的费城药学院,开始了药学教育,并将"药房业务管理"列为药学教育基本课程;1910年,美国药学教师联合会首次在药学教育大纲中提出了"商业药学"课程,1916年,开设了"商业与法律药学"课程,在1928年,又将其更名为"药学经济",1950年再次更名为"药事管理",最终将其名定为"药事管理学科",对应的英文为the discipline of pharmacy administration。随后的几十年,药事管理学科有了较大的发展。药学各院校相继成立了药事管理教研室,开设了多门课程,据1993年美国药学院协会统计,在美国药学院校中35%开设了经济学、管理学、行为药学、药物流行病学、药学经济与政策、药品市场、药学实践伦理学、药学法律和规范等课程。20世纪50年代以后,药事管理学科在美国高等药学教育中日受重视,药事管理学科这门专业不仅招收大学生,而且还招收硕士研究生、博士研究生。目前攻读药事管理的硕士研究生、博士研究生占全美药学研究生的8%左右。在高校,该学科的教师人数与药剂学、药物化学、药理学等学科基本相同。

苏联将"药事管理学科"称为"药事组织"。1924年,苏联在药学教育大会上明确提出:"药事组织学"是高、中等药学教育的必修专业课,各药学院校均设置药事组织学教研室。国家设有中央药事科学研究所和地方药事科学研究室(站)。20世纪50年代后在全苏药师进修学校设有药事组织专业,开设多门专业课程。其课程内容侧重于药事行政组织机构、规章制度及行政管理方面。

一些欧洲国家及日本称药事管理学为社会药学(social pharmacy)。在药学教育中也开设多门课程,如日本设有医院药局学、药事关系法规、药业经济、品质管理等课程。瑞典设有卫生体制、药事法规发展史、药品、现行药事法规、药学体制和药学体制变化等课程。

2. 我国药事管理学科的发展　我国药事管理学科创建于20世纪30年代,当时只有部分教会学校开设了"药物管理法及药学伦理""药房管理"等课程。1954年教育部仿苏联,在颁布的药学专业教学计划中将"药学组织"列为高等药学院(系)药学专业的必修课程和生产实习内容。各高等药学院校1956年普遍开设了"药事组织"课程。1966年起由于各种原因,此类课程被迫停开。

(1) 国家重视药事管理学科建设:1984年《药品管理法》颁布并于1985年7月1日正式实施后,我国药事管理学科建设得到医药卫生、教育行政主管部门重视。卫生部先后在四川大学华西药学院、浙江大学医学院和大连市建立了三个国家级药事管理干部培训中心;在全国建立了七个卫生干部培训中心,对在职医药卫生干部进行现代管理知识和药事管理专业技术培训。

(2) 药事管理学课程正式列入我国高等药学教育课程体系:1985年华西医科大学药学院、北京医科大学药学院、中国药科大学等先后开设"药事管理学"课程。

1987年,国家教育委员会高等教育专业目录中将"药事管理学"列为药学、制药学、中药学、医药企业管理等专业的必修课程。

1988年李超进主编的《药事管理学》由人民卫生出版社出版发行。

1993年吴蓬主编卫生部规划教材《药事管理学》出版发行,之后对该教材进行了三次修订。

1995年山东中医药大学、江西中医学院等10所高等中医药大学合作编写出版了我国第一本供高等中药类专业使用的《药事管理学》教材。尔后,各种《药事管理学》教材陆续出版发行。除此之外,有些院校还自编特色讲义和教材。该类教材的建设推动了我国药事管理学科的发展。

1996 年中国药科大学首次招收药事管理学本科专业学生。2002 年北京中医药大学开设"工商管理专业——药事管理（方向）"本科专业。

1994 年沈阳药科大学最早在药理学科中招收药事管理方向硕士研究生，之后第二军医大学、四川大学华西药学院、中国药科大学、北京大学药学院等院校也陆续在不同学科招收药事管理方向硕士研究生。2000 年，沈阳药科大学开始按照药学一级学科招收药事管理方向博士研究生，成为我国第一个培养药事管理学专业博士生的大学。中国药科大学、天津大学、复旦大学也陆续招收了药事管理博士研究生。人才培养促进了我国药事管理学科的发展。

（3）药事管理学术得到发展：1987 年，我国创办《中国药事》杂志。

1995 年，国家执业药师、执业中药师资格考试将"药事管理与法规"列为四大考试科目之一。组织专家编写了《药事管理》《中药药事管理》《药事法规汇编》等应试指导性教材。

1986 年，中国药学会组建成立药事管理专业委员会二级全国学术机构，每年举办全国性药事学术交流。各单位和个人申报、主持了多项国家、省级药事管理学科科研课题，发表千余篇论文。这一系列教学、科研学术活动的开展，使我国药事管理学科进入健康、快速发展的时期。

（4）药事管理学的发展趋势：药事管理学科在发展过程中，同时受到各国政治、经济等多种因素的影响，这些影响也使药事管理学科不断地发展变化。总的发展趋势是：从早期的商业药学（药品经营管理）向药品生产、经营企业的管理发展；继而发展到运用法律、行政手段进行药品质量的监督管理；由此向以保证药品安全有效、合理用药为目的的全面质量管理发展。至今，其发展向以人为核心，运用社会学、心理学知识，面向病人和用药者的社会与技术服务发展。

这种发展趋势，要求药事管理学科的研究要从以往的以药品为核心，以人为对象，转向以人为核心，以药品为对象，运用社会学、心理学、行为科学等知识，研究人与药品的社会关系；研究心理因素对用药的影响与变化；在加强药品质量管理的同时，研究药学事业中各分支系统如何以病人为中心，为病人、为用药者提供全面的药学服务，从而体现维护人民身体健康和用药的合法权益的宗旨。

20 世纪，药事管理学科的发展，对药学学科和药学实践作出了重大贡献并开辟了药学新领域。特别是一个国家、一个地区药品管理的有效经验，通过药事管理学科的传播，能迅速地推广到其他国家。现在被国际上广泛采用的 GMP 于 1963 年经美国国会通过并颁布为法令实施后，1969 年世界卫生组织（WHO）就向其会员国正式推荐 WHO 的 GMP，到 20 世纪 80 年代便有 100 多个国家和地区实行了自己的 GMP 或采用其他先进国家的 GMP，并开展了 GMP 认证。其他先进的管理规范如 GLP、GCP、GSP 等，现已形成国际公认的药物研究、生产、经营规范体系，成为各国药事管理的主要内容和有力措施，并向新的管理规范领域发展，如《中药材生产质量管理规范》（Good Agricultural Practice for Chinese Crude Drugs，GAP）。这些规范的实施，推动了药品质量管理的科学化、规范化、法制化进程，丰富了药事管理学的研究与教学内容。药事管理理论与药学实践相结合，提高了药学领域各分支系统自身的水平，活跃了学术气氛，促进了整个药学事业的发展进步。

四、药事管理学的基础理论及培养的基本能力

（一）药事管理学的基础理论

药事管理学是药学科学的一个分支学科，是一门综合性的应用学科，其基础理论主要来源于社会科学，有以下五方面：

1. 法学　法学(law)又称法律学,是专门以法律现象及其规律为研究对象的知识和学科的总称,具有科学性、意识形态性、实用性、理论性。法学在药事管理学科中具有特别重要的作用,主要是由于药事管理中所涉及的药品管理法、药师法、麻醉药品和精神药品的国际公约、医药卫生法,以及药师职业道德规范的制定均以法学理论为基础。依法管理药品,离不开法学。

2. 管理学　管理学(management)是研究管理活动及其规律和一般方法的科学。其理论和方法对药事管理具有一定的指导意义。在药事管理实际工作中涉及管理对象、管理过程和管理方法等,其核心是对现实药学资源的有效整合。在药事管理过程中可以运用管理学的原理、方法进行分析、探索以最少的经费、时间、精力和物质投入来实现药事组织的目标。

3. 社会学　社会学(sociology)是以人类的社会生活及发展为研究对象,揭示存在于人类各历史阶段的各种社会形态的结构以及发展过程和规律的科学。药事管理是人类社会中有关药学活动的管理,故有人也将药事管理学称为社会药学或社会与管理药学。此外,药事管理学的许多术语(如功能、职业、社会群体、社会制度、社会任务等)及药事管理研究的方法(如社会调查等)均来自社会学。因此,有效地利用社会学理论,能够更好地促进药事管理学科的发展。

4. 经济学　经济学(economics)是研究社会物质资料的生产、交换、分配与消费等经济关系和经济活动规律及其应用的科学。药品同时也是商品,具有商品的一般属性,其生产、经营均应遵循经济规律,药物研制、使用和价格管理都有经济承受能力和效益的问题。用经济学的原理和方法研究药事活动中的经济问题,能以最少的人力、物力和财力取得最好的经济效益及优质药品,在药学服务中尤其重视药物经济学研究,以降低治疗成本,提高药物治疗质量。

5. 卫生管理学　卫生管理学(hygiene and management)是研究卫生事业的计划、组织、控制的管理过程和研究预测、决策、用人、领导、指挥、协调等管理活动一般规律的科学。药事管理学与卫生管理学共同构成卫生事业这一社会大系统,两者关系密切,相辅相成、相互依存。卫生管理学的理论对药事管理学的发展起着重大的作用。

(二)药事管理学培养的基本能力

1. 研究药事管理的能力　能查阅文献、收集和整理资料,具有一般药学科研设计、实验、分析、处理数据、总结的能力。能设计调查表格、召集座谈会、个别采访交谈等,具有进行药事活动的调查研究或现场调研的能力,并能整理资料撰写调研报告。

2. 学术交流的能力　通过对该学科知识的学习,能进行口头和书面的学术交流,语言表达清晰、准确、逻辑性强,具有较强沟通的能力,能进行药事管理的课题设计,撰写开题报告、药事管理学论文,并能准确报告论文,具有学术答辩的技能。

3. 自觉执行药事法规的能力　掌握我国药事管理的法律、法规、规章制度,具备药品研制、生产、经营、使用等环节管理和监督的能力,能在药事实践中分析解决实际问题。

4. 药事组织管理的能力　注重素质培养,通过综合学习,具有一定的组织、协调能力,能召开药品研究会议、药品质量评估会、药品销售座谈会、学习交流研讨会等,为药品监督管理部门提供药品监督管理信息,能组织药品知识和药事管理法规的宣传活动。

(三)学习药事管理学的目的和方法

药事管理学是以药事管理活动为研究对象,研究如何保证药事活动中药品的安全理论、方法与技术的科学。药事管理学是每一位从事药学职业人的必修课。在药事活动中,每一个环节都与药品的安全密切相关。学习药事管理学,就是要提高药学工作者的安全意识、责任意识、法律意识,掌握药事管理的基本理论、方法和技术,提高药事管理能力和水平。

第三节　药事管理学的研究

一、药事管理学研究的内容

药事管理学研究目标,虽然与其他药学学科一样,都是为防治疾病、计划生育、康复保健提供药品、药物信息和药学服务,以增进人们的健康。但是其研究最终目的,是通过对医药学领域中各种社会、经济现象的探讨,剖析其影响因素,揭示其内在规律和发展趋势,从而为发展药学事业提供理论依据和对策建议。所以其研究的领域十分宽广,研究方向和内容也复杂多样,目前主要有:①从社会、心理、传统、管理及法律方向研究药品的定义及分类。如历史及现在、社会与个人如何看待药品及其作用,处方及其应用的社会、心理、行为分析,处方药与非处方药、基本药物、现代药与传统药等的分类。②从质量管理、法律控制、经营管理、市场营销、社会问题、资源合理利用等方向研究药品的研制、生产、流通和使用等过程。③从病人心理、社会经济条件、用药管理等社会、经济、管理方向研究影响药品作用的因素。④从人们的健康权利、生命质量、对医疗的满意程度、人均期望寿命、社会经济发展水平等社会、心理、经济方向研究和评价药品的效用。

二、药事管理学的研究步骤

药事管理学的研究可分为六步(图1-1),按顺序进行,运用中会相互影响,应随实际情况改变而作相应的调整。

(一)确定研究课题

药事管理研究与其他研究一样,课题的确定是研究工作的首要环节,更是研究的核心。课题一般来源于:①药事活动中的疑难问题或热门问题,亟待解决的办法;②接受药事部门委托进行研究;③基于个人对药事某一问题的兴趣。

(二)查阅文献

确定研究课题及研究目标后,必须查阅、研究与课题有关的文献资料,并进行整理归纳,以了解在本课题范围内有哪些相关的理论,哪些方面已有人研究,使用了哪些研究方法,哪些方面尚无定论,或无人探讨等情况,根据文献研究结果来建立研究框架。

(三)提出问题或假设,确定变项和对象

一般来说,描述性研究、概况或状况或探索性研究,以提出待答问题为宜,而相关性研究、因果性研究或验证性研究,则以提出研究假设较合适。无论是提出问题或假设,均应符合研究目标。研究行动是以变项为基本单位,故研究者应确定研究问题中所包括的主要变项。药事管理研究对象通常是与药事活动有关的个人、群体、组织、社会产品或社会实体及其行为的

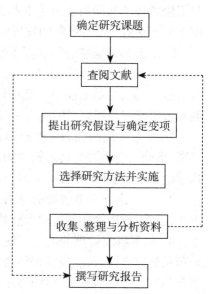

图1-1　药事管理学研究流程简图

产品。研究者在进行收集资料之前,必须确定研究结果将推论解释的"总体",并决定如何抽取"样本"。

(四) 选择研究方法并实施

根据研究问题的性质、目的及对象,决定收集资料的方法。并对研究对象、研究工具以及实施程序作出合理的规划。由于药事管理学的研究常用调查研究、实地观察等方法来收集资料,故需编制调查表、观察量表等。

(五) 收集、整理与分析资料

药事管理研究可采用调查研究、实验方法、实地研究方法、内容分析方法、现存统计资料分析、比较分析方法、评价研究方法等收集资料。应用各种工具所收集的第一手资料,又称"原始资料",必须作进一步的整理与分析,使之能表述其意义。若是"量的研究",应选择适当的统计方法。若是"质的研究",也要将原始资料整理后再作适当的描述或阐述。

(六) 撰写研究报告

研究报告是一种以文字、图表等形式将研究的过程、研究方法和结果表现出来的书面报告。其目的是将研究的结果、结论公之于众,以发挥传播知识或解决问题的作用。研究报告的内容大致包括标题、摘要、绪论、文献探讨、研究方法、研究结果与讨论、研究结论与建议、附注及参考文献九方面。

三、药事管理学的研究方法

加强药事管理学的研究,是丰富、发展和完善本学科的重要途径和任务。药事管理学具有社会科学性,其研究方法属于社会学研究方法的范畴,研究的是药事活动的各个方面,研究范围很广,研究方法也很多,根据研究的目标与问题的性质,可将研究方法分为调查研究、描述性研究、历史研究、发展性研究、实验研究、原因比较研究等。在实际研究中,各类研究方法常有所交叉,但应明确主要是哪种类型的研究并反映其特点,现介绍如下。

(一) 调查研究

调查研究(investigate research)是药事管理学研究中最常用、最重要的方法,同时也是一种最常用的收集资料的方法。作为研究方法,调查研究是以特定群体为对象,使用问卷、访问等测量工具,收集有关的资料信息,来了解该群体的普遍特征,是收集第一手数据用以描述一个难以直接观察的大总体的最佳方法。调查研究方法虽然准确性低,但较可靠,广泛用于描述性研究、解释性研究和探索性研究。

调查研究分为普查和抽样调查两种类型。药事管理研究大多为抽样调查。抽样方法是抽样调查的基本步骤,抽样设计对研究结果影响很大。样本大小,抽样方式和判断标准,是抽样设计的关键环节。

在调查研究中,问卷是收集调查数据的重要方法,包括自填式问卷、访问调查问卷。设计问卷时,应充分考虑问卷格式、答案格式、后续性问题、问题矩阵、提问顺序、答问指南等方面。邮寄的自填式问卷的回收率对样本的代表性有直接影响,一般来说,≥50%的回收率才可用于分析和报告。

(二) 描述性研究

描述性研究(descriptive research)旨在描述或说明变项的特质,是对情况或事件进行描述、说明、解释现存条件的性质与特质,弄清情况,掌握事实,了解真相。如药品市场调查,目的是对购买或即将购买的某类、某品种药品的消费倾向进行描述。描述研究的应用范围很广,收集资料的方法也很多。根据描述对象不同,描述性研究可分为概况研究(如我国药品经营企业现状分析)、个案研究(如江中制药厂现状分析)。目前,药事管理学研究大多为描述性研究。

(三) 历史研究

历史研究(historical research)的主要目的是了解过去事件,明确当前事件的背景,解释其中因果关系,进而预测未来发展趋势,如探讨我国药品监督管理的起源与发展,探讨世界药事管理学科的发展及启示。也可以结合当前药事管理的论题,作历史的追溯与分析。如以药品价格管理为题材,应用历史研究方法,探本溯源,了解其发展背景及发展轨迹,对未来可能的发展的预测将有所帮助。

历史研究最主要的工作是历史资料的收集、鉴别、解释。史料的收集与鉴别往往比研究设计更为重要。历史研究的应用价值及结论在普遍性上受到限制,主要是由于其只能在已存的文献、史料中寻找证据。目前,历史研究方法在药事管理中占很小的部分。

(四) 发展性研究

发展性研究(develop research)是研究随着时间的演变,事物、群体变化的模式及顺序,如探讨药学教育的发展,了解不同时期药学教育的培养目标、课程设置、教学计划及教学内容,进而归纳其发展模式。发展性研究集中研究在一定时间内的变化和发展,研究变化、成长的模式(方式)是什么,它们的方向、速度、顺序及影响的因素等问题。

发展性研究可分为三类:①纵向发展研究:在此研究中,由于取样问题随着时间演变而较复杂,从而增加了研究难度。由于选择性因素的影响,可能导致研究有倾向性而不客观。由于只适用于连续性问题的研究,所以纵向研究需要投入较多人力、财力、物力。②横向发展研究:其研究对象较多,但不能用于研究人类发展。横向研究虽然花经费少,时间短,但由于取样的样本不同,进行比较就非常困难。③发展趋势研究:其易受无法预测的因素影响,一般来说,长期预测往往是猜想,短期预测则比较可靠、有效。

(五) 实验研究

实验研究(experimental research)是指通过一个或多个实验组,用一个或多个控制处理措施后的结果,与一个或多个未进行处理的对照组进行比较,以研究可能的因果关系。适用于概念和命题相对有限的、定义明确的研究课题以及假设检验课题。如在药学教育方法中可采用此方法来研究。与实验研究相比,药事管理学实验研究与自然科学的实验研究虽然在设计方法上有很多相似之处,但在随机取样、确定自变量、测量结果、条件控制等方面均存在较大的差异,特别是人为因素影响,使得因果关系的准确度不高,因此其结果为可能的因果关系。另外,药事管理学研究是在社会事件的一般过程中进行实验研究,而不在实验室。

(六) 原因比较研究

原因比较研究(cause-compare research)是通过观察现在的结果和追溯似乎可能的原因的材料,调查可能的原因和结果的关系。此方法与在控制条件下收集数据的实验方法对比,称为可能的因果关系的研究。原因比较研究的性质是"事后的",这是指在有关的所有事件已发生后收集材料,调查者随后取一个或多个结果(依赖变量)并通过对过去的追溯去核查材料,找出原因、关系和意义。如假劣药案件,可以通过药品监督管理机构已掌握的材料,研究假劣药案发生的各种原因,并分析比较各种因素之间的关系。

四、影响药事管理学研究方法的因素

药事管理学研究方法的选择,除受可用资源限制外,还与研究者、研究组织者、研究目的等因素有关。

(一) 受到可用资源的限制

可用资源的限制主要指资金、人力、分析工具和技术的限制。如在资金有限的情况下,研究者选择研究方法时一般就会倾向于用文献研究方法收集资料,减少访问调查的使用;在研究者不掌握计算机辅助分析软件,或缺乏能够在药事管理活动中使用的分析软件的情况下,一些研究方法的应用就会受到限制。当然,也可以通过研究者的努力克服可用资源的限制。通过各种渠道筹集研究资金,走产、学、研一体化的道路,使药事管理学研究走向良性循环。

(二) 研究者的影响

在研究方法的选择中,研究者起着决定作用。所谓研究者指实际进行研究的个人或团体(如课题组)。其研究的经验和能力,以及对研究方法的偏好和掌握程度直接决定研究方法的选择。所以药事管理的研究人员,只有深入学习,提高自身素质,才能提高研究水平,从而保证研究方法的科学性。

(三) 研究组织者的影响

研究组织者对研究方法有一定的影响作用。研究的组织者指研究的监督者,包括纵向课题的发起者,如药品监督管理机构、学术团体等,横向课题的发起者和资助者,如医药企业、组织或单位等。在研究方法的选择上,研究的组织者可以要求或指导选择科学的研究方法。研究的组织者和研究者均应从有利于科学、经济、高效地完成课题的角度出发,协商确定研究方法的使用。

(四) 研究目的的影响

研究目的是指研究的结果能够解决什么问题,达到什么效果。通常,研究目的决定着研究方法的使用。若研究目的是揭示目前药事管理活动的现状,就必须采用调查研究方法;若研究目的是评价某项药品监督管理政策或措施的价值,则需要采用比较研究的方法,说明政策实施前后的效果差别;若研究目的是探索性研究药事管理活动的现状,不需要预测准确的趋势,那么文献调查也许就足够了,但若要深入了解现象产生的原因和背景,就需要采用访问调查及统计分析方法。

药事管理学研究中可以应用的研究方法纷繁复杂,在具体研究方法的应用上,应根据实际研究的需要灵活运用。还应该充分利用各种研究工具如数学工具、计算机辅助决策工具等,使药事管理学的研究方法向科学化、规范化方向发展。

复习思考题

1. 定义或解释下列用语:
   药学　药学事业　药事管理　药事管理学
2. 阐述药学的社会功能和任务。
3. 药事管理研究的内容包括哪些?

4. 简述药事管理的特点及其发展。

5. 简述药事管理学的创建与发展。

6. 简述药事管理学研究步骤及研究方法。

（刘红宁）

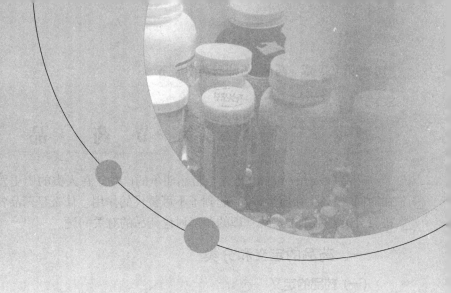

第二章

药品、药师与药学服务

【Key Content & Objective】

Key content: Drugs and pharmacists are the important constitute parts in the modern public health services, and pharmaceutical care is a kind of new working pattern that has the unprecedented significance to pharmacists. Through the implementation of pharmaceutical care, the pharmacists can achieve the goal of promoting rational drug-use and improving public quality of life. This chapter mainly introduces definition, classification, denomination of drugs; the main content of China's licensed pharmacist qualification system; the responsibility and the professional ethics of pharmacist; formation, development and implementation of pharmaceutical care.

Learning objectives: (1) Students are required to grasp: definition, classification of drugs; the main content of China licensed pharmacist qualification system; definition and characters of pharmaceutical care. (2) Students need to be familiar with: the responsibility and the professional ethics of pharmacist; the implementation steps of pharmaceutical care, etc.

第一节　药　　品

药品(drug/medicine)是人与自然斗争的产物。在人类的历史发展中,保证生命健康、续延生命时间、提高生命质量,药品起到了不可替代的作用。什么是药品?它有哪些特征?用什么方法进行分类?本章主要从管理的角度讨论药品的有关问题。

一、药品的定义和分类

(一)药品的定义

在不同的时期、不同国家,从不同的管理角度或观点,药品具有不同的定义或内涵。为了加强对药品的监督管理,有效地界定药品的界限,大多数国家均在药品管理立法中,给药品作了法定的定义。

1. 我国药品的定义　《药品管理法》中对药品的定义是:"药品是指用于预防、治疗、诊断人的疾病,有目的地调节人的生理功能并规定有适应证或者功能主治、用法和用量的物质,包括中药材、中药饮片、中成药、化学原料药及其制剂、抗生素、生化药品、放射性药品、血清、疫苗、血液制品和诊断药品等。"我国对药品的法律定义涵盖了以下几方面:

第一,确定了药品的使用对象是人。药品是指用于预防、治疗、诊断人的疾病,而不是用于动物。所以,在我国农用药品和兽用药品不属于药品管理法的管理范畴。

第二,药品规定有适应证或者功能主治、用法和用量,界定了药品与食品(food)、保健品(healthcare products)的区别。

第三,强化了传统药与现代药同样重要。传统中药是中华民族的瑰宝,中药材(Chinese crude drug)、中药饮片(prepared slices of Chinese crude drugs)、中成药(traditional Chinese medicine preparations)在我国作为药品已有数千年的历史。因此,我国法律上明确规定中药材、中药饮片、中成药都属于药品的范围。这不但可以促进传统药的大力发展,同时也加强了传统药的规范化、现代化和科学化管理意识。

2. 国外药品的定义　美国《食品、药品、化妆品法案》有关药品定义:①在美国药典、顺势疗法药典、国家处方集中收载的物品;②用于诊断、治愈、缓解、预防人或动物疾病的物品;③用于影响人或动物机体的结构或功能的物品(食品除外);④作为上述任一物品成分之一的物品,但不包括医疗器械。

英国《药品法》对药品的定义是:主要或全部以医学目的应用于人体或动物的任何物质或物品。医学目的为以下几点的任何一种:①治疗或预防疾病;②诊断疾病或确定某种生理状况的存在、程度、范围;③避孕;④诱导麻醉;⑤其他预防或干预某种生理功能的正常运作。

日本《药事法》规定医药品为:①《日本药局方》中所列的物品;②为诊断、治疗、预防人或动物的疾病而使用的物品,但不包括医疗器械;③以影响人或动物的结构或功能为目的的物品,但不包括医疗器械、化妆品。

从美、英、日三国对药品的定义可以看出,尽管各国对药品的定义不尽相同,但有以下共同点:

(1)均是各国药典、国家药品标准、处方集等收集的物品。

（2）凡用于预防、诊断、治疗人类和动物疾病的物品。

（3）凡能影响人体结构、功能的物品（医疗器械、食品除外）。

凡符合以上条件之一的均视为药品。总之，各国依据管理体制的需要以及国情、历史上沿用已久的用药习惯，对药品进行了不同的定义。

（二）药品的分类

根据不同的需要，药品有多种不同的分类方法。按使用目的，药品可分为治疗药品、预防药品、诊断药品、保健药品。按使用方法，可将药品分为口服药、外用药、注射用药等。按原料来源，可将药品分为化学药、植物药、生物制品、动物药、矿物药等。按临床用途，又可分为以下类别：抗感染药，抗肿瘤药，镇痛药，抗炎药，抗痛风药，心血管系统药，呼吸系统药，消化系统药等。从药品管理分类的角度，药品可有以下几种：

1. 现代药与传统药

（1）现代药（modern medicines）：是用现代医药学理论和化学技术、生物学技术获得的用于预防、治疗、诊断疾病的物质，一般是指通过化学合成、生物发酵、分离提取以及生物或者基因工程等现代科学技术手段获得的药品。根据来源不同，现代药通常分为化学药品、抗生素、生化药品、放射性药品、血清疫苗、血液制品等。这类药品结构基本清楚，有控制药品质量的标准和方法，在治疗和预防人的疾病，增进人的健康方面发挥着非常关键和重要的作用。

（2）传统药（traditional medicines）：一般是指在传统医药学理论指导下用于预防和治疗疾病的物质。其主要来源为天然药物及其加工品，包括植物、动物和矿物药。我国的传统药是指中药和民族药（如藏药、蒙药、苗药、维药、傣药等）。

传统药作为人类与疾病抗争，维持繁衍生息的武器，具有疗效好、毒副作用小、成本低廉等特点，在康复保健和疑难病症的防治方面发挥着巨大的作用，特别是随着 21 世纪全球将进入老龄化社会，人类医学模式由"生物医学"模式向"生物—心理—社会医学"模式转变，疾病治疗也由过去的单纯治疗模式转变为预防、保健、治疗、康复相结合的模式；另外，随着现代药研发的难度大、成本高、周期长、成功率降低，研发、使用传统药已经受到世人瞩目。

2. 处方药与非处方药　为了加强药品监督管理，保障人民用药安全、有效，提高人民自我保健意识，推动社会医疗保险制度的建立与完善，促进医药行业与国际接轨，我国于 1999 年颁布了《处方药与非处方药分类管理办法（试行）》。目前，超过 100 个国家和地区对药品实行这种分类管理。

（1）处方药（prescription drugs，Rx）：是指"凭执业医师或执业助理医师处方方可购买、调配和使用的药品。"除医生外，其他人不能决定病人使用此类药品。

（2）非处方药（nonprescription drugs，over-the-counter，OTC）：是指"由国务院药品监督管理部门公布的，不需要凭执业医师或执业助理医师处方，消费者可自行判断、购买和使用的药品"。根据非处方药的安全性，分为甲、乙两类。非处方药具有安全性高、疗效确切、质量稳定、使用方便等特点。

3. 新药、新生物制品和仿制药

（1）新药（new drugs）：是指未在中国境内外上市销售的药品。

（2）新生物制品（new biological preparation）：是指我国未批准上市的生物制品，已批准上市的生物制品，当改换制备疫苗和生物技术产品的菌毒种、细胞株及其他重大生产工艺改革对制品的安全性、有效性可能有显著影响时,按新生物制品审批。

(3) 仿制药:仿与原研药品质量和疗效一致的药品。

4. **基本药物**　是指适应基本医疗卫生需求,剂型适宜,价格合理,能够保障供应,公众可公平获得的药品。为保障群众基本用药,减轻医药费用负担,国家建立国家基本药物制度。国家基本药物制度是对基本药物的遴选、生产、流通、使用、定价、报销、监测评价等环节实施有效管理的制度,与公共卫生、医疗服务、医疗保障体系相衔接。

在充分考虑我国现阶段基本国情和基本医疗保障制度保障能力的基础上,按照防治必需、安全有效、价格合理、使用方便、中西药并重、基本保障、临床首选的原则,结合我国用药特点和基层医疗卫生机构配备的要求,参照国际经验,合理确定我国基本药物品种(剂型)和数量,制定和发布国家基本药物目录。

5. **基本医疗保险药品**:为了保障城镇职工基本医疗用药,合理控制药品费用,规范基本医疗保险用药范围管理,由国家社会劳动保障部在国家药品标准收载药品、进口药品中按照“临床必需、安全有效、价格合理、使用方便,市场能保证供应”的原则制定了《国家基本医疗保险、工伤保险和生育保险药品目录》(简称《药品目录》)。《药品目录》分为“甲类目录”和“乙类目录”。“甲类目录”由国家统一制定,各地不得调整。“乙类目录”由国家制定,各省、自治区、直辖市可适当调整,增减总数不得超过国家制定的“乙类目录”药品总数的15%。

(1) 甲类目录药品:纳入“甲类目录”的药品是临床治疗必需、使用广泛、疗效好、同类药品中价格低的药品。

(2) 乙类目录药品:纳入“乙类目录”的药品是可供临床治疗选择使用、疗效好、同类药品中比“甲类目录”药品价格略高的药品。

6. **特殊管理药品**　我国《药品管理法》规定,国家对麻醉药品、精神药品、医疗用毒性药品、放射性药品实行特殊管理。

二、药品名称

药品的名称是药品标准化、规范化的主要内容之一,也是药品质量标准的重要组成部分。药品的名称包括通用名称和商品名称,药品通用名称(generic name)又称为药品法定名称(official name),是列入各国药典及药品标准的药品名称。药品商品名称(brand name)又称为专利名(proprietary name),是经工商行政管理部门批准注册的药品专用商品名称,受法律保护,用以表示该药品与同种药品不同生产厂的区别。我国药品管理法规定,已经作为药品通用名称的,该名称不得作为药品商标使用。同样,已经作为商标使用的名称,也不得作为通用名称列入国家标准和药典。以下从通用名称的角度,介绍药品的命名。

由于没有统一的命名原则,药品的名称比较混乱,同药异名和异药同名的现象很常见。据初步统计,氯霉素的名称有 204 个,异烟肼有 241 个,维生素 B_{12} 有 307 个,维生素 C 有 339 个;外文药名的缩写亦容易混淆,如呋喃西林和硝苯地平均缩写为 NF,苯丙醇胺和吡哌酸同缩写为 PPA。药名的混乱对药物的使用、研究、生产、管理,以及学术交流都十分不便,甚至造成差错事故。为此,许多国家设立专门机构,审定药品的名称。我国药典委员会设立药品名称专业组,制定和修订“药品命名原则”。目前,我国的药品名称工作已进入规范化发展的轨道。

(一) 药品命名原则

WHO 成立了专家委员会,从事药名的审定工作,审定出版了《国际非专利名》(International Nonproprietary Names for Pharmaceutical Substances,INN)。专家委员会对药品命名提出了两个主要原则:①药品名称的拼写和发音应清晰明了,全词不宜太长,避免与已经使用的药品名称相似。②同属一类药效类别的药物,在命名时应尽量显示这一关系,避免采用能使病人从解剖学、生理学、病理学、治疗学角度推测药效的名称。

1997 年国家药典委员会编订的《中国药品通用名称》一书正式出版,并明确规定药品名称按该书中推荐的名称和命名原则命名,主要包括以下几条原则:

(1) 药品名称应科学、明确、简短;词干已确定的译名应尽量采用,使同类药品能体现系统性。

(2) 药品的命名应避免采用可能给患者以暗示的有关药理学、解剖学、生理学、病理学或治疗学的药品名称,并不得用代号命名。

(3) 药品的英文名应尽量采用 WHO 编订的 INN;INN 没有的,可采用其他合适的英文名称。

(4) 对于沿用已久的药名,如必须改动,可列出其曾用名作为过渡。过渡时间应符合有关规定。

(5) 药名后附注的类别,是根据主要药理作用或药物的作用机制或学科划分的,或者直接从 INN 划分的类别翻译的,仅供参考。

1980 年国家药典委员会发布了《药品的命名及命名法(草案)》。

(二) 中成药的命名

中成药系指以中药材、中药饮片或中药提取物及其他药物,经适宜的方法制成的各类制剂。中成药名称包括中文名、汉语拼音。

(1) 根据实际剂型命名,剂型名列于后。

(2) 单味成药一般采用药材名与剂型命名。

(3) 复方成药可根据处方组成的不同情况,酌情采用下列方法命名,一般字数不超过 8 个字。

1) 采用处方中的药味数、中药材名称、药性、功能等加剂型命名。鼓励在遵照命名原则条件下采用具有中医文化内涵的名称,如六味地黄(滋阴)丸。

2) 采用处方主要药材名称的缩写并结合剂型命名,如香连丸由木香、黄连两味药材组成,桂附地黄丸由肉桂、附子、熟地黄、山药、山茱萸、茯苓、丹皮、泽泻八味药组成。

3) 采用药味数与主要药材名或药味数与功能并结合剂型命名,如六味地黄丸、十全大补丸等。

4) 采用主要功能加剂型命名,如补中益气合剂、除痰止嗽丸、大补阴丸。

5) 采用主要药材名和功能结合并加剂型命名,如牛黄清心丸、龙胆泻肝丸、琥珀安神丸等。

(三) 化学药品的命名

(1) 中文通用名尽量与英文名相对应,可采取音译、意译或音、意合译,一般以音译为主。

(2) 化学名常用且较简单,应采用化学名,如苯甲酸;有统一的通俗名,如符合药用情况,尽量采用,如甘油、氯仿、盐酸、硼砂等。

(3) 化学名较冗长者,可根据实际情况,采用下列方法命名:

1) 音译命名:音节少者,可全部音译,如 Codeine 可待因;音节较多者,可采用简缩命名,如

amitriptyline 阿米替林。音译要注意顺口、易读,用字通俗文雅。

2) 意译(包括化学命名和化学基团简缩命名)或音、意结合命名:在音译发生障碍,如音节过多等情况下,可采用此法命名,如 chlorpromazine 氯丙嗪,phenobarbital 苯巴比妥,phenytoin sodium 苯妥英钠。

3) 与酸成盐或酯类药品的命名:统一采取酸名列前,盐基(或碱基)列后,如 streptomycin sulfate 硫酸链霉素,hydrocortisone acetate 醋酸氢化可的松。

4) 化学结构已确定的天然药物提取物的命名:其外文名系根据其属种来源命名者,中文名可结合其属种名称命名,如 artemisinin 青蒿素,penicillamine 青霉胺。外文名不结合物种来源命名者,中文名可采用音译,如 morphine 吗啡,amikacin 阿米卡星。化学结构不完全清楚者,可根据其来源或功能简缩命名,如 bacitracin 杆菌肽。

(4) 药品制剂的命名:原料药名称列前,剂型名列后,如 indometacin capsules 吲哚美辛胶囊,ondansetron hydrochloride injection 盐酸昂丹司琼注射液。对于注射用粉针剂,原则上命名为注射用××××,如注射用氨苄西林钠。

(5) 药品制剂名称中说明用途或特点等的形容词宜列于药名之前,如 absorbable gelatin sponge 吸收性明胶海绵,ipratropium bromide solution for inhalation 吸入用异丙托溴铵溶液。

(6) 复方制剂的命名:两个组分的,原则上将两个药品名称并列加剂型命名,如头孢拉定舒巴坦钠注射液,亦可采用缩字法命名,如酚咖片,氨酚待因片。两个组分以上的,因为使用词干构成通用名称太长,原则上采用缩写法命名,取 2~3 个组分分别选取 1~2 个字,构成通用名称。

三、药品的特殊性

药品具有一般商品的特征,通过交换进入消费领域,遵循经济规律变化。药品又不同于一般的商品,它是广大人民群众防病治病、保护健康必不可少的物质。因此,和普通的商品相比,具有特殊性。

(一)药品特殊性的基本特征

1. 药品用途的特殊性　药品是用于预防、治疗、诊断人的疾病和康复保健的特殊商品,与人民的身体健康和生命安危息息相关。合格药品,管理使用得当,能治病救人,造福人类;相反,不合格药品或管理使用不当,便会危害人的健康乃至危及生命。

2. 药品使用的专属性　药品使用具有专属性,表现在因病施治,对症下药,药品使用不当会危害人体健康,甚至危及生命。每种药品都有特定的适应证和使用方法,药品只有在规定的适应证、用法和用量的条件下,才能达到预防、治疗、诊断疾病的目的。

3. 药品效用的两重性　药品就像一把"双刃剑",主要体现在它既有防治疾病、康复保健的一面,又有可能产生毒副作用、损害人类健康的一面。它在预防、诊治、调节人的某项病理生理过程时,总是会同时影响其他功能,产生一定的毒副作用或不良反应。由于药品的不合理使用,直接导致住院乃至死亡的药源性疾病时有发生。据 WHO 调查统计,全球病人有 1/3 死于不合理用药,而不是疾病本身。因此,只有在衡量药品有效性大于不良反应,或可解除、缓解毒副作用的情况下才使用某种药品。

4. 药品质量的重要性　一般商品可以根据质量分等级品或者次品,以质论价在市场上销售。药品是以预防、治疗和诊断人的疾病为目的而进入流通渠道的特殊商品,药品的有效性、安全性、稳定性、均一性等质量特性是否符合法定的药品标准,直接关系着人们用药的安全、有效。药品只有合格品与不合格品的区分,不合格品不能销售和使用,否则按假药、劣药处理。世界各国,无论政治制度如何,药品总是民用消费品中受到监控最严格的商品,国家对药品的研制、生产、流通、使用等方面均实行严格的质量监督管理。

5. 药品时效的敏感性　任何一种药品都有一定的有效期限,有效期内的药品,可以保证质量,超过了有效期限的药品就是劣药。国家必须储备一定量的药品,满足解毒、急救、灾情、疫情、战争等特殊紧急情况下的需要。药品在供应上必须及时,不能以病等药,只能以药等病。

6. 药品消费的被动性　药品的消费不同于普通商品。普通商品的消费主要取决于消费者本人的购买意愿和购买力。而药品的选择,需要一定的医学和药学理论知识,大多数消费者不能自行诊断疾病、选择使用药品,需要依靠医师、药师或者药品说明书甚至药品广告。尤其是处方药,必须凭医师处方购买和使用。所以说药品的消费是处于被动性消费。

(二) 正确认识药品的特殊性

医药产业能够产生不可估量的社会效益,更能产生巨大的经济效益。在药品生产和流通过程中,基本经济规律起着主导作用,但在药品的商品性凸现时,我们切不可忽略药品的特殊性,不能完全按照一般商品的经济规律来对待药品,不能以经济效益作为唯一导向。我国改革开放以来,在相当长的一段时期,由于过于重视药品的商品性,而对它的特殊性认识不足,完全放开药品经营,忽视医院及药品零售环节的监管,导致药品市场准入管理松懈,药品流通领域秩序混乱,无证非法经营药品、制售假劣药品等问题非常严重,不合理用药问题特别突出。

药品是人们防病治病、康复保健、防疫救灾、计划生育的重要物质,在药品的研究、生产、流通和使用的全过程中必须高度重视它的特殊性,把社会效益放在首位,同时应承认和正视药品属于经济性和竞争性商品,与其他商品一样遵循市场规律,防止出现片面、极端的思想和行为倾向,限制了药品监督管理和医药经济改革的思路。因此,在采用法律、行政和技术等手段对药品的某些环节进行严格监督管理的同时,在确保药品安全性、有效性的前提下,应以严谨务实的科学态度进行医药经济改革,特别是医药流通体制改革,使药品更好地造福于人类,为社会发展服务。

第二节 药　师

药品是特殊商品,药师是关系公众生命健康和安全的特殊职务,在保障药品质量,保证人民用药安全有效、经济合理方面,履行着重要的职责,发挥着越来越重要的作用。目前,世界上有许多国家都对药学技术人员实行资格准入制度,明确只有取得国家资格并注册的药师才能在相关岗位上执业,这已成为国际惯例。我国执业药师制度虽然起步较晚,但发展迅速。本节将简要地介绍国内外药师的概念、职责和职业道德,以及我国执业药师资格制度的实施情况。

一、药师的定义、类别及其职责

(一) 药师职业的形成

一种职业形成和确立的基础是社会分工。当人类社会在历史上出现第一次社会大分工,即农业从畜牧业中分离出来之后,出现了最初的职业划分。药师职业也是随着社会分工的发展逐渐形成和发展起来的。

据史书记载,我国东汉以后设置的专为皇帝服务的医疗机构中,就有司药的专职人员。1224年佛莱德立克二世颁布了欧洲第一个正式的药事管理法令,从立法上确定了药学职业从医学职业中分离出来。1407年热地亚市颁布的《药师法》反映了早期的药师职业法定标准。20世纪20—40年代,化学药物逐渐增多,临床医学日益发展,医学生已不可能花费许多时间来学习掌握药物治疗中越来越多的化学药物,药师职业从医学职业中逐步分离出来。随着医疗事业不断发展,美国在50年代相继出现了主任药师、药师、临床药师,药师的作用日渐显现。

我国医药分业较晚,到19世纪末,药师才作为一个独立的职业崭露头角。1929年,中华民国政府颁布了《药师暂行条例》,这一条例成为我国历史上第一个关于药师的专门法规。20世纪80年代初期,我国实行改革开放不久,药学教育工作刚刚走上正轨,药师数量很少,经过30多年的发展,我国建立了一整套药学技术职称评定的制度和程序,以及执业药师资格制度,药师数量有很大增加,整体素质也有较大提高。2003年成立了中国执业药师协会,并于2014年更名为中国药师协会,为我国医药事业的发展做出了巨大贡献。

(二) 药师(pharmacist)的定义

不同时代不同国家对药师的定义不尽相同。美国的韦氏词典(Webster)将"药师"定义为"从事药学的人",美国《州药房法》对"药师"的定义是"药师系指州药事管理委员会正式发给执照并准予从事药房工作的个人"。英国《药品法》规定"药师是指领有执照,可从事调剂或独立开业的人"。我国《辞海》对药师的定义是"指受过高等药学教育或在医疗预防机构、药事机构和制药企业从事药品调剂、制备、检定和生产等工作并经卫生部门审查合格的高级药学人员"。

广义的药师是指受过高等药学教育,从事药学专业技术工作的人。

(三) 药师的类别

从不同的角度,药师的类别可划分为:

(1) 根据工作领域的不同分为医院药房药师、社会药房药师、药品生产企业药师、药品销售公司药师、药品研发机构药师、药品监督管理药师。

(2) 根据职称的不同分为药师(初级职称)、主管药师(中级职称)、副主任药师和主任药师(高级职称)。

(3) 根据所学专业不同分为西药师、中药师、临床药师。

(4) 取得《执业药师资格证书》并经注册登记的为执业药师。

(四) 药师的职责

随着社会的不断进步和科技的突飞猛进,促使药学发展成为一门独立的学科,并在药学实践中得到了进一步细化。药学职业包括从药品研究、生产、销售、使用到管理的各个不同岗位的工作,药师的职能和作用也根据不同的岗位有各自不同的功能和任务。

1. 医院药房药师的职责　医院药房药师的专业职能,是在药品使用控制和评价方面的能力。要求药师有较全面的、较熟悉的药学知识和一定的医学基础知识,且能承担一定的管理工作。

(1) 调配和解释处方:药师接受处方后,要认真审方,包括:①药名、规格是否书写正确;②药品与剂量,以及用药方法是否合理;③用药是否有相互作用及配伍禁忌;④对精神药品、麻醉药品是否按相关管理办法执行。如发现处方有问题,必须请医师改正签名后方可调配,并向患者讲清楚用法用量及注意事项。

(2) 院内制剂的生产、检验:可配制临床常用、疗效确切而市场无供应的制剂,并对其质量进行检验。

(3) 药品管理工作:包括:①制定药品采购计划,保证供应;②正确贮存药品,防止药品变质、失效,特别是毒、麻、精神、贵重药品的使用管理,发现情况及时研究处理;③开展治疗药物监测和药品不良反应监测工作,保证临床用药安全有效。

(4) 药学服务工作:以病人为中心,积极参与临床疾病诊断和治疗,指导个体化用药。我国目前医院药师的工作相当数量仍以配方发药为中心,停留在接方、划价、发药等简单的重复性操作上,未开展有深度、广度的药学服务。有关药学服务的具体内容,在本章的第三节重点介绍。

(5) 提供用药咨询与信息:当病人、医生、其他卫生工作者、政府或药厂等询问有关药学专业知识和技术方面的问题时,药师应有能力提供内容、水平符合要求的信息。

2. 社会药房药师的职责

(1) 具备良好的职业道德:把对消费者健康负责的态度置于首位,正确处理好职业道德和药房经济效益的关系。

(2) 帮助患者合理使用医药经费:药师应学会把用药的经济性与安全性、有效性置于同等的位置,帮助消费者分析、归纳、比较,使其获得最佳治疗、保健效果的同时,支付最少的费用。

(3) 按规定调配处方:严格执行处方审查、登记等程序,对不合格处方应拒绝调配或经改正后方可调配。

(4) 指导患者合理用药:面对自我治疗保健的消费人群,社会药房药师不仅要将出售药品的适应证、注意事项提示给消费者,还要提醒其防止各种药物相互作用后对机体产生的不利因素。

(5) 负责药品管理:参与并执行从制定药品购进计划开始到药品售后服务的一系列药品经营管理措施,严格遵守 GSP 管理规范,并对落实执行情况进行监督检查。协助药监部门,负责收集整理并上报药品不良反应的原始信息。

3. 药品生产企业药师的职责 ①制订生产计划,保证药品生产。②制定药品生产工艺规程、岗位操作法、标准操作规程等生产管理文件并严格实施,保证生产出合格的药品。③依据药品标准,承担药品检验和质量控制工作,出具检验报告。④负责药品质量稳定性考察,确立物料贮存期、药品有效期。⑤从事新产品的研制,质量标准制定及申报工作。⑥保证所生产药品的销售。⑦负责药品不良反应的监测和报告。

4. 药品研发机构药师的职责 药物研究机构工作的核心是新药的研究开发。新药的研究开发是集药学、药理、毒理、临床乃至政策法规为一体的综合应用性系统工程,因此需要药师和其他学科的技术工作者的共同努力来完成。药品研发机构药师的主要职责有:①分析新药开发方向和前景。②设计、筛选和制备新药。③新工艺、新材料、新剂型的应用研究。④通过临床前和临床研究,确定新产品质量,尤其是安全性和有效性。⑤新药质量标准的研究。⑥根据新药管理要求获得新产品的批准,并确保正式生产新产品的质量。

5. 行政事业机构药师的职责 在国家行政事业机构(如国家食品药品监督管理总局、中国食品药品检定研究院等)工作的药师,他们的主要职责是:①依法对药品的研究、生产、流通、使用领域进行监督管理。②药品检验部门的药师应对检品按质量标准进行检验和技术复核,并对药品生产、经营、使用机构进行业务指导。

二、我国执业药师资格制度

执业药师资格制度是我国不断加强药师队伍建设,提高药师职业道德和业务素质,切实保护人民群众生命健康的重要措施,执业药师资格制度的全面推行,对于规范、引导和保障药师行业的发展,促进我国药品生产、经营、使用和管理与国际接轨具有重要的意义和影响。

(一) 执业药师(licensed pharmacist)的定义和必要性

执业资格是指政府对某种责任较大、社会通用性较强、关系公共利益的专业(工种)实行准入控制,是依法独立开业或从事某一特定专业(工种)学识、技术和能力的必备标准。

执业药师是指经全国统一考试合格,取得《执业药师资格证书》,并经注册登记,在药品生产、经营、使用单位执业的药学技术人员。凡从事药品的生产、经营、使用的单位均应配备相应的执业药师,并以此作为开办药品生产、经营、使用业务的必备条件之一。

在市场经济条件下,药师的药学专业素质、职业道德和法律意识以及执业行为方式是决定药品质量和影响公众用药安全、有效的重要因素。执业药师只有通过资格考试,并经过注册才能进入药师职业领域。在执业过程中,执业药师还需要遵守严格的业务规范和监管部门的监管,只有这样才能最大限度地保证药品质量和药学服务质量,从而保障公众的用药安全有效。

(二) 我国执业药师资格制度

我国1984年颁布《药品管理法》,使我国对药品的管理纳入了法制化轨道。但在执业药师制度方面与国际上一些国家相比差距较大。为了加强对药学技术人员的职业准入控制,1994年我国颁布了《执业药师资格制度暂行规定》,1995年举行了首次执业药师考试、认定和注册,填补了我国执业药师的空白,我国开始了执业药师管理工作。但由于其实施范围的局限性,执业药师资格制度只在药品生产、经营领域施行,执业药师的作用、重要性没有得到足够和广泛的重视,药学技术人员报考执业药师的积极性一度不高。

随着医药管理体制改革的深入,1998年成立了国家药品监督管理局,把"制定执业药师资格考试和注册工作"作为重要工作之一,揭开了我国执业药师管理工作新的篇章。1999年4月国家人事部和国家药品监督管理局,重新修订了《执业药师资格制度暂行规定》,规定将原来的执业药师和执业中药师合并为执业药师(分为药学和中药学),并将执业药师的实施范围由药品的生产、流通领域扩大到药品的使用领域。随后相继修订发布了《执业药师资格考试实施办法》《执业药师注册管理暂行办法》《执业药师继续教育管理暂行办法》等一系列规范性文件,逐步形成了规范的执业药师资格考试、注册、继续教育和监督管理的体系,执业药师管理工作取得了突破性的进展。

1. 执业药师资格认证管理 执业药师资格认证的目的是依据认证标准对药学技术人员是否具备申请执业药师注册的资格进行认证。认证的方式有考试和认定两种,经常采用的认证方式主要是考试方式,即执业药师资格考试。

(1) 考试性质:执业药师资格考试属于职业准入性考试,实行全国统一大纲、统一命题、统一组织的考试制度。一般每年10月份举行一次。凡经过考试成绩合格者,国家发给《执业药师资格证书》,表明具备执业药师的学识、技术和能力。该证书在全国范围内有效。

(2) 报考条件:凡中华人民共和国公民和获准在我国境内就业的其他国籍的人员具备以下条件之一者,均可报名参加执业药师资格考试。

1) 取得药学、中药学或相关专业中专学历,从事药学或中药学专业工作满七年。

2) 取得药学、中药学或相关专业大专学历,从事药学或中药学专业工作满五年。

3) 取得药学、中药学或相关专业本科学历,从事药学或中药学专业工作满三年。

4) 取得药学、中药学或相关专业第二学士学位研究生班毕业或取得硕士学位,从事药学或中药学专业工作满一年。

5) 取得药学、中药学或相关专业博士学位。

(3) 考试科目:共4个科目,除药事管理与法规为共同考试科目外,其余3科分中药学和药学类别。

1) 中药学类:中药学专业知识(一),包括中药与方剂、中药材生产、中药化学、中药炮制、中药质量标准与鉴定、中药制剂、中药药理,以及常用中药的鉴别等内容;中药学专业知识(二),包括常用单味中药与常用中成药,具体涉及临床中药学、中成药学、方剂学等内容;中药学综合知识与技能。

2) 药学类:药学专业知识(一),包括药理学、药剂学、药物化学和药物分析等相关内容;药学专业知识(二),包括临床药物学等的相关内容;药学综合知识与技能。

(4) 考试要求:国家执业药师资格考试要求:考试以两年为一个周期,参加全部科目考试的人员须在连续两个考试年度内通过全部科目的考试。

2. 执业药师注册管理 国家药品监督管理局在2000年4月修订颁发了《执业药师注册管理暂行办法》和《执业药师注册管理工作实施意见》,规定执业药师实行注册制度,持有《执业药师资格证书》者,在取得《执业药师注册证》后,方可以执业药师身份执业。未经注册者,不得以执业药师身份执业。其目的是通过登记注册控制执业药师的素质,及时发现并通过注销登记注册清退不合格或执业行为违规者,保证执业药师为公众提供高质量的药品和药学服务,保障公众用药的安全和有效。

(1) 申请执业药师注册的条件:必须同时具备下列条件:①取得《执业药师资格证书》;②遵纪守法,遵守职业道德;③身体健康,能坚持在执业药师岗位工作;④经执业单位同意。

(2) 注册程序:国家药品监督管理部门为全国执业药师注册管理机构,各省级药品监督管理部门为本辖区执业药师注册机构。首次申请人填写《执业药师首次注册申请表》,并按规定提交有关材料;注册机构在收到申请30日内,对符合条件者根据专业类别进行注册;在《执业药师资格证书》中的注册情况栏内加盖注册专用印章;发给国家食品药品监督管理部门统一印制的《执业药师注册证》。

(3) 再次注册:执业药师注册有效期为3年,有效期满前3个月,持证者须到原注册机构申请办理再次注册。再次注册必须提交执业药师继续教育学分证明。超过期限,不办理再次注册手续者,其《执业药师注册证》自动失效,并不能再以执业药师身份执业。

3. 执业药师继续教育管理 执业药师继续教育的目的是使执业药师保持良好的职业道德,以患者和消费者为中心,开展药学服务;不断提高依法执业能力和业务水平,认真履行职责,维护广大人民群众身体健康,保障公众用药安全、有效、经济、合理。取得《执业药师资格证书》的人员每年须自觉参加继续教育,并完成规定的学分。

4. 执业药师的职责 《执业药师资格制度暂行规定》对执业药师的职责做了以下规定:

(1) 执业药师必须遵守职业道德,忠于职守,以对药品质量负责、保证人民用药安全有效为基本准则。

(2) 执业药师必须严格执行《药品管理法》及国家有关药品研究、生产、经营、使用的各项法规及政策。执业药师对违反《药品管理法》及有关法规的行为或决定,有责任提出劝告、制止、拒绝执行并向上级报告。

(3) 执业药师在执业范围内负责对药品质量的监督和管理,参与制定、实施药品全面质量管理及对本单位违反规定的处理。

(4) 执业药师负责处方的审核及监督调配,提供用药咨询与信息,指导合理用药,开展治疗药物的监测及药品疗效的评价等临床药学工作。

5. 处罚

(1) 对未按规定配备执业药师的单位,应限期配备,逾期将追究单位负责人的责任。

(2) 对已在需由执业药师担任的岗位工作,但尚未通过执业药师资格考试的人员,要进行强化培训,限期达到要求。对经过培训仍不能通过执业药师资格考试者,必须调离岗位。

(3) 对涂改、伪造或以虚假和不正当手段获取《执业药师资格证书》或《执业药师注册证》的人员,发证机构应收回证书,取消其执业药师资格,注销注册。并对直接责任者根据有关规定给予行政处分,直至送交有关部门追究法律责任。

(4) 对执业药师违反本规定有关条款的,所在单位须如实上报,由药品监督管理部门根据情况给予处分。注册机构对执业药师所受处分,应及时记录在其《执业药师资格证书》中的备注《执业情况》栏内。

(5) 执业药师在执业期间违反《药品管理法》及其他法律法规构成犯罪的,由司法机关依法追究其刑事责任。

三、药师职业道德

药师的职业道德直接关系到病人用药安全和生命安危,关系到现代药学事业的发展。加强药师的职业道德建设应作为培养药师的一项重要任务贯穿于整个药学教育和思想教育之中。

(一)职业道德概念

人的社会生活可以分为三大领域,即家庭生活、职业生活和公共生活。职业生活是人的最基本的实践活动。因此,职业道德是构成整个社会道德的重要组成部分,也是个人道德的重要内容。所谓职业道德,就是指从事一定职业的人们在职业生活中所应遵循的道德规范以及与之相适应的道德观念、情操和品质。它是人们同社会中其他成员发生联系的过程中逐渐形成发展的。

各行各业人员的行为都应受到法律和道德的约束。而道德不同于法律,它不是靠强制手段来要求人们去服从,而是靠个人的自觉意识,将职业道德作为自己的行为规范,即使没有受到惩罚他也会自觉遵守,如果违背职业道德将受到公众舆论的压力和自我良心的谴责,其作用有时要胜过法律。因此,我们在不断健全法制的同时,也应重视职业道德建设。

(二)药学职业道德规范

1. 药学职业道德的基本原则 药学职业道德原则,是从事药品研究、生产、经营、使用和监督管理等药学人员在药学领域活动和实践中应遵循的根本指导原则。由于药学领域的实践都与人民的健康紧密相关,这就决定了药学职业道德的基本原则应是:以病人为中心,为人民防病治病提供安全、有效、经济、合理的优质药品和药学服务,实行人道主义。

2. 药学职业道德规范的基本内容 目前许多国家成文的药学职业道德规范主要是药学会发布的药房药师道德规范或准则。例如,美国药学会制定的《道德准则》(Code of Ethics);美国药学院协会制定的《药师誓言》(Oath of a Pharmacist);国际药学联合会(IPF)制定的《药师道德准则》(The Code of Ethics for Pharmacists)。药学职业道德规范是判断药师、药学技术人员行为是非、善恶的标准,是药师、药学技术人员在药事实践中形成的一定道德关系的反映和概括。

药学职业道德规范的基本内容:文明礼貌,遵守社会公德;慎言守密,对工作、对事业认真负责;爱岗敬业,对技术精益求精;团结协作,共同为人民健康服务;坚持社会效益和经济效益并重;遵纪守法,廉洁奉公。

(三) 药师的职业道德准则

药师是一个特殊的职业,他同医师一样,对人们的健康和生命有着特殊的关系。因此,为了保证病人的健康和生命安全,特别需要药师有高尚的道德水准。

2005 年 4 月,执业药师职业道德建设工作正式提上日程。经过一年多的研究、论证和修改,2006 年 10 月 18 日,中国执业药师协会正式发布实施《中国执业药师职业道德准则》(以下简称《准则》)。规定的执业药师职业道德要求共有五项,具体内容如下:

1. 救死扶伤,不辱使命 执业药师应当将患者及公众的身体健康和生命安全放在首位,以我们的专业知识、技能和良知,尽心尽职尽责为患者及公众提供药品和药学服务。

2. 尊重患者,一视同仁 执业药师应当尊重患者或者消费者的价值观、知情权、自主权、隐私权,对待患者或者消费者应不分年龄、性别、民族、信仰、职业、地位、贫富,一律平等相待。

3. 依法执业,质量第一 执业药师应当遵守药品管理法律、法规,恪守职业道德,依法独立执业,确保药品质量和药学服务质量,科学指导用药,保证公众用药安全、有效、经济、合理。

4. 进德修业,珍视声誉 执业药师应当不断学习新知识、新技术,加强道德修养,提高专业水平和执业能力;知荣明耻,正直清廉,自觉抵制不道德行为和违法行为,努力维护职业声誉。

5. 尊重同仁,密切协作 执业药师应当与同仁和医护人员相互理解,相互信任,以诚相待,密切配合,建立和谐的工作关系,共同为药学事业的发展和人类的健康奉献力量。

为了更好地贯彻、执行《准则》,于 2007 年 3 月中国执业药师协会又公布实施了《中国执业药师职业道德准则适用指导》(以下简称《指导》),《指导》对执业药师该如何实践《准则》进行了详细的阐释,共分为七章四十八条,每项职业道德要求都被细化成许多具体的规定。我国执业药师职业道德建设工作的展开,对树立中国执业药师的良好形象,推动医药事业的健康发展具有重大的意义。

第三节 药 学 服 务

药学服务(pharmaceutical care,PC)又译为药学保健、药学监护,由 Hepler 和 Strand 于 1990年正式定义,即:"提供负责的药物治疗,获得确定的结果,以改善病人的生活质量。"其特点是无固定服务对象、固定服务时间、固定服务场所。这一概念的提出实现了由过去的"以药物为中心"向"以病人为中心"转变。尤其是把"改善病人生活质量"作为服务的最终目标,在提供药物治疗的过程中,关心病人的心理、行为、经济、职业等社会因素的影响,不单纯把病人看作一个有生命的个体更是一个具有社会性的人,达到病人身心的全面康复。同时,全程化的药学服务不再是医院药师的专职,而是全社会药师的共同责任。这一工作模式已成为21世纪药师工作模式改革的重要内容。"2000年中国药师周"明确要求,药师应把自己的全部活动建立在以病人服务为中心的基础上,以最大限度地改善病人身心健康为目的,承担起监督、执行、保护病人用药安全、经济、合理、有效的社会责任。这标志着我国倡导药学服务的开始。

一、药学服务的形成

(一)药学服务的形成原因

1. 药源性疾病发病率和死亡率不断增加,医疗费用不断上涨,临床药学的力量不足以解决药品与机体相互作用之外的问题　药物治疗是当今疾病治疗的最重要的手段之一,随着制药工业的发展,新药品种层出不穷,随之而来的是与用药相关的药源性疾病发病率和死亡率的不断增加。1995年,美国的一项药物经济学研究显示,全美1994年仅门诊病人,因药物造成的毒害事件和死亡所消耗的卫生资源估计高达700亿美元。目前,我国每年约有1000万人发生药物不良反应,与此相关的医疗费用达45亿元以上。因药物不良反应住院的病人达250万人,其中约50万人为严重不良反应。造成药源性疾病的原因错综复杂,临床药师的介入和临床药学的发展一定程度上提高了用药的合理性,但由于药师介入的深度和广度不够,无法有效地遏制因使用无确切疗效的药品、用药不当或药物相互作用等因素引起的药源性疾病。另外,因新药、贵药的滥用造成的医疗费用上涨和药物对人体的污染等问题将产生更为深远的不良影响。据统计,我国1992年到1999年间,低价药品用量金额百分比从18.76%下降到5.32%;而高价药品却从20.11%上升到41.83%。新的形势呼唤新的机制,临床药学需要新的工作模式。

2. 经济文化的发展促进人民群众健康意识的增强,单纯的开方治病不能满足群众日益增长的全方位多层次的医疗保健需求　1978年的WHO会议明确提出:2000年人人享有健康,包括大众通过自我照顾(self care,SC)对自己的健康负责。SC可以理解成自我关怀、自我卫护,是由于人民健康意识增强而产生的一种对自我健康状况的主动关怀。这种情况下,病人会主动寻求专业咨询,主动配合治疗干预等措施。药师和病人间充分的信息沟通将促进SC和各种药物治疗方案的治疗效果。同时人们对健康的需求从过去的有病治病扩展到预防、保健等范畴,从单纯的治愈疾病发展到生存质量的提高。这对新时期药师的工作提出了更高的要求。药师所能提供的药学服务在空间上从医院扩展到了社区及家庭,在对象上从病人扩大到了普通的健康人。

3. 药师队伍不断壮大,这一群体寻求自我价值的实现也成为药学服务形成和发展的又一重要动力　药学事业的快速、深入发展使新药不断涌现,随之而产生的是选择和使用药品的复杂性不断提高。接受过药学高等教育的药师群体全程而深入地介入药物使用的全过程,将为医师和病人提供专业的有价值的建议和指导,一方面,对缩短住院周期,减少医疗费用,促进病患者身心康复起到积极的作用;另一方面,也使这一群体的自我价值得以实现。

(二)医院药学的发展过程

1. 药品调配阶段　20世纪前50多年,药房基本上扮演的是药剂员的社会角色,即配制和出售药品。在这一传统阶段,药师的功能是采购、制备和为药品定价,他的主要义务是保证所出售的药品纯度合格,质地纯正(不掺假),按技术要求制备的。尽管当时也要求药师为购买处方药的消费者提供良好的建议,但这是次要的。随着药剂的制备逐步被制药工业所取代以及药物的选择权转换给医生,这一传统职能也逐步衰退,药师的作用被限制在一个狭小的范围之内。"1922—1969年美国药学会(APhA)道德规范"甚至禁止药师与病人讨论有关"处方的组成和治疗作用"。1951年修改美国《食品药品化妆品法》时提出的《达翰姆 – 汉弗莱修正案》通过立法,把大多数有效的治疗药物划归处方药的范畴,更是把药师降格为调剂员(dispenser),规定药师只能调配预先制备好的药品。医院药学的传统工作模式开始从内部受到严重挑战,国外许多药师开始寻求突破。医院药学发展进入过渡阶段,也可以说是寻找机会或者寻找出路的阶段。

2. 临床药学阶段 医院药学的临床药学阶段始于20世纪60年代中期。由于"沙利度胺"等药害事件的出现,各国纷纷开始重视药品不良反应的监测工作,这样就促成了"临床药学"。很多发达国家先后在高等医药院校中增设了相关专业和科目。药师开始执行诸如治疗药物监测、药物不良反应监测和报告、药物信息咨询服务之类的新功能,取得了良好效果(表现在减少药物不良反应发生,增强病人对药物治疗的依从性,改善药物治疗的结果等方面),药师专业形象也得到提高。临床药师这一分支的出现标志着药师专业价值在医药领域的实现。临床药学的开展一定程度上减少了药物不良反应的发生,在减少药害对病人的伤害方面起到积极的作用,但其仍然是一种以"药物"为中心的工作模式。

3. 药学服务阶段 1987年的美国药学院协会(AACP)年会上,Hepler在"药学正经历着第3次浪潮"报告中提出:在未来的20年中,药师应该在整个卫生保健体系中证明自己在药物使用控制方面的能力,特别应该证明由于药师的参与可以减少整个服务费用,如缩短住院期和减少其他昂贵的服务等。1990年Hepler和Strand正式为药学服务(pharmaceutical care)定义,并被药学界人士广泛地接受。美国药学会也明确指出,20世纪90年代药师的任务就是实施药学服务。1993年世界卫生组织在日本东京召开的第二届"药师在医疗事业中的作用",会议提出药师必须履行药学服务的义务与职责,明确了药师开展药学服务的具体任务。这标志着药师工作另一次新的革命的到来,药学服务的实施代表药学作为一个临床专业走向成熟。它第一次把"改善病人的生存质量"作为药学服务的最终目标。把药学服务看作一个综合的群体(包括医生、药师、护士及其他相关人员)对另一个群体(病人或是寻求健康资讯的健康人群)的服务。

二、药学服务的定义、基本要素及特点

(一) 药学服务的定义

1990年,Hepler和Strand明确了药学服务(pharmaceutical care)的定义:药学服务是提供负责的药物治疗,目的在于实现改善病人生存质量的既定结果。这些结果包括:①治愈疾病。②消除和减轻病人的症状。③阻止或延缓疾病进程。④防止疾病或症状的发生。

药学服务过程中,药师与病人以及其他卫生专业人员协作,设计、实施和监测将会对病人产生特定治疗结果的治疗计划。这一过程依次包括三种主要职能:①识别潜在的或实际存在的药物相关问题。②解决实际发生的药物相关问题。③防止潜在的药物相关问题发生。

许多药学学术团体根据自己的理解,分别给出自己关于药学服务的定义。

美国药剂师协会对药学服务的定义是:"药师的任务是提供药学服务。药学服务是直接、负责地提供与药物治疗相关的保健,其目的是达到改善病人生命质量的确切效果。"

美国药学会(APhA)给药学服务下的定义是:"药学服务是一种以病人为中心、面向结果的药学实践,它要求药师与病人以及病人的其他卫生保健提供者协作,以增进健康、预防疾病,以及评价、监测、启动和修改药物疗法的使用,确保药物治疗方案安全和有效。药学服务的目的是在符合实际的经济开支范围内,尽可能改善病人的健康相关生存质量,达到积极的临床结果。"

国内学者认同药学服务的定义为:"药学服务是药师应用药学专业知识向公众(含医务人员、病人及其家属)提供直接的、负责任的、与药物使用有关的服务(包括药物选择、药物使用知识和信息),以期提高药物治疗的安全性、有效性与经济性,实现改善与提高病人生活质量的目标。"

从以上定义可以看出,药学服务不是少数药师的工作,而是一种新的医院药学工作的服务模式,是一种具有突破性意义的未来模式。

药学服务不是临床药学的一个新名词,它是高于临床药学之上的一个重要的新概念,是临床药学发展的新阶段。药学服务与临床药学之间主要的区别(表 2-1)在于:药学服务是以患者为中心的主动服务,是注重结果的关心和关怀(care),而临床药学则注重用药过程的服务(service)。

表 2-1 临床药学与药学服务的区别

	临床药学	药学服务
实践主体	临床药师	全体药师和医护人员
支持学科	药学、医学	药学、医学和相关学科
服务模式	以药物为中心	以患者为中心
工作目标	合理用药	改善患者的生活质量
专业活动	面窄	广泛、深入
责任者	医生	医生、药师
服务对象	部分患者	全体患者和公众

(二) 药学服务的基本要素

药学服务的完整概念由几个基本要素构成,即:它与药物治疗有关,它是一种直接提供给病人的服务,提供的目的是产生确定的结果,这些结果旨在改善病人的生存质量,提供者个人对结果负有责任。

1. 与药物治疗有关(medication-related) 药学服务所包含的不仅是提供药物治疗(提供药品),而且还包括对病人个体的药物治疗决策,药物治疗决策不仅决定是否用药,而且对药物的选择、剂量、给药途径、给药方法作出正确的判断,同时向病人提供与用药有关的情报和咨询服务,和病人交谈,治疗药物监测等。

2. 服务(care) 美国药学院学会引用 Webster 词典来解释"care"与"services"的区别:"care"作为对安全性和完好状态(well-beings)的责任和关注,是一个人对另一个人的完好状态的关心;而"services"暗示功能或行为。药学服务建立一种药师与病人之间一对一的关系,药师为病人提供直接的服务,以病人的健康为首位。

3. 结果（results） 药学服务的目的是"获得预期的结果"，因此，药师必须了解药物治疗各种可能的结果，包括期望得到的好的结果，以及不希望得到的不利的甚至有害的结果。期望得到的有益结果可能是药学服务定义中提到的四种结果之中的任何一种，即：①治愈疾病。②消除和减轻症状。③阻止或延缓疾病进程。④防止疾病或症状的发生。不利甚至有害的结果包括：①用药导致的不良反应。②合并使用多种药物出现有害的相互作用。③累计人体一个以上器官或组织的药源性疾病等。

4. 生命质量（quality of life） 药学服务的最终目标是通过达到药物治疗的预期结果，改善每位病人的生命质量。目前已有一些方法评价病人的生命质量。这些方法还在发展，药师应当了解这方面的进展情况。对病人生命质量的完整估价应当包括客观和主观（例如病人自己的估价）评价两部分。

5. 责任（responsibility） 在药学服务中，病人授权给药师，后者对病人承担义务和展示自己的能力（承担责任）。责任包括道义上的信任和履行职责。药师和病人之间的关系是一种专业的契约关系，病人将自身的安全和健康托付给药师，药师对病人因自己的行为和决定而产生的结果（服务质量）承担责任。

（三）药学服务的特点

药学服务的目的就是通过提供直接的和有责任的、与药物有关的服务，以达到提高病人的生活质量。优质的药学服务应该具有易获得性、高质量性、连续性和有效性四个特点。

1. 易获得性（accessibility） 不管是预防性的、治疗性的或恢复性的，服务要直接面向需要服务的病人，渗透于医疗保健行为的方方面面和日常工作中。

2. 高质量性（quality） 药学服务要求药师用自己独有的知识和技巧来保证药物使用获得满意的结果，是高度专业化的服务过程。药学服务作为一种有偿服务，服务人员还要做到质量和成本相平衡。

3. 连续性（continuity） 药学服务是贯穿于整个用药过程中的全程服务。服务提供既可以通过个人也可以通过一个集体合作实施。

4. 有效性（efficiency） 以成本－效益的方式提供服务。对病人而言，通过药学服务可以降低总的医药费用，提高治疗效果。对医院而言，通过药学服务可以提高整体用药水平，保证治疗的有效性。

三、药学服务的内容

（一）药学服务的核心思想

药学服务的基本要素所反映的一个非常重要的思想就是：药师应当对每位用药患者的药物治疗结果（包括防治疾病和改善生存质量）承担责任。要真正做到这一点，药学人员必须首先更新观念，强化"以患者为本"的观念，在思想上完成"一个转变、四个超越"。

1. 实现由"对药品质量负责"向"对病人用药结果负责"的转变 新时期药师在药学服务中的主体角色的体现意味着药师在整个药学服务中享有更多的专业处置的权力，同时也要承担更多的责任，即要对病人的用药结果负责。

2. 超越以治愈疾病为目标的观念 药学人员的全部努力不仅仅是把病人现存的疾病治好，还要恢复病人的健康，使患者保持正常的机体功能和精神状态，生活得健康幸福，通过药物和药学服务的手段改善病人的生活质量。

3. 超越用生物指标评价治疗结果的观念 目前惯用的生物学测量指标(如血药浓度)很难评价病人的药物治疗结果,尤其是与健康有关的生活质量,评价病人的用药效果应当包括客观指标(生物学测量指标)和主观指标即患者的主观感受、对治疗的偏好以及对治疗结果的满意程度等方面。

4. 超越具体医疗机构的狭小地域观念 所有人群,只要使用药物(治疗性、预防性),不管是在医疗机构,还是在社区、家庭均有享受药学服务的权利。

5. 超越现行的药学业务分工 所有药师不管是医院药师还是社会药师均有责任和义务保证患者得到完整的药物治疗,无论药师的业务内容是采购药品,配方发药,还是直接参与患者的药物治疗,都必须负责任。药师的分工,如"药房药师""临床药师""供应药师"和"制剂药师"只是工作任务不同,但总体目标是一致的,即通过药学手段向病人提供旨在改善病人生活质量的服务。

(二)药学服务的主要内容

1. 药物调配供应服务 药品调配是药师为患者提供的最基本、最直接的药学服务工作。药师通过严格审查处方排除药品使用中的配伍禁忌;仔细询问患者的疾病情况和用药史;详细介绍药品知识及药物使用的方法、剂量、不良反应、注意事项等,促进患者合理用药。

2. 药物咨询服务 开设专门的药物咨询服务窗口,解答患者关于药品购买、使用、贮藏、不良反应、禁忌证等各问题;同时其他相关职能部门共同参与,解答来自各方的疑难问题。尤其是全程化的药学服务广泛开展后,药物咨询服务将成为广泛分布在基层的药师最主要也是最重要的任务。

3. 药师临床服务 药师深入临床第一线,参与查房、会诊、抢救、病案讨论等,增强医药间的沟通,帮助临床医师选择治疗药物,指导合理用药,改变临床医师的一些不良用药习惯;向临床推荐和介绍新药及药物信息,及时解答医护人员提出的有关药物治疗、相互作用、配伍禁忌以及药物不良反应等方面的问题,提高医护人员的用药能力。临床药师除了关注药物本身外,更关注患者,通过询问病情、用药史及药物不良反应等情况,建立药历,对药物治疗的全过程进行监护和处理。从科学的角度以患者能够接受的方式向患者宣传合理用药和健康教育知识,逐渐提高患者的自我保健能力,帮助患者理解用药的目的和重点,提高患者用药依从性。

4. 药学科研服务 积极开展药学科学研究,为药学服务提供理论基础。对不同病理(肝、肾功能不全,胃肠道疾病等)、生理(儿童、老年人、肥胖者等)状况下的药动学、药物相互作用、时辰药理学、遗传药理学(药物基因组学)等进行深入研究,建立相应的基础数据库。根据疾病特征和药物临床治疗难点,对现有药物疗效进行再评价,并在此基础上拟定新的设计思路,研究更具临床疾病针对性的新药。另外,结合医院用药特征,根据临床用药的特殊需求,及时研制医院制剂,为临床提供迫切需求而市场缺乏供应的医院制剂,补充和完善医院的药物治疗体系。不仅可推动医院制剂的发展,还能充分发挥药学人员的专业知识潜能

5. 药物经济学服务 从经济学的角度出发,结合临床疗效,针对某一药物,或具有某些特性的药物,或某一疾病的药物治疗选择,或具体到某个病人的药物治疗方案,从节约卫生资源、最大化药品使用的社会和经济效益等方面,综合分析评价药物使用的合理性。开展药物经济学服务,可以减轻病人经济负担,减免不必要的用药浪费。

6. 药学信息服务 向药物研制开发者提供疾病变化趋势、药物疗效、新药研究进展等信息;向药品供应商提供药物消耗、市场需求、临床应用变化等信息;向药物使用者提供药物本身特性、

药物疗效、不良反应及与饮食间相互作用等信息;向政府管理者提供药物使用人群的安全性;有效性及宏观调控药品市场等方面的信息。

复习思考题

1. 定义或解释下列用语:

药品　药师　执业药师　药学服务

2. 简述药品的分类类别。

3. 简述药品的特殊性。

4. 我国对申请执业药师资格考试的条件是如何规定的?为什么要对取得执业药师的人员实行注册管理,申请执业药师注册应具备哪些条件?

5. 简述药师职业道德准则。

6. 陈述药学服务的内容。

(兰燕宇)

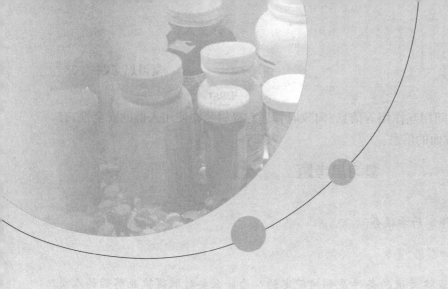

第三章

药事管理体制

【 Key Content & Objective 】

Key content: Pharmacy administration system is an important component of the pharmacy administration activities. It refers to the organization mode, regulatory regime and management methods of the pharmaceutical affairs under a certain social system as well as the institutional setup, functions and operating systems associated with the administration affairs. This chapter focuses on the introduction of Chinese Pharmacy Administration system (including supervision and management system, pharmaceutical production and management system, pharmacy education, and technology management system, etc.)

Learning objectives: (1) Master the concepts and types of pharmacy organization; the setting and names of the drug supervision departments; the function of China Food and Drug Administration. (2) Be familiar with the names and responsibilities of business institutions major in pharmaceutical administration in China Food and Drug Administration; the main responsibilities of Provincial Food and Drug Administration and the relevant drug supervision department. (3) Understand the function and responsibilities of pharmaceutical production and business organizations, research organizations, pharmaceutical education organization, the aims and tasks of the Chinese Pharmaceutical Association.

第一节 概 述

一、药事组织机构

药事活动必须依赖于各级药事组织,药事组织机构的设置,是药事管理体制的关键所在。20世纪以来,各国药品管理法律中均明确规定了主管药品监督管理的部门。我国《药品管理法》等法律、法规对各级药事组织有关药品管理的职能,也做出了明确的职权划分,以强化药品的监督管理,保障公众用药安全。

(一) 组织

1. 组织的含义　组织(organizations)是人类社会生活中最常见、最普遍的社会现象,其影响已深入到社会政治生活、经济生活、文化生活和家庭生活等各主要的社会生活领域之中。

在希腊文中"组织"一词的原意是和谐、协调,现在一般认为其有两种含义,作为名词,组织是一个系统,称之为组织结构(organizational structure),即指按照一定的宗旨和目标建立起来的人们组合集体,如各级政府部门(departments)、各个层次(administrative levels)的经济实体、各个党派和学术团体等;作为动词,组织是建立组织机构的过程,称之为组织工作,即按一定规则和程序设置多层次、多部门及具有相应人员隶属关系的权责角色结构的过程。

2. 组织的特征　组织是以实现某些特定的目标,由被赋予适当权限的适当人员构成的、互相协作结合而成的集体或团体。因此,组织具有三个特征:明确的目的、精细的结构和适当的人员。

(1) 明确的目标:组织因目标而存在,每个组织都有明确的目的,反映组织所希望达到的状态。

(2) 精细的结构:所有的组织都明确发展出一些结构,以便其中的人员能够从事他们的工作。没有精确的岗位描述,组织的结构就是松散的。

(3) 适当的人员:每个组织都是由适当人员构成的,组织借助人员来完成工作,从而实现组织所希望达到的状态,组织是对人员及其任务的一种设计与安排。

3. 组织类型　由于标准不同,组织类型的分类方法不同:

(1) 以组织的社会功能为标准,可以将组织划分为政治组织、经济组织、文化组织、群众组织和宗教组织。

(2) 以组织的规模和复杂程度为标准,可将组织分为小型组织、中型组织、大型组织和巨型组织。

(3) 按组织的产生依据分类,可以将组织分为正式组织与非正式组织。

(4) 按目标划分,可分为公益组织、工商组织、互益组织、服务组织等。

(5) 按目标功能划分,可分为适应组织、维模组织、整合组织、达标组织等。

(6) 我国习惯上把组织划分为企业性组织、事业性组织、行政机关三大类。

4. 组织结构图　组织内职能、职权关系可以用组织结构图来表示。组织结构图提供了组织结构的两方面的信息:一是权力的垂直层级分布,表示权力和责任的关系——谁向谁报告;二是水平专业化分工——谁从事什么工作。

(二) 药事组织

1. 药事组织的含义 药事组织(pharmaceutical affairs organization)是指为了实现药学的社会任务所提出的目标,经由人为的分工形成的各种形式的组织机构的总称。

药事组织是一个复杂的综合性概念,凡是药事组织机构、体系、体制都称为药事组织。药事组织系统也可以称为药事组织体系,是医药卫生大系统中的子系统。药事组织系统又因具体目标、职能不同(如药品的研制、生产、流通、使用和监督管理等)而分为若干相互协作、相互制约和相互影响的子系统。药事组织是一个技术分系统。药学人员运用药学知识和技术,使用仪器和设施;这也是一个结构分系统,药学人员以特定形式的结构关系而共同工作;它也是一个社会心理分系统,处于结构关系中的药学人员是相互影响的;它也是一个管理分系统,各分系统是协调统一体,管理者计划与控制全面的活动。

2. 药事组织的类型 药事组织分类的基本框架是以药学的社会任务为基础。药学的社会任务可以分解为药品管理,研制新药,生产供应药品,合理用药,培养药学专业人员、管理人员和企业家,组织药学力量六大方面。据此,现实中药事组织主要分为以下基本类型:

(1) 药品管理行政组织:药品管理行政组织是指代表国家对药品、药学企事业组织和药事活动进行管理、监督和控制的政府行政机构(各级药品监督管理部门),以法律授予的权力对药品运行全过程的质量进行严格监督,保证向社会提供合格药品,保证国家意志的贯彻执行,依法处理违反药品管理法律、法规和规章的行为。

(2) 药品生产、经营组织:药品生产、经营组织是生产、供应药品的企业性组织。在我国称为药品生产企业(制药公司、药厂)、药品经营企业(药品批发、零售企业),在欧美称为制药公司、社会药房,在日本称为制药株式会社、经营株式会社和社会药局。

药品生产、经营企业(或制药公司)可以从企业的所有制性质、企业规模、组织形式、生产形态以及药品类型等各种角度进一步划分其子系统。

一般来说,企业是经营性的从事生产、流通或服务的组织,是将经济效益放在首位,为盈利而自主经营的具有法人资格的经济组织。但由于药品生产、经营企业所生产经营的药品是具有防治疾病,保障人民身体健康的特殊商品,因而要求药品生产、经营组织应将社会效益放在首位,在满足社会需要,注重社会效益的同时,发展经济组织的基本功能,创造经济效益。

(3) 医疗机构药房组织:医疗机构药房组织是保证合理用药的事业性药房组织(医院药剂科、医院药学部),它是和医疗系统直接交叉的事业性组织。它和医疗科室不同之处在于其所提供服务中的重要组成部分是药品,包含着一定程度的生产、经营。

医疗机构药房组织的主要功能是通过给病人采购药品、调配处方、制备制剂、提供用药咨询和服务等活动,来保证合理用药。其基本特征是直接给病人供应药品和提供药学服务,重点是用药的质量及合理性,而不是以盈利为目的的自主经营。

(4) 药学教育、科研组织:药学教育组织是为维持和发展药学事业而培养药学专业人员、管理人员和企业家的模式维持组织,具有教育和科研的双重任务,既要培养出药学人才,又要产出药学研究成果。

药学教育组织比较稳定,一般是按学科专业进行分类。

(5) 药事社团组织:药事社团组织是指药学人员或药学行业自愿组成并经政府审查同意的非营利性社会组织(学会、协会),是药学企事业组织与政府机构联系的纽带,发挥协助政府管理药事的作用。它的任务是组织药学力量,功能体现在行业、职业的管理及学术研究、咨询服务等。

二、药事管理体制的概述

1. 药事管理体制的概念 药事管理体制,是指在一定社会制度下药事工作的组织方式、管理制度和管理方法,是国家关于药事工作的机构设置、职能配置和运行机制等方面的制度。它是指药事组织机构的建立和药事管理制度的建设,包括药事组织机构内部垂直纵向的权限、水平横向的职能的合理划分,也包括药事组织机构外部即药事组织机构与相关组织机构之间权限和职能的合理划分,各级各类药事单位沟通、协调、制约等,药事管理体制属于宏观范畴的药事组织工作,它对发挥微观药事单位的功能作用有指导意义。

药事管理体制是药事管理活动的重要组成部分,药事组织是一个比较复杂的综合性社会系统。一般认为药事管理体制可分解为药品监督管理体制,药品生产经营管理体制,药学教育和科技管理体制等。

2. 我国的药事管理体制 我国药品监督管理体制采取的是国家统一管理与省级地方监督管理相结合,国家食品药品监督管理总局主管与国家有关部门在各自的职责范围内负责相关方面的管理相结合的体制。我国《药品管理法》第五条、第六条规定了我国药品监督管理的基本体制,《药品管理法实施条例》第二条对药品监督检验机构的设置和确定进行了规定。2013年《国家食品药品监督管理总局主要职责内设机构和人员编制规定》明确了职责,这些共同构成我国药品监督管理体制的主要法律规范。

第二节 药品监督管理体制

药品监督管理体制属于国家药事管理体系范畴,是指国家对药品实施监督管理的组织机构设置、职能权限划分、运行机制管理的制度,其组织体系主要由药品行政监督管理组织体系和技术监督管理组织体系两部分组成。其主要职能是依据法律、法规的授权,按照法定的标准和程序,对各级药事组织、各项药事活动、各种药事信息、各类药学人员进行必要的监督管理。对药品的研制、生产、流通、使用行为进行规范管理,对原料、辅料、包装材料、半成品、成品的质量进行控制管理,药品监督管理体制是药事管理体制中的核心,对药品质量的监督管理又是药品监督管理体制的核心职能。

一、我国药品监督管理体制的衍变和发展

自新中国成立,我国人民政府就在卫生部和地方各级卫生行政部门设置药品管理行政机构,设立药品检验部门对药品质量监督管理。随着制药工业和医药商业的不断发展,药事管理体制也在不断变化和调整,药品监督管理的方式也开始从行政管理手段向法制化方向发展。

1998年,国务院为了加强对药品监督管理工作的领导,按照统一、权威、高效的原则,根据《国务院关于机构设置的通知》,组建了直属国务院领导的国家药品监督管理局(State Drug

Administration,SDA)。

2000 年国务院批准了国家药品监督管理局《药品监督管理体制改革方案》,实行省以下药品监督管理体系垂直管理,以消除地方保护,加大药品监管力度。

2003 年,国务院在原国家药品监督管理局的基础上组建国家食品药品监督管理局(State Food and Drug Administration,SFDA)。它在继续承担原国家药品监督管理局所有职能的基础上,增加了其对保健品的审批,对食品、保健品、化妆品安全管理的综合监督、组织协调和依法组织开展对重大事故查处的职能。

2008 年,继续深化国务院机构改革,按照精简统一效能的原则和决策权、执行权、监督权既相互制约又相互协调的要求,围绕转变职能,探索实行职能有机统一的大部门体制。将国家食品药品监督管理局改为卫生部管理的国家局(副部级)。同年 11 月,根据国务院办公厅文件,将食品药品监督管理机构省级以下垂直管理改为由地方政府分级管理,业务接受上级主管部门和同级卫生部门的组织指导和监督。

2013 年,为加强食品药品监督管理,提高食品药品安全质量水平,组建国家食品药品监督管理总局。

二、药品监督管理的组织体系

药品监督管理的组织体系主要由药品行政监督管理组织体系和技术监督管理组织体系两部分组成。

(一) 药品监督管理行政机构

药品监督管理行政机构主要依据国家的政策、法律,运用法定权力,为实现国家的医药卫生工作的社会目标,对药事进行有效的监督管理。

我国药品行政监督管理机构可分为:国家级、省(自治区、直辖市)级、市(地)级和县(市)级。

1. 国家食品药品监督管理总局　为国务院直属机构,主管全国药品监督管理工作,监管食品、药品、保健品、化妆品的科研、生产、流通、使用等环节。

2. 省、自治区、直辖市药品监督管理部门　是省级人民政府的工作部门,负责本行政区域内的药品监督管理工作。

3. 设区市(地、州、盟)药品监督管理机构　作为同级政府的工作机构,负责本行政区域内的药品监督管理工作。

4. 县(市)药品监督管理机构　县(市)根据工作需要设置药品监督管理分局,并加挂药品检验机构牌子。

(二) 药品监督管理的技术机构

1. 药品检验机构　我国的药品检验机构的构成是:国家食品药品监督管理总局设置中国食品药品检定研究院,省级药品监督管理局设置药品检验所,市药品检验机构根据工作需要设置药品检验所。另外,药品监督管理任务重的县(市)根据工作需要设置药品监督管理分局并加挂药品检验机构牌子,为上一级药品监督管理机构的派出机构。此外,国务院还授权指定了部分省、市药品检验所为我国进出口口岸药品检验所。

2. 国家级药品技术监督机构　主要包括:国家食品药品监督管理总局下属的中国食品药品检定研究院、国家药典委员会、药品审评中心、食品药品审核查验中心、国家中药品种保护审评委员会、药品评价中心、国家药品不良反应监测中心等。

(三)国家药品监督管理的相关部门

《药品管理法》第五条明确规定国务院药品监督管理部门主管全国药品监督管理工作。《国家食品药品监督管理总局主要职责内设机构和人员编制规定》中明确规定国务院有关部门在各自的职责范围内负责与药品有关的监督管理工作(表3-1、表3-2)。省级药品监督管理部门负责本行政区域内的药品监督管理工作。省级人民政府有关部门在各自的职责范围内负责与药品有关的监督管理工作。

表3-1 国家药品监督管理与相关部门的职责分工

部门	主要职责
与国家卫生和计划生育委员会的有关职责分工	1. 参与国家卫生和计划生育委员会等多部门的国家基本药物工作委员会的工作 2. 国家食品药品监督管理总局会同国家卫生和计划生育委员会组织国家药典委员会制定国家药典 3. 国家食品药品监督管理总局会同国家卫生和计划生育委员会建立重大药品不良反应事件相互通报机制和联合处置机制
与国家工商行政管理部门的有关职责分工	食品药品监督管理部门负责药品、医疗器械、保健食品广告内容审查,工商行政管理部门负责药品、医疗器械、保健食品广告活动的监督检查。食品药品监督管理部门应当对其批准的药品、医疗器械、保健食品广告进行检查,对于违法广告,应当向工商行政管理部门通报并提出处理建议,工商行政管理部门应当依法作出处理,两部门建立健全协调配合机制
与公安部的有关职责分工	公安部负责组织指导食品药品犯罪案件侦查工作。国家食品药品监督管理总局与公安部建立行政执法和刑事司法工作衔接机制。食品药品监督管理部门发现食品药品违法行为涉嫌犯罪的,应当按照有关规定及时移送公安机关,公安机关应当迅速进行审查,并依法作出立案或者不予立案的决定。公安机关依法提请食品药品监督管理部门作出检验、鉴定、认定等协助的,食品药品监督管理部门应当予以协助
与商务部的有关职责分工	1. 商务部负责拟订药品流通发展规划和政策,国家食品药品监督管理总局负责药品流通的监督管理,配合执行药品流通发展规划和政策 2. 商务部发放药品类易制毒化学品进口许可前,应当征得国家食品药品监督管理总局同意

表3-2 国家药品监督管理的其他相关部门

部门	主要职责
国家发展与改革委员会	监督管理药品价格,负责宏观医药经济管理
工业与信息化管理部	拟订高技术产业中涉及生物医药的规划、政策和标准并组织实施,指导行业技术创新和技术进步,以先进适用技术改造提升传统产业,组织实施有关国家科技重大专项,推进相关科研成果产业化,推动软件业、信息服务业和新兴产业发展,管理国家药品储备
人力资源和社会保障部	组织拟定基本医疗保险、工伤保险和生育保险的药品目录、诊疗和医疗服务设施的范围及支付标准;组织拟定协议医院、协议药店的管理办法及费用结算办法
知识产权局	组织协调知识产权保护工作;负责医药专利的申报和审核、批复
海关	负责药品进口口岸的设置;药品进口与出口的监管
中医药管理部门	组织中药及民族药的发掘、整理、总结和提高;负责中药和民族医药的技术标准的制定、修订。工作;进行中药资源普查,促进中药资源的保护、开发和合理使用

三、药品监督管理部门职能

(一)国家食品药品监督管理总局

1. 国家食品药品监督管理总局的主要职能

(1) 负责起草食品安全、药品、医疗器械、化妆品监督管理的法律法规草案,拟订政策规划,制定部门规章,推动建立落实食品安全企业主体责任、地方人民政府负总责的机制,建立食品药品重大信息直报制度,并组织实施和监督检查,着力防范区域性、系统性食品药品安全风险。

(2) 负责组织制定、公布国家药典等药品和医疗器械标准、分类管理制度并监督实施。负责制定药品和医疗器械研制、生产、经营、使用质量管理规范并监督实施。负责药品、医疗器械注册并监督检查。建立药品不良反应、医疗器械不良事件监测体系,并开展监测和处置工作。拟订并完善执业药师资格准入制度,指导监督执业药师注册工作。参与制定国家基本药物目录,配合实施国家基本药物制度。制定化妆品监督管理办法并监督实施。

(3) 负责制定食品、药品、医疗器械、化妆品监督管理的稽查制度并组织实施,组织查处重大违法行为。建立问题产品召回和处置制度并监督实施。

(4) 负责食品药品安全事故应急体系建设,组织和指导食品药品安全事故应急处置和调查处理工作,监督事故查处落实情况。

(5) 负责制定食品药品安全科技发展规划并组织实施,推动食品药品检验检测体系、电子监管追溯体系和信息化建设。

(6) 负责开展食品药品安全宣传、教育培训、国际交流与合作。推进诚信体系建设。

(7) 指导地方食品药品监督管理工作,规范行政执法行为,完善行政执法与刑事司法衔接机制。

2. 国家食品药品监督管理总局负责药品管理的业务机构职责　国家食品药品监督管理总局设17个内设机构:办公厅、综合司(政策研究室)、法制司、食品安全监管一司、食品安全监管二司、食品安全监管三司、药品化妆品注册管理司(中药民族药监管司)、医疗器械注册管理司、药品化妆品监管司、医疗器械监管司、稽查局、应急管理司、科技和标准司、新闻宣传司、人事司、规划财务司、国际合作司(港澳台办公室)。

(二)省级药品监督管理部门的职能

1. 省级药品监督管理部门主要职能　省级药品监督管理部门负责辖区药品监督管理工作,其主要职能是:

(1) 组织有关部门起草药品安全管理的地方性法规、规章。

(2) 负责全省药品监督管理和药品安全管理的综合监督工作,综合协调药品安全的检测和评价工作。

(3) 负责新药、仿制药品、中药保护品种、淘汰药品、药用包装材料和保健品申请的形式审查和现场核查,负责医疗机构制剂品种的审批;组织实施处方药与非处方药分类管理制度;审查出口药品;负责药品的再评价、不良反应监测;审批药品广告。

(4) 监督实施药品研究、生产、流通、使用及医疗机构制剂生产等质量管理规范,依法组织对药品生产、经营企业质量管理规范的认证,核发药品生产、经营许可证和医疗机构制剂许可证。

(5) 依法监管放射性药品、麻醉药品、精神药品、毒性药品及特种药械。

(6) 监督生产、经营企业和医疗机构的药品、发布辖区药品、质量公报;依法查处制售假劣药品及其他违法行为。

（7）贯彻实施执业药师资格准入制度，负责执业药师注册；负责系统及相关人员的培训管理。

（8）负责药物临床试验机构的初审、推荐。

2.《国家食品药品监督管理总局主要职责内设机构和人员编制规定》中明确规定下放至省级药品监督管理部门的职责

（1）将药品、医疗器械质量管理规范认证职责下放省级食品药品监督管理部门。

（2）将药品再注册以及不改变药品内在质量的补充申请行政许可职责下放省级食品药品监督管理部门。

（3）将药品委托生产行政许可职责下放省级食品药品监督管理部门。

四、药品监督管理技术机构的设置与职责

（一）中国食品药品检定研究院

中国食品药品检定研究院（National Institutes for Food and Drug Control，NIFDC），简称中检院，原名中国药品生物制品检定所，是国家食品药品监督管理总局的直属事业单位，是国家检验药品生物制品质量的法定机构和最高技术仲裁机构。

1. 中国食品药品检定研究院的主要职责

（1）承担药品、医疗器械的注册审批检验及其技术复核工作，承担保健食品、化妆品审批所需的检验检测工作，负责进口药品注册检验及其质量标准复核工作。

（2）承担药品、医疗器械、保健食品、化妆品和餐饮服务食品安全相关的监督检验、委托检验、抽查检验以及安全性评价检验检测工作，负责药品进口口岸检验工作。

（3）承担或组织药品、医疗器械检验检测的复验及技术检定工作。

（4）承担生物制品批签发相关工作。

（5）承担药品、医疗器械和餐饮服务食品安全相关标准、技术规范及要求、检测方法制修订的技术复核与验证工作，承担保健食品、化妆品技术规范、技术要求及检测方法的制修订工作。

（6）承担药用辅料、直接接触药品的包装材料及容器的注册检验、监督检验、委托检验、复验及技术检定工作，以及承担相关国家标准制修订的技术复核与验证工作。

（7）负责药品、医疗器械国家标准物质的研究、制备、标定、分发和管理工作。

（8）负责生产用菌毒种、细胞株的检定工作，承担医用标准菌毒种、细胞株的收集、鉴定、保存、分发和管理工作。

（9）承担实验动物质量检测和实验动物保种、育种和供种工作。

（10）承担有关药品、医疗器械和保健食品广告以及互联网药品信息服务的技术监督工作。

（11）承担全国食品药品监管系统检验检测机构的业务指导、规划和统计等相关工作，组织开展药品研究、生产、经营相关单位以及医疗机构中的药品检验检测机构及人员的业务指导工作。

（12）组织开展药品、医疗器械、保健食品、化妆品和餐饮服务食品安全相关标准研究以及安全监测和质量控制新方法、新技术研究。

（13）承担国家食品药品监督管理总局布置的科技管理日常工作，承担保健食品、化妆品和餐饮服务食品安全相关专家委员会的日常工作。

(14) 承担严重药品不良反应或事件以及医疗器械不良事件原因的实验研究。

(15) 组织开展药品、医疗器械、保健食品、化妆品和餐饮服务食品安全相关检验检测工作的国际交流与合作。

2. 中国食品药品检定研究院机构设置　NIFDC 内设机构 26 个,其中业务所 11 个:食品化妆品检定所、中药民族药检定所、化学药品检定所、生物制品检定总所、医疗器械检定所、包装材料与药用辅料检定所、实验动物资源研究所、标准物质与标准化研究所、食品药品安全评价研究所、食品药品技术监督所、医疗器械标准管理研究所。同时还承担着 8 个国家级中心及重点实验室的工作:世界卫生组织药品质量保证合作中心、国家卫计委生物技术产品检定方法及其标准化重点实验室、国家食品药品监督管理总局细菌耐药性监测中心、国家病毒性肝炎研究中心、国家啮齿类实验动物种子中心、中国医学细菌保藏管理中心、国家实验动物质量检测中心、国家麻醉品检定实验室。

(二) 国家药典委员会

国家药典委员会(Chinese Pharmacopoeia Commission)成立于 1950 年,前身为卫生部药典委员会,根据《中华人民共和国药品管理法》的规定,负责组织编纂《中华人民共和国药典》(以下简称《中国药典》)及制定、修订国家药品标准,是法定的国家药品标准工作专业管理机构。

1. 国家药典委员会主要职责　①组织编制与修订《中国药典》及其增补本。②组织制定与修订国家药品标准以及药用辅料、直接接触药品的包装材料和容器的技术要求与质量标准。③参与《中国药典》和国家药品标准执行情况的评估。④负责《中国药典》和国家药品标准的宣传培训与技术咨询。⑤参与拟订药品、药用辅料、直接接触药品包装材料和容器标准的管理制度,建立和完善药品标准管理体系及相关工作机制。⑥组织开展药品标准化战略、药品标准管理政策和技术法规研究,承担药品医学临床信息的分析评估工作。⑦开展药品标准相关国际交流与合作,参与国际药品标准适用性认证合作活动和国际药品标准制修订工作。⑧负责药品标准信息化建设。⑨负责组织《中国药典》配套丛书及《中国药品标准》等刊物的编辑、出版和发行。⑩根据《药典委员会章程》,负责药典委员会有关工作会议的组织协调及服务保障工作。

2. 国家药典委员会的机构设置　国家药典委员会的常设机构实行秘书长负责制,下设办公室、业务综合处、中药标准处、化药标准处、生物制品标准处、质量管理处、医学评价处、宣传交流处和人事处。

国家药典委员会设置 24 个专业委员会,包括执行委员会、理化分析专业委员会、制剂专业委员会、名称与术语专业委员会、生物检定专业委员会、微生物专业委员会、药用辅料与药包材专业委员会、标准物质专业委员会、民族医药专业委员会、中医专业委员会、中药材与饮片专业委员会、中成药专业委员会、天然药物专业委员会、医学专业委员会、化学药品第一专业委员会、化学药品第二专业委员会、化学药品第三专业委员会、抗生素专业委员会、生化药品专业委员会、放射性药品专业委员会、生物技术专业委员会、病毒制品专业委员会、细菌制品专业委员会、血液制品专业委员会。

(三) 国家食品药品监督管理总局药品审评中心

药品审评中心(Center for Drug Evaluation,CDE)是国家食品药品监督管理总局药品注册技术审评机构,负责对药品注册申请进行技术审评。①负责对申请注册的药品进行技术审评,组织开展相关的综合评审工作。②参与起草药品注册管理相关法律法规和规范性文件,负责制定药品审评规范并组织实施。③开展药品审评相关的理论、技术、发展趋势及法律问题研究。承担药品审评工作相关法律事务。④组织开展相关业务咨询服务及学术交流,组织开展药品审评相关的国际交流与合作。⑤指导地方药品审评相关工作。参与相关药品注册核查工作。

2. 药品审评中心的内设机构　主要有业务管理部、中药民族药药学部、中药民族药临床部、化药药学一部、化药药学二部、化药临床一部、化药临床二部、生物制品药学部、药理毒理学部、生物统计学部。

(四) 国家食品药品监督管理总局食品药品审核查验中心

国家食品药品监督管理总局食品药品审核查验中心是专门从事药品认证管理的机构。

1. 药品审核查验中心主要职能　①组织制定药品、医疗器械、化妆品审核查验工作的技术规范和管理制度。参与制定药品、医疗器械、化妆品相关质量管理规范及指导原则等技术文件。②组织开展药品注册现场核查相关工作。开展药物研究、药品生产质量管理规范相关的合规性核查和有因核查。开展医疗器械相关质量管理规范的合规性核查、临床试验项目现场核查及有因核查。组织开展药品、医疗器械、化妆品质量管理规范相关的飞行检查。③承担相关国家核查员的聘任、考核、培训等日常管理工作,指导地方核查员队伍建设。④指导地方药品、医疗器械、化妆品审核查验相关工作,开展审核查验机构能力评价相关工作。⑤负责汇总分析全国药品审核查验相关信息,开展相关风险评估工作。开展药品、医疗器械、化妆品审核查验相关的理论、技术和发展趋势研究。组织开展相关审核查验工作的学术交流和技术咨询。⑥组织开展药品、医疗器械、化妆品相关境外核查工作。承担审核查验相关的国际交流与合作工作。

2. 药品审核查验中心的内设机构　主要有办公室、质量管理处、研究核查处、药品化妆品核查处、医疗器械核查处和国际核查处。

(五) 国家中药品种保护审评委员会

国家中药品种保护审评委员会是国家食品药品监督管理总局直属事业单位,承担国家中药品种保护、保健食品、化妆品行政审批的技术审评工作。实行一套机构、两块牌子管理,共设10个处室,分别为综合处,财务处,信息处,中药保护一处,中药保护二处,保健食品一、二、三处,化妆品处、食品许可指导处。

1. 国家中药品种保护审评委员会主要职能　①负责国家中药品种保护审评委员会的日常工作。②负责组织国家中药保护品种的技术审查和审评工作。③配合国家食品药品监督管理总局制定或修订中药品种保护的技术审评标准、要求、工作程序以及监督管理总局中药保护品种。

2. 国家中药品种保护审评委员会的内设机构　主要有综合处、财务处、信息处、中药保护一处、中药保护二处、保健食品一处、保健食品二处、保健食品三处、化妆品处和食品许可指导处。

(六) 国家食品药品监督管理总局药品评价中心

国家食品药品监督管理总局药品评价中心(Center for Drug Reevaluation,CDR)是专门承担基本药物、非处方药物的筛选及药品再评价工作的机构,简称药品评价中心。国家药品不良反应监测中心(National Center for ADR Monitoring)设在药品评价中心。

1. 药品评价中心(国家药品不良反应监测中心)主要职责　①组织制定药品不良反应、医疗器械不良事件监测与再评价以及药物滥用、化妆品不良反应监测的技术标准和规范。②组织开展药品不良反应、医疗器械不良事件、药物滥用、化妆品不良反应监测工作。③开展药品、医疗器械的安全性再评价工作。④指导地方相关监测与再评价工作。组织开展相关监测与再评价的方法研究、培训、宣传和国际交流合作。⑤参与拟订、调整国家基本药物目录。⑥参与拟订、调整非处方药目录。

2. 药品评价中心（国家药品不良反应监测中心）的内设机构　主要有办公室、综合业务处、基本药物部、中药部、化学药品与生物制品部、医疗器械部、化妆品部和药物滥用监测部。

（七）国家食品药品监督管理总局执业药师资格认证中心

国家食品药品监督管理局执业药师资格认证中心（Certification Center for Licensed Pharmacist of CFDA）是国家食品药品监督管理总局直属事业单位。

1. 执业药师资格认证中心主要职责　①开展执业药师资格准入制度及执业药师队伍发展战略研究，参与拟订完善执业药师资格准入标准并组织实施。②承担执业药师资格考试相关工作。组织开展执业药师资格考试命审题工作，编写考试大纲和应试指南。负责执业药师资格考试命审题专家库、考试题库的建设和管理。③组织制定执业药师认证注册工作标准和规范并监督实施。承担执业药师认证注册管理工作。④组织制定执业药师认证注册与继续教育衔接标准。指导拟订执业药师执业标准和业务规范，协助开展执业药师相关执业监督工作。⑤承担全国执业药师管理信息系统的建设、管理和维护工作，收集、报告相关信息。⑥指导地方执业药师资格认证相关工作。⑦开展执业药师资格认证国际交流与合作。

2. 执业药师资格认证中心的机构设置　执业药师资格认证中心设办公室、考试处和注册处3个职能处。

第三节　药品生产经营管理体制

药品生产经营组织为一种经济组织。药品生产组织属于生产型企业。药品经营组织属于流通型企业。我国药品生产经营组织及行业管理，为适应社会主义市场经济发展的要求，正加速建立现代企业制度。

一、药品生产组织

药品生产企业是指生产药品的专营企业或兼营企业，是应用现代科学技术，自主地进行药品的生产经营活动，给全社会提供合格药品，实行独立核算，自负盈亏，具有法人资格的经济实体。

1. 药品生产企业的类型　药品生产企业存在着不同的分类方法，主要有：

（1）按生产资料所有制形式不同，药品生产企业可分为全民所有制企业、集体所有制企业、私营企业、合营企业、外资企业（中外合资经营企业、中外合作经营企业、外商独资经营企业）。

（2）按企业承担经济责任的不同，药品生产企业多以股份有限公司或有限责任公司的形式存在。

（3）按所生产的药品类型的不同，分为化学原料药及其制剂为主的西药厂，中药饮片厂、中成药为主的中药厂，生化药厂和基因工程产品为主的生物技术制药公司等。

（4）根据药品分类管理办法来划分，可分为处方药生产企业、非处方药生产企业和综合性药品生产企业。

（5）按企业规模分为大型企业、中型企业、小型企业。

2. 药品生产组织机构设置与职责　药品生产企业组织机构设置是将所必须进行的业务活

动加以分类,将每类活动所必需的职权授予各部门的负责人员。同时,药品生产组织作为一个有机整体,既要有明确的分工,又要相互协作、相互制约。根据不同的生产和质量管理方式,企业内部的机构设置也不完全相同,其主要机构设置及职责见表3-3。

表 3-3　药品生产企业主要机构设置及职责

机构设置	主要职责
新产品开发部	负责新产品的调研,设计与研究,确定产品的工艺、质量标准;稳定性试验,选择合适的包装形式并制定包装材料的质量规格
供应部门	与质量管理部门共同对供应商进行质量审核,严格按物料的质量标准要求供货;保证供货渠道的畅通,负责物料的仓储管理
生产部门	制订生产计划,下达生产指令;对产品制造工艺流程、卫生规范等执行情况进行监督管理;解决生产过程中的技术问题;会同有关部门进行生产工艺等的验证;做好技术经济指标的统计和管理工作
质量管理部门	制定、修订物料、中间产品和成品的内控标准和检验操作规程,制定取样和留样制度;对物料、中间产品和成品进行取样、检验、留样,并出具检验报告;决定物料和中间产品的使用;审核成品发放前批生产记录,决定成品发放
工程设备部门	负责企业设备、设施的采购和建设,维修、保养和管理及验证工作;计量器具效验;保证提供符合生产工艺要求的水、电、气等
销售部门	负责市场推广工作;建立药品销售记录,确保药品售后的可追踪性;确保对问题产品可有效追回,负责将用户投诉信息及时反馈给质量管理部门
人事部门	负责各类人员的编制、员工培训计划,组织实施、检查、考核

二、药品经营组织

药品经营企业,指经营药品的专营企业和兼营企业。专营药品经营企业以销售药品为主,兼营少量卫生保健用品;兼营药品经营企业的药品销售占较小比例。兼营零售药店主要分布在广大农村。

药品经营企业是以盈利为目的而从事药品流通活动,具有法人资格的经济组织。

按照药品的经营方式分为药品批发企业和药品零售企业。《药品管理法实施条例》对药品批发企业的定义是:"药品批发企业是指将购进的药品销售给药品生产企业、药品经营企业、医疗机构的药品经营企业。"对药品零售企业的定义是:"药品零售企业是指将购进的药品直接销售给消费者的药品经营企业"。药品零售企业和医疗机构药房(institutional pharmacy)不同,前者为企业性质,要承担投资风险,后者是医疗机构的组成部分,不具法人资格,不承担投资风险。零售药房与医院药房经营的商品相比,除处方药、非处方药外,还销售保健用品。

1. 药品经营企业的类型

(1) 按企业所有制形式不同,药品经营企业可分为全民所有制企业、集体所有制企业、合营企业、外资企业、个体。

(2) 按照经营形式,药品销售渠道不同,药品经营企业分为药品批发企业(drug wholesaler)和药品零售企业(drug retailer)。前者习惯称为医药公司或中药材公司,后者习惯称为零售药房(retail

pharmacy,drugstore)（药店）。零售药房又分为连锁药房和独立药房，以及定点零售药店。

（3）按照所经营品种不同，分为经营西药的医药公司、西药房，经营中药材、中成药的药材公司和中药房，经营中药饮片的零售药店。经营处方药、甲类非处方药的零售药店和经营乙类非处方药的零售药店（或零售点）。

（4）药品经营企业按照经营规模（年销售额）划分为大型经营企业、中型经营企业、小型经营企业。

2. 药品经营企业组织机构设置　药品经营企业的组织结构是构筑药品经营质量管理体系的框架，是企业质量管理职责、权限和相互关系的安排，药品经营企业设置组织机构，制定管理标准，明确规定各个部门的职能、职责和权限的范围，明确规定配备各类人员任职资格、岗位职责和履职要求，确保部门之间的相互协调和职能的发挥。药品经营企业组织机构中最重要的部门是药品质量管理部门。

第四节　药学教育、科研管理体制

随着科技进步和药学事业的快速发展以及改革的逐步深入，特别是国务院机构改革和《行政许可法》的出台，我国药学教育组织、科研机构和药学社会团体的体制，发生了较大的变化。药物科研机构处于从事业性组织向企业化过渡阶段；药学社团的行业管理职能有所加强；部分原有政府机构职能委托药学社团机构办理。

一、药学教育

我国的药学教育始于 1906 年的清朝时期，经历了百余年的发展。目前，已逐步形成了药学研究生（博士、硕士）、大学本科、专科教育，药学继续教育等多层次、多类型、多种办学形式的药学教育体系。药学教育组织体系由高等药学教育、中等药学教育和药学继续教育构成。

药学研究生教育是精英教育，以药学的分支学科来设计，设置在大学或药物科研机构中，专业有药剂学、药物分析学、药理学、药物代谢动力学、药物化学、天然药物化学、中药学、药事管理学、社会与管理药学、企业管理等 30 余个。

药学本科教育从精英教育转向大众化教育。大学扩招，药学院系和药学专业的数量快速增长，专业设置分为三种情况。有些院校设置二级学院，药学院、中药学院、生物制药学院、制药工程学院、生命科学与技术学院、医药商学院、医药信息工程学院等，药学专业细分为药学、中药学、药物制剂、临床药学、药事管理等，另外还有工商管理（医药方向）、国际经济与贸易（医药方向）、市场营销专业（医药方向）、经济学（医药方向）、信息管理与信息系统（医药方向）等相关专业方向。有些院校以厚基础、宽专业口径，培养通用人才为目标，不设置二级专业学科和方向，也有一些院校在一级学科范围内自主设置学科专业。

药学专科教育，以培养技能人才为目标，设置的专业有药学、中药学、药物制剂技术、药事管理、药品经营与管理专业等。

药学继续教育包括医药职业技术教育、医药行业职工的岗位培训和继续教育，医药在职教育涉及培养在职的各岗位普通员工、初级到高级的专业技术人员、行业管理干部（包括执业药师继续教育），涉及各个层次、各个岗位和各个领域（研究、生产、流通、使用和监管）。

二、药学科研组织

我国的药学科研组织以独立的药物研究院所和附设在高等药学院校、大型制药企业、大型医院中的药物研究所(室)为主要类型。著名的药物研究单位有中国科学院上海药物研究所、中国医学科学院药物研究所、中国中医研究院中药研究所、军事医学科学院药物毒理研究所、上海医药工业研究院、天津药物研究院等。

药学科研组织行政管理隶属关系为中国科学院、中国医学科学院、中国中医研究院、军事医学科学院等国家和地方科学院系统以及中央和地方政府卫生行政主管部门、医药生产经营主管部门。

从 20 世纪 80 年代开始,随着我国以经济建设为中心和由计划经济向市场经济的转变,我国的科技政策相应进行了调整,科研体制的改革也在逐步深化,许多独立设置的研究机构正在由事业单位向企业单位转制。另外,还有民办药学科研机构,促进药学科研组织发展。

三、药学社会团体

中国目前的社会团体都带有准官方性质。我国药学社会团体主要是指经政府批准成立的与药学有关的各种学会、协会,目前,我国与药学有关的全国性组织有近 40 个,这些药学社会团体行业管理职能不断增强,主要表现为政府对原有药学方面的部分管理职能委托某些药学社会团体办理。

(一) 中国药学会

中国药学会(Chinese Pharmaceutical Association)成立于 1907 年,是由全国药学科学技术工作者自愿组成、依法登记成立的学术性、公益性、非盈利性的法人社会团体,是党和政府联系我国药学科学技术工作者的桥梁和纽带,是国家推动药学科学技术和民族医药事业健康发展,为公共健康服务的重要力量。中国药学会是国际药学联合会和亚洲药物化学联合会成员。中国药学会主管单位为中国科学技术协会,办事机构为秘书处,行政挂靠国家食品药品监督管理总局。秘书处内设办公室、组织工作部、学术部、编辑出版部、继续教育与科普部、国际交流部、科技开发中心。

1. 学会组织机构 下设 20 个专业委员会,即中药和天然药物专业、药剂专业、药物化学专业、抗生素专业、生化与生物技术药物专业、药物分析专业、药学史专业、医院药学专业、海洋药物专业、药事管理专业、老年药学专业、军事药学专业、制药工程专业、药物流行病学专业、应用药理专业委员会、药物经济学专业委员会、临床药物评价与研究专业委员会、药物安全评价研究专业委员会、医药知识产权研究专业委员会、生物药品与质量研究专业委员会。

2. 学会主办的学术期刊 《中国天然药物杂志》《国际药学研究杂志》《中国药学杂志》《药学学报》《中国中药杂志》《中草药杂志》《药物评价研究杂志》《现代药物与临床杂志》《中国医院药学杂志》《今日药学杂志》《药物分析杂志》《中国海洋药物杂志》《中国新药与临床杂志》《中国现代应用药学杂志》《中国临床药理学杂志》《中国药物化学杂志》《中国新药杂志》《中国药学(英文版)杂志》《药物流行病学杂志》《药物生物技术杂志》。

3. 中国药学会的主要任务

(1) 开展国内外药学科学技术的学术交流,活跃学术思想,促进学科发展;发展与世界各国或地区药学学术或相关团体、药学工作者的友好交往与合作。

（2）编辑出版、发行药学学术、技术、信息、科普等各类期刊，组织编写药学图书资料及电子音像制品。

（3）举荐优秀药学科技人才，依照有关规定经批准，表彰奖励优秀药学科技工作者。

（4）开展对会员和药学工作者的继续教育与培训等工作。

（5）组织开展药学以及相关学科的科学技术知识普及与宣传，开展医药产品展示，提供医药技术服务与推广科研成果转化等活动。

（6）反映会员和药学工作者的意见和建议，维护会员和药学工作者的合法权益；积极探索建立和完善药学科学研究诚信监督机制，促进药学科学道德建设和民主学风建设。

（7）接受政府委托，承办有关药学发展、药品监管等有关事项，组织会员和药学工作者参与国家科学论证和科学技术咨询。

（8）举办为会员服务的事业和活动。

（9）依法兴办符合本会业务范围的社会公益性事业。

（二）中国医药教育协会

中国医药教育协会（China Medicine Education Association，CMEA），成立于1992年，是全国唯一的医药教育学术性社团组织，其主管部门是国务院国有资产监督管理委员会。协会下设三个专业委员会[高等药学院校（系）委员会、职业技术教育委员会、成人教育委员会]和协会秘书处、培训部、学术部、国际合作部等常设工作机构。

中国医药教育协会的业务范围是：医药教育管理、业务培训、学术交流、专业展览、书刊编辑、咨询服务、国际合作。协会涉及的主要工作领域是：高等药学教育、医药职业技术教育、药监系统和医药行业的岗位培训、医药行业继续教育、国际合作等。协会建立了全国医药教育网站，与中国药科大学、广东药学院共同主办《药学教育》杂志，并创办了《医药教育通讯》。

（三）中国药师协会

中国药师协会（Chinese Pharmacists Association），原名中国执业药师协会，成立于2003年，于2014年经民政部批准，正式更名为中国药师协会。

中国药师协会是由具有药学专业技术职务或执业资格的药学技术人员及相关单位会员自愿结成的全国性、行业性、非营利性社会组织，接受登记管理机关民政部和业务主管单位国家食品药品监督管理总局的业务指导和监督管理。

中国药师协会业务范围：

（1）履行团体职责，加强药师的自律管理，规范药师的执业行为，维护药师的合法权益。

（2）参与法律、法规和规章的制定，宣传、贯彻、落实有关法律、法规及合理用药的政策措施。

（3）制定药师的职业规范、道德准则。

（4）协助政府有关部门制定全国合理用药管理的工作目标、工作方案、相关管理措施和管理规范。

（5）宣传、推广药学新理论、新知识、新技术、新方法，促进药学技术的发展和进步。

（6）组织开展国内外药学技术的学术交流与合作。

（7）组织开展相关课题研究，为政府制定相关的法律、法规提出建设性意见。

（8）开展药师队伍建设研究，加强药师继续教育管理，科学、有效地组织开展相关培训工作。

（9）依照有关规定，编辑出版《中国执业药师》杂志和有关书籍，宣传合理用药知识，向专业人员及公众提供药学信息和健康知识服务。

（10）经政府有关部门批准，表彰、奖励在医疗、预防、保健工作中，为推动合理用药、保障公众健康做出突出贡献的药师。

（11）承担政府委托的有关药学学术发展、药品合理使用、全民健康促进等方面的任务。

（四）中国中药协会

中国中药协会（China Association of Traditional Chinese Medicine）成立于 2001 年 5 月，是国内代表中药行业的权威社团法人组织。其业务主管部门为国家中医药管理局，采用单位个人会员和团体会员并存的会员制，以中药工业企业、商业企业、地方性行业协会、科研单位、大专院校以及相关企事业单位为主要会员。协会下设六个专业委员会：中药材种植养殖专业委员会、中药饮片专业委员会、中药材市场专业委员会、石斛专业委员会、中药新技术专业委员会、中药药物经济学专业委员会。八个职能部门：会员部、信息部、办公室、政策研究与对外宣传部、科技部、分支（代表）机构管理部、推介服务部、综合服务部。

中国中药协会主要任务是：

（1）反映行业诉求，维护会员的合法权益。

（2）开展行业调研，代表行业向政府提出行业发展、立法、政策等方面的意见建议，参与相关法律法规、产业政策和行业发展规划的研究制定，参与制修订行业标准。

（3）组织开展行业统计，收集发布行业信息；创办报纸杂志和网站，开展法律、政策、科研、技术、管理、知识产权、市场等信息方面的咨询服务。

（4）开展新技术、新工艺、新装备、新型原辅材料和新产品的鉴定、推广及转让等相关工作。

（5）组织人才、技术、管理、法规等培训和行业交流活动，帮助会员企业提高素质、增强创新能力、改善经营管理。

（6）举办交易会、展览会，帮助企业开拓市场。

（7）组织开展行业资质认证，推进诚信建设，建立完善行业自律约束机制，规范会员行为，协调会员关系，维护公平竞争的市场环境。

（8）组织开展企业及产品评价、优秀企业及企业家表彰活动。

（9）建设公共服务平台，开展国内外经济技术交流与合作，弘扬中药文化，推动中医中药走向世界。

（10）按照 WTO 规则，协助会员单位处理国际贸易争端。

（刘兰茹）

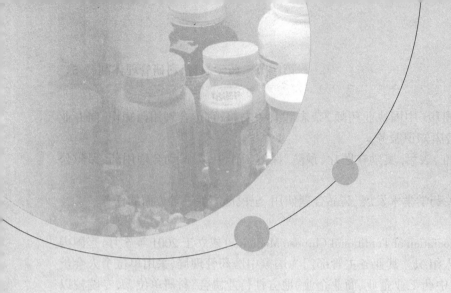

第四章

药品管理立法

【Key Content & Objective】

Key content: With a view to ensure that drugs bear good quality, guaranteeing safety and effectiveness in medication, safeguarding the health of the people as well as their legal rights and interests in medication, the country enhances the supervision and control over drugs by means of pharmaceutical administration legislation and other legal measures. The laws and regulations of pharmaceutical administration standardize and stipulate drug development, production, circulation, use as well as supervision and control over drugs. This chapter mainly introduces basic knowledge of law; concepts, characteristics and development of China's pharmaceutical administration legislation; the main contents of Pharmaceutical Administration Law and the clauses of Regulations of Pharmaceutical Administration Law.

Learning objectives: (1) Students are required to grasp: concepts and characteristics of pharmaceutical administration legislation; administration of pharmaceutical production enterprises; pharmaceutical trading enterprises; medicament administration at medical institutions; regulations of pharmaceutical administration; packaging, directions of drugs and administration of advertisements for drugs. (2) Students need to be familiar with: regulations of price and supervision over drugs; the extent of violation and the corresponding penal types of legal responsibility, etc.

第一节 药品管理立法的概述

一、药品管理立法的概念及特征

药品管理立法是指一定的国家机关根据法定职权并按照法定程序,制定、修改和废止有关药品监督管理的法律和其他规范性法律文件及认可法律的活动。我国药品管理立法具有以下基本特征:

(一) 药品管理立法的目的是维护人民身体健康

从第 32 届世界卫生大会通过的《阿拉木图宣言》中的"健康是基本人权"以及我国《宪法》第二十一条"国家发展医疗卫生事业……保护人民健康"中可以看出,两者都是保护人们身体的健康。药品不同于普通的商品,由于其质量问题,将直接影响一切用药人的健康和生命,所以有关药品管理是世界各国立法的重大课题。我国为了保护人民身体健康,制定了管理药品的一系列法律、法规。

(二) 药品管理立法的核心是确保药品质量

药品管理立法是规范药品研制、生产、经营、使用和监督等环节中人的行为,这些行为必须确保药品的安全有效。对药品安全性有效性的忽视,常常会导致危害人们健康权益的人间惨剧的发生,如 1961 年席卷欧洲造成万名新生儿"海豹胎"的沙利度胺药害事件,日本 20 世纪 70 年代使用氯碘喹造成 350 人死亡的"思蒙"事件等。药品安全有效是各国药品法律的核心。日本 1979 年药事法修订案明确立法目的是"确保药品的质量、安全性和有效性",美国 1962 年食品、药品和化妆品法修正案也要求生产商必须提交"实质性证据"来证明新药的安全性和有效性。如何衡量药品安全有效以及控制药品质量是保证人民用药安全有效的关键。综上所述,确保药品质量是药品管理立法的核心。

(三) 药品管理立法的系统化和不断完善

一个未知物要成为药品,涉及研制、生产、流通、使用各个环节,而在这些环节中又牵涉到工业、商业、服务业等部门,与经济、行政、质量管理等方面均有关系。为了使这一复杂而有序的系统正常运转,国家机关必须针对各个环节,根据实际情况,制定各种形式的药事法律、法规,进行系统的法制化管理。随着时代的发展,存在不足之处的药品管理法律、法规,更加需要不断修正和完善。

(四) 药品管理立法的内容走向国际化

随着各国之间药品的国际贸易和交往日益频繁,同时药品性质不会随国家的国体、政体不同而发生改变,药品要求有国际统一的标准。近几十年来,世界各国药品管理立法的内容,越来越相似,加之参加国际缔约的国家也不断增加,促使药品管理立法的内容走向国际化。

二、我国药品管理立法的发展

我国药品管理立法的发展可以分为以下四个阶段:

(一) 我国近代药政法规制定

辛亥革命后,孙中山领导的南京临时政府在内务部下设卫生司,主管全国卫生行政工作,下属第四科主管药政工作,明令禁止种植和吸食鸦片。1928 年,国民党政府药政管理工作由卫生署医政科办理。1911 年至 1949 年间,先后发布的一些药品管理法规,如 1929 年的《药师暂行条例》《管理药商规则》《修正麻醉药品管理条例》,930 年《修正管理成药规则》,1937 年《细菌学免疫学制品管理规则》,1944 年《药师法》等。

(二) 1949—1983 年药政法规建设

新中国成立后,党和政府十分重视药品管理工作。1949—1957 年,新中国为了解决旧中国遗留下来的麻醉药品和精神药品的毒害问题,有关部门制定和颁布了相关的法规,如《关于严禁鸦片烟毒的通令》《关于管理麻醉药品暂行条例的公布令》《关于麻醉药品临时登记处理办法的通令》《关于抗疲劳素药品管理的通知》《关于资本主义国家进口西药检验管理问题的指示》等。

1958—1965 年,我国制药工业迅速发展,有关部门制订了一系列加强药品管理的规章,如 1963 年的《关于药政管理的若干规定》,1964 年的《管理毒药限制性剧药暂行规定》《关于药品宣传工作的几点意见》《管理中药的暂行管理办法》,1965 年的《药品新产品管理办法(试行)》。

1966—1976 年,药政法规工作遭受到严重破坏,危害了人民身体健康和生命安全。

1978 年后,国家加大了药政法规的建设,颁布了一系列药品行政法规及规章,如 1978 年的《药政管理条例(试行)》及《麻醉药品管理条例》,1979 年的《新药管理办法》及《医疗用毒药、限制性剧药管理办法》,1980 年《药品标准工作管理办法》,1981 年《医院药剂工作条例》等,这些行政法规、规章的颁布和实施,促进了我国的药品管理事业的迅速发展。

(三) 1984—1997 年药品管理法律法规体系的基本建立

1984 年 9 月 20 日第六届全国人民代表大会常务委员会第七次会议通过《药品管理法》,这是新中国历史上第一部由国家最高权力机关制定颁布的药品管理法律,具有划时代意义,标志着我国药品管理工作进入了法制化的新阶段,使我国药政管理工作从过去的行政管理向法制管理转变,从事后管理向事前管理转变。这对加强药品监督,保证药品质量,提高药品疗效,保护社会生产力,促进药品生产和医疗卫生事业的发展,具有深远的现实意义。

1985—1997 年期间,国务院、卫生部、国家医药管理局及相关部门相继制定和颁布了药品监督管理各个环节的法规、规章,从而使我国药品管理法律法规体系得到基本建立。如 1985 年《新药审批办法》《新生物制品审批办法》,1987 年《关于新药保护和技术转让的规定》《麻醉药品管理办法》《野生药材资源保护条例》,1988 年《精神药品管理办法》《药品包装管理办法》《医疗用毒性药品管理办法》《药品生产质量管理规范》,1989 年《医院药剂管理办法》《药品管理法实施办法》《放射性药品管理办法》,1990 年《进口药品管理办法》,1992 年《药品行政保护条例》《中药品种保护办法》《医药商品质量管理规范》《药品生产质量管理规范(修订)》,1994 年《执业药师资格制度暂行规定》等。

(四) 1998 年至今药品管理法律法规的规范及完善

随着我国医药科学技术的迅速发展,1998 年前制定的有些法律法规已不能满足药品监督管理的需要,因此相继对以前的药品监督管理法规进行了修订,同时制定和颁布了一些新的法规、规章,使我国药品管理法律体系进入了完善阶段。

2001 年 2 月 28 日,第九届人大常委会第二十次会议审议通过了修订的《药品管理法》,自 2001 年 12 月 1 日起修订的《药品管理法》正式实施。这部法律是对我国于 1985 年实施的《药品管理法》的首次修订,条款变化幅度之大、影响之广为国人瞩目,成为我国药品管理法制建设的重要里程碑。加之修订的《药品管理法》正式实施恰逢我国即将正式加入 WTO 之际,这部法律也充分体现了我国药品管理法制化进程已经与国际接轨。

2002 年 8 月 4 日国务院第 360 号令公布了《中华人民共和国药品管理法实施条例》(以下简称《药品管理法实施条例》),于 2002 年 9 月 15 日起施行。

2013 年 12 月 28 日第十二届全国人民代表大会常务委员会第六次会议《关于修改〈中华人民共和国海洋环境保护法〉等七部法律的决定》,对《药事管理法》进行了修正。

2015 年 4 月 24 日第十二届全国人民代表大会常务委员会第十四次会议通过关于修改《药品管理法》的决定修正),对《药事管理法》再一次进行了修正,由原来的 106 条,改变为 104 条,自发布之日起施行。

我国的药品管理立法时间虽然较短,但在相对短暂的药品管理立法史上,吸收了大量发达国家药品管理立法的先进经验,同时又结合中国国情,使我国的《药品管理法》和《药品管理法实施条例》在保证药品安全性、质量和有效性方面与国际先进水平看齐。

依据修订的《药品管理法》和《药品管理法实施条例》,有关部门相继颁布了《药品注册管理办法》《麻醉药品和精神药品管理条例》《药品生产监督管理办法》《药品生产质量管理规范》《药品经营许可证管理办法》《药品经营质量管理规范》《医疗机构制剂配制质量管理规范》《药品进口管理办法》《药品不良反应报告和监测管理办法》《互联网药品信息服务管理办法》等配套法规、规章,形成了一套具有我国特色的药品管理法规体系,同时也使我国药品管理法制化建设日趋成熟和完善。

三、我国药事管理法律法规体系

我国药品管理法律、法规经过几十年的建设和发展,已形成了比较全面的体系,归纳起来,主要有以下几个方面:

(一) 药品管理法及其实施条例

《药品管理法》是专门规范药品研制、生产、经营、使用和监督管理的法律,是我国目前具有最高法律效力的药品监督管理规范性文件,是我国药品监督管理的"基本法",是实现依法治药的根本依据。

《药品管理法实施条例》的制定依据来源于《药品管理法》,是对《药品管理法》的有关规定比较全面的具体化,其内容更具有针对性和操作性。

(二) 药物研制领域法律法规

药物研制领域的规章主要有 1999 年《药品研究和申报注册违规处理办法(试行)》,2000 年《药品研究实验记录暂行规定》和《药品临床研究的若干规定》,2003 年《药物非临床研究质量管理规范》及《药物临床试验质量管理规范》,2005 年《国家食品药品监督管理局药品特别审批程序》,2007 年《药品注册管理办法》等。

(三) 药品生产领域法律法规

药品生产领域的规章有 2000 年《药品包装用材料、容器管理办法(暂行)》,2004 年《药品生产监督管理办法》及《直接接触药品的包装材料和容器管理办法》,2006 年《药品说明书和标签管理规定》,2007 年《药品召回管理办法》,2011 年《药品生产质量管理规范(2010 年修订)》等。

(四) 药品流通领域法律法规

药品流通监督管理的规章有 1999 年《处方药与非处方药流通管理暂行规定》《非处方药专有标识及管理规定》《进口药品国内销售代理商备案规定》,2000 年《药品经营质量管理规范》《药品经营质量管理规范实施细则》《药品经营质量管理规范认证管理办法》《药品经营质量管理规范认证工作程序》,2001 年《零售药店设置暂行规定》,2003 年《进口药品管理办法》,2004 年《药品经营许可证管理办法》,2005 年《进口药材管理办法(试行)》,2006 年《蛋白同化制剂、肽类激素进出口管理办法(暂行)》,2007 年《药品流通监督管理办法》,2013 年颁发了新修订的《药品经营质量管理规范》等。

药品经营企业 GSP 认证检查评定标准规章有《药品批发企业 GSP 认证检查评定标准(试行)》《药品零售连锁企业 GSP 认证检查评定标准(试行)》《药品零售企业 GSP 认证检查评定标准(试行)》。

(五) 药品使用领域法律法规

医疗机构药事管理的规章有:2000 年《医疗机构药品集中招标采购试点工作若干规定》,2001 年《医疗机构制剂配制质量管理规范》,2002 年《医疗机构药事管理暂行规定》,2005 年《医疗机构制剂注册管理办法(试行)》及《医疗机构制剂配制监督管理办法(试行)》,2006 年《处方管理办法》。

2009 年公布了《国家基本药物目录(基层医疗卫生机构配备使用部分)》(2009 版),2013 年公布了《国家基本药物目录》(2012 年版)。

药品不良反应监测管理规章有:2004 年《药品不良反应报告和监测管理办法》,2011 年颁发了修订的《药品不良反应报告和监测管理办法》等。

城镇职工基本医疗保险制度的法规有 1998 年《国务院关于建立城镇职工基本医疗保险制度的决定》,规章有 1999 年《城镇职工基本医疗保险用药范围管理暂行办法》及《城镇职工基本医疗保险定点零售药店管理暂行办法》。

(六) 药品广告管理规定

药品广告管理的规章有:1985 年《药品广告管理办法》,2007 年《药品广告审查办法》及《药品广告审查发布标准》等。

(七) 特殊管理药品管理办法

特殊管理药品使用或管理不当,会对生命乃至社会造成极大危害。国际上有专门的管制机构负责麻醉药品、精神药品的国际管制,并制定了一些国际公约。我国对这些特殊管理药品也十分重视,对其的研制、生产、经营和使用实行特殊管理,制定颁布的行政法规有 1988 年《医疗用毒性药品管理办法》,1989 年《放射性药品管理办法》,1990 年《关于禁毒的决定》,2005 年《麻醉药品和精神药品管理条例》;部门规章有 1997 年《关于加强毒性中药材饮片定点生产管理的意见》,1998 年《罂粟壳管理暂行规定》,1999 年《麻黄素管理办法(试行)》,2000 年《医疗机构麻醉药品、一类精神药品供应管理办法》,2005 年《麻醉药品和精神药品经营管理办法(试行)》。另外,为加强戒毒药品的管理,保证其质量,对毒品滥用者实施有效的治疗,于 1999 年颁布了《戒毒药品管理办法》,2010 年颁发了《药品类易制毒化学品管理办法》。

(八) 中药管理法律法规

中药作为民族产业,其发展得到了国家的大力支持,在相关的政策法规建设方面也说明了这一点。如法规有 1987 年国务院制定实施了《野生药材资源保护管理条例》,1992 年《中药品种保护条例》;规章有 1995 年《整顿中药材专业市场的标准》、2002 年《中药材生产质量管理规范(试行)》等。

(九) 其他有关法律法规

其他有关法律法规主要有:1999 年《执业药师资格制度暂行规定》《执业药师资格考试实施办法》及《药品监督行政处罚程序》,2001 年《药品监督管理统计管理办法(试行)》《国家药品监督管理局行政立法程序规定》及《国家药品监督管理局行政复议暂行办法》,2003 年《药品监督行政处罚程序规定》,2013 年《国家食品药品监督管理总局行政复议办法》《国家食品药品监督管理总局立法程序规定》,2014 年《食品药品行政处罚程序规定》等。

第二节 《药品管理法》的主要内容

《中华人民共和国药品管理法》(Drug Administration Law of the P.R.C.),共十章 104 条。包括:总则、药品生产企业管理、药品经营企业管理、医疗机构的药剂管理、药品管理、药品包装的管理、药品价格和广告的管理、药品监督、法律责任及附则。

一、总则

《药品管理法》第一章"总则",共 6 条,规定了我国药品管理法总的原则,包括立法宗旨、调整范围、药品监督管理体制以及国家发展药品的方针和政策。

(一) 立法宗旨

药品管理法的立法宗旨可归纳为三方面:

(1) 加强药品监督管理。

(2) 保证药品质量,保障人体用药安全。

(3) 维护人民身体健康和用药的合法权益。

(二) 药品管理法适用范围

药品管理法适用范围包括地域范围、对象范围和时间范围:

1. 地域范围　本法适用的地域范围是在中华人民共和国境内,即我国的边境范围内。香港、澳门特别行政区按照其基本法规定办理。

2. 对象范围　本法适用的对象范围是从事药品研制、生产、经营、使用和监督管理的单位或者个人。

3. 时间范围　《药品管理法》自 2001 年 12 月 1 日起施行。

(三) 国家发展药品的方针和政策

1. 国家发展现代药和传统药,充分发挥其在预防、医疗和保健中的作用　现代药(modern medicines)和传统药(traditional medicines)都是我国医药事业的重要组成部分,具有同等的法律地位。努力发展现代药和传统药,坚持中西医并举,中西药并重,是我国医药卫生工作中一贯坚持的方针。

2. 保护野生药材资源,鼓励培育中药材　没有中药材就没有中药饮片和中成药。保护、开发和合理利用中药材资源,是促进我国中医药事业持续发展的重要方面。

3. 鼓励研究和创制新药,保护新药研究开发者的合法权益　研究开发新药(new drugs)是发展药品的主要途径,也是防治疾病、保护人民健康的客观要求。只有不断研制和开发创新药品,才能提高我国药品在国际市场的竞争力,促进我国从制药大国向制药强国的转变。

(四)药品监督管理体制

国务院药品监督管理部门(国家食品药品监督管理总局)主管全国药品监督管理工作,国务院有关部门(国家卫生与计划生育委员会、科技部、公安部、劳动和社会保障部、国家发改委、国家中医药管理局、国家工商行政管理局等)在各自的职责范围内负责与药品有关的监督管理工作。

省级药品监督管理部门(省级食品药品监督管理局)负责本行政区域内的药品监督管理工作,省级人民政府有关部门在各自职责范围内负责与药品有关的监督管理工作。

药品监督管理部门设置或者确定的药品检验机构,其法定任务是承担依法实施药品审批和药品质量监督检查所需的药品检验工作。

二、药品生产企业管理

《药品管理法》第二章"药品生产企业管理",共7条,主要规定开办药品生产企业的法定程序,开办药品生产企业的必备条件,药品生产企业必须遵循的质量管理规范、药品标准和工艺,以及接受委托生产药品等内容。

(一)开办药品生产企业的法定程序

1. 开办药品生产企业审批规定　开办药品生产企业,须经企业所在地省级药品监督管理部门批准并发给《药品生产许可证》。

2. 许可证的有效期和生产范围　药品监督管理部门核发的《药品生产许可证》并非永远有效,许可证上应当标明有效期限和生产范围。许可证的有效期为5年。期满前6个月应当重新申请、审查换发许可证。药品生产企业要严格按省级药品监督管理部门核准的生产范围组织生产,不得超范围生产。

3. 药品监督管理部门要依法审批　省级药品监督管理部门审核批准开办药品生产企业,要严格按照药品管理法第八条规定的条件,并符合国家制定的药品行业发展规划和产业政策,防止重复建设。

(二)开办药品生产企业必须具备的条件

开办药品生产企业必须具备法律规定的4项条件:

1. 人员条件　具有依法经过资格认定的药学技术人员、工程技术人员及相应的技术工人。

2. 厂房、设施条件　具有与其药品生产相适应的厂房、设施和卫生环境。

3. 质量控制条件　具有能对所生产药品进行质量管理和质量检验的机构、人员以及必要的仪器设备。

4. 规章制度条件　具有保证药品质量的规章制度。

(三)药品生产企业必须执行《药品生产质量管理规范》(GMP)

1. 药品生产企业必须按照GMP组织生产　GMP是药品生产(produce drug)和质量管理(quality management)的基本准则。为保证药品生产质量,促进我国药品生产与国际接轨,国家实施GMP制度。药品管理法规定,我国的药品生产企业必须按照GMP组织生产,国务院药品监督管理部门负责制定GMP并监督执行。

2. 对药品生产企业是否符合GMP进行认证　为了保障GMP的实施,我国实行GMP认证制度,由药品监督管理部门对药品生产企业是否符合 GMP 的要求进行认证;对认证合格的,发给药品 GMP 认证证书。

(四) 药品生产应当遵守的规定

1. 药品必须按照国家药品标准生产 药品标准是国家对药品质量规格及检验方法所作的技术规定,是药品生产、供应、使用、检验和管理部门共同遵循的法定依据。国务院药品监督管理部门颁布的《中国药典》(The Pharmacopoeia of the People's Republic of China)和局(部)颁药品标准(drug standard)为国家药品标准。药品管理法规定,除中药饮片的炮制外,药品必须按照国家药品标准进行生产。

2. 药品必须按照批准的生产工艺生产 药品生产企业生产药品都要制定生产工艺,报经国务院药品监督管理部门审核批准。企业要严格按照批准后的药品生产工艺进行生产,药品生产企业改变影响药品质量的生产工艺的,必须报原批准部门审核批准。

3. 药品生产记录必须完整准确 药品生产必须有记录,生产记录必须完整准确,其内容包括药品名称、剂型、生产日期、批次、操作步骤等。

4. 中药饮片的炮制标准 中药饮片是中医治病的物质基础,既可以供中药处方直接配方使用,又是中成药生产的原料,其质量好坏直接影响中医临床疗效。为了保证中药饮片的质量,药品管理法对中药饮片的炮制标准作了具体规定:①有国家药品炮制标准的,必须按照国家药品标准炮制;②国家药品标准没有规定的,必须按照省级药品监督管理部门制定的炮制规范炮制;③省级药品监督管理部门制定的炮制规范,要报国务院药品监督管理部门备案。

5. 药品生产所需原料辅料必须符合药用要求 原料、辅料都属于药品生产中的物料,是药品质量的源头。药品管理法规定,生产药品所需的原料、辅料必须符合药用要求。企业应当建立相应的管理制度,确保其质量。

6. 药品出厂前必须进行质量检验 药品生产企业必须对其生产的药品进行质量检验,不符合国家药品标准的,不得出厂,决不能让质量不合格的药品流入市场。对部分没有国家药品标准的中药饮片,则必须按照省级药品监督管理部门制定的炮制规范炮制才能出厂。

7. 接受委托生产药品的规定 委托生产药品是指拥有药品批准文号的企业,委托其他药品生产企业进行药品代加工,药品批准文号不变。接受委托生产药品的药品生产企业要按照委托方的要求生产药品。接受委托生产药品的前提是必须依法经过国家药品监督管理部门或者由其授权的省级药品监督管理部门批准。

三、药品经营企业管理

《药品管理法》第三章"药品经营企业管理",共 8 条,主要规定开办药品经营企业的法定程序,开办药品经营企业的必备条件,药品经营企业必须遵守 GSP 及相关规定,以及城乡集贸市场可以出售中药材。

(一) 开办药品经营企业的法定程序

1. 开办药品经营企业审批规定 药品经营企业包括批发企业(drug wholesaler)和零售企业(drug retailer)。开办药品批发企业,须经企业所在地省级药品监督管理部门批准并发给《药品经营许可证》;开办药品零售企业,须经企业所在地县级以上药品监督管理部门批准并发给《药品经营许可证》。

2. 许可证的有效期和经营范围　药品监督管理部门核发的《药品经营许可证》并非永远有效,许可证上应当标明有效期限和经营范围。许可证的有效期为5年。期满前6个月应当重新申请、审查换发许可证。药品经营企业要严格按照药品监督管理部门核准的经营范围经营药品。

3. 药品监督管理部门要依法审批　药品监督管理部门审核批准开办药品经营企业,要严格按照药品管理法第十五条规定的条件,并遵循合理布局和方便群众购药的原则。

(二) 开办药品经营企业必须具备的条件

开办药品经营企业必须具备法律规定的4项条件:

1. 人员条件　具有依法经过资格认定的药学技术人员。

2. 营业场所、设施条件　具有与所经营药品相适应的营业场所、设备、仓储设施、卫生环境。

3. 质量控制条件　具有与所经营药品相适应的质量管理机构或者人员。

4. 规章制度条件　具有保证所经营药品质量的规章制度。

(三) 药品经营企业必须执行《药品经营质量管理规范》(GSP)

1. 药品经营企业必须按照 GSP 经营药品　《药品经营质量管理规范》是药品经营质量管理的基本准则。为保证药品经营质量,药品管理法规定,药品经营企业(批发和零售)必须按照 GSP 经营药品,国务院药品监督管理部门负责制定 GSP 并监督执行。

2. 对药品经营企业是否符合 GSP 进行认证　为了保障 GSP 的实施,我国实行 GSP 认证制度,由药品监督管理部门对药品经营企业是否符合 GSP 的要求进行认证;对认证合格的,发给药品 GSP 认证证书。

(四) 药品经营应当遵守的规定

1. 必须建立并执行进货检查验收制度　药品经营企业购进药品,必须建立并执行进货检查验收制度,验明药品合格证明和其他标识;不符合规定要求的,不得购进。执行检查验收制度,不仅是对购进药品的货源进行把关,保证所经营药品的质量,也是保护药品经营企业自身合法权益的一项重要措施。

2. 必须有真实完整的购销记录　购销记录是药品经营企业购销活动的客观凭证,也是药品经营企业质量管理的重要内容之一。药品经营企业购销药品,其记录必须真实完整,不能作虚假记载。

3. 销售药品必须准确无误、调配处方(dispensing prescription)必须经过核对　药品经营企业销售药品必须准确无误,并正确说明用法、用量和注意事项;调配处方必须经过核对,不得擅自更改或代用。拒绝调配不符合要求的处方,包括有配伍禁忌的处方或超剂量的处方。

销售中药材必须标明产地。

4. 必须制定和执行药品保管制度　药品经营企业必须制定和执行药品保管制度,如入库、出库检查制度;库房必须符合保存药品的要求并进行分类管理;库房要具备保证药品安全的必要的设施等。要合理贮存药品,采取必要的措施,保证药品质量。

5. 城乡集贸市场可以出售中药材　城乡集市贸易市场可以出售中药材,国务院另有规定的除外。比如甘草、麝香、杜仲、厚朴等不能随意在集市贸易市场上销售。在一定限制条件下,可以出售中药材以外的药品,即持有《药品经营许可证》的药品零售企业,在规定的范围内设点出售。

四、医疗机构的药剂管理

《药品管理法》第四章"医疗机构的药剂管理",共7条,主要包括对医疗机构配备药学技术人员的规定;医疗机构配制制剂的规定;医疗机构购进药品、调配处方及药品保管的规定。

(一) 医疗机构配备药学技术人员的规定

1. 必须配备依法经过资格认定的药学技术人员 医疗机构(medical institutions)的药剂管理是医疗机构管理的量要组成部分,是提高医疗质量,保证患者用药安全有效的重要环节,具有很强的执法性、技术性、指导性。所以,医疗机构必须配备依法经过资格认定的药学技术人员从事药剂技术工作。他们具有药学专业知识和业务技能,并能严格执行国家药事法律、法规和政策。

2. 非药学技术人员不得直接从事药剂技术工作 医疗机构的药剂工作包括药剂技术工作,也包括一些非技术性工作。根据规定,药剂技术工作必须由药学技术人员承担,非药学技术人员不得直接从事药剂技术工作,只能直接从事非药剂技术工作。如负责清洗用具、药瓶、消毒、蒸馏,中药的粉碎、挑拣及其他勤杂工作。

(二) 医疗机构配制制剂的规定

1. 医疗机构配制制剂的审批程序 医疗机构配制制剂,须经所在地省级卫生行政部门审核同意,由省级药品监督管理部门批准,发给《医疗机构制剂许可证》(certificate of pharmaceutical preparations dispensed by medical institutions)。无《医疗机构制剂许可证》的,不得配制制剂。

2. 许可证的有效期 药品监督管理部门核发的《医疗机构制剂许可证》并非长期有效,许可证上应当标明有效期限,到期重新审核发证。许可证的有效期为5年。期满前6个月应当重新申请、审查换发许可证。

3. 配制制剂必须具备的条件 医疗机构配制制剂,必须具有能够保证制剂质量的设施、管理制度、检验仪器和卫生条件。国家药品监督管理局制定的《医疗机构制剂配制质量管理规范》(试行),对配制制剂作了详细、具体的规定。

4. 配制制剂的范围和审批 医疗机构配制的制剂,应当是本单位临床需要,而市场上没有供应的品种,并经所在地省级药品监督管理部门批准后方可配制。未经批准,医疗机构不得擅自配制制剂。

5. 配制制剂的检验和使用 配制的制剂必须按照规定进行质量检验;质量合格的,凭医师处方在本医疗机构内使用,不得在市场销售。

特殊情况下,配制的制剂可调剂使用。一是要经过省级以上药品监督管理部门批准;二是在指定的医疗机构之间调剂使用。

(三) 医疗机构购进药品、调配处方及药品保管的规定

1. 检查验收制度 医疗机构购进药品,必须建立并执行进货检查验收制度,验明药品合格证明和其他标识;不符合规定要求的,不得购进和使用。严格执行进货检查验收制度,既有利于依法保护医疗机构自身合法权益,防止伪劣药品进入医疗机构,同时也有利于保证其向患者提供质量合格的药品,保障人民用药安全有效。

2. 调配核对制度 医疗机构的药剂人员调配处方,必须经过核对,严格依据医师处方调配发药,不得擅自更改或者代用。发现有配伍禁忌或超剂量的处方,应当拒绝调配。必要时,经处

方医师签字更正后方可调配。

3. 药品保管制度　加强药品保管是保证药品质量的重要环节,也是医疗机构药剂管理工作的重要组成部分。为了保证药品的质量,医疗机构必须制定和执行药品保管制度,根据药品特性和剂型特点,采取相应的保管措施。如药品入库验收、在库养护、出库复核、药品保管人员的岗位责任制度及卫生管理制度;依据药品的不同情况,采取冷藏、防冻、防潮、防虫、防鼠等保管措施,以保证药品质量。

五、药品管理

《药品管理法》第五章"药品管理",共23条,是《药品管理法》的重要部分。本章内容主要包括:药品注册管理(administration of drugs registration),国家药品标准(national drug standard),药品审评(drug evaluation),特殊管理的药品 (the drugs of special control),中药材管理,假药、劣药定义等。

(一) 新药研制和审批

为了保证药品的研制质量,规定药物的非临床安全性试验研究阶段,必须执行药物非临床研究质量管理规范(GLP),药物临床研究阶段必须执行药物临床试验质量管理规范(GCP)。临床前研究结束后,经国家药品监督管理部门批准方可进行临床试验;完成临床试验并通过审批的新药,由国家药品监督管理部门批准,发给新药证书。

(二) 药品批准文号的管理

药品批准文号是国家药品监督管理部门控制药品生产、保证药品质量的重要措施之一,是药品合法的主要标志。只有符合药品标准,具备保证药品生产质量条件的才能够获得批准,药品生产企业取得药品批准文号后,才可以生产该药品。

除没有实施批准文号管理的中药材和中药饮片外,生产新药或者已有国家药品标准的药品,必须经国务院药品监督管理部门批准,并取得批准文号。

(三) 国家药品标准

药品标准是国家对药品质量规格及检验方法所作的技术规范,是保证药品质量、进行药品生产、经营、使用、检验和管理部门必须共同遵循的法定依据。

药品必须符合国家药品标准。国家药品标准包括《中华人民共和国药典》和国务院药品监督管理部门颁布的药品标准。国家药品标准的制定和修订,授权国家药典委员会负责,国家药品标准品、对照品的标定,授权中国食品药品检定研究院负责。

(四) 特殊管理的药品规定

国家对麻醉药品、精神药品、医疗用毒性药品、放射性药品实行特殊管理。

(五) 药品管理制度的规定

国家实行中药品种保护制度。

国家实行处方药(ethical drug)和非处方药(over the counter drug)分类管理制度。

国家实行药品储备制度。国内发生重大灾情、疫情及其他突发事件时,国务院规定的部门可以紧急调用企业药品。

(六) 进口和出口药品的管理

1. 进口药品管理的规定　禁止进口疗效不确切,不良反应大或者其他原因危害人体健康的药品。

药品进口,须经国务院药品监督管理部门组织审查,确认符合质量标准、安全有效的,方可批准进口,发给《进口药品注册证书》。必须从允许药品进口的口岸进口,并由进口药品的企业向口岸所在地药品监督管理部门登记备案。海关凭《进口药品通关单》放行。口岸所在地药品监督管理部门应当通知药品检验机构按照国务院药品监督管理部门的规定对进口药品进行抽查检验,收取检验费。

对国务院药品监督管理部门规定的生物制品、首次在中国销售的药品、国务院规定的其他药品,在销售前或者进口时,指定药品检验机构进行检验,检验不合格的,不得销售或者进口。

2. 对药品限制或者禁止出口的规定 我国出口药品总的原则是"先国内,后国外",以优先满足国内市场为主,对于国内紧缺的药品,必须限制或禁止出口。《药品管理法》规定,对国内供应不足的药品,国务院有权限制或者禁止出口。以满足国内人民群众防病治病对药品的需求。

3. 麻醉药品、精神药品的进出口规定 进口、出口麻醉药品和国家规定范围内的精神药品,必须持有国务院药品监督管理部门发给的《进口准许证》《出口准许证》。

(七)中药材管理规定

新发现和从国外引种的药材,经国务院药品监督管理部门审核批准后,方可销售;地区性民间习用药材的管理办法,由国务院药品监督管理部门会同国务院中医药管理部门制定。

(八)药品再评价和淘汰的规定

国务院药品监督管理部门组织药学、医学和其他技术人员,对新药进行审评,对已经批准生产的药品进行再评价。

国务院药品监督管理部门对已经批准生产或者进口的药品,应当组织调查;对疗效不确切、不良反应大或者其他原因危害人体健康的药品,应当撤销批准文号或者进口药品注册证书。已被撤销批准文号或者进口药品注册证书的药品,不得生产或者进口、销售和使用;已经生产或者进口的,由当地药品监督管理部门监督销毁或者处理。

通过对药品的再评价,监督药品质量;通过撤销药品批准文号或进口药品注册证书,淘汰不合格药品。

(九)禁止生产销售假药、劣药

药品是用来防病治病、康复保健的特殊商品。常言道"好药治病,假劣药害命"。因此,对假、劣药品的认定和禁止生产销售假药、劣药,是药品监督管理的重要内容。药品管理法对此作了相关规定。

1. 有关假药的规定 禁止生产、配制、销售假药(counterfeit drugs)。

(1) 假药:有下列情形之一的,为假药:①药品所含成分与国家药品标准规定的成分不符的;②以非药品冒充药品或者以他种药品冒充此种药品的。

(2) 按假药论处的药品:有下列情形之一的药品,按假药论处:①国务院药品监督管理部门规定禁止使用的;②依照本法必须批准而未经批准生产、进口,或者依照本法必须检验而未经检验即销售的;③变质的;④被污染的;⑤使用依照本法必须取得批准文号而未取得批准文号的原料药生产的;⑥所标明的适应证(indication)或者功能主治(action)超出规定范围的。

2. 有关劣药的规定 禁止生产、销售劣药(substandard drugs)。

(1) 劣药:药品成分的含量不符合国家药品标准的,为劣药。

(2) 按劣药论处的药品:有下列情形之一的药品,按劣药论处:①未标明有效期或者更改有效期的;②不注明或者更改生产批号的;③超过有效期的;④直接接触药品的包装材料和容器未经批准的;⑤擅自添加着色剂、防腐剂、香料、矫味剂及辅料的;⑥其他不符合药品标准规定的。

(十) 其他管理规定

1. 购进药品管理的规定　药品生产、经营企业、医疗机构必须从具有药品生产、经营资格的企业购进药品,但是购进没有实施批准文号管理的中药材除外。

2. 药品通用名称的规定　列入国家药品标准的药品名称为药品通用名称(drug generic name),也就是药品的法定名称(official name)。已经作为药品通用名称的,该名称不得作为药品商标使用。

3. 从业人员健康检查的规定　药品生产企业、药品经营企业和医疗机构直接接触药品的工作人员,必须每年进行健康检查。患有传染病或者其他可能污染药品的疾病的,不得从事直接接触药品的工作。

六、药品包装的管理

《药品管理法》第六章"药品包装的管理",共3条,主要规定:药品的包装材料和容器的管理,药品标签(labeling)和说明书(package insert)的管理等。

(一) 直接接触药品的包装材料和容器的规定

药品包装分内包装与外包装,内包装系指直接接触药品的包装材料和容器。《药品管理法》对药品内包装材料和容器的基本要求做了规定:①必须符合药用要求。主要体现在必须无毒,与药品不发生化学作用,不发生组分脱落或迁移到药品当中,必须保证和方便患者安全用药。②必须符合保障人体健康、安全的标准。③必须由药品监督管理部门在审批药品时一并审批。④药品生产企业不得使用未经批准的直接接触药品的包装材料和容器。⑤对不合格的直接接触药品的包装材料和容器,由药品监督管理部门责令停止使用。

(二) 药品包装的规定

药品包装的规定有:①药品包装必须适合药品质量的要求,方便贮存、运输和医疗使用。②发运中药材必须有包装:在每件包装上,必须注明品名、产地、日期、调出单位,并附有质量合格的标志。

(三) 药品标签和说明书的规定

药品标签和说明书的规定有:①药品包装必须按照规定印有或者贴有标签并附有说明书。②麻醉药品、精神药品、医疗用毒性药品、放射性药品、外用药品和非处方药的标签,必须印有规定的标志。

七、药品价格和广告的管理

《药品管理法》第七章"药品价格和广告的管理",共8条,主要规定:药品价格的制定原则和依据、药品价格的监督、禁止药品商业贿赂行为;药品广告审批、广告内容管理和发布范围、广告监督等内容。

1. 药品广告审批和处方药广告的规定　药品广告(advertisement of drugs)须经企业所在地省级药品监督管理部门批准,并发给药品广告批准文号(drug approval number);未取得药品广告批准文号的,不得发布。

处方药可以在国家卫生行政部门和国家药品监督管理部门共同指定的医学、药学专业刊物上介绍,但不得在大众传播媒介发布广告或者以其他方式进行以公众为对象的广告宣传。

2. 药品广告内容管理的规定 药品广告的内容必须真实、合法,以国务院药品监督管理部门批准的说明书为准,不得含有虚假的内容。

药品广告不得含有不科学的表示功效的断言或者保证;不得利用国家机关、医药科研单位、学术机构或者专家、学者、医师、患者的名义和形象作证明。

非药品广告不得有涉及药品的宣传。

3. 药品广告监督的规定 省级药品监督管理部门应当对其批准的药品广告进行检查,对于违反《药品管理法》和《广告法》的广告,应当向广告监督管理机关通报并提出处理建议,广告监督管理机关应当依法作出处理。

八、药品监督

《药品管理法》第八章"药品监督",共 9 条,主要内容包括:药品监督管理部门监督检查权限、行为规定,药品质量监督检验及行政强制措施,药品质量公告,药品认证后的跟踪检查,药品不良反应报告制度等。

通过药品监督能够确保药品质量,提高用药的安全性;能够促使药品生产、经营企业完善全面质量管理;可以及时发现药品使用过程中存在的质量问题,提高合理用药(rational drug use)的水平;发现违法行为,依法处理。

(一)药品监督检查权限及行为规定

(1)药品监督管理部门有权依法对药品质量进行监督检查,有关单位和个人不得拒绝和隐瞒。

(2)药品监督检查的范围:药品监督管理部门进行药品监督检查包括四方面:①对报经药品监督管理部门审批的药品研制的监督。②对药品生产活动的监督。③对药品经营活动的监督。④对医疗机构使用药品事项的监督。

(3)GMP、GSP 认证后的跟踪检查 药品监督管理部门应当按照规定,依据《药品生产质量管理规范》《药品经营质量管理规范》,对经其认证合格的药品生产企业、药品经营企业进行认证后的跟踪检查。

(4)药品监督检查行为规定:①药品监督管理部门进行监督检查时,必须出示证明文件。②对监督检查中知悉的被检查人的技术秘密和业务秘密应当保密。

(二)药品质量抽查检验及行政强制措施

1. 药品质量抽查检验 药品质量抽查检验是药品监督管理部门的主要日常工作。药品管理法规定,药品监督管理部门根据监督检查的需要,可以对药品质量进行抽查检验。抽查检验是一种强制性检验,不需经任何人同意或许可。

2. 实施行政强制措施 药品监督管理部门对有证据证明可能危害人体健康的药品及其有关材料可以采取查封、扣押的行政强制措施,并在七日内作出行政处理决定;药品需要检验的,必须自检验报告书发出之日起十五日内作出行政处理决定。

(三) 药品质量公告和复验

1. **药品质量公告**　国家和省级药品监督管理部门应当定期公告药品质量抽查检验的结果。国家药品质量抽查检验结果应当在全国性的媒体上公告;省内的药品质量抽查检验结果应当在本行政区范围内发行的报刊上公告。

2. **公告的更正**　药品质量抽查检验结果公告不当的,必须在原公告范围内予以更正。

3. **药品的复验**　当事人对药品检验机构的检验结果有异议的,可按药品管理法第六十七条的规定申请复验。

(四) 对药品监督管理的禁止性规定

1. **药品抽查检验不得收费**　药监部门对药品质量进行抽查检验时,应当按照规定抽样,并不得收取任何费用。所需费用按照国务院规定列支。但是,对法定的实施强制性检验的药品品种,应严格按照国家有关部门核定的收费标准收费。

2. **禁止地方保护主义和不公平竞争**　地方政府和药品监督管理部门不得以要求实施药品检验、审批等手段限制或者排斥非本地区药品生产企业依照药品管理法规定生产的药品进入本地区。该规定,可以有效地防止地方保护主义和不公平竞争的发生,保证药品在全国市场自由流通,建立和维护开放、竞争、有序的药品市场。

3. **药品监督管理部门及其药检机构不得参与药品生产经营**　为保证执法的公正性,药品监督管理部门及其设置的药品检验机构和确定的专业从事药品检验的机构不得参与药品生产经营活动,不得以其名义推荐或者监制、监销药品。另外,药监部门及其药品检验机构的工作人员不得参与药品生产经营活动。

(五) 实行药品不良反应报告制度

1. **药品不良反应报告的实施主体及其职责**　国家实行药品不良反应报告制度。药品生产、经营企业和医疗机构必须经常考察本单位所生产、经营、使用的药品质量、疗效和反应。发现可能与用药有关的严重不良反应,必须及时向当地省级药品监督管理部门和卫生行政部门报告。

2. **对严重药品不良反应实行紧急控制**　对已确认发生严重不良反应的药品,国家或者省级药品监督管理部门可以采取停止生产、销售、使用的紧急控制措施,并应当在五日内组织鉴定,自鉴定结论作出之日起十五日内依法作出行政处理决定。

九、法律责任

《药品管理法》第九章"法律责任",共 28 条,主要规定了对药品研究、生产、经营、使用、广告等违反药品管理法以及药品监督管理机构和工作人员违法行为与责任者,应承担的刑事责任、民事责任和行政责任。

(一) 违反许可证、药品批准证明文件的规定应承担的法律责任

1. **对未取得"三证"生产、经营药品、配制制剂的处罚**　未取得《药品生产许可证》《药品经营许可证》或者《医疗机构制剂许可证》生产药品、经营药品的,依法予以取缔,没收违法生产、销售的药品和违法所得,并处违法生产、销售的药品(包括已售出的和未售出的药品,下同)货值金额两倍以上五倍以下的罚款;构成犯罪的,依法追究刑事责任。

2. **对从无许可证的企业购进药品的处罚**　药品的生产企业、经营企业或者医疗机构违反药品法第 34 条的规定,从无《药品生产许可证》《药品经营许可证》的企业购进药品的,责令改正,

没收违法购进的药品,并处违法购进药品货值金额两倍以上五倍以下的罚款;有违法所得的,没收违法所得;情节严重的,吊销《药品生产许可证》、《药品经营许可证》或者医疗机构执业许可证书。

3. 对伪造、变造、买卖、出租、出借许可证或者药品批准证明文件的处罚 伪造、变造、买卖、出租、出借许可证或者药品批准证明文件的,没收违法所得,并处违法所得一倍以上三倍以下的罚款;没有违法所得的,处二万元以上十万元以下的罚款;情节严重的,并吊销卖方、出租方、出借方的《药品生产许可证》《药品经营许可证》《医疗机构制剂许可证》或者撤销药品批准证明文件;构成犯罪的,依法追究刑事责任。

4. 对骗取许可证或药品批准证明文件的处罚 违反药品法规定,提供虚假的证明、文件资料样品或者采取其他欺骗手段取得《药品生产许可证》《药品经营许可证》《医疗机构制剂许可证》或者药品批准证明文件的,吊销《药品生产许可证》《药品经营许可证》《医疗机构制剂许可证》或者撤销药品批准证明文件,五年内不受理其申请,并处一万元以上三万元以下的罚款。

以上违反药品管理法的行为及处罚,见表4–1。

表4–1 违反许可证、批准证明文件的规定的处罚表

药品法条款	违法行为	处罚
第72条	没有许可证生产、销售或配制制剂	1. 依法予以取缔 2. 没收药品和违法所得 3. 处以药品货值金额2~5倍的罚款 4. 构成犯罪的,依照刑法追究刑事责任
第79条	从没有许可证的企业购进药品	1. 责令改正 2. 没收购进药品及违法所得 3. 处以购进药品货值金额2~5倍的罚款 4. 情节严重的吊销许可证,或者医疗机构执业许可证
第81条	伪造、变造、买卖、出租、出借许可证、或者药品批准证明文件	1. 没收违法所得 2. 处以违法所得1~3倍;或2万~10万元的罚款 3. 情节严重的吊销许可证,或者撤销药品批准证明文件 4. 构成犯罪的,依法追究刑事责任
第82条	以欺骗手段取得许可证或者药品批准证明文件	1. 吊销许可证,或者撤销药品批准证明文件 2. 处以1万~3万元的罚款 3. 5年内不受理证、号申请

(二) 生产、销售假药、劣药应承担的法律责任

1. 生产、销售假药的处罚 生产、销售假药的,没收违法生产、销售的药品和违法所得,并处违法生产、销售药品货值金额两倍以上五倍以下的罚款;有药品批准证明文件的予以撤销,并责令停产、停业整顿;情节严重的,吊销《药品生产许可证》、《药品经营许可证》或者《医疗机构制剂许可证》;构成犯罪的,依法追究刑事责任。

从事生产、销售假药的企业或者其他单位,其直接负责的主管人员和其他直接责任人员十年内不得从事药品生产、经营活动。

对生产者专门用于生产假药的原辅材料、包装材料、生产设备,予以没收。

2. 生产、销售劣药的处罚 生产、销售劣药的,没收违法生产、销售的药品和违法所得,并处违法生产、销售药品货值金额一倍以上三倍以下的罚款;情节严重的,责令停产、停业整顿或者撤销药品批准证明文件、吊销《药品生产许可证》《药品经营许可证》或者《医疗机构制剂许可证》;构成犯罪的,依法追究刑事责任。

从事生产、销售劣药情节严重的企业或者其他单位,其直接负责的主管人员和其他直接责任人员十年内不得从事药品生产、经营活动。

对生产者专门用于生产劣药的原辅材料、包装材料、生产设备,予以没收。

3. 运输、保管、仓储假劣药的处罚 知道或者应当知道属于假劣药品而为其提供运输、保管、仓储等便利条件的,没收全部运输、保管、仓储的收入,并处违法收入百分之五十以上三倍以下的罚款;构成犯罪的,依法追究刑事责任。

以上违反药品管理法的行为及处罚,见表4-2。

表4-2 对生产、销售假劣药者的处罚表

药品法条款	违法行为	处罚
第73、75条	生产、销售假药	1. 没收假药和违法所得,以及专门用于生产假药的原辅料、包装材料、生产设备 2. 处以药品货值金额 2~5 倍的罚款 3. 撤销药品批准证明文件 4. 责令停产、停业整顿 5. 情节严重的吊销许可证 6. 直接负责的主管人员和其他直接责任人,10 年内不得从事药品生产、经营活动 7. 构成犯罪的,依法追究刑事责任
第74、75条	生产、销售劣药	1. 没收劣药和违法所得,以及专门用于生产劣药的原辅料、包装材料、生产设备 2. 处以药品货值金额 1~3 倍的罚款 3. 情节严重,责令停产停业整顿或撤销药品批准证明文件、吊销许可证 4. 直接负责的主管人员和其他直接责任人,10 年内不得从事药品生产、经营活动 5. 构成犯罪的,依法追究刑事责任
第76条	为假药劣药提供运输、保管、仓储等便利条件	1. 没收违法收入 2. 处以违法收入 0.5~3 倍的罚款 3. 构成犯罪的,依法追究刑事责任

(三)违反药品包装、购销、广告管理的法律责任

1. 对违反药品包装管理规定的处罚 药品标识不符合药品法第五十四条规定的,除依法应当按照假药、劣药论处的外,责令改正,给予警告;情节严重的,撤销该药品的批准证明文件。

2. 对药品购销中行贿受贿的处罚　药品的生产企业、经营企业、医疗机构在药品购销中暗中给予、收受回扣或者其他利益的,药品的生产企业、经营企业或者其代理人给予使用其药品的医疗机构的负责人、药品采购人员、医师等有关人员以财物或者其他利益的,由工商行政管理部门处一万元以上二十万元以下的罚款,有违法所得的,予以没收;情节严重的,由工商行政管理部门吊销药品生产、经营企业的营业执照,并通知药品监督管理部门,由药品监督管理部门吊销其《药品生产许可证》、《药品经营许可证》;构成犯罪的,依法追究刑事责任。

药品的生产企业、经营企业的负责人、采购人员等有关人员在药品购销中收受其他生产企业、经营企业或者其代理人给予的财物或者其他利益的,依法给予处分,没收违法所得;构成犯罪的,依法追究刑事责任。

医疗机构的负责人、药品采购人员、医师等有关人员收受药品生产企业、药品经营企业或者其代理人给予的财物或者其他利益的,由卫生行政部门或者本单位给予处分,没收违法所得;对违法行为情节严重的执业医师,由卫生行政部门吊销其执业证书;构成犯罪的,依法追究刑事责任。

3. 违反药品广告管理规定的处罚　违反药品法有关药品广告的管理规定的,依照《中华人民共和国广告法》的规定处罚,并由发给广告批准文号的药品监督管理部门撤销广告批准文号,一年内不受理该品种的广告审批申请;构成犯罪的,依法追究刑事责任。

以上违反药品管理法的行为及处罚,见表4-3。

表4-3　对违反药品包装、购销、广告管理规定的处罚表

药品法条款	违法行为	处罚
第85条	药品包装、标签和说明书违反规定	除依法应当按照假药、劣药论处的外 1. 责令改正,给予警告 2. 情节严重的,撤销该药品的批准证明文件
第89、90条	1. 向使用其药品的机构人员行贿(相对方为药品生产、经营企业及个人、医疗机构及个人)	1. 没收违法所得 2. 罚款1万~20万元 3. 情节严重的,吊销许可证及营业执照 4. 构成犯罪的,依法追究刑事责任
	2. 药品购销活动中受贿	1. 给予处分 2. 没收违法所得 3. 情节严重的,吊销医师执业证书 4. 构成犯罪的,依法追究刑事责任
第91条	违反药品广告的管理规定	1. 按《广告法》规定处罚 2. 撤销广告批准文号,一年内不受理申请 3. 构成犯罪的,依法追究刑事责任

(四) 未按照规定实施 GMP、GSP、GLP、GCP 应承担的法律责任

药品的生产企业、经营企业、药物非临床安全性评价研究机构、药物临床试验机构未按照规定实施《药品生产质量管理规范》《药品经营质量管理规范》《药物非临床研究质量管理规范》《药物临床试验质量管理规范》的,给予警告,责令限期改正;逾期不改正的,责令停产、停业整顿,并处五千元以上二万元以下的罚款;情节严重的,吊销《药品生产许可证》《药品经营许可证》和药物临床试验机构的资格,见表4-4。

表 4-4　对未按照规定实施 GMP、GSP、GLP、GCP 的处罚表

药品法条款	违法行为	处罚
第 78 条	没有按照规定要求实施 GMP、GSP、GLP、GCP	1. 给予警告,责令改正
		2. 逾期不改正的,责令停产停业整顿
		3. 罚款 0.5 万 ~2 万元
		4. 情节严重的,吊销许可证
		5. 取消临床试验资格

(五) 违反药品管理法其他有关规定的法律责任

1. 对进口药品未登记备案的处罚　进口已获得药品进口注册证书的药品,未按照本法规定向允许药品进口的口岸所在地的药品监督管理部门登记备案的,给予警告,责令限期改正;逾期不改正的,撤销进口药品注册证书。

2. 对医疗机构在市场销售其配制的制剂的处罚　医疗机构将其配制的制剂在市场销售的,责令改正,没收违法销售的制剂,并处违法销售制剂货值金额一倍以上三倍以下的罚款;有违法所得的,没收违法所得。

3. 药品经营企业在购销药品中违反规定的处罚　药品经营企业违反药品法第 18 条、第 19 条规定,即药品购销记录及销售药品不符合法定规定的,责令改正,给予警告;情节严重的,吊销《药品经营许可证》。

以上违反药品管理法的行为及处罚,见表 4-5。

表 4-5　对违反药品管理法其他有关规定的处罚表

药品法条款	违法行为	处罚
第 80 条	未向允许药品进口的口岸所在地药监部门登记备案	1. 警告、限期改正
		2. 逾期不改正的,撤销进口药品注册证
第 83 条	医疗机构将配制的制剂在市场销售的	1. 责令改正
		2. 没收制剂、没收违法所得
		3. 制剂货值金额 1~3 倍的罚款
第 84 条	药品购销记录不符合法定要求,销售药品不符合法律规定的	1. 责令改正,给予警告
		2. 情节严重的,吊销药品经营许可证

(六) 药品监督管理部门和检验机构违反药品管理法应承担的法律责任

1. 对药品检验机构出具虚假检验报告的处罚　药品检验机构出具虚假检验报告,构成犯罪的,依法追究刑事责任;不构成犯罪的,责令改正,给予警告,对单位并处三万元以上五万元以下的罚款;对直接负责的主管人员和其他直接责任人员依法给予降级、撤职、开除的处分,并处三万元以下的罚款;有违法所得的,没收违法所得;情节严重的,撤销其检验资格。药品检验机构出具的检验结果不实,造成损失的,应当承担相应的赔偿责任。

2. 对药监部门违法发给证书、药品批准证明文件的处罚　药品监督管理部门违反本法规定,有下列行为之一的,由其上级主管机关或者监察机关责令收回违法发给的证书、撤销药品批准证明文件,对直接负责的主管人员和其他直接责任人员依法给予行政处分;构成犯罪的,依法追究刑事责任:

(1) 对不符合 GMP、GSP 的企业发给符合有关规范的认证证书的,或者对取得认证证书的企业未按照规定履行跟踪检查的职责,对不符合认证条件的企业未依法责令其改正或者撤销其认证证书的。

(2) 对不符合法定条件的单位发给《药品生产许可证》《药品经营许可证》或者《医疗机构制剂许可证》的。

(3) 对不符合进口条件的药品发给进口药品注册证书的。

(4) 对不具备临床试验条件或者生产条件而批准进行临床试验、发给新药证书、发给药品批准文号的。

3. 对药监部门或药检机构参与药品生产经营活动的处罚 药品监督管理部门或者其设置的药品检验机构或者其确定的专业从事药品检验的机构参与药品生产经营活动的,由其上级机关或者监察机关责令改正,有违法收入的予以没收;情节严重的,对直接负责的主管人员和其他直接责任人员依法给予行政处分。

药品监督管理部门或者其设置的药品检验机构或者其确定的专业从事药品检验的机构的工作人员参与药品生产经营活动的,依法给予行政处分。

4. 对在药品监督检验中违法收取检验费的处罚 药品监督管理部门或者其设置、确定的药品检验机构在药品监督检验中违法收取检验费用的,由政府有关部门责令退还,对直接负责的主管人员和其他直接责任人员依法给予行政处分。对违法收取检验费用情节严重的药品检验机构,撤销其检验资格。

5. 对药品监督管理人员失职、渎职行为的处罚 药品监督管理部门应当依法履行监督检查职责,监督已取得许可证的企业依照药品管理法的规定从事药品生产、经营活动。已取得许可证的企业生产、销售假药、劣药的,除依法追究该企业的法律责任外,对有失职、渎职行为的药品监督管理部门直接负责的主管人员和其他直接责任人员依法给予行政处分;构成犯罪的,依法追究刑事责任。

药品监督管理部门对药品广告不依法履行审查职责,批准发布的广告有虚假或者其他违反法律、行政法规的内容的,对直接负责的主管人员和其他直接责任人员依法给予行政处分;构成犯罪的,依法追究刑事责任。

6. 对药品监督管理人员滥用职权、徇私舞弊、玩忽职守的处罚 药品监督管理人员滥用职权、徇私舞弊、玩忽职守,构成犯罪的,依法追究刑事责任;尚不构成犯罪的,依法给予行政处分。

以上违反药品管理法的行为及处罚,见表 4-6。

表 4-6 药品监督管理部门、药品检验机构违法的处罚表

药品法条款	违法行为	处罚
第 86 条	药品检测机构出具虚假检验报告(个人:指对直接负责的主管人员和其他直接责任人员,以下各条同)	1. 责令改正,给予警告 2. 没收违法所得 3. 罚款:单位 3 万 ~5 万元,个人 3 万元以下 4. 个人降级、撤职、开除的处分 5. 造成损失,承担赔偿责任 6. 情节严重的撤销检验资格 7. 构成犯罪的依法追究刑事责任

续表

药品法条款	违法行为	处罚
第93条	药监部门违法发给许可证、GMP、GSP认证证书、进口药品注册证、新药证书、药品批准文号等	1. 责令收回违法发给的证书,撤销药品批准证明文件 2. 个人给予行政处分 3. 构成犯罪的依法追究刑事责任
第94条	药监部门、药检机构或其人员参与药品生产、经营活动	1. 责令改正 2. 没收违法所得 3. 个人给予行政处分
第95条	在药品监督检验中违法收取检验费用	1. 责令改正 2. 个人给予行政处分 3. 对情节严重的药品检验所撤销其检验资格
第96、91条	与企业生产销售假劣药有关的有失职、渎职行为的药监人员以及不履行药品广告审查职责造成虚假广告等	1. 给予行政处分 2. 构成犯罪的依法追究刑事责任
第98条	滥用职权、徇私舞弊、玩忽职守的药品监督管理人员	1. 给予行政处分 2. 构成犯罪的依法追究刑事责任

第三节 《药品管理法实施条例》的重要条款

《药品管理法实施条例》是《药品管理法》的配套法规,按照《药品管理法》的体例,并与其章节相对应,10章,共86条。

《药品管理法实施条例》遵循《药品管理法》的立法宗旨和原则,依据法的相关规定进一步细化,增加了操作性规定。特别对药品监督管理机关的审批程序、期限提出明确要求,对有关规定具体化。并根据《中国加入世界贸易组织承诺》,增加了有关新规定。

一、总则

国务院药品监督管理部门设置国家药品检验机构。

省级人民政府药品监督管理部门可以在本行政区域内设置药品检验机构。

地方药品检验机构的设置规划由省级药品监督管理部门提出,报省级人民政府批准。

国务院和省级人民政府的药品监督管理部门可以根据需要,确定符合药品检验条件的检验机构承担药品检验工作。

二、药品生产企业管理

《药品管理法实施条例》第二章"药品生产企业管理",共8条,主要包括:

(一)开办药品生产企业的审批规定和程序

1. 申请筹建　开办药品生产企业,申办人应当向省级药品监督管理部门提出申请,经其审查并做出是否同意筹建的决定。

2. 申请《药品生产许可证》 申办人完成拟办企业筹建后,应当向原审批部门申请验收。原审批部门应依据《药品管理法》第八条规定的开办条件组织验收;验收合格的,发给《药品生产许可证》。《药品生产许可证》应当标明有效期和生产范围。《药品生产许可证》有效期为5年。有效期届满需要继续生产药品的,持证企业应当在许可证有效期届满前6个月,按照国务院药品监督管理部门规定申请换发《药品生产许可证》。药品生产企业终止生产药品或关闭的,《药品生产许可证》由原发证部门撤销。药品生产企业变更《药品生产许可证》许可事项的,应向原发证机关申请《药品生产许可证》变更登记。

3. 登记注册 申办人凭《药品生产许可证》到省级药品监督管理部门申请CMP认证。

(二) 实施 GMP 认证

1. GMP认证的主体 条例第5条规定GMP认证主体为省级以上药品监督管理部门。其中,国家食品药品监督管理部门负责注射剂、放射性药品、生物制品的药品生产企业的认证工作,并负责规定GMP的实施办法和实施步骤,以及统一规定GMP认证证书的格式。省级药品监督管理部门负责除上述药品外,其他药品的药品生产企业的GMP认证工作。

2. 申请和认证期限 条例第6条规定,新开办药品生产企业、药品生产企业新建车间或新增生产剂型的,应当自取得药品生产证明文件或者经批准,生产之日起30日内提出认证申请;省以上药品监督管理部门应当自收到企业申请之日起6个月内,组织对申请企业进行认证,认证合格的发给认证证书。

3. 认证检查员库 条列第7条规定,国家食品药品监督管理部门应当设立GMP认证检查员库,并规定进行GMP认证时,省以上药品监督管理部门必须按照规定,从认证检查员库中随机抽取认证检查员组成认证检查组进行认证检查。

(三) 药品生产应当遵守的规定

1. 对生产药品原料要求 药品生产企业生产药品所使用的原料药,必须具有国务院药品监督管理部门核发的药品批准文号或者进口药品注册证书、医药产品注册证书;但是未实施批准文号管理的中药材、中药饮片除外。

2. 有关委托生产药品的规定 接受委托生产药品的,受托方必须是持有与其受托生产的药品相适应的药品GMP认证证书的药品生产企业。疫苗、血液制品和国务院药品监督管理部门规定的其他药品,不得委托生产。

三、药品经营企业管理

《药品管理法实施条例》第三章"药品经营企业的管理",共有9条,主要包括:

(一) 开办药品经营企业的审批规定和程序

1. 申请筹建 拟开办批发企业的向省级药品监督管理部门提出筹建申请;零售企业向设区市级药品监督管理机构提出筹建申请。获准后进行筹建。

2. 申请《药品经营许可证》 申办人完成筹建后,向原批准筹建的部门、机构申请核发《药品经营许可证》。符合条件的,由省级药品监督管理部门发给药品批发经营许可证;设区市级药品监督管理机构发给药品零售经营许可证。《药品经营许可证》应标明有效期和经营范围。药品经营企业变更许可事项的,应在许可事项发生变更30日前,向原发证机关申请变更登记。《药品经营许可证》有效期为5年。有效期届满,需继续经营药品的,应在届满前6个月,按国家药品监督管理部门规定申请换发《药品经营许可证》。药品经营企业终止经营药品或者关闭的,由原发证机关撤销《药品经营许可证》。

3. 登记注册 申办人凭《药品经营许可证》向有关部门申请 GSP 认证。

(二)实施 GSP 认证

国家对药品经营企业实施 GSP 认证。新开办的药品批发、零售经营企业,自取得许可证后30 日内,申请 GSP 认证。省级药品监督管理部门负责组织药品批发企业的 GSP 认证工作,还应当设立 GSP 认证检查员库。认证合格的,发给认证证书。设区和市级药品管理部门负责组织药品零售企业的 GSP 认证工作,GSP 认证证书格式由国务院药品监督管理部门统一规定。

有关 GSP 内容及其认证工作,详见本书第九章。

(三)通过互联网进行药品交易的规定

通过互联网进行药品交易的药品生产企业、经营企业、医疗机构及其交易的药品,必须符合《药品管理法》和本条例的规定。互联网药品交易服务的管理方法,由国务院药品监督管理部门会同国务院有关部门制定。

(四)城乡集贸市场出售中药材等的规定

交通不便的边远地区城乡集市贸易市场没有药品零售企业的,当地药品零售企业经所在地县(市)药品监督管理机构批准并到工商行政管理部门办理登记注册后,可以在该城乡集市贸易市场内设点并在批准经营的药品范围内销售非处方药品。

四、医疗机构的药剂管理

《药品管理法实施条例》第四章"医疗机构的药剂管理",共 8 条,主要包括:

(一)医疗机构药剂技术工作人员的规定

医疗机构审核和调配处方的药剂人员必须是依法经资格认定的药学技术人员。

(二)医疗机配制制剂的规定

1.《医疗机构制剂许可证》的审批规定与程序 医疗机构设立制剂室,应当向所在地省级卫生行政部门提出申请,经审核同意后,报同级人民政府药品监督管理部门审批;省级药品监督管理部门验收合格的,予以批准,发给《医疗机构制剂许可证》。

省级卫生行政部门和药品监督管理部门应当在各自收到申请之日起 30 个工作日内,作出是否同意或者批准的决定。

2.《医疗机构制剂许可证》的管理 医疗机构变更《医疗机构制剂许可证》许可事项的,新增配制剂型或改变配制场所的,需经省级药品监督管理部门验收合格后,变更登记。

《医疗机构制剂许可证》有效期 5 年,有效期届满,需继续配制制剂的,届满前 6 个月,按国家药品监督管理部门规定申请换发许可证。医疗机构终止配制制剂或者关闭的,由原发证机关撤销许可证。

3. 医疗机构制剂需取得批准文号 医疗机构配制制剂,必须按照国务院药品监督管理部门的规定报送有关资料和样品,经所在地省级药品监督管理部门批准,并发给制剂批准文号后,方可配制。

4. 制剂的禁止性规定 医疗机构配制的制剂不得在市场上销售或者变相销售,不得发布医疗机构制剂广告。

5. **制剂调剂使用规定** 发生灾情、疫情、突发事件或者临床急需而市场没有供应时,经国务院或者省级药品监督管理部门批准,在规定期限内,医疗机构配制的制剂可以在指定的医疗机构之间调剂使用。

国务院药品监督管理部门规定的特殊制剂的调剂使用以及省、自治区、直辖市之间医疗机构制剂的调剂使用,必须经国务院药品监督管理部门批准。

(三) 医疗机构购进和保管药品及调配处方的规定

1. **购进药品的规定** 医疗机构购进药品,必须有真实、完整的药品购进记录。药品购进记录必须注明药品的通用名称、剂型、规格、批号、有效期、生产厂商、供货单位、购货数量、购进价格、购货日期以及国务院药品监督管理部门规定的其他内容。

2. **药剂人员调配处方的规定** 医疗机构向患者提供的药品应当与诊疗范围相适应,并凭执业医师或者执业助理医师的处方调配。

计划生育技术服务机构采购和向患者提供药品,其范围应当与经批准的服务范围相一致,并凭执业医师或者执业助理医师的处方调配。

个人设置的门诊部、诊所等医疗机构不得配备常用药品和急救药品以外的其他药品。常用药品和急救药品的范围和品种,由所在地的省级卫生行政部门会同同级药品监督管理部门制定。

五、药品管理

《药品管理法实施条例》第五章"药品管理",共 16 条,主要包括:

(一) 在药品审批方面国家与省级药品监督管理部门的分工

药物临床试验、生产药品和进口药品,应当符合《药品管理法》及本条例的规定,经国务院药品监督管理部门审查批准;国务院药品监督管理部门可以委托省级药品监督管理部门对申报药物的研制情况及条件进行审查,对申报资料进行形式审查,并对试制的样品进行检验。具体办法由国务院药品监督管理部门制定。

(二) 新药临床试验的规定

药物临床试验机构进行药物临床试验,应当事先告知受试者或者其监护人真实情况,并取得其书面同意。

(三) 新型化学成分药品的未披露材料的保护规定

国家对获得生产或者销售含有新型化学成分药品许可的生产者或者销售者提交的自行取得且未披露的试验数据和其他数据实施保护,任何人不得对该未披露的试验数据和其他数据进行不正当的商业利用。自药品生产者或者销售者获得生产、销售新型化学成分药品和许可证明文件之日起 6 年内,对其他申请人未经已获得许可的申请人同意,使用前款数据申请生产、销售新型化学成分药品许可的,药品监督管理部门不予许可;但是,其他申请人提交自行取得数据的除外。

除下列情形外,药品监督管理部门不得披露本条第一款规定的数据:①公共利益需要;②已采取措施确保该类数据不会被不正当地进行商业利用。

(四) 生产已有国家标准药品的申报审批的规定

生产已有国家标准的药品,应当按照国务院药品监督管理部门的规定,向省级药品监督管理部门或者国务院药品监督管理部门提出申请,报送有关技术资料并提供相关证明文件。省级药品监督管理部门应当自受理申请之日起 30 个工作日内进行审查,提出意见后报送国务院药品监督管理部门审核,并同时将审查意见通知申报方。国务院药品监督管理部门经审核符合规定的,发给药品批准文号。

(五) 试行期标准的药品必须转正

生产有试行期标准的药品,应当按照国务院药品监督管理部门的规定,在试行期满前 3 个月,提出转正申请;国务院药品监督管理部门应当自试行期满之日起 12 个月内对该试行期标准进行审查,对符合国务院药品监督管理部门规定的转正要求的,转为正式标准;对试行标准期满未按照规定提出转正申请或者原试行标准不符合转正要求的,国务院药品监督管理部门应当撤销该试行标准和依据该试行标准生产药品的批准文号。

(六) 有关新药监测期

国务院药品监督管理部门根据保护公众健康的要求,可以对药品生产企业生产的新药品种设立不超过 5 年的监测期;在监测期内,不得批准其他企业生产和进口。

(七) 进口药品的审批制度

申请进口的药品,应当是在生产国家或者地区获得上市许可的药品;未在生产国家或者地区获得上市许可的,经国务院药品监督管理部门确认该药品品种安全、有效而且临床需要的,可以依照《药品管理法》及本条例的规定批准进口。

进口药品,应当按照国务院药品监督管理部门的规定申请注册。国外企业生产的药品取得《进口药品注册证》,中国香港、澳门和台湾地区企业生产的药品取得《医药产品注册证》后,方可进口。

医疗机构因临床急需进口少量药品的,应当持《医疗机构执业许可证》向国务院药品监督管理部门提出申请;经批准后,方可进口。进口的药品应当在指定医疗机构内用于特定医疗目的。

(八) 疫苗、血液制品、诊断试剂实行批签发制度。

疫苗类制品、血液制品、用于血源筛查的体外诊断试剂以及国务院药品监督管理部门规定的其他生物制品在销售前或者进口时,应当按照国务院药品监督管理部门的规定进行检验或者审核批准;检验不合格或者未获批准的,不得销售或者进口。

(九) 药品再注册

国务院药品监督管理部门核发的药品批准文号、《进口药品注册证》《医药产品注册证》的有效期为 5 年。有效期届满,需要继续生产或者进口的,应当在有效期届满前 6 个月申请再注册。药品再注册时,应当按照国务院药品监督管理部门的规定报送相关资料。有效期届满,未申请再注册或者经审查不符合国务院药品监督管理部门关于再注册的规定的,注销其药品批准文号、《进口药品注册证》或者《医药产品注册证》。

(十) 药品的再评价与淘汰的规定

国务院药品监督管理部门对已批准生产、销售的药品进行再评价,根据药品再评价结果,可以采取责令修改药品说明书,暂停生产、销售和使用的措施;对不良反应大或者其他原因危害人体健康的药品,应当撤销该药品批准证明文件。

(十一) 中药管理规定

国家鼓励培育中药材。对集中规模化栽培养殖、质量可以控制并符合国务院药品监督管理部门规定条件的中药材品种,实行批准文号管理(详见第十三章)。

六、药品包装的管理

《药品管理法实施条例》中第六章"药品包装的管理"共4条,主要包括:

(一) 药包材和容器的管理规定

1. 直接接触药品的包装材料和容器的规定 药品生产企业使用的直接接触药品的包装材料和容器,必须符合药用要求和保障人民健康、安全的标准,并经国务院药品监督管理部门批准注册。直接接触药品的包装材料和容器的管理办法、产品目录和药用要求与标准,由国务院药品监督管理部门组织制定并公布。

2. 药品包装的要求及中药材包装规定 药品包装必须适合药品质量的要求,方便贮存、运输和医疗使用。

生产中药饮片,应当选用与药品性质相适应的包装材料和容器;包装不符合规定的中药饮片,不得销售。中药饮片包装必须印有或者贴有标签。

3. 医疗机构制剂包装材料和容器的规定 医疗机构配制制剂所使用的直接接触药品包装材料的容器、制剂的标签和说明书应当符合《药品管理法》第六章和本条例的有关规定,并经省级药品监督管理部门批准。

(二) 药品标签和说明书的规定

中药饮片的标签必须注明品名、规格、产地、生产企业、产品批号、生产日期,实施文号管理的中药饮片还必须注明药品批准文号。

药品商品名称应当符合国务院药品监督管理部门的规定。

七、药品价格和广告的管理

1. 药品广告的审批规定与程序 发布进口药品广告,应当依照前款规定向进口药品代理机构所在地省级药品监督管理部门申请药品广告批准文号。

在药品生产企业所在地和进口药品代理机构所在地以外的省、自治区、直辖市发布药品广告的,发布药品广告的企业应当在发布前向发布地省级药品监督管理部门备案。接受备案的省级药品监督管理部门发现广告批准内容不符合药品广告管理规定的,应当交由原核发部门处理。

2. 药品广告的处理规定 经国务院或者省级药品监督管理部门决定,责令暂停生产、销售和使用的药品,在暂停期间不得发布该品种药品广告;已经发布广告的,必须立即停止。

未经省级药品监督管理部门批准的药品广告,使用伪造、冒用、失效的药品广告批准文号的广告,或者因其他广告违法活动被撤销药品广告批准文号的广告,发布广告的企业、广告经营者、广告发布者必须立即停止该药品广告的发布。

对违法发布药品广告,情节严重的,省级药品监督管理部门可以予以公告。

八、药品监督

《药品管理法实施条例》中第八章"药品监督",共 7 条,主要包括:

(一)药品质量抽查检验

1. 药品质量抽查检验　药品抽样必须由两名以上药品监督检查人员实施,并按照国务院药品监督管理部门的规定进行抽样;被抽检方应当提供抽检样品,不得拒绝。

药品被抽检单位没有正当理由,拒绝抽查检验的,国务院药品监督管理部门和被抽检单位所在地省级药品监督管理部门可以宣布停止该单位拒绝抽检的药品上市销售和使用。

2. 药品检验方法的补充　对有掺杂、掺假嫌疑的药品,在国家药品标准规定的检验方法和检验项目不能检验时,药品检验机构可以补充检验方法和检验项目进行药品检验;经国务院药品监督管理部门批准后,使用补充检验方法和检验项目所得出的检验结果,可以作为药品监督管理部门认定药品质量的依据。

3. 药品质量公告和复验　国务院和省级药品监督管理部门应当根据药品质量抽查检验结果,定期发布药品质量公告。药品质量公告应当包括抽验药品的品名、检品来源、生产企业、生产批号、药品规格、检验机构、检验依据、检验结果、不合格项目等内容。药品质量公告不当的,发布部门应当自确认公告不当之日起 5 日内,在原公告范围内予以更正。

当事人对药品检验机构的检验结果有异议,申请复验的,应当向负责复验的药品检验机构提交书面申请、原药品检验报告书。复验的样品从原药品检验机构留样中抽取。

(二)行政强制措施

不符合立案条件的,应当解除行政强制措施;需要暂停销售和使用的,应当由国务院或者省级药品监督管理部门作出决定。

(三)药品行政性收费的规定

药品抽查检验,不得收取任何费用。当事人对药品检验结果有异议,申请复验的,应当按照国务院有关部门或者省级人民政府有关部门的规定,向复验机构预先支付药品检验费用。复验结论与原检验结论不一致的,复验检验费用由原药品检验机构承担。

依据《药品管理法》和《药品管理法实施条例》的规定核发证书、进行药品注册、药品认证和实施药品审批检验及其强制性检验,可以收取费用。具体收费标准由国务院财政部门、国务院价格主管部门制定。

九、法律责任

《药品管理法实施条例》中第九章"法律责任",共 20 条,主要包括:

1. 违反有关药品许可证、药品批准证明文件的规定的违法行为应当承担的法律责任　见表4-7。

表 4-7　对违反药品许可证、药品批准证明文件的违法行为者的处罚表

实施条例条款	违法行为	处罚
第 65 条	未经批准,在城乡集市贸易市场设点销售药品或者超出批准经营范围的销售	依照《药品管理法》第 73 条的规定处罚

续表

实施条例条款	违法行为	处罚
第 66 条	医疗机构擅自使用其他医疗机构配制的制剂的	依照《药品管理法》第 80 条的规定处罚
第 67 条	个人设置的门诊部、诊所提供的药品超出规定的范围和品种的	依照《药品管理法》第 73 条的规定处罚
第 74 条	未依法办理许可事项变更登记手续,仍继续从事药品生产企业、经营企业或医疗机构	1. 给予警告,责令限期补办变更 2. 逾期不补办的,宣布其许可证无效 3. 仍从事药品生产经营活动的,依照《药品管理法》第 73 条的规定处罚

2. 生产、销售使用假药、劣药应承担的法律责任　见表 4-8。

表 4-8　对生产、销售假劣药者的处罚表

实施条例条款	违法行为	处罚
第 64 条	擅自委托或者接受委托生产药品的	依照《药品管理法》第 74 条的规定处罚
第 68 条	医疗机构使用假药、劣药的	依照《药品管理法》第 74 条、第 75 条的规定处罚
第 71 条	生产中药饮片,不符合省级部门制定的炮制规范的;医疗机构不按照省级部门批准的标准配制制剂的	依照《药品管理法》第 75 条的规定给予处罚
第 79 条	1. 以"麻、精、毒、放"药品冒充其他药品或以其他药品冒充上述药品的 2. 生产、销售、使用假药、劣药,有下列情况:①以孕产妇、婴幼儿及儿童为主要使用对象;②为生物制品、血液制品;③造成人员伤害后果的;④经处理后重犯的;⑤拒绝、逃避监督检查,或伪造、销毁、隐匿有关证据材料的,或擅自动用查封扣押物品的	由药品监管部门在《药品管理法》和本条例规定的处罚幅度内从重处罚

3. 违反药品管理法其他有关规定应承担的法律责任　见表 4-9。

表 4-9　违反药品管理法其他有关规定应承担的法律责任

实施条例条款	违法行为	处罚
第 63、69 条	1. 开办药品生产企业、新建药品生产车间、新增生产剂型,在规定的时间内未通过 GMP 认证,仍进行药品生产的 2. 开办药品经营企业,在规定的时间内未通过 GSP 认证,仍进行药品经营的 3. 擅自进行临床试验的医疗机构	依照《药品管理法》第 79 条的规定处罚
第 70 条	报送虚假研制方法、质量标准、药理及毒理试验结果等有关资料和样品的	1. 对申报者给予警告 2. 情节严重的,3 年内不受理该申报者该品种的临床试验申请
第 73 条	生产、经营的药品及配制的制剂,其包装、标签、说明书违反《药品管理法》及本条例规定的	依照《药品管理法》第 92 条的规定处罚

续表

实施条例条款	违法行为	处罚
第75条	违反药品价格管理规定	依照价格法处罚
第76条	篡改经批准的药品广告内容的	责令广告主立即停止该药品广告的发布,并由原审批的药品监督管理部门依照《药品管理法》第92条的规定处罚
第77条	未按照规定向发布广告地的省级药品监管部门备案的	1. 责令限期改正 2. 逾期不改正的,停止该药品品种在发布地的广告活动
第78条	未经省级药品监管部门批准,擅自发布药品广告的	由广告监督管理部门依法查处

4. 实施法律责任的有关规定　药品经营企业、医疗机构未违反《药品管理法》和本条例的有关规定,并有充分证据证明其不知道所销售或者使用的药品是假药、劣药的,应当没收其销售或者使用的假药、劣药和违法所得;但是,可以免除其他行政处罚。

药品监督管理部门设置的派出机构,有权作出《药品管理法》和本条例规定的警告、罚款、没收违法生产、销售的药品和违法所得的行政处罚。

违反本条例第48条、第49条、第50条、第51条、第52条关于药品价格管理的规定的,依照《价格法》的有关规定给予处罚。

依照《药品管理法》和《药品管理法实施条例》的规定没收的物品,由药品监督管理部门按照规定监督处理。

复习思考题

1. 叙述依法开办药品生产企业、药品批发和零售企业、医疗机构配制制剂的条件及程序。
2. 简述药品广告、包装标签、说明书的法律规定。
3. 药品管理法规定的法律责任、行政处罚各有哪几种?
4. 药品生产、药品经营、医疗机构配制制剂应遵循哪些法律规定?
5. 什么是假药? 哪些情形应按假药论处? 生产、销售假药应承担什么法律责任?
6. 什么是劣药? 哪些情形应按劣药论处? 生产、销售劣药应承担什么法律责任?
7. 药品管理法主要规定了哪些违法行为的法律责任?

（肖衍宇　肖宏浩）

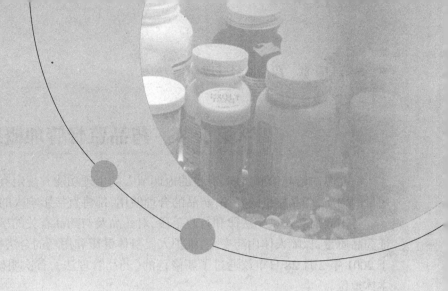

第五章

药品监督管理

【 Key Content & Objective 】

Key content: Supervision and management of drugs is an important part of pharmacy administration. It not only supervises the whole process of drugs preparing, producing, supplying and using by means of law, administration and technology, etc, but also standardizes the related behaviors to drugs and guarantees their qualities in order to safeguard public safety, effectiveness, economy and reasonableness in medication. This chapter mainly introduces concepts, principles, characteristics and basic contents both for supervision and management of drugs and their qualities.

Learning objectives: (1) Students are required to master concepts, principles, characteristics and basic contents both for supervision and management of drugs and their qualities. (2) Students need to be familiar with regulations of the Pharmacopoeia of the People's Republic of China and the corresponding drug standards, policies of essential drugs as well as regulations of the country's management of ethical and over-the-counter drugs.

第一节　药品监督管理概述

药品是防治与诊断疾病、有目的地调节人的生理功能并规定有适应证或者功能主治、用法和用量的物质,药品质量的好坏,药品的合理使用,都将直接影响人的健康和生命。

各国政府普遍采用法律和行政手段,对药品及与药品有关的事宜实施严格的监督管理,以保证药品质量,保障人体用药安全,维护人民身体健康和用药的合法权益。第九届全国人大常委会于 2001 年 2 月 28 日审议通过了新修订的《药品管理法》,首次明确了药品监督管理部门的执法主体地位。

国家食品药品监督管理总局是国务院综合监督食品、保健品、化妆品安全管理和主管药品监管的直属机构, 负责对药品(包括中药材、中药饮片、中成药、化学原料药及其制剂、抗生素、生化药品、生物制品、诊断药品、放射性药品、麻醉药品、毒性药品、精神药品、医疗器械、卫生材料、医药包装材料等)的研究、生产、流通、使用进行行政监督和技术监督;负责食品、保健品、化妆品安全管理的综合监督、组织协调和依法组织开展对重大事故查处;负责保健品的审批。

一、药品监督管理的概念、范围和原则

(一) 药品监督管理的概念

药品监督管理(supervision and management of drugs)是指国家行政主体根据法律授予的职权,依照法定的药品标准、法律、行政法规及规章,对药品研制、生产、经营、使用、进出口、广告、价格等环节的机构(或组织)、个人等的资质与行为进行的监督检查活动。药品监督管理具有两方面的作用:一是保证药品质量,保障人体用药安全,维护公众身体健康和用药的合法权益;二是规范药品研制、生产、经营、使用等环节的行为与秩序,保障企业、单位及个人从事药品研制、生产、经营、使用的合法权益,打击相关违法犯罪行为。

(二) 药品监督管理的范围

在中国境内从事药品研制、生产、经营、价格、广告、使用等环节的单位和个人,必须接受国家行政机关的依法监督与检查。必要时国家行政机关有权到境外进行现场监督检查,例如新药研究中的境外现场监督检查。

(三) 药品监督管理的原则

1. 目标明确性原则　药品监督管理是国家和政府的职能和义务。药品监督管理的目标非常明确,就是规范药品研制、生产、经营、使用四大环节中的药事行为,达到研制好药品、生产好药品、经营好药品、使用好药品的目的。

2. 强制性与限制性相结合原则　药品监督管理是国家行政机关依据宪法并通过立法行使法律授予的权利,对有关药事活动实施强制性的监督管理。相关单位和个人不得以任何理由和借口拒绝接受监督检查。与此同时,药品监督管理也必须依法、守法,不允许超越法律授权执法,不允许侵害有关药事组织或公众的合法权益。新修订的《药品管理法》,对药品监督管理机关实施监督检查时,规定了必须履行的职责和义务。

3. 行政监督与技术监督相结合原则　行政监督的实质是检查相对方的资质、行为、过程等是否合法,而技术监督的实质是检查相对方的行为所引发的客观存在是否符合规定的技术与质

量要求。因此,行政监督与技术监督相结合就必然伴随着药品监督管理的全过程。

4. 法制化与规范化相结合原则　综合运用现代科技管理手段,把科学、规范化管理融入严格执法之中,采用科学规范的监管方式、方法,不断增加监管执法的科技含量,使药品监督管理工作逐步走上法制化与规范化相结合轨道,最大限度地发挥监管执法效能。为此国家制订了包括药品质量、过程质量、质量保证体系、从事药事工作人员的质量以及他们的工作质量等一系列管理规范及其细则,与相对应的法律法规结合起来,形成一系列法制化、科学化、规范化的药品监督法律体系。

二、药品监督管理的主要内容

药品监督管理的主要内容,概括起来有三方面,其一是对药事组织的监督管理,其二是对药品的监督管理,其三是对药品质量的监督管理。由于药品质量监督管理是药品监督管理的重要组成部分,因此设立专节(本章第二节)对药品质量监督管理进行阐述。

(一)药事组织监督管理

1. 药事组织许可证的监督管理　行政许可亦即资质证明,是指国家行政机关对直接关系到国家安全、经济安全、公共利益以及人身健康、生命财产安全的事项;有限自然资源的开发利用、有限公共资源的配置的事项;通过事后补救难以消除影响和难以挽回重大损失等相关事项,根据公民、法人或者其他组织的申请,经依法审核,准予其从事特定活动的行为。国家设立行政许可的目的在于维护公民、法人或者其他组织的合法权益,维护公共利益和社会秩序,保障行政机关依法行使职权。

药事组织许可证是指必须经过政府行政部门审查、注册才能从事药品相关活动的资质证明。许可证是药事组织从事药品活动能力、条件的要求和认可,是药品安全、有效,质量可控的证明,对药事组织许可证管理,就是监督检查相关药事组织的资质是否符合所从事药品活动的有关要求,是否具有合法的行政许可证明。无许可证的药事组织不得从事药品的相关活动。

2. 药事组织行为的监督管理　药事组织行为是指组织有意识地从事药品的有关活动,它包括该药品活动的过程和结果。为了对药事组织的行为进行有效的监督管理,使监督管理工作同国际接轨,我国除了运用药品管理法等一系列法律法规外,还在药品研制、生产、经营等领域实施了 GLP、GCP、GMP、GAP、GSP 的认证制度,以便规范药事组织的行为。

(二)药品的监督管理

国家对药品实施了全过程、全方位的监督管理,涉及药品的研制与注册、生产、销售、包装、价格、广告、使用等众多环节。

1. 药品研制与药品注册管理　对药品研制与注册的监督是药品监督检查工作的起点。药品的研制和注册工作是否按照国家有关规定的秩序、步骤进行,不仅直接关系到其所提供的研究资料是否真实、可靠,能否作为药品审批的依据,更关系到药品的质量和疗效。同时,药品的研制与开发是投资多、高风险、利润大的高科技活动,它关系到我国医药事业的发展和公众健康水平的提高。因此,必须按照 GLP、GCP 严格规范药品研制行为,规范药品注册秩序,保护研制者的合法权益不受侵害,调动研制者的积极性,促进新药的研制与开发,从而保证研制、开发、注册的新药更加安全有效。药品注册监督管理还包括新药上市注册、已有国家标准的药品生产注册,以及进口药品注册的监督管理。新修订颁布的《药品注册管理办法》于2007年10月1日起施行。

2. 药品生产、流通、使用管理

(1) 生产管理　药品生产企业必须按GMP要求组织生产,这是药品管理法中明确规定的。药品的质量是生产出来的而不是检验出来的,而药品的质量直接影响药品的疗效。因此,加强对药品生产企业生产行为的监督管理,是各级药品监督管理部门的重要职能之一。它是用药品管理法和GMP规范药品生产的行为和活动,用国家药品标准检验药品的生产结果,即药品质量。把好原材料采购、生产、出厂检验、销售等各个环节质量关,使生产出来的药品质量可靠,疗效确切。

(2) 经营管理　药品经营企业必须按GSP要求经营药品。药品经营企业的经营条件、经营行为,对药品质量、合理用药及大众用药的安全有效性都具有着重要影响。因此,必须按GSP要求规范经营行为,把好药品采购、入库验收、在库养护、出库核验等各个环节质量关,使药品在流通期间,最大限度地降低药品质量的变化程度,保证所经营的药品质量可靠。规范药品经营市场,不仅保障合法经营者的合法权益,使他们在保证药品质量的前提下,能够合理定价、公平交易,获取必要利润,而且能有效地防止假劣药品混入药品市场,打击不正当竞争及扰乱药品市场秩序的违法犯罪活动,保证合格药品的及时供应。

(3) 使用管理　药品的使用管理是药品质量体系的终端环节,是药品研制、生产、销售等行为的目的,是药品价值的最终体现。国外在药品使用上早已普遍实施了《药品使用质量管理规范》(Good Using Practice,GUP)。它是医疗机构在药品使用过程中,针对药事管理机构设置、人员素质、制度职责、设施设备,药品的购进、验收、贮存、养护和调剂使用、药品不良反应监测、信息反馈、合理用药等环节制定的一整套管理标准和规程。国外实践证明,GUP是有效规范药品使用行为的标准和准则。目前我国还没有颁布实施GUP,只能按药品管理法及相关法规,对医疗机构、药品经营中药品使用环节实行宏观、粗线条的监管,从而造成了对药品使用环节的监管滞后于对药品研制、生产、经营环节的监管现象。深圳市于2004年4月在全国率先推行了《深圳市药品使用质量管理规范(试行)》,此后,石家庄市、北京市、山东省等地也先后在本省(市)推广实施了GUP。这对促使我国在全国范围内颁布实施GUP,加快我国药品使用监管与国际接轨,积极推进实施合理用药的进程,保证人们用药安全、有效、经济、合理,具有十分重要的意义。

3. 药品的包装、标识管理　药品包装具有自药品生产出厂、贮存、运输,到药品使用完毕,在药品有效期内发挥着保护药品质量、方便医疗使用的功能。而标识作为药品包装的一个组成部分,是传递药品信息,指导医疗专业人员和消费者合理选择、正确用药的重要资料和依据。国家对药品的包装、标识制订了一系列规章和条例,明确规定药品包装、标签、说明书均为统一管理。除《药品管理法》外,还制订了直接接触药品的包装材料和容器的管理办法,加强了对药品包装材料生产企业各环节的监管。药品标识是药品监督过程中感官确定假劣药品的主要途径和方法。因此,国家制订了化学药品、生物制品、放射性药品说明书规范细则;中药、天然药物处方药说明书格式内容书写要求及撰写指导原则,不仅规范了药品标识,还为药品执法人员从药品标识上辨别假劣药品提供了法定依据。

4. 药品的价格与广告管理　国家对药品价格实行政府定价、政府指导价或市场调节价。列入《基本医疗保险药品目录》的药品以及具有垄断性生产、经营的药品,实行政府定价或者政府指导价;对其他药品则实行市场调节价。药品价格直接影响着药品价值的实现。目前,我国药品市场价格虚高,致使老百姓吃药难、看病难。药品价格问题已成为当前社会关注的热点之一。造成药品价格虚高的原因很多,涉及药品生产企业、经营企业、中间商、医院、药品审批部门、药品价格审批、监督管理部门等多个部门、多个环节。2005 年 10 月 18 日国家发展和改革委员会药品价格评审中心正式成立。该中心的成立标志着药品价格管理体制的创新,将对提高药品价格决策的科学性、加强药品价格监管、规范药品市场价格秩序产生积极影响。

药品广告影响着药品的使用价值。药品由于具有其特殊性,消费者很难判断其质量的好与坏、真与伪。对于缺乏医药相关专业知识的广大消费者来说,药品广告便成为他们获取药品信息的主要渠道。尤其是一些权威机构、名人所做的药品广告,对消费者具有极大的诱惑力。《药品管理法》《中华人民共和国广告法》《药品广告审查办法》对药品广告的发布形式、发布内容、发布媒介都作了详尽的具体的规定。

三、药品监督执法

我国已经建立了由国家到省、市、县四级药品执法监督体系。目前全国药品执法监督机构共计 3 509 个,并开始建立和完善"地方政府负总责,监管部门各负其责,企业作为第一责任人"的药品安全责任体系,制定和完善了药品研制、生产、流通、使用等环节药品监督法律法规体系,如在药品研制方面,重新修订颁布了《药品注册管理办法》,加大了对药品研制环节中弄虚作假行为的监督惩罚力度;在药品生产环节,实行了药品生产企业 GMP 执行检查制度,以消除生产安全隐患。

(一) 药品监督管理的执法队伍及其职责

1. 我国药品监督管理执法队伍现状　在我国现有行政执法队伍中,药品监督执法队伍属于一支较为年轻的队伍。从 1998 年党中央、国务院决定组建国家药品监督管理局,对药品实行全方位、全过程的统一监管,到 2003 年党中央、国务院决定在国家药品监督管理局基础上组建国家食品药品监督管理局,让其继续承担药品监管职能的同时赋予其对食品监管,即综合监督、组织协调和组织对重大案件查处的职能。

2. 药品监督管理的职责　对药品的研制、生产、经营、使用进行全过程的监督检查是药品监督管理部门的主要职责。《药品管理法》对药品监督职责作了明确的规定,主要包括:

(1) 对药品研制的监督管理:在药品研制、生产、流通、使用全过程中,研制是源头,只有研制药品过程规范,结果才能科学。因此,以 GLP、GCP、《关于加强药品研究实验动物管理的通知》《药品临床研究的若干规定》《药品临床研究基地审核办法》等规范性文件对药品研制过程进行监督,规范药品研制行为;以《药品研究和申报注册违规处理办法》等为武器,对研制阶段肆意造假、违规行为进行严厉惩罚,使药物的研制、申报注册过程有法可依,有章可循,提高我国药物研究质量和效益。值得注意的是,只有申请注册的药物研制行为属于监督管理范围,其他药物研究不在监管之内。

(2) 对药品的生产、经营活动的监督管理:对药品生产、经营活动的监督,是药品监督管理部门的主要日常工作。做好药品生产、经营的监督管理,是做好全面药品监督管理工作的基础。主要包括如下几方面:①对药品生产、经营者的资格管理。②对企业生产药品实行药品生产批准文号制度。③实行进口药品的监督检验制度。

(3) 对医疗机构使用药品的监督管理:药品监督管理部门对医疗机构使用药品的监督主要

是依照《药品管理法》及配套的行政法规的规定,对医疗机构购进药品、药剂人员调配处方、药品保管、药品使用以及对药品不良反应的报告等进行监督检查。

(二) 药品的监督查处

对药品的监督查处,是药品监督管理部门最重要职责,也是药品监督查处最重要的表现形式。主要监督检查生产、上市和使用的药品的合法性,即是否经过药品监督管理部门的生产、上市、进口审批;药品质量是否达到国家标准;药品广告宣传是否经过审查批准及广告内容是否符合规定等,对不符合规定的非法药品则依照《药品管理法》及相关法律法规进行处罚。

(三) 药事组织的监督查处

对药事组织的监督查处主要包括对药事组织的市场进入或条件、行为及退出的监督管理。它包括事前监督管理和事后监督管理。例如前面提到的药事组织许可证管理,就是对某些药事组织采取的必要的事前监督管理。而对有些药事组织,如药品研究与开发组织,药品监督管理部门并不进行事前的审批管理,而是同药品生产、经营企业必须执行 GMP、GSP 一样,制定药品研究组织的条件与行为规范,并对其执行情况进行事后的监督。如用 GLP、GCP 对药品研究与开发组织进行的监督,均属对药事组织的事后监督。

(四) 对违法行为进行行政处罚

行使药品监督职权,依法加强药品市场监管,整顿和规范药品市场秩序,严密防范非法药品流入药品市场,调查、处理药品质量、中毒事故,取缔假劣药品,处理不合格药品,已成为药品监督执法管理部门近几年的主要工作内容。对已发生的药品质量、中毒事故认真调查,严肃处理;彻底取缔非法药品集贸市场;严厉打击生产、销售、使用假劣药品行为;及时销毁处理不合格药品,保障和维护人民群众用药安全的合法权益。

坚决依法取缔无证开办的药品生产企业、经营企业和医疗机构配制的制剂。没收其所生产、销售的药品、制剂及违法所得;并处以违法生产、销售、配制药品(制剂)货值金额两倍以上五倍以下的罚款;对生产、销售、配制有药品批准文号的假药,应撤销其批准文号,并责令停产、停业整顿;情节严重的吊销《药品生产许可证》《药品经营许可证》或者《医疗机构制剂许可证》;情节特别严重,构成犯罪需要追究刑事责任的,则向司法部门控告,依法追究其刑事责任。

(五) 执业药师监督查处

执业药师监督查处主要是指按照《药品管理法》及《执业药师资格制度暂行规定》《执业药师注册管理暂行办法》《执业药师继续教育管理暂行办法》等相关规定,对药学技术人员执业合法性、执业药师执业行为、相关药事组织的责任等进行监督管理,对违背职业道德、违反执业行为的执业药师依法进行处罚。

第二节　药品质量监督管理

药品质量监督管理是药品监督管理的重要组成部分。《药品管理法》颁布施行以来,我国药品质量监督管理工作逐步形成了管理体系,正向法制化、规范化的方向发展,并逐步与国际药品监督管理接轨。药品的特殊性决定了药品质量的严格性。因此,必须加强对药品研制、生产、流通、广告及使用等各个环节的药品质量监督管理,建立健全各环节的质量保证体系,保证药品质量,保证人民用药安全有效。

一、药品质量的定义及特性

(一) 药品质量的定义

药品质量(drug quality)是指药品能满足规定要求和需要的特征总和。具体说是指药品在规定的适应证、用法和用量条件下,能够满足用于预防、治疗、诊断人的疾病,有目的地调节人的生理功能等规定要求。

(二) 药品质量的特性

1. 有效性(effectiveness) 即药品的疗效,是指在规定的适应证、用法和用量条件下,能够满足于预防、治疗、诊断人的疾病,有目的地调节人体生理功能等规定要求和作用的程度。有效性是药品的最基本特征,它是区别药品与保健品、药品与食品的本质特性。

2. 安全性(safety) 是指药品在按规定的适应证、用法和用量使用的情况下,人体产生不良反应的程度。大多数药品均有不同程度的不良反应。只有药品的有效性大于不良反应的情况下,该药品才能被批准和使用。安全性是药品的基本特征。

3. 稳定性(stability) 是指药品在规定的条件下保持其有效性和安全性的能力。规定的条件包括药品的有效期限以及药品生产、贮存、运输和使用的要求。假如某物质不稳定,极易变质,虽然具有防治、诊断疾病的有效性和安全性,但也不能作为商品药流通。稳定性是药品的重要特征。

4. 均一性(homogeneity) 是指药品的每一单位产品(制剂的单位产品,如一片药、一支注射剂等;原料药的单位产品,如一箱药、一袋药等)都符合有效性、安全性的规定要求。由于人们用药剂量一般与药品的单位产品有密切关系,特别是有效成分在单位产品中含量很小的药品,若不均一,则可能因用量过小而无效,或因用量过大而中毒,甚至死亡。均一性也是药品的重要特征。

5. 经济性(economy) 药品的经济性,直观上讲是指药品生产、流通过程中形成的价格水平。而实际上药品的经济性受药品的研制、生产、经营、使用等多方面因素影响,是综合评价药品质量的重要指标,直接影响着药品价值的实现。

二、药品质量监督管理的概念、原则和特点

(一) 药品质量监督管理的概念

药品质量监督管理(drug quality supervision and management)是指国家药品监督管理主管部门,根据法律授予的权力以及法定的药品标准、法规、制度、政策,对药品研制、生产、销售、使用的药品质量(包括进出口药品质量),以及影响药品质量的工作质量进行的监督管理。

药品质量监督管理的含义包括以下几点:①药品质量监督管理是政府为了保证和控制药品质量所进行的监督管理活动;②国家通过制定、颁布药品管理法律、行政法规,强制推行对药品质量的监督管理;③国家通过立法授予政府的药品监督管理部门行使药品质量监督管理的职权。

(二) 药品质量监督管理的原则

1. 以社会效益为最高原则 药品是人们防病治病的物质基础。保证人民合理用药、安全有效,是药品质量监督管理的宗旨,也是药品生产、经营活动的目的。因此,药品质量监督管理必须以社会效益为最高准则。

2. 质量第一原则 药品是特殊商品,其特殊性决定了必须最大限度地保证药品质量。质量

问题不是水平问题,而是一个严肃的原则问题,直接关系到患者的生命安全。为了最大限度地实现保证作用,就必须实行全面的监督管理,把药品的质量放在首位。

3. 法制化与科学化高度统一原则　药品监督管理工作的社会职责、政治进步和经济发展的总趋势,决定了药品管理工作必须立法。而药品监督管理工作对药品的安全有效提供最大限度的保证,就必须依靠科学的管理方法和现代先进科学技术。从一定意义上讲,药品立法给药品严格的、科学的监督管理手段赋予了法定的性质。

4. 专业监督管理和群众性监督相结合的原则　国家为了加强药品的监督管理,设立了专业的药品监督管理机构。在药品生产、经营企业和医疗卫生单位设立了药品质量监督检验机构,开展自检自控活动。同时还设立了群众性的药品质量监督员、检查员,开展监督工作。这种专业监督与群众性监督相结合的管理制度,正在发挥着积极的作用。

(三) 药品质量监督管理的特点

1. 强制性　这是由药品的特点所决定的。药品是特殊商品,关系到公众身体健康和生命安全,药品必须符合国家药品标准。药品质量监督管理是政府为了保证和控制药品质量所进行的监督管理活动,是国家通过制定、颁布药品管理法律、行政法规,对药品研制、生产、经营、使用企业或单位行使药品质量监督管理职权,具有法定性、强制性。

2. 科学性　目前我国药品均施行国家药品标准。无论化学药品、生物制品,还是中药,都是采用现代科学技术方法和中医中药理论研制、生产的。因此药品质量监督管理必须以现代的仪器和设备为媒介,凭借先进的技术和手段,对药品的研制技术、生产工艺进行验证,对药品质量进行检定。随着科学技术的日新月异,药品质量监督管理的技术和方法也将随之发展、变化。

3. 全面性　药品质量监督管理具有管理的对象是全面的、管理的范围是全面的、参加管理的人员是全面的、质量管理的方法是全面的特点。这与药品的 GLP、GCP、GMP、GSP 的宗旨是一致的,即采用先进的科学技术,最大限度地降低人为差错,用最经济的手段,以提高人的工作质量来保证药品的研制、生产、经营、使用质量,体现药品的使用价值,不断提高全民族身体健康水平。

三、药品质量监督管理的主要内容

(一) 制定和执行药品标准

药品标准(drug standards)是药品生产、检测、监督管理的法定依据。而《中华人民共和国药典》(The Pharmacopoeia of People's Republic of China,以下简称《中国药典》)作为我国药品标准的最高法典,其水平高低及修订直接反映出我国当前医药工业和临床医学发展的主体水平。

由于历史原因,我国曾有国家标准和地方标准两种药品标准。地方标准是指各省、自治区、直辖市自行组织审批的药品标准。由于各省、自治区、直辖市自行组织审批药品时缺乏统一遵循的原则,因而地方标准药品的质量水平参差不齐。中成药方面的问题尤为突出,不但药品命名不规范,名称显示的疗效误导患者,而且存在同名异方、同方异名、同方而功能主治相差甚远的状况。此外,组方不合理、疗效不确切、毒副反应大的问题也比较严重。这些混乱状况严重威胁着人民群众用药的安全有效。2001 年新修订的《药品管理法》,不仅取消了地方审批药品标准的权利,同时也明确取消了地方药品标准。对那些组方合理、疗效确切、质量稳定的地方药品标准,通过整顿上升为国家药品标准。对那些组方不合理、疗效不确切、毒副反应大的地方标准的药品则明令淘汰。

国家药品标准是我国药品质量技术监督的核心,是市场监督的基础,是保证药品质量的关键。因此药品标准要充分体现出科学性、严肃性、规范性、先进性、实用性、前瞻性、导向性和权威性的特点。

(二) 实施监督检查和检验

1. 生产、经营、使用单位对药品进行的检查与检验 药品的质量是生产出来的而不是检验出来的。因此,药品生产企业必须按着 GMP 要求组织生产,制订高于国家标准的厂内控质量标准。把好原材料验收、入库、半成品、成品各道工序质量检查与验收关,确保药品质量。药品经营、使用单位,不仅要从合法的生产、经营单位购进药品,还要按照 GSP、《医疗机构制剂配制质量管理规范》的要求经营、使用及配制药品,把好药品采购、入库验收关。对首次经营的药品,还要做好药品的内在质量检验,确保经营和使用的药品是合格药品。

2. 药监部门对药品实施的行政监督检验 药品监督管理部门除了对药品的生产、经营、使用单位是否按规定执行 GMP、GSP、《医疗机构制剂配制质量管理规范》进行经常性的监督检查外,还要对其生产、经营、使用的药品质量实行监督抽查检验。监督抽查检验分为专项监督抽查检验和日常监督抽查检验。

(1) 国家药品监督管理部门负责全国范围内的药品质量专项监督抽查检验工作,主要包括:①全国范围内的药品同品种质量考核。②临床不良反应严重的药品的质量考核。③国家药品质量公告中公布的不合格药品。④生物制品。⑤国家药品监督管理部门认为需要抽查检验的药品。

(2) 省级药品监督管理部门负责本辖区内药品质量日常监督抽查检验工作,主要包括:①辖区内生产(配制)的药品。②经营、使用量大的药品,急救药品,进口药品。③新建或改建厂房生产的药品。④新药、新批准生产的仿制药,中药保护品种。⑤品种混乱的中药材。⑥省级药品监督管理部门认为需要监督抽查检验的药品。

此外,国家对抽查批次、数量、覆盖面、抽查计划等方面都作出了明确规定。

(三) 实行审批和许可

对药品质量实行审批和许可,是事前监督的重要内容,是从源头上保证药品质量、提高药品生产水平、加强药品监督管理的重要措施。

1. 药品注册审批 国家对新药、仿制药、进口药品等实行注册审批制度。

2. 药品生产批准文号、医疗机构制剂批准文号 药品生产批准文号、医疗机构制剂批准文号是该药品、制剂的法定标志之一。无生产批准文号的药品、制剂,任何单位不得生产、销售。药品生产批准文号由国家药品监督管理部门审批,医疗机构制剂批准文号则由省级药品监督管理部门审批。

3. 药品生产、经营、医疗机构制剂许可证 国家规定开办药品生产、经营企业和医院配制制剂的,必须首先获得《药品生产许可证》《药品经营许可证》和《医疗机构制剂许可证》。药品生产、经营、医疗机构制剂许可证是药品生产、经营企业和医疗机构生产、经营、配制制剂的能力、条件的要求和认可,是药品安全、有效,质量可控的证明。无许可证的,任何企业和单位不得生产、销售、配制药品。

4. GMP、GSP 认证 实行 GMP、GSP 认证制度,其目的是规范药品生产、经营行为,提高药品生产及经营水平,使我国药品生产和经营的管理逐步与国际接轨。

5. 药品广告审批 审批药品广告,发给药品广告批准文号等。

(四) 实施药品不良反应监测和品种整顿

1. 建立和执行药品不良反应报告和监测制度　国家卫生行政部门的《药品不良反应报告和监测管理办法》于2011年7月正式颁布实施。《药品不良反应报告和监测管理办法》的颁布,标志着我国药品不良反应报告制度和监测管理工作进入新阶段。该办法规定:药品生产企业、药品经营企业、医疗卫生机构及药品不良反应监测机构,必须按规定报告所发现的药品不良反应,并执行逐级、定期报告制度,必要时可以越级报告。对知情不报的违规单位,视情节轻重予以处罚。

2. 药品的再评价和药品品种整顿工作　我国药品管理法明确规定,国务院药品监督管理部门对已经批准生产的药品将组织专家进行再评价;对已经批准生产或者进口的药品进行调查;对疗效不确切、不良反应大或者其他原因危害人体健康的药品,则撤销批准文号或者进口药品注册证书。为此,国家设立了国家药品评价中心和省级药品评价中心(含同级药品不良反应监测中心),负责国家基本药物目录、非处方药目录的制定、调整以及药品试生产期及上市后的再评价和药品淘汰筛选工作。

以上药品质量监督管理主要内容的实施,标志着我国药品监督管理法律体系更加科学化、规范化,也标志着我国政府对药品的监管从过去的只注重生产经营的监管向药品的全过程、全方位监管方面迈进。

四、药品质量监督检验

药品质量监督检验是药品质量监督的重要组成部分,是药品质量监督管理的重要依据。质量监督必须采用检验手段。为了加强药品质量监督检验,国家设置了专门药品质量法定检验机构,配备了检验仪器和专业技术人员,依据国家的法律规定,对研制、生产、经营、使用及进出口药品、医疗单位自制的制剂质量依法进行检验。这种监督检验与药品生产企业的产品检验及药品经营企业的验收检验性质不同,它的目的是为药品监督提供信息和依据。

(一) 药品质量监督检验的性质

药品质量监督检验具有权威性、仲裁性和公正性。

1. 权威性　药品监督检验是代表国家对研制、生产、经营、使用的药品质量进行的检验,具有比生产或验收检验更高的权威性。

2. 仲裁性　药品监督检验是根据国家的法律规定进行的检验,在法律上具有更强的仲裁性。上级药品检验所的检验对下级药品检验所具有仲裁性。

3. 公正性　监督检验与药品生产检验的性质不同,药品生产检验属于验收性质,而药品监督检验具有第三方检验的公正性,不涉及买卖双方的经济利益,不以盈利为目的,具有很强的公正性。

(二) 药品质量监督检验的类型

1. 抽查性检验　是指药品监督管理部门授权药品检验所定期或不定期地对药品生产企业、经营企业和医疗单位的药品质量进行检查和抽验。抽验的重点是需求量大、应用面广、质量不稳定、贮存期过长、易混淆、易变质、外观有问题的药品及医疗单位自制制剂。抽验是一种强制性检验,抽验结果由药品监督主管部门发布《药品质量检验公报》。发现药品质量问题,要依法处理。

2. 委托检验 某些药品生产、经营企业和医疗单位不具备某些检验技术和检验条件的,可由药品监督管理部门委托药品检验所检验,这种委托药品检验所进行的药品检验,属于委托检验。

3. 复核检验 复核检验是对原检验结果的复验,其目的是为了证明原检验数据和结果的可靠性和真实性,以确保药品的质量。如研制新药或仿制药品、评定优质药品、鉴定新工艺等,向药品监督管理部门报批前,送药品检验所进行的检验称之为复核检验。

4. 仲裁检验 仲裁检验是公正判定、裁决有质量争议的药品,保护当事人的正当权益的检验。因此,只对有争议的药品进行检验,必要时要抽查所涉及的企事业单位的质量保证体系条件,弄清质量责任。处理办法是由仲裁质量监督部门进行裁决或调解。

5. 进出口药品检验 进出口药品检验是指对进出口药品实施的检验。进口药品检验按《中华人民共和国药品管理法》和有关规定执行,由口岸药品检验所进行检验,出口药品按出口合同的标准检验。

五、药品标准

(一)药品标准的定义及制定原则

1. 药品标准的定义 药品标准是国家对药品质量规格及检验方法所作的技术规定,是药品生产、供应、使用、检验和管理部门共同遵循的法定依据。它还包括以下含义:①药品标准具有法定性质,属强制性标准;②药品标准是由国务院药品监督管理部门颁布的;③药品标准是对药品质量规格和检验方法所作的技术规定;④药用辅料标准、药品卫生标准均属药品标准;⑤所有从事药品生产、经营、使用、检验、科研的单位和个人均应遵循药品标准,保证药品质量。

2. 药品标准制定原则 制定药品标准时要尽可能地反映药品的质量、生产技术水平和管理水平,并要坚持以下原则:

(1)坚持质量第一,充分体现"安全有效、技术先进、经济合理"的原则,并尽可能采用国外先进药典标准,使其能起到促进提高质量、择优发展的作用。

(2)从生产、流通、使用各个环节了解影响药品质量的因素,有针对性地规定检测项目,切实加强对药品内在质量的控制。

(3)根据"准确、灵敏、简便、快速"的原则选择检验方法,既要考虑实际条件,又要反映新技术的应用和发展。

(4)标准中各种限度的规定应结合实际,要保证药品在生产、贮存、销售和使用过程中的质量。

(二)药品标准的类型及收载范围

1. 我国药品标准的主要类型

(1)我国现行的药品标准:《中国药典》属于国家药品标准,是法定的、强制性标准,由国家药典委员会制定,国务院药品监督管理部门颁布。现行版为《中国药典》2015年版,可分为一、二、三、四部。

局颁药品标准也属国家药品标准范畴,包括《中国生物制品规程》《药品卫生标准》等。

(2)按药品注册分类

1)药品注册标准:是指国家批准给申请人特定的药品标准,是生产该药品的企业必须执行的标准。

2) 药品正式标准:是指新药试行标准转正后的标准以及国家已批准或已经收载入《中国药典》或局颁布的标准。

3) 新药的试行标准:是指新药批准生产时批准的药品标准。新药的试行标准试行 2 年后,符合要求的可转为正式标准。

无论是试行标准还是转正后的标准,都是该药品的注册标准,是该药品生产企业生产该药品所必须执行的标准。如果该药品有多个企业被批准生产,该药品就有多个药品注册标准,但均不得低于《中国药典》的标准。

2. 药品标准的收载范围

(1)《中国药典》的收载范围:医疗必需、临床常用、疗效肯定、质量好、不良反应小、优先推广使用并有标准规定,能控制或能检定质量的品种。具体规定如下:

1) 工业生产的药品应是工艺成熟、质量稳定、可成批生产的。

2) 中药材应是医疗常用,品种来源清楚,并有鉴别真伪和必要的质量规定,疗效验证确切,资源丰富,科研工作比较成熟,在制剂中常用的药材。

3) 中成药应是使用面广、处方合理、工艺成熟,有较长期的使用经验,原料较易解决。

4) 临床必需的验方、制剂,择优选收;医疗常用的辅料、基质等,适当收载。

(2) 列入药品标准的品种要求

1) 国家药品监督管理部门审核批准的药品包括新药、仿制药品和特殊管理的药品等。

2) 上版药典收载而现行版尚未列入的,疗效肯定,国内几省仍生产、使用并需修订统一标准的药品。

(三) 药品标准的格式

我国的药品标准分为化学药品、中药、生物制品三种格式。

1. 化学药品标准格式(原料、药用辅料、制剂) ①品名(中文名、汉语拼音名、英文名);②有机药物的结构式;③分子式与相对分子质量;④来源或有机药物的化学名称;⑤含量或效价规定;⑥处方;⑦制法;⑧性状;⑨鉴别;⑩检查;⑪含量或效价测定;⑫类别;⑬规格;⑭储藏;⑮制剂等。

2. 中药标准格式(药材及饮片、植物油脂和提取物、成方制剂和单味制剂) ①品名(中文名、汉语拼音名、拉丁名);②来源;③处方;④制法;⑤性状;⑥鉴别;⑦检查;⑧浸出物;⑨含量测定;⑩炮制;⑪性味与归经;⑫功能与主治;⑬用法与用量;⑭注意;⑮规格;⑯贮藏;⑰制剂等。

3. 生物制品标准格式 ①品名(中文名、汉语拼音名、英文名);②定义组成及用途;③基本要求;④制造;⑤检定(原液、半成品、成品);⑥保存运输及有效期;⑦使用说明(预防类制品)等。

(四)《中国药典》

《中国药典》由国家药典委员会编纂出版。有 1953 年、1963 年、1977 年、1985 年、1990 年、1995 年、2000 年、2005 年、2010 年、2015 年共 10 版,现行版为 2015 年版,于 2015 年 12 月 1 日正式颁布实施。 除 1953 年仅为一部外,1963~1995 年版次均分为一、二部。自 2000 年版开始,分为一、二、三部,而 2015 年版分为一、二、三、四部。并自 1985 年起,《中国药典》每 5 年修订再版 1 次。第 10 届国家药典委员会已于 2010 年 12 月成立。

《中国药典》2015 年版分四部:一部为中药,二部为化学药,三部为生物制品,四部为总则,共收载品种 5 608 种。其中一部收载品种 2 598 种,二部收载品种 2 603 种,三部收载品种 137 种,并首次将上版药典附录整合为通则,与药用辅料单独成卷作为四部。内容主要包括凡例、标准正文等。《中国药典》2015 年版的实施,标志着我国用药、制药以及监管水平的全面提升,将促进药品质量的整体提高,对于保障公众用药安全有效意义重大。

第三节　药品安全

2011 年 12 月 7 日,国务院召开国务院常务会议,讨论通过《国家药品安全规划(2011 — 2015 年)》。会议指出,目前,我国已形成较为完备的药品生产供应体系,基本建立覆盖药品研制、生产、流通和使用全过程的安全监管体系,药品安全状况明显改善,药品安全保障能力明显提高。但是,医药企业诚信体系不健全、监管力量和技术支撑体系薄弱等问题还比较突出,药品安全仍处于风险高发期。必须坚持安全第一、科学监管的原则,落实药品安全责任,提高监管效能,确保药品质量,全面提高药品安全保障能力,降低药品安全风险。

一、药品安全概述

药品安全是指使用的药品本身不能使患者产生生命危险,不能对人的生命和健康产生威胁,不能致疾、致残。广义的药品安全包含两层含义:一是药品质量符合国家标准,药品自身安全;二是用药安全,即合格的药品,合理使用。

(一) 药品质量决定药品安全

药品的安全取决于药品的质量。2006 年以来,"齐二药""欣弗""广东伯益丙种球蛋白""华联甲氨蝶呤"等重大药害事件接连发生,都是由于药品质量的问题造成的,其实质都是违法分子为了追求更高的经济利益,违背 GLP、GMP、GSP 等操作规范,故意制造假劣药品。近年来药害事件的密集出现,表明我国正在不经意地进入了"药品风险暴露期"。对此应该理性地思考,我们所面临的药品安全风险并不比小。恰恰相反,由于医药科技含量较低,药品研制、生产、流通等技术装备的落后,医护人员药品安全使用知识的不足,以及药品监管体系的不尽完善等客观因素,我们曾经面临的药品安全风险,实际上远远超出了今天的风险程度。只不过由于当时的条件所限,许多药品的安全问题没有被检测和报道出来。而今,正是由于我们在医药领域的全面进步,尤其是药品监管体系从无到有不断地完善,各种药品风险才开始逐次暴露出来,总体上表现为突发性、密集性和关联性。实际上,我们取得了以往几乎不可想象的进步:分散在全国的零星的药品不良反应报告,开始被有计划地收集、整理和分析,药品安全风险的曝光频率迅速加快,部分危险药品得到了广泛注意和迅速查处。我们相信,随着国家正在进行的加大药品违法行为的惩治力度,药品质量将会并不断提高,人民群众的用药安全将会逐渐得到保障。

(二) 如何使用决定用药安全

使用合格的药品并不一定意味着安全。不合理用药已成为威胁患者健康的主要杀手。不合理用药是指合格的药品被错误的剂量或错误的时间或错误的疗程或错误地用在患者身上。不合理用药与药品本身质量无关。世界卫生组织调查指出,全球的患者有三分之一是死于不合理用药,而不是疾病本身。我国医院的不合理用药情况也相当严重,不合理用药占用药者的 12%~32%。我国有残疾人 6000 万,听力残疾占 1/3,其中 60%~80% 为链霉素、卡那霉素、庆大霉素等中毒所致。据卫生部统计,我国病死患者 70% 为脑血管病、癌症、心脏病和呼吸疾病。心脑血管病首害为高血压,但高血压治疗符合规范、血压控制良好的仅有 5%,绝大部分高血压患者未能得到长期有效的治疗。癌症符合治疗规范者仅为 20%,完全不符合者占 20%。不合理用药形式多种多样,例如无明确指征、违反禁忌证与慎用证、剂量过大或不足、疗程过长或过短、剂型不适当、中西药不当合用等,其中以选药不当、用药品种过多、配伍错误最为突出。合格的药品,只有合理使用才是安全的。

(三) 中药使用存在误区

中药的使用讲究辨证施治,合理组方,一人一方,随症加减。中药也是以化学物质为基础的,有时还存在讲究道地药材、依法炮制等。严格地说,在这样的情况下服用中药,有助于减少和避免不良反应。但是如果不遵守辨证施治的原则或者辨证不当,组方不合理,中药材质量有问题,也能引起许多不良反应。由于我国使用中药有上千年的历史,是中华民族赖以生存的良药,加之对中药的不良反应研究不足,致使中药的使用存在误区,例如认为中药无毒副作用、中药可以长期应用、药效慢不能用于急救、夏季不宜服汤药、仅因为发现中药有毒就予以禁用、验方治大病、随意替代药名和外形相似的药材等。

(四) 药品安全已成为世界难题

许多药物在上市之前,由于当时的科学技术水平所限,研究存在着一定的局限性,如试验病例数少、研究时间短、试验范围窄、用药条件控制严、试验目的单纯等,使发生率较低、需要较长时间才能被发现或迟发的不良反应、相互作用等,未能在药品上市前被发现。有些药物具有迟发性毒性,不良反应在停药多年以后出现,因而也难确认和忽视。例如:儿童的四环素牙,氯霉素引起的再生障碍性贫血和白血病,止痛药引起的肾病,氯喹引起的视网膜病,大多是在用药多年以后出现的。这种现象对公众用药安全构成了潜在的威胁。这一问题是世界各国共同的难题,因此各国都要对上市后药品进行再评价,适时淘汰不良反应较大的药品,确保公众用药安全。不合理用药是一个世界性问题,发展中国家尤其严重。1992 年,国际消费者联盟发言人巴拉苏布兰马尼安(K. Balasubramanian)博士指出:"亚洲人民的生命正受到市面上数以千计的药品泛滥的危害,教育不足的医生滥开抗生素治疗腹泻和病毒感染造成细菌耐药性增加;广泛使用根本无效的咳嗽糖浆,大肆宣传毫无价值的补脑产品,使跨国药业大发其财。"近些年来,我国的不合理用药现象愈演愈烈,有其深刻的社会根源,包括经济的、政治的、文化的和心理的因素,它们的互动产生协同影响。

二、我国药品安全现状

药品是一种特殊的商品,与其他商品一样,通过流通渠道进入消费领域。但是,由于药品与人的生命息息相关,所以药品安全备受关注。

(一) 取得的成绩

"十一五"时期,国家出台了一系列政策措施,加大了政府投入,形成了较为完备的药品生产供应体系,基本建立了覆盖药品研制、生产、流通和使用全过程的安全监管体系,药品安全状况明显改善,药品安全保障能力明显提高。

1. 药品安全状况明显改善。全国药品评价性抽验总合格率显著提高,化学药品、中药、生物制品的抽验合格率大幅提高,药品质量总体上保持较好水平。《药品注册管理办法》2007 年修订施行后,提升了注册审批标准,严格了药品生产准入,新上市仿制药质量明显提高。药品不良反应监测、特殊药品滥用监测网络预警作用加强,药品安全事件应急处置能力大幅提升,药品安全事件逐渐减少。

2. 公众用药需求基本满足。实施国家基本药物制度,保障公众基本用药权益。新药创制能力进一步提高,药品现代物流体系建设稳步推进,覆盖城乡的药品供应网络基本建成,公众日常用药需求基本得到满足。建立了国家药品储备制度,提高了应对重大疫情灾害的药品保障能力。

3. 药品安全监管能力大幅提高。建立了较为完整的国家、省、市、县四级行政监管体系,构建了以药品注册审评、标准制定、检验检测、不良反应监测为重点的技术支撑体系,健全了以《中华人民共和国药品管理法》和《医疗器械监督管理条例》为核心的法律法规体系,形成了以《中华人民共和国药典》为核心的国家药品标准管理体系。进一步健全了药品质量管理规范,加强了药品全过程监管。药品监管信息化建设取得阶段性成果,特殊药品的电子监管顺利推进。药品监管基础设施明显改善,队伍素质显著提高。

(二)存在的问题

药品生产企业研发投入不足,创新能力不强,部分仿制药质量与国际先进水平存在较大差距。现行药品市场机制不健全,药品价格与招标机制不完善,一些企业片面追求经济效益,牺牲质量生产药品。医疗机构以药养医状况未明显改善,临床用药监督有待进一步加强,零售药店和医院药房执业药师配备和用药指导不足,不合理用药较为严重。不法分子制售假药现象频出,利用互联网、邮寄等方式售假日益增多,有些假药甚至进入药品正规流通渠道,药品安全风险仍然较大。同时,药品安全法制尚不完善,技术支撑体系不健全,执法力量薄弱,药品监管能力仍相对滞后。

三、我国药品安全措施

面对目前我国药品安全形势,国家采取多项措施,确保药品质量,保障人民群众用药安全有效:

(一)全面提高国家药品标准

实施国家药品标准提高行动计划。参照国际标准,优先提高基本药物及高风险药品的质量标准。提高中药(材)、民族药(材)质量标准与炮制规范。药品生产必须严格执行国家标准,达不到国家标准的,一律不得生产、销售和使用。加强国家药品标准研究,重点加强安全性指标研究。

(二)强化药品全过程质量监管

严格药品研制监管。完善药品研制规范,制修订药品研制技术指导原则和数据管理标准,促进数据国际互认。建立健全药物非临床安全性评价实验室、药物临床试验机构监督检查体系和监管机制,探索建立分级分类监督管理制度。提高药物临床试验现场检查覆盖率,加强药物临床试验安全数据的监测。所有新药申请的非临床研究数据必须来源于符合《药物非临床研究质量管理规范》的机构。鼓励罕见病用药和儿童适宜剂型研发。加强受试者保护,提高药物临床试验的社会参与度和风险管理水平。加强医疗器械临床试验管理,制订质量管理规范。加强医疗器械产品注册技术审查指导原则制订工作,统一医疗器械审评标准,提高审评能力。

(三)健全药品检验检测体系

完善药品抽验工作机制,扩大抽验覆盖面和抽验品种范围,增加抽验频次。药品抽验必须做到检验标准、检验程序公开,检验结果及时公告。对抽验不合格产品,及时依法处置。

(四) 提升药品安全监测预警水平

加强基层药品不良反应监测,健全重点监测与日常监测相结合的监测机制,强化对药品不良反应和医疗器械不良事件的评价与预警。完善药品安全新闻发布制度,及时发布药品安全预警信息。加强特殊药品滥用监测。完善监测网络和制度,建立敏感人群用药调查监测机制,为特殊药品监管提供技术服务和保障。

(五) 依法严厉打击制售假劣药品行为

深入开展药品安全专项整治。完善打击生产销售假药部际协调联席会议制度,健全部门打假协作机制,加快行政执法与刑事司法衔接的信息平台建设。完善药品检验鉴定机制,提高假劣药品检验鉴定时效。加强行政执法监督,规范执法行为,对制售假劣药品的生产经营企业,依法撤销批准证明文件。完善联合挂牌督办案件制度,加大案件查处力度,重点打击生产假劣药品以及利用互联网、邮寄、挂靠等方式销售假劣药品违法犯罪行为,坚决打击进出口假劣药品违法犯罪行为。

(六) 完善药品安全应急处置体系

完善药品、医疗器械突发事件应急预案,规范处置程序。强化应急平台、应急检验等技术支撑体系建设,加强国家药品安全应急演练基地和国家食品药品监督管理局投诉举报中心建设,强化应急管理培训,提高应急处置能力和水平。健全重大突发事件应急药品扩产改造和申报审批工作机制,保障应急药品的及时有效供应。

(七) 加强药品监管基础设施建设

加快实施药品安全基础设施建设工程,加强技术审评、检查认证、监测预警基础设施建设,进一步改善国家、省、市三级药品检验机构实验室条件,加强省级医疗器械检测中心基础设施建设。按标准建设药品行政监管机构办公业务用房,配备执法装备。加快推进药品快速检验技术在基层的应用,配置快速检验设备。

(八) 加快监管信息化建设

推进国家药品电子监管系统建设,完善覆盖全品种、全过程、可追溯的药品电子监管体系。整合信息资源,统一信息标准,提高共享水平,逐步实现国家药品电子监管系统与有关部门以及企业信息化系统对接。采取信息化手段实现药品研究和生产过程的非现场监管。建立健全医疗器械监管信息系统,启动高风险医疗器械国家统一编码工作。完成国家药品监管信息系统一期工程,启动二期工程建设。

(九) 提升人才队伍素质

制定药品监管中长期人才发展规划,建立严格的人员准入、培训和管理制度。加强药品监管部门专业技术人员培训,加快高层次监管人才和急需紧缺专门人才培养,形成一支规模适当、结构合理、素质优良的药品监管专业队伍。建设国家食品药品监督管理局高级研修学院,逐步形成国家和省两级培训架构,建设覆盖全系统的网络教育培训平台。

第四节　药品不良反应监测

20 世纪 60 年代初爆发了震惊世界的沙利度胺事件(thalidomide incident),为此,世界卫生组织于 1968 年制定了一项有 10 个国家参加的国际药物监测合作试验计划、收集和交流药物不良反应报告,制定药物不良反应报表,药物不良反应术语、药品目录及发展计算机报告管理系统。1970 年 WHO 大会认为该合作试验计划已取得成功,决定在日内瓦设立一永久性的组织,名为世界卫生组织药物监测中心(WHO Drug Monitoring Centre),负责药物的监测工作。英国于 1964 年开始建立药品不良反应志愿报告制度,即黄色卡片制度(yellow card system)。日本于 1967 年建立了药品不良反应监测制度。我国药品不良反应监测工作开始于 20 世纪 80 年代。1998 年我国加入 WHO 国际药品监测合作组织,1999 年国家药品监督管理局与卫生部联合发布《药品不良反应监测管理办法(试行)》,开始在全国开展了药品不良反应监测工作。经过近 12 年的实践,重新修订的《药品不良反应报告和监测管理办法》于 2011 年 7 月 1 日正式颁布。目前我国已建成一个国家药品不良反应监测中心和 32 个省级监测中心,并在国家财政支持下,开始进行药品不良反应监测信息计算机数据库建设。从 2005 年起,该中心向社会不定期公告药品不良反应信息,使我国药品不良反应监测工作逐渐走上正轨。截止到 2015 年 12 月 18 日,国家药品不良反应监测中心已发布《药品不良信息通报》69 期。

一、药品不良反应的定义与分类

(一) 药品不良反应

药品不良反应(adverse drug reaction,ADR)是指合格药品在正常用法用量情况下,出现的与用药目的无关的或意外的有害反应。理解药品不良反应的含义,必须把握好以下两点:①药品是合格的,且在正常的用法、用量的情况下。②人体出现的一切有害的、药品说明书及文献资料未收载的反应。特别值得注意的是,许多情况下人们把不合理用药、药品质量事故引起的药疗事故与药品不良反应等同起来,而实际上它们是两个完全不同的概念。

(二) 药品不良反应的分类

1. A 类药品不良反应(量变型异常)　是由于药物的药理作用增强所致(由药代动力学的各种因素所决定)。该型反应与药物剂量有关,占药物反应病例数的 70%~80%,可预测,其发生率高,死亡率低。副作用、毒性作用、二重感染、后遗反应、药物依赖性等均属 A 类不良反应。

2. B 类药品不良反应(质变型异常)　是与正常药理作用完全无关的一种异常反应。这类反应可分为药物异常性和病人异常性两种。此种类型不良反应与药物剂量无直接关联,占药品不良反应病例数的 20%~30%,是不能预计发生的反应。其发生率低,死亡率高。过敏反应、特异质反应均属 B 类不良反应。

3. 药物相互作用引起的不良反应　这种药品不良反应并不是药物本身所引起的反应,而是两种以上药物间发生相互作用所产生的不良反应。统计数据显示,合并用药品种数量在 2~5 种时,不良相互作用发生率为 4% 左右;6~10 种时为 7% 左右;11~15 种时为 24% 左右;16~20 种时达到 40% 左右;当合并用药品种数量在 21 种以上时,药品不良相互作用发生率则会高达 45%。

4. 迟现性不良反应　此种不良反应的症状出现比较缓慢,一般需要数月甚至几年才能发现,如致畸、致癌、致突变的"三致"作用等。

5. 新的药品不良反应　是指药品说明书中未载明的不良反应。

6. 药品严重不良反应　是指因服用药品引起以下损害情形之一的反应:引起死亡,致癌、致畸、致出生缺陷,对生命有危险并能够导致人体永久的或显著的伤残,对器官功能产生永久损伤,导致住院或住院时间延长。

二、药品不良反应报告和监测管理

2011年7月,卫生部发布了《药品不良反应报告和监测管理办法》,明确规定药品生产、经营企业和医疗卫生机构应该每季度向药品不良反应监测中心报告不良监测情况,确保公众用药安全。

(一) 药品不良反应监测的意义

药品不良反应监测是各国药品管理法规中规定的一种对药品质量监督管理制度,是一种事后管理。它的目的是为了防止药害事件的重演,为新药评审、上市药品的监测和再评价提供服务,为整顿和淘汰药品提供依据。其意义在于:

(1) 收集、评价和贮存一切药品不良反应的情报。

(2) 对所获取的报告中提供的可能发生的特殊问题进行严格的调查、研究;并运用科学的方法估计在某种情况下,药品不良反应的发生率、严重性、逆转可能等,为国家和有关经济部门提供准确、完备的数据资料,以便采取措施。

(3) 引起对药品不良反应的重视,提高对病人诊断和治疗的质量,预防可能的药品不良反应的发生。

(4) 及时通报有关药品不良反应的情报,促进药品不良反应研究和实践预防的发展应用。

(5) 定期向世界卫生组织药品不良反应监测中心提供情报,获取其他国家信息,加强国际间的交流与合作。

(6) 为药品管理,药品生产、经营、使用部门提供药品不良反应的情报和技术咨询。

(7) 进行药品不良反应的情报收集、调查研究等有关活动。

(二) 我国药品不良反应监测机构

1. 药品不良反应监测主管部门　国家药品监督管理部门主管全国药品不良反应监测工作,省级药品监督管理部门主管辖区内的药品不良反应监测工作,各级卫生行政部门负责医疗预防保健机构中的药品不良反应监测工作。国家药品监督管理部门会同卫生部负责制定药品不良反应监测规章、标准、工作方针、政策和管理制度,并监督、组织实施。省级药品监督管理部门和卫生行政部门根据药品不良反应监测规章,制定主管辖区内的药品不良反应监测实施办法,并监督实施。

2. 药品不良反应监测技术机构及其主要任务

(1) 国家药品不良反应监测中心:设在国家药品监督管理局药品评价中心,负责承办全国药品不良反应监测技术工作,其主要任务是:

1) 承担全国药品不良反应资料的收集、整理、上报工作,对各省级药品不良反应监测专业机构进行业务指导。

2) 承办国家药品不良反应监测信息网络的建设、运转和维护工作。

3) 组织全国药品不良反应专家咨询委员会的工作。

4) 组织药品不良反应教育培训,编辑、出版全国药品不良反应信息刊物。

5) 组织药品不良反应监测领域的国际交流与合作。

6) 组织药品不良反应监测方法的研究。

7) 承担国家药品监督管理局委托的其他工作。

(2) 省级药品不良反应监测专业机构:承办本辖区内药品不良反应病例信息资料的收集管理、分析评价、报告反馈等专业工作。省级药品不良反应监测专业机构的业务,应接受国家药品不良反应监测专业机构的指导。

3. 药品生产、经营企业和医疗预防保健机构 应设置相应机构或配备人员,专门负责本单位生产、经营、使用药品的不良反应情况收集、报告和管理工作。药品不良反应监测专业机构的人员应由医学、药学及有关专业的技术人员组成。

三、药品不良反应报告制度

(一) 药品不良反应报告范围

1. WHO 监测中心报告范围 ①未知的、严重的、罕见的、异乎寻常的和不可预测的药品不良反应;②属于已知的不良反应,其程度和频率有较大改变的,以及其他医生认为值得报告的;③对新药应全面监测报告,不论该反应是否已在说明书中注明。

2. 我国药品不良反应报告范围 ①上市 5 年以内的药品和列为国家重点监测的药品,报告该药品引起的所有可疑不良反应(怀疑而未确定的不良反应);②上市 5 年以上的药品,主要报告该药品引起的严重、罕见或新的不良反应。

(二) 报告程序

我国药品不良反应报告程序是:国家对药品不良反应实行逐级、定期报告制度。严重或罕见的药品不良反应须随时报告,必要时可以越级报告。药品生产、经营企业和医疗预防保健机构必须严格监测本单位生产、经营、使用的药品的不良反应发生情况。一经发现可疑不良反应,需进行详细记录、调查,按要求填写报表并按规定报告。

(三) 报告要求

(1) 药品生产企业应对本企业上市 5 年以内的药品的安全有效问题进行密切追踪,并随时收集所有可疑不良反应病例,按季度向所在省级药品不良反应监测专业机构集中报告。对其中严重、罕见或新的药品不良反应病例,须用有效方式快速报告,最迟不超过 15 个工作日。

(2) 药品经营企业、医疗预防保健机构应随时收集本单位经营、使用的药品发生的不良反应情况,每季度向所在省级药品不良反应监测专业机构集中报告。

(3) 医疗预防保健机构发现严重、罕见或新的不良反应病例和在外单位使用药物发生不良反应后来本单位就诊的病例,应先经医护人员诊治和处理,并在 15 个工作日内向所在省级药品不良反应监测专业机构报告。

(4) 防疫药品、普查普治药品、预防用生物制品出现的不良反应群体或个体病例,须随时向所在地卫生行政部门、药品监督管理部门、药品不良反应监测专业机构报告,并于 10 个工作日内向国家药品不良反应监测专业机构报告。

(5) 个人发现药品引起的可疑不良反应,向所在省级药品不良反应监测专业机构或药品监督管理部门报告。

(6) 省级药品不良反应监测专业机构收到严重、罕见或新的不良反应病例报告,须进行调查、分析并提出关联性评价意见,于 72 小时内向国家药品不良反应监测专业机构报告,同时抄报本省级药品监督管理部门和卫生行政部门。其他药品不良反应病历按季度向国家药品不良反应监测中心集中报告。

(四) 药品不良反应的处理

由国家药品不良反应监测专业机构对药品不良反应监测报告进行整理、分类,按报告内容性质分别处理。

(1) 对药品不良反应报告资料进行筛分处理,确定因果关系,做出评价,这是药品不良反应监测报告制度的核心,也是技术性最强、工作量最大的工作。

(2) 进一步做好流行病学调查或深入的试验研究。

(3) 提请医生注意,限制使用并建议厂方修改药品说明书。

(4) 控制生产,暂停销售使用,责成重点监测报告单位进行系统考察。

(5) 终止生产,停止销售使用,直至淘汰该药品。

四、药品品种的整顿与淘汰

国家药品监督管理部门对已批准生产的药品,组织有关人员进行调查,将调查发现的问题提交给药品审评委员会,药品审评委员会根据科学实验的数据、临床用药实践和临床重点监测情况对药品进行再评价,将评价意见反馈给国家药品监督管理部门,由其决定该药品能否继续使用。这一过程称为药品的整顿。如不宜再用,由国家药品监督管理部门撤销其批准文号,这一过程称为药品的淘汰。通过药品整顿来决定药品的淘汰。

(一) 药品品种整顿与淘汰的方式

药品淘汰可分为自然淘汰和由国家药品监督部门明文撤销该药品的批准文号或不准许注册两种主要方式。

1. 自然淘汰 药品自然淘汰是指医生或人们认为某种药品疗效不好或有不安全因素,或者有质量更好的药品;药厂因该品种销路不好或其他原因而停止生产达 3 年之久的药品,便形成自然淘汰。这种自然淘汰的药品不受法律的控制,只要经重新申报审批,药厂又可以重新生产,药品经营企业和医疗单位仍可销售和使用。

2. 明令淘汰 由国家食品药品监督管理部门明文撤销批准文号的药品。这些药品大多属于疗效不确切、不良反应大,或由地方药品标准转国家标准时被淘汰的药品。这些药品不得再生产、销售和使用,违反者按生产、销售、使用假药处理。

(二) 药品被淘汰的原因及处理办法

1. 我国淘汰药品的主要原因

(1) 药品虽然有效但不良反应(主要为毒性反应)大,对患者有不可逆转的危害,如普拉洛尔、双氢链霉素等。

(2) 药品虽有一定的疗效或者疗效较差,且有一定的不良反应(主要为毒性反应),已有较好的药品可以代替,如安替比林片、卡拉美芬胶囊。

(3) 药品无疗效或疗效不确切,较长时间药厂不生产,医生也已不用,如灰黄霉素软膏等。

(4) 中成药组方不合理,临床疗效不确切,或多年不生产,如朱珀宁神丸、镇惊丸、水泻散等。

2. 对淘汰药品的处理:根据《药品管理法》的规定,只有国务院药品监督管理部门有权撤销药品批准文号。我国对淘汰药品的处理分以下几种情况:

(1) 从下达撤销批准文号的通知之日起,予以淘汰的品种一律停止生产。

(2) 办理撤销被淘汰品种的药品标准手续。

(3) 对现存产品的处理办法:①通知规定文到之日一律停止使用,对现存产品就地销毁,不得再销售、使用;②通知规定可使用一段时间,到规定停止使用之日,若尚有存货就地销毁,不得再销售、使用;③对现存产品,采取用完为止的办法;④如果继续生产、销售、使用淘汰药品,将按照《药品管理法》规定,按假药处理,追究其法律责任。

第五节　处方药与非处方药分类管理

实施药品分类管理,就是要通过严格处方药的管理,规范非处方药的管理,保证公众用药安全。实行处方药与非处方药分类管理,目的在于加强对处方药的监管,规范非处方药销售、使用行为,正确引导消费者科学、合理地进行自我保健,防止消费者因自我行为不当导致滥用药物而危及健康现象发生。

一、处方药与非处方药的定义

(一) 处方药的定义和品种

1. 处方药(prescription drugs,ethical drugs)　是指凭执业医师或执业助理医师处方方可购买、调配和使用的药品。这类药品一般专用性强或不良反应较大。

2. 处方药品种　一般包括:①刚上市的新药;②对其活性、不良反应还要进一步观察的药物;③可产生依赖性的某些药物,如吗啡类镇痛药及某些催眠安定药物等;④药物本身毒性较大,如抗癌药物等;⑤某些疾病必须由医生和实验室进行确诊,使用的药物需医生处方,并在医生指导下才能使用药物,如心血管疾病药物等。

(二) 非处方药的定义和分类

1. 非处方药(nonprescription drugs/over the counter drugs,OTC)　是指由国务院药品监督管理部门公布的,不需要凭执业医师或执业助理医师处方,消费者可自行判断、购买和使用的药品。这些药品大都属于如下情况:感冒、发热、咳嗽;消化系统疾病;头痛;关节疾病;鼻炎等过敏症;营养补剂,如维生素、某些中药补剂等。

2. 非处方药的分类　根据药品的安全性,非处方药分为甲、乙两类。它们的区别在于乙类非处方药更安全,消费者更容易选择使用。因此,国家规定:经营处方药、非处方药的批发企业和经营处方药、甲类非处方药的零售企业必须具有《药品经营企业许可证》。经省级食品药品监督管理部门或其授权的食品药品监督管理部门批准的其他商业企业可零售乙类非处方药。

二、药品分类管理的目的和意义

实行处方药与非处方药分类管理,目的在于加强对处方药的监管,规范非处方药销售、使用行为,正确引导消费者科学、合理地进行自我保健,防止消费者因自我行为不当导致滥用药物而危及健康现象发生。概括起来,意义有以下三方面:

1. 有利于保障人民用药安全有效　药品是特殊的商品,只有正确、合理使用,它才能发挥防病治病、康复保健作用;反之,不仅浪费药品资源,还会给消费者带来许多不良反应,甚至危及生命。

2. 有利于医药卫生事业健康发展,推动医药卫生制度改革:通过药品分类管理,能增强人们自我保健、自我药疗意识,促进我国"人人享有初级卫生保健"目标的实现。同时为医药行业调整产品结构,促进医药工业发展提供了良好机遇。

3. 有利于逐步与国际上通行的药品管理模式接轨　药品分类管理是世界许多国家早已实施的药物制度。我国实施药品分类管理,不仅有利于逐步与国际上通行的药品管理模式接轨,还有利于国际间合理用药的学术交流,提高我国用药水平。

三、处方药与非处方药的管理

(一) 处方药的管理

1. 在生产、经营方面上的管理　生产处方药的企业必须具有《药品生产企业许可证》,其生产品种必须取得药品批准文号。经营处方药的批发和零售企业必须具有《药品经营许可证》。从 2006 年 1 月开始,对经审查符合药品分类管理要求的零售药店,发放处方药定点销售标志。

2. 在广告、使用方面上的管理　处方药只能在专业性医药报刊上进行广告宣传,必须凭介执业医师或执业助理医师开具的处方才可调配、购买,并经医生指导后使用。

(二) 非处方药品的管理

1. 在生产、经营方面上的管理　非处方药品生产企业必须具有《药品生产企业许可证》,其生产品种必须取得药品批准文号。甲类非处方药品的经营企业必须具有《药品经营企业许可证》,乙类非处方药可在经省级食品药品监督管理部门或其授权的食品药品监督管理部门批准的其他商业企业开架销售,如宾馆、超市等。从 2006 年 1 月开始,对经审查达不到药品分类管理要求的零售药店,只能销售甲类非处方药和乙类非处方药,或只能销售乙类非处方药,不得销售处方药。

2. 在包装标识方面上的管理　非处方药的包装必须印有国家指定的非处方药专有标识。红色专有标识用于甲类非处方药药品,绿色专有标识用于乙类非处方药药品和用作指南性标志。药品的使用说明书和大包装可以单色印刷,标签和其他包装必须按照公布的色标要求印刷。单色印刷时,非处方药专有标下方必须标示"甲类"或"乙类"字样。其标签、使用说明书和每个销售基本单元包装印有中文药品通用名(商品名)的一面(侧),其右上角是非处方药专有标识的固定位置。

3. 在广告、使用方面上的管理　非处方药可以在大众传播媒介进行广告宣传。消费者不需要凭介执业医师或执业助理医师处方即可自行判断、购买和使用。

4. 遴选的原则

(1) 应用安全:①根据文献和长期临床使用证实安全性大的药品;②药物无潜在毒性;不易引起蓄积中毒,中药中重金属限量不超过国内或国外公认标准,不会掩盖其他疾病症状;③基本无不良反应;④不引起依赖性,无"三致"作用;⑤抗肿瘤药、毒麻药、精神药物不能列入,个别用于复方制剂者除外;⑥组方合理,无不良相互作用。中成药处方中无"十八反""十九畏。"

(2) 疗效确切:①药物作用针对性强,功能主治或适应证明确;②使用剂量一般不需要调整,用量较为固定;③连续使用不引起耐药性,抗药性,药品不失去治疗效果。

(3) 质量稳定:①质量必须可以控制;②在规定条件下,性质稳定。

(4) 应用方便:①用药时不需做特殊检查和试验;②剂型、规格便于自用与携带,以口服、外用、吸入等剂型为主。

四、我国实施药品分类管理的进展

(一)国内外药品分类管理沿革

1. 国外实施药品分类制度情况　药品分类管理是国际通行的药品管理模式,始于20世纪50年代的美国,当时几起骇人的"药毒事件"使其意识到必须对药品的安全性和有效性进行严格的管理。通过立法,美国在世界上率先建立了药品分类管理制度。之后,西方主要发达国家都相继建立了相应的制度。世界卫生组织(WHO)在20世纪70年代开始积极向各成员国尤其是发展中国家推荐这一管理模式,并于1989年建议各国将此模式作为国家药物政策而立法。目前全世界已有100多个国家实施了药品分类制度。

2. 我国实施药品分类制度进展　我国的药品分类管理制度,是于1995年响应世界卫生组织的倡导开始进行分类管理工作的。1998年国家药品监督管理局组建以后,按照党中央、国务院的决定,将药品分类管理作为药品监督管理体系中的重点工作积极推进。1999年国家药品监督管理局发布了《处方药与非处方药分类管理办法(试行)》,公布了《非处方药专有标识及管理规定(暂行)》,制定了《处方药与非处方药流通管理暂行规定》,会同相关部委联合印发了《关于我国实施处方药与非处方药分类管理若干意见的通知》。初步建立起符合我国社会发展实际的处方药与非处方药分类管理制度和工作模式。自1999年7月开始,国家先后公布了六批共计4 492个非处方药品种,其中4个品种因安全或管理上的原因,已由非处方药转为处方药。目前,非处方药品种总数达4488种,其中中成药品种3511种,化学药品977种。非处方药品种数约占我国上市药品数的25%,已基本能满足消费者在零售药店选购不断增多,进行正常、合理的自我药疗的需要。

(二)我国实施药品分类管理的目标和基本原则

1. 我国实施药品分类管理的目标　从2000年开始,初步建立起符合社会主义市场经济体制要求的处方药与非处方药分类管理制度和与之相适应的新的药品监督管理法规体系,再经过若干年的时间,建成一个比较完善、具有中国特色的处方药与非处方药分类管理制度。

2. 我国实施药品分类管理的基本原则　根据我国社会和经济发展的实际,采取"积极稳妥、分步实施、注重实效、不断完善"的方针,保证社会安定和秩序;加强处方药监督管理,规范非处方药监督管理,确保人民用药安全。

为了加快推进处方药与非处方药分类管理的步伐,进一步消除群众用药隐患,保障人民群众用药安全有效。从2006年1月1日起,要求:

(1) 麻醉药品、放射性药品、一类精神药品、蛋白同化制剂、肽类激素(胰岛素除外)、药品类易制毒化学品、终止妊娠药品、疫苗以及我国法律法规规定的其他药品零售企业不得经营的药品,在全国范围内药品零售企业不得经营。

(2) 注射剂、医疗用毒性药品、二类精神药品、按兴奋剂管理的药品、精神障碍治疗药(抗精神病、抗焦虑、抗狂躁、抗抑郁药)、抗病毒药(反转录酶抑制剂和蛋白酶抑制剂)、肿瘤治疗药、含麻醉药品的复方制剂和曲马朵制剂、未列入非处方药目录的抗菌药和激素,以及其他必须凭处方销售的药品,在全国范围内药品零售企业必须凭处方销售。

(3) 药品零售企业做到处方药与非处方药分柜摆放、分类管理,处方药不得开架自选销售。

(4) 处方药不得在大众媒体发布广告或变相发布广告。

为了促进药品分类管理相关工作的实施,各级食品药品监督管理部门加强了对处方药与非处方药分类管理工作的监督检查力度,2005 年末至 2006 年初,在全国范围内组织进行处方药与非处方药分类管理的专项检查,规范了处方药与非处方药在包装、标识、柜台摆放、销售、广告宣传等方面的行为。同时加强了驻店执业药师配备及在岗情况,以及处方审核制度落实情况的检查,进一步完善驻店执业药师配备制度和处方审核制度,使我国药品分类管理工作上一个新台阶。

(三) 我国非处方药品目录简介

根据"应用安全、疗效确切、质量稳定、使用方便"的非处方药遴选原则,国家药品监督管理部门对批准生产和正式批准进口的药品进行了非处方药的遴选,于 1999 年 7 月 22 日公布了第一批非处方药目录,共有 325 个品种,其中西药 165 个品种,中成药 160 个品种。每个品种含有不同剂型。第一批公布的品种按甲类非处方药管理。截止到 2004 年,已公布了六批 4 326 个非处方药制剂品种。

非处方药基本是从处方药遴选出来的。同时,国家组织专家对非处方药进行再评价,不符合遴选原则的非处方药则转变为处方药。

(四) 我国药品分类管理的法规建设

1. 我国药品分类管理的法规建设初见成效　国家药品监督管理局成立以后,经过多年努力,在政府各部门的积极配合、社会各界的大力支持下,加速了我国推进药品分类管理的进程。

(1) 出台了一系列药品分类管理的政策和规章:发布了《处方药与非处方药分类管理办法(试行)》,公布了《非处方药专有标识及管理规定(暂行)》,制定了《处方药与非处方药流通管理暂行规定》,并制定了与之相适应的药品监督管理法规规定,初步建立起药品分类管理的法规体系。

(2) 进行了非处方药的遴选:先后公布了六批 4 000 余个非处方药品种,初步对上市药品进行了处方药与非处方药的分类。并进行了非处方药说明书的修订和规范,建立了非处方药的审核登记制度,公布了非处方药专有标识,规范了非处方药的监管。

(3) 在市场流通领域推行了药品分类管理制度:目前销售处方药的地市以上城市零售连锁企业和大中型零售企业已基本达到分类管理要求,规范了零售药店药品经营。

(4) 规范了处方药广告的管理:为保证药品的合理使用,加强了对药品广告的监管。自 2002 年 11 月 30 日起,规定处方药一律不得在大众媒介发布广告。由于加强了处方药广告监管,限制了处方药广告的发布,使得大众媒体处方药广告过滥、误导消费者的现象得以控制。

(5) 加强了执业药师制度建设:执业药师数量不足是推进药品分类管理中遇到的主要问题之一。为此,国家采取了以下措施:一是对药品使用单位符合规定的药学或中药学高级专业技术职务人员进行执业药师资格认定;二是在执业药师考试中对符合条件人员免去部分科目的考试,在保证人员素质前提下,扩大执业药师数量;三是为弥补药品经营企业执业药师数量不足,在 2001 年至 2004 年期间出台了在药品经营企业对符合条件的药学技术人员通过考试认定从业药师的措施,在一定期限内没有配备执业药师的药品零售企业,从业药师可以履行执业药师的职责。

2. 药品分类管理实施中存在的主要问题

(1) 法规执行力度不够,协调相关部门开展工作存在较大困难:实施药品分类管理制度是一项涉及药品监督管理、医疗卫生体制、医疗保险制度、广告管理、价格管理等改革的系统工程,涉及多个部门的工作和职能。目前有关方面的政策与药品分类管理制度尚不配套,现有药品分类管理法规在协调相关部门开展工作存在较大的困难。

(2) 对处方药的监管尚未到位,群众用药安全存在隐患:药品分类管理的核心在于加强处方药的管理,处方药是否凭医师处方销售是衡量药品分类管理制度实施成功与否的主要标志。而在我国药事法规体系中,对药品使用方面监督的法律法规体系存在严重缺陷,使得对处方药使用管理的监管缺乏力度,群众用药安全存在较大隐患。

(3) 处方的管理尚不规范,影响药品分类管理开展:一方面是处方的真实性、开方者的资格无法准确判别,处方的项目、内容要求不尽一致;另一方面是医疗机构的处方很少能够流向药店,零售药店收到的处方数量少之又少,没有稳定的处方来源,影响了药品分类管理的深入开展。

(4) 执业药师的数量不足、分布不合理,影响药品分类管理质量:我国执业药师人数虽有大幅增加,但整体数量依然较少,且大部分不在药品零售企业第一线服务,执业药师尚未真正承担起用药咨询、用药指导的作用,在一定程度上影响药品分类管理工作的质量和实施。

(5) 人民群众对药品分类管理的认识和理解有待提高:在我国,群众自我药疗历史悠久,观念根深蒂固,许多消费者对于只有凭医生处方才能购买处方药难以理解,认为给自己增加了麻烦。这种凭经验自我药疗的现象是用药安全的一大隐患。群众对药品分类管理的认识水平有待进一步提高。

第六节　国家基本药物制度及国家基本医疗保险用药制度

一、国家基本药物制度

国家发改委、卫生部等 9 部委 2009 年 8 月 18 日发布了《关于建立国家基本药物制度的实施意见》(以下简称《实施意见》),这标志着我国建立国家基本药物制度工作正式实施。除《实施意见》外,9 部委还同时发布了《国家基本药物目录管理办法(暂行)》和《国家基本药物目录(基层医疗卫生机构配备使用部分)》(2009 版)。

《国家基本药物目录》(2012 年版)已经于 2012 年 9 月 21 日由卫生部部务会议讨论通过并发布,自 2013 年 5 月 1 日起施行。国家基本药物制度的实施能保证基本药物足量供应和合理使用,有利于保障群众基本用药权益,转变"以药补医"机制,也有利于促进药品生产流通企业资源优化整合,对于实现人人享有基本医疗卫生服务,维护人民健康,体现社会公平,减轻群众用药负担,推动卫生事业发展具有重要的意义。

(一) 基本药物和国家基本药物制度的概念、品种范围

1. 基本药物和国家基本药物制度的概念　基本药物(essential medicines)是适应基本医疗卫生需求,剂型适宜,价格合理,能够保障供应,公众可公平获得的药品。

国家基本药物制度是对基本药物的遴选、生产、流通、使用、定价、报销、监测评价等多个环节实施有效管理的制度,与公共卫生、医疗服务、医疗保障体系相衔接。国家基本药物制度是为维护人民群众健康、保障公众基本用药权益而确立的一项重大国家医药卫生政策,是国家药物政策的核心和药品供应保障体系的基础。国家基本药物制度首先在政府举办的基层医疗卫生机构实施,主要内容包括国家基本药物目录的遴选调整、生产供应保障、集中招标采购和统一配送、零差率销售、全部配备使用、医保报销、财政补偿、质量安全监管以及绩效评估等相关政策办法。

2. 国家基本药物品种范围　2009 年至今,我国先后公布了 2009 年和 2012 年两版《国家基

本药物目录》(以下简称《目录》)。2012 年版《目录》除了说明和索引目录分为化学药品和生物制品、中成药、中药饮片三部分,其中,化学药品和生物制品 317 种、中成药 203 种,中药饮片不列具体品种,共计 520 种。

《目录》在保持数量相对稳定的基础上,实行动态管理,原则上每 3 年调整一次,必要时经国家卫生和计划生育委员审核同意,可适当组织调整。

基本药物全部纳入基本医疗保障药品报销目录,报销比例明显高于非基本药物。

(二)建立国家基本药物制度的意义和实施目标

1. 建立国家基本药物制度的意义 建立国家基本药物制度不仅有利于优化医药资源配置、保障群众基本用药所需,也有利于克服医药资源浪费与短缺现象,促进社会健康公平;不仅有利于整顿治理药品生产供应保障体系,促进医药市场健康发展,也有利于引导规范医疗服务行为,保障群众用药安全,降低患者医药费用。总之,建立国家基本药物制度对于促进和改善民生,体现社会公平,维护人民健康,推动卫生事业发展,都具有十分重要的意义,是实现人人享有基本医疗卫生服务宏伟目标的迫切需要,必须坚持保基本、广覆盖的原则,保障群众的基本医疗卫生服务和基本用药需求,以有限的资源取得最大的健康效益。

2. 实施国家基本药物制度的目标 我国幅员辽阔,城乡、地区发展差异大,在全国范围内建立实施基本药物制度的目标主要包括:①提高群众获得基本药物的可及性,保证群众基本用药需求;②维护群众的基本医疗卫生权益,促进社会公平正义;③改变医疗机构"以药补药"的运行机制,体现基本医疗卫生的公益性;④规范药品生产流通使用行为,促进合理用药,减轻群众负担。

(三)国家基本药物遴选原则

国家基本药物遴选过程严格按照"防治必需、安全有效、价格合理、使用方便、中西药并重、基本保障、临床首选和基层能够配备"的原则,结合我国用药特点,参照国际经验,合理确定品种(剂型)和数量。

(四)国家基本药物管理部门及职能

2009 年《实施意见》确定,国家基本药物工作委员会负责协调解决制定和实施国家基本药物制度过程中各个环节的相关政策问题,确定国家基本药物制度框架,确定国家基本药物目录遴选和调整的原则、范围、程序和工作方案,审核国家基本药物目录,各有关部门在职责范围内做好国家基本药物遴选调整工作。

国家基本药物工作委员会由国家卫生和计划生育委员会、国家发展和改革委员会、工业和信息化部、监察部、财政部、人力资源和社会保障部、商务部、国家食品药品监督管理总局、国家中医药管理局组成。办公室设在国家卫生和计划生育委员会,承担国家基本药物工作委员会的日常工作。

二、国家基本医疗保险用药制度

1998 年底,国务院颁布《关于建立城镇职工基本医疗保险制度的决定》,城镇职工医疗保险制度改革在全国各地迅速推开。其主要内容包括七方面:一是明确了改革的任务和原则;二是确定了覆盖范围、统筹层次和缴费的控制比例;三是制定了医疗保险统筹基金和个人账户的主要政策;四是规范了基本医疗保险基金的管理和监督机制;五是提出了配套推进医疗机构改革和加强医疗服务管理的要求；六是规定了有关人员的医疗待遇；七是提出了改革工作的组织领导和具体要求。为了正确把握改革的方向，使各地改革有所遵循，《决定》明确了建立城镇职工基本医疗保险制度的四条原则：一是基本医疗保险的水平要与社会主义初级阶段生产力发展水平相适应；二是城镇所有用人单位及其职工都要参加基本医疗保险，实行属地管理；三是基本医疗保险费由用人单位和职工双方共同负担；四是基本医疗保险基金实行社会统筹和个人账户相结合。

(一)《基本医疗保险药品目录》的管理

根据《国务院关于建立城镇职工工本医疗保险制度的决定》，为了推行城镇职工医疗保险制度的实施，劳动保障部等七部、委、局于1998年出台了《基本医疗保险用药范围管理暂行办法》，该办法规定通过制定《基本医疗保险药品目录》来加强医疗保险用药的管理。《基本医疗保险药品目录》是国家为了保障职工基本医疗用药，合理控制药品费用，规范基本医疗保险用药范围管理而制定。国家组织专家制定《基本医疗保险药品目录》，并负责其新药的增补与调整。第一版《基本医疗保险药品目录》于2000年6月15日正式发布。新版的《国家基本医疗保险、工伤保险和生育保险药品目录(2009年版)》(以下简称《药品目录》)于2009年11月30日发布。

1.《药品目录》遴选原则　我国《药品目录》的遴选原则是：临床必需、安全有效、价格合格、使用方便、市场能够保证供应。通过制定药品目录控制医疗服务范围和医药费用开支，是国外开展医疗保险的通行做法，也是我国过去公费医疗、劳保医疗管理的成功经验。由于我国城镇职工基本医疗保险筹资水平不高，医疗保险基金的承受力有限，《药品目录》不可能把上市的所有药品都囊括进去，因而制定了上述遴选原则。

2. 纳入《药品目录》的条件　《药品目录》中的西药和中成药是在《国家基本药物》的基础上遴选，同时必须具备下列条件：①《中华人民共和国药典》收载的药品；②符合国家药品监督管理部门颁发标准的药品；国家药品监督管理部门批准正式进口的药品。

不能纳入基本医疗保险用药范围：①主要起营养滋补作用的药品；②部分可以入药的动物及动物脏器，干(水)果类；用中药材和中药饮片炮制的各类酒制剂；③各类药品中的果味制剂、口服泡腾剂；④血液制品、蛋白类制品(特殊适应证与急救、抢救除外)；⑤劳动保障部规定基本医疗保险基金不予支付的其他药品。

3.《药品目录》的分类与管理

(1)《药品目录》的分类：《药品目录》所列药品包括西药、中成药(含民族药物、下同)、中药饮片(含民族药，下同)。并分甲类目录和乙类目录。

《甲类目录》的药品是临床必需，使用广泛，疗效好，同类药品中价格低的药品。

《乙类目录》的药品是可供临床选择使用，疗效好，同类药品中比甲类目录药品价格略高的药品。

(2)《药品目录》的管理：西药和中成药列基本医疗保险基金给予支付的药品目录，药品名称采用通用名，并标明剂型。中药饮片列基本医疗保险基金不予支付的药品目录，药品名称采用药典名。

《甲类目录》由国家统一制定，各地不得调整。《乙类目录》由国家制定，各省、自治区、直辖市可根据当地经济水平、医疗需求和用药习惯，适当进行调整，增加和减少的品种数之和不得超过国家制定的《乙类目录》药品总数的15%。各省、自治区、直辖市对本省(自治区、直辖市)《药品目录》中的《乙类目录》中易滥用、毒副作用大的药品,可按临床适应证和医院级别分别予以限定。

各统筹地区执行国家制定的《甲类目录》和本省(区、市)的《乙类目录》,并对《乙类目录》中的药品根据当地实际,制定个人自付比例。根据实际情况,制定急救、抢救期间药品使用的管理办法。

(二)《国家基本药物》与《基本医疗保险药品目录》的区别

《国家基本药物》是国家药品监督管理部门根据世界卫生组织的建议,按照临床治疗必需、疗效好的原则制定的,用于指导临床医生合理用药,引导药品生产企业生产方向的药品目录。《国家基本药物》与《基本医疗保险药品目录》的主要区别有以下几方面:

1. 两者的作用不同 《国家基本药物》主要用于指导临床医师合理选择用药品种,通过引导药品生产企业的生产方向,保证基本药物的市场供应。而《基本医疗保险药品目录》的主要作用是为了控制基本医疗保险支付药品费用的范围,是社会保险经办机构支付参保人员药品费用的依据。其目的是为了保障参保人员的基本医疗需求,保证医疗保险基金的收支平衡。

2. 制定的依据不同 《国家基本药物》主要考虑药品临床使用的合理性和安全性,以及全社会的基本用药水平,而《基本医疗保险药品目录》在考虑参保人员用药安全和疗效的同时,重点要依据基本医疗保险基金的承受能力,要考虑药品的价格因素。

3. 应用范围不同 《国家基本药物》适应全社会所有人群,而《基本医疗保险药品目录》只适用于基本医疗保险的参保人员。

4. 执行效力不同 《国家基本药物》对临床医生用药能起到指导作用,主要通过对社会宣传和医生培训,引导自觉使用目录,而《基本医疗保险药品目录》只在社会保险经办机构支付费用时执行。

复习思考题

1. 药品监督管理的原则是什么?

2. 药品不良反应如何分类?

3. 药品质量监督管理的特点是什么?

4. 建立和完善国家基本药物制度的意义是什么?

5. 目前中药使用存在哪些误区?

6. 处方药与非处方药在使用、销售、广告、标识等管理上有哪些不同之处?

7. 对目前我国药品监督管理工作,你有哪些思考和建议?

8. 如何看待我国目前不合理用药问题?

(程齐来　马静洁)

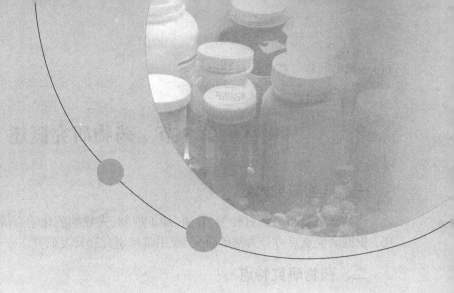

第六章

药品注册管理

【Key Content & Objective】

Key content: This chapter mainly introduces the following aspects: contents, characteristics, present status and prospects of drugs research and development in China; pre-clinical study and clinical test on drugs; the historical evolution of drug registration approval system; the related concepts, organization and requirements of drug registration and management; the main contents of drug registration and management including pre-clinical and clinical study, standard and testifying of drug registration, declaration and approval flow of registration and violation treatment, etc.

Learning objectives: (1) Master the related concepts, organization, requirements and contents of drug registration and management. (2) Be familiar with the related contents of pre-clinical study and clinical test on drugs. (3) Understand the contents, characteristics, present status and prospects of drugs research and development in China.

第一节　药物研究概述

一、药物研究内容

药物研究是指对药材种植、养殖、加工炮制,先导物的化学合成、制剂、质量标准等进行的研究。根据研究重点可分为基础研究、应用基础研究和开发研究。

二、药物研究特点

药物研究开发涉及人才、市场、资金、技术、管理、政策、环境等诸多因素,是一个需要多学科先进技术高度融合的高科技产业群体参与,且投入多、风险高、效益大、竞争激烈的系统工程,具有明显的特点。

(一) 学科多,周期长

新药研发是一项系统工程,需要化学、生物学、医学、药学、计算机、统计学等多个学科的专家、技术人员协同工作,同时还需要营销人员和生产人员在市场和生产方面的信息反馈,且研究人员要有较高的学术水平和层次要求。

(二) 风险高,效益好

据统计,20 世纪 30—50 年代一般从 400~500 个化合物中可找到 1 个新药,60 年代从 900 个化合物中筛选出一个新药,70 年代要合成 5 000 个化合物才能筛选出一个新药,80~90 年代要合成 1 万多个化合物才能筛选出一个新药。也就是说,研究与开发新药从筛选到最后注册上市,过去的成功率为几百分之一,现在是万分之一到几万分之一,难度越来越大。平均一个新化学结构(new chemical entities,NCEs)的创新药上市,需耗资 10 亿美元以上。但各大跨国制药公司仍然投入其年营业额的 15%~20% 研究开发新药。有资料显示,美国每年用于新药开发投资费用高于电子、计算机和航天航空等其他产业。

新药一旦获得上市批准,就有可能很快获得高额利润回报。如某知名制药企业研制的药物"地西泮",1980 年起每年赢得 10 亿美元左右的收入;其研制的克制禽流感药品达菲(奥司他韦),为一种神经氨酸酶抑制剂,1999 年上市,用于治疗流感,2005 年销售总额达到 11.98 亿美元。

(三) 潜力大,竞争激烈

随着社会经济和医疗诊断技术的快速发展,疾病谱的改变和人们健康要求的提高,药物需求更是快速增长。同时,由于药物不良反应的不断出现,人们对药物疗效及安全性要求的不断提高,药政管理日趋严格,新药开发难度不断增加,跨国制药企业更是加快了全球战略布局与管理结构的调整,医药行业的竞争将愈加激烈。

三、药品注册管理的概况

20 世纪初,大量化学药品问世后,新药品种大大增加,但对新药的管理多为事后管理。比如 1906 年美国国会颁布的《食品药品法》,对新药质量只采取事后把关检验。1938 年发生了磺胺酏剂事件后,同年美国国会通过了《食品、药品和化妆品法》,明确规定新药上市前,必须有充分的材料证明其安全性。20 世纪 60 年代初西欧国家发生的"沙利度胺"事件,美国基本上未受到影响。尽管如此,美国仍于1962年又修订了《食品、药品和化妆品法》,要求新药在保证其安全性的同时要确证其有效性,明确规定了新药临床评价原则,以及新药(包括首次在美国上市的进口药)的审批手续和项目。1979年国会通过了新药研制中要符合《非临床安全性实验研究规范》(GLP)的规定,研究新药的实验室若未经FDA认证,其实验研究结果不予承认。1980年美国国会再次修正了《食品、药品和化妆品法》,更加明确了新药申请所需的资料和审批程序。在加强对新药研制立法的同时,FDA对新药的审批管理更加完善和严格。美国新药研制的一套法制化管理办法对各国影响较大。目前世界各国新药管理的法规日趋一致,但大多数国家都不如美国那么严格。

我国新药管理经历了曲折发展的道路,从分散管理到集中管理,从粗放式的行政管理逐步过渡到科学化法制化管理。

20世纪60年代为加强我国新药审评,卫生部和化工部联合发布了《药品新产品管理办法》(试行),这是我国第一个单行的新药管理规章,开始了新药的法制化管理。1978年卫生部和国家医药管理总局联合发布《新药管理办法》(试行),对新药的定义、分类、研究、临床、审批、生产和管理等作全面规定,并基本上由各省卫生行政部门审批,仅有麻醉药品、放射性药品、避孕药和中药人工合成品等少数新药由卫生部审批。各省在鉴定会的基础上形成了地方药品审批管理体系。这时对新药的管理主要是行政手段管理。

1984年全国人大常委会颁布了《药品管理法》,并规定“国家鼓励研究创制新药”,确立了卫生行政部门的药品审批权,根据这两条规定,1985年卫生部颁布了《新药审批办法》和《新生物制品审批办法》。这标志着我国的新药审批管理进入了以法律手段管理阶段。

1989年《卫生部药品审评工作程序》发布实施,规范了新药审评程序,基本建立了我国的新药审评制度。我国的新药审评制度是初审与复审相结合、内部审评与外部审评相结合、以外部审评为主的审评制度。同时初、复审的审评机构都相应设立了“药品审评委员会”。

1998年新药审批工作划归国家药品监督管理局主管,1999年国家药品监督管理局发布修改后的《新药审批办法》。国家药品监督管理局还制订了二十多个类别的药物临床研究指导原则,四十多个中医病症临床研究指导原则等一系列技术规范,建立了一批临床药理基地,修订或形成了一系列药品注册及管理的规章制度,如《新生物制品审批办法》《进口药品管理办法》《仿制药品审批办法》《新药保护和技术转让的规定》《药品研究和申报注册违规处理办法》《药品非临床研究质量管理规范》《药物临床试验机构资格认定办法》《药品临床试验质量管理规范》《药品不良反应监测管理办法》(试行)《药品研究机构登记备案管理办法》《药品研究实验记录暂行规定》《关于审批国外药品临床试验的规定》等。

我国新药研制管理的核心问题是严把药品质量关,克服药品低水平重复研究、重复生产,在研究开发新药中鼓励创新;在审批程序上强调了公开、公正、公平,加快新药审批进度;在新药审批注册方面规范了工作内容和程序;在改革审批机制、提高新药审批效率方面作了不懈的努力。尽管如此,我国的药物研究开发与国际接轨仍有差距。所以,国家食品药品监督管理局在2002年1月制定的《药品注册管理办法》(试行)和2005年2月颁布的《药品注册管理办法》的基础上,于2007年7月又修订颁布了新的《药品注册管理办法》,自2007年10月1日起施行。目前,我国实行的一整套药品注册管理规定和各项技术要求,已逐渐与国际接轨,提高了我国新药研制水平和新药质量。

第二节　药品注册管理

一、药品注册相关的概念

1. **药品注册**（drug vegistration）　是指国家药品监督管理部门根据药品注册申请人的申请，依照法定程序，对拟上市销售的药品的安全性、有效性、质量可控性等进行系统评价，并决定是否同意其申请的审批过程。对创制新药、治疗疑难危重疾病的新药实行特殊审批。

2. **药品注册申请人**（简称申请人）　是指药品注册申请并承担相应法律责任的机构。境内申请人应当是在中国境内合法登记并能独立承担民事责任的机构，境外申请人应当是境外合法制药厂商。境外申请人办理进口药品注册，应当由其驻中国境内的办事机构或者由其委托的中国境内代理机构办理。并规定办理药品注册申请事务的人员应当具有相应的专业知识，熟悉药品注册的法律、法规及技术要求。

3. **药品注册申请**　是指新药申请、仿制药申请、进口药品申请及其补充申请和再注册申请的总称。

4. **新药申请**　是指未曾在中国境内外上市销售药品的注册申请。已上市药品改变剂型、改变给药途径、增加新适应证的，按照新药申请管理。

5. **仿制药申请**　是指生产仿与原研药品质量和疗效一致的药品的注册申请。

6. **进口药品申请**　是指在境外生产的药品在中国境内上市销售的注册申请。

7. **补充申请**　是指新药申请、仿制药申请或者进口药品申请经批准后，改变、增加或者取消原批准事项或者内容的注册申请。

8. **再注册申请**　是指药品批准证明文件有效期满后申请人拟继续生产或者进口该药品的注册申请。

二、药品注册管理的机构和要求

（一）药品注册管理的机构

国家药品监督管理部门主管全国药品注册工作，负责对药物临床试验、药品生产和进口进行审批。省级药品监督管理部门受国家药品监督管理部门委托，对药品注册申报资料的完整性、规范性和真实性进行审查，并对试验现场进行核查；药品检验机构负责对注册药品进行质量标准复核。

（二）药品注册的要求

药品注册应遵循公开、公平、公正的原则，具体有六方面。

（1）国家鼓励研究创制新药，对创制的新药、治疗疑难危重疾病的新药实行特殊审批。

（2）药品注册实行主审集体负责制、相关人员公示制和回避制、责任追究制；受理、检验、审评、审批、送达等环节接受社会监督。

（3）在药品注册过程中，药品监督管理部门认为涉及公共利益的重大许可事项，应当向社会公告，并举行听证。

（4）行政许可直接涉及申请人与他人之间重大利益关系的，药品监督管理部门在做行政许可决定前,应当告知申请人、利害关系人享有要求听证、陈述和申辩的权利。

(5)审批部门向申请人提供可查询的药品注册受理、检查、检验、审评、审批的进度和结论等信息,包括药品注册申请事项、程序、收费标准和依据、时限,需要提交的全部材料目录和申请书示范文本,药品注册受理、检查、检验、审评、审批各环节人员名单和相关信息,已批准的药品目录等综合信息。

(6)审批及相关人员,对申请人提交的技术秘密和实验数据负有保密义务。

三、药品注册管理的主要内容

(一)药物研究

1. 临床前研究　药物临床前研究包括药物的合成工艺、提取方法、理化性质及纯度、剂型选择、处方筛选、制备工艺、检验方法、质量标准、稳定性、药理、毒理、动物药代动力学研究等。中药新药还包括原药材的来源、加工及炮制等的研究;生物制品还包括菌毒种、细胞株、生物组织等起始原材料的来源、质量标准、保存条件、生物学特征、遗传稳定性及免疫学研究等,也包括立项过程的文献研究。

药物临床前研究应当参照国家发布的有关技术指导原则进行,其中安全性评价研究必须执行《药物非临床研究质量管理规范》。申请人采用其他评价方法和技术进行试验的,应当提交证明其科学性的资料。

药物研究机构应当具有与试验研究项目相适应的人员、场地、设备、仪器和管理制度;所用实验动物、试剂和原材料应当符合国家有关规定和要求,如原料药必须具有药品批准文号、《进口药品注册证》或者《医药产品注册证》,且必须通过合法的途径获得。

申请人委托其他机构进行药物研究或者进行单项试验、检测、样品的试制、生产等的,应当与被委托方签订合同。申请人应当对申报资料中的药物研究数据的真实性负责。

2. 临床试验　临床试验包括四期临床试验和生物等效性试验。

(1)临床试验概念与分期:临床试验(clinical trial),指药物在人体(病人或健康志愿者)进行的系统研究,目的是证实或揭示试验药物的作用、不良反应及/或试验药物的吸收、分布、代谢和排泄规律,确定试验药物的疗效与安全性。临床试验分为Ⅰ、Ⅱ、Ⅲ、Ⅳ期。

1)Ⅰ期临床试验:其目的是观察人体对于新药的耐受程度和药代动力学,为制定给药方案提供依据;Ⅱ期临床试验,其目的是初步评价药物对目标适应证患者的治疗作用和安全性,也包括为Ⅲ期临床试验研究设计和给药方案的确定提供依据;Ⅲ期临床试验,其目的是进一步验证药物对目标适应证患者的治疗作用和安全性,评价利益与风险关系,最终为药物注册申请的审查提供充分的依据。

2)Ⅳ期临床试验:为新药上市后应用研究阶段,其目的是考察在广泛使用条件下药物的疗效和不良反应,评价在普通或者特殊人群中使用的利益与风险关系以及改进给药剂量等。

3)生物等效性试验:是指用生物利用度研究的方法,以药代动力学参数为指标,比较同一种药物的相同或者不同剂型的制剂,在相同的试验条件下,其活性成分吸收程度和速度有无统计学差异的人体试验。其目的是证实等量同种药物的两种制剂生物利用度是否相同,以评价使用时,两种制剂是否具有相同的有效性和安全性。

(2)试验要求

1）取得临床试验批准后,按照《药物临床试验质量管理规范》在具有药物临床试验资格的机构中进行。开展仿制药与原研药疗效和质量一致性评价的生物等效性试验无须申请批准,备案即可。

2）临床试验用药物应在符合《药品生产质量管理规范》的车间制备,必须严格执行《药品生产质量管理规范》的要求,并经检验合格后方可用于临床试验。申请人对临床试验用药物的质量负责。

申请人按照标准自行检验临床试验用药物,也可以委托本办法确定的药品检验所进行检验;疫苗类制品、血液制品、国家规定的其他生物制品,应当由国家 SFDA 指定的药品检验所进行检验。

管理部门可以对临床试验用药物抽查检验。

3）在菌毒种选种阶段制备的疫苗或者其他特殊药物,确无合适的动物模型且实验室无法评价其疗效的,在保证受试者安全的前提下,可以申请进行临床试验。

4）药物临床试验应当在批准后 3 年内实施。逾期未实施的,原批准证明文件自行废止;仍需进行临床试验的,应当重新申请。

5）药物临床试验的受试例数应当符合临床试验的目的和相关统计学要求,并且不得少于本办法附件规定的最低临床试验病例数。罕见病、特殊病种等情况,要求减少临床试验病例数或者免做临床试验的,应当在申请临床试验时提出,并经过审查批准。

6）在试验过程中如出现伦理委员会未履行职责或不能有效保证受试者安全等 7 种情况之一的,应修改试验方案或暂停或者终止临床试验。

7）境外申请人在中国进行国际多中心药物临床试验需按《国际多中心药物临床试验指南(试行)》办理。

(二) 药品标准物质

药品标准物质,是指供药品标准中物理和化学测试及生物方法试验用,具有确定特性量值,用于校准设备、评价测量方法或者给供试药品赋值的物质,包括标准品、对照品、对照药材、参考品。

中国食品药品检定研究院负责直接标定或组织有关的省级药品检验所、研究机构或生产企业协作标定国家药品标准物质;负责对标定的标准物质从原材料选择、制备方法、标定方法、标定结果、定值准确性、量值溯源、稳定性及分装与包装条件等资料进行全面技术审核,并作可否作为国家药品标准物质的结论。

(三) 药品注册检验

药品注册检验,包括样品检验和药品标准复核。

1. 概念　样品检验,是指药品检验所按照申请人申报或者核定的药品标准对样品进行检验。

药品标准复核,是指药品检验所对申报的药品标准中检验方法的可行性、科学性、设定的项目和指标能否控制药品质量等进行的实验室检验和审核工作。

2. 检验分工　药品注册检验由中国食品药品检定研究院或者省级药品检验所承担,进口药品的注册检验由中国食品药品检定研究院组织实施。未在国内上市销售的从植物、动物、矿物等提取的有效成分及其制剂,新发现的药材及其制剂,未在国内外获准上市的化学原料药及其制剂,生物制品,放射性药品等均需检验。

3. 有关要求

(1) 对申请人要求:应当提供药品注册检验所需要的有关资料、报送样品或者配合抽取检验用样品、提供检验用标准物质。报送或者抽取的样品量应当为检验用量的 3 倍;生物制品的注册检验还应当提供相应批次的制造检定记录。重新制订药品标准,不得委托原复核药品检验所进行该项药品标准的研究工作。

(2) 对检验者要求:特殊审批程序药品,应当优先安排检验和复核。

新药标准复核时,除进行样品检验外,还应当根据药物有关要求,对药物的药品标准、检验项目等提出复核意见。

重新制订药品标准的,原药品检验所不得接受此项委托。

药品检验所应根据实验室质量管理规范和国家计量认证的要求,配备与药品注册检验任务相适应的人员和设备。

(四) 药品名称、说明书和标签

药品的名称、说明书和标签应当符合规定。药品说明书和标签由申请人按规定编写,除企业信息外的内容由国家药品监督管理部门予以核准。申请人应当对药品说明书和标签的科学性、规范性与准确性负责,并跟踪药品上市后的安全性和有效性情况,及时提出修改药品说明书的补充申请。根据核准的内容印制说明书和标签。

四、药品注册的申请与审批

(一) 注册申请

1. 申请新药　新药注册申请与审批,分为临床研究申请与审批和生产上市申请与审批。省级药品监督管理部门负责受理和初审,其内容是对申报资料进行形式审查,组织对研制情况及条件进行现场考察,抽取检验用样品,向指定的药品检验所发出注册检验通知。然后将审查意见、考察报告、申报材料上报。指定的药品检验所负责样品检验和申报药品的标准复核。国家药品监督管理部门负责对新药进行技术审查和所有资料的全面审评,并作出审批决定。

(1) 申请临床:申请人完成临床前研究后,应当填写《药品注册申请表》,向所在地省级药品监督管理部门报送有关资料。

(2) 申请生产:申请人完成药物临床试验后,应当填写《药品注册申请表》,向所在地省级药品监督管理部门报送申请生产的申报资料,并同时向中国食品药品检定研究院报送制备标准品的原材料及有关标准物质的研究资料。

2. 申请仿制　申请人应当填写《药品注册申请表》,向所在地省级药品监督管理部门报送有关资料和生产现场检查申请。已申请中药品种保护的,自中药品种保护申请受理之日起至作出行政决定期间,暂停受理同品种的仿制药申请。

3. 申请进口　申请人应当填写《药品注册申请表》,报送有关资料和样品,提供相关证明文件,提出申请。产品需符合进口药品要求。对已经受理但尚未批准进行药物临床试验的其他同品种申请予以退回,申请人可以提出仿制药申请。

申请进口分包装:分包装的药品生产企业向所在地省级药品监督管理部门提出申请,提交由委托方填写的《药品补充申请表》,报送有关资料和样品。进口分包装药品应执行进口药品注册标准,其说明书和标签必须与进口药品的说明书和标签一致,并注明批准文号和药品生产企业的名称。

4. **申请非处方药** 申请仿制向省级药品监督管理部门提出申请。申报药品属于按非处方药管理的,或非处方药改变剂型,非处方药活性成分组成的新的复方制剂,申请人应当在《药品注册申请表》的"附加申请事项"中标注非处方药。

申请仿制的药品属于同时按处方药和非处方药管理的,申请人可以选择按照处方药或者非处方药的要求提出申请。

进口的药品属于非处方药的,适用进口药品的申报和审批程序,其技术要求与境内生产的非处方药相同。

5. **申请补充申请** 申请人应当填写《药品补充申请表》,向所在地省级药品监督管理部门报送有关资料和说明。进口药品的补充申请,提交生产国家或者地区药品管理机构批准变更的文件。

变更研制新药、生产药品和进口药品已获批准证明文件及其附件中载明事项的,改变国内药品生产企业名称、改变国内生产药品的有效期、国内药品生产企业内部改变药品生产场地等,变更药品包装标签、生产技术转让、变更可能影响产品质量处方和生产工艺等均可提出补充申请。

6. **申请再注册申请** 药品批准文号、《进口药品注册证》或者《医药产品注册证》的有效期为5年。有效期届满,需要继续生产或者进口的,申请人应当在有效期届满前6个月申请再注册。由药品批准文号的持有者向省级药品监督管理部门提出,进口药品的再注册向国家药品监督管理部门提出,并提供有关申报资料。

7. **申请复审** 申请人对不予批准决定有异议的,在收到通知之日起60日内填写《药品注册复审申请表》,提出复审申请。复审的内容仅限于原申请事项及原申报资料。

(二) 药品注册审批有关规定

1. 申批临床

(1) 可实行特殊审批的申请范围:①未在国内上市销售的从植物、动物、矿物等物质中提取的有效成分及其制剂,新发现的药材及其制剂;②未在国内外获准上市的化学原料药及其制剂、生物制品;③治疗艾滋病、恶性肿瘤、罕见病等疾病且具有明显临床治疗优势的新药;④治疗尚无有效治疗手段的疾病的新药。

(2) 改变剂型的有关要求:已上市药品改变剂型但不改变给药途径的注册申请,应当采用新技术以提高药品的质量和安全性,且与原剂型比较有明显的临床应用优势。改变剂型但不改变给药途径,以及增加新适应证的注册申请,应当由具备生产条件的企业提出;靶向制剂、缓释、控释制剂等特殊剂型除外。

2. **申批仿制** 仿制药应当与被仿制药具有同样的活性成分、给药途径、剂型、规格和相同的治疗作用。已有多家企业生产的品种,应当参照有关技术指导原则选择被仿制药进行对照研究。

3. 申批进口

(1) 拟进口药品,应当获得境外制药厂商所在生产国家或者地区的上市许可;未在生产国家或者地区获得上市许可,但经国家药品监督管理部门确认该药品安全、有效而且临床需要的,可以批准进口。

(2) 申请进口的药品,应当获得境外制药厂商所在生产国家或者地区的上市许可;未在生产国家或者地区获得上市许可,但经国家药品监督管理部门确认该药品安全、有效而且临床需要的,可以批准进口。

(3) 进口药品分包装要求:①该药品已经取得《进口药品注册证》或者《医药产品注册证》;②该药品应当是中国境内尚未生产的品种,或者虽有生产但是不能满足临床需要的品种;③同一制药厂商的同一品种应当由一个药品生产企业分包装,分包装的期限不得超过《进口药品注册证》或者《医药产品注册证》的有效期;④除片剂、胶囊外,分包装的其他剂型应当已在境外完成内包装;⑤接受分包装的药品生产企业,应当持有《药品生产许可证》。进口裸片、胶囊申请在国内分包装的,接受分包装的药品生产企业还应当持有与分包装的剂型相一致的《药品生产质量管理规范》认证证书;⑥申请进口药品分包装,应当在该药品《进口药品注册证》或者《医药产品注册证》的有效期届满1年前提出;⑦境外制药厂商应当与境内药品生产企业签订进口药品分包装合同。

4. 申批再注册 在有效期内,申请人应当对药品的安全性、有效性和质量控制情况,如监测期内的相关研究结果、不良反应的监测、生产控制和产品质量的均一性等进行系统评价。

5. 申批变更 申请人应当参照相关技术指导原则,评估变更事项对药品安全性、有效性和质量可控性的影响,并进行相应的技术研究工作。

6. 联合研制 多个单位联合研制的新药,应当由其中的一个单位申请注册,其他单位不得重复申请;需要联合申请的,应当共同署名作为该新药的申请人。新药申请获得批准后每个品种,包括同一品种的不同规格,只能由一个单位生产。

7. 资料提交 药品注册申报资料应当一次性提交,药品注册申请受理后不得自行补充新的技术资料;申请人认为必须补充新的技术资料的,应当撤回其药品注册申请。进入特殊审批程序的注册申请或者涉及药品安全性的新发现,以及按要求补充资料的可以补充提交。

(三)注册审批程序

1. 审批临床

(1) 受理、核查与上报:省级药品监督管理部门对申报资料进行形式审查,符合要求的,出具药品注册申请受理通知书;不符合要求的,出具药品注册申请不予受理通知书。在规定时间内组织对药物研制情况及原始资料进行现场核查,对申报资料进行初步审查,提出审查意见。申请注册的药品属于生物制品的,还需抽取3个生产批号的检验用样品,并向药品检验所发出注册检验通知。并在规定的时限内将审查意见、核查报告以及申报资料送交国家药品审评中心,并通知申请人。

(2) 审批:国家药品审评中心在规定的时间内组织对申报资料进行技术审评,必要时可以要求申请人补充资料。完成技术审评后,提出技术审评意见,连同有关资料报送国家药品监督管理部门。符合规定的,发给《药物临床试验批件》;不符合规定的,发给《审批意见通知件》,并说明理由。

2. 审批生产

(1) 受理、核查与上报同"审批临床"。

(2) 审批:国家药品审评中心收到申报资料后,在规定的时间内组织对申报资料进行审评,必要时可要求申请人补充资料;符合规定的,通知申请人申请生产现场检查,并告知国家药品审核检验中心;生产现场检查不符合规定的,发给《审批意见通知件》;申请人应当自收到生产现场检查通知之日起 6 个月内提出再次现场检查的申请。通过再次核查和样品检验，经审查符合规定的，发给新药证书，申请人已持有《药品生产许可证》并具备生产条件的，同时发给药品批准文号；不符合规定的，发给《审批意见通知件》，并说明理由。

改变剂型但不改变给药途径，以及增加新适应证的注册申请获得批准后不发给新药证书；靶向制剂、缓释、控释制剂等特殊剂型可发新药证书。

3. 审批仿制

(1) 受理、核查与上报同"审批临床"。

(2) 审批：也基本同"审批临床"。省级药品监督管理部门应当自受理申请之日起 5 日内组织对研制情况和原始资料进行现场核查，并应当根据生产工艺和质量标准组织进行生产现场检查，现场抽取连续生产的 3 批样品，送药品检验所检验。并在规定的时限内对申报资料进行审查，提出审查意见。如符合规定的，将核查报告、生产现场检查报告及申报资料送交国家药品审评中心，同时通知申请人；不符合规定的，发给《审批意见通知件》，并说明理由，同时通知药品检验所停止该药品的注册检验。国家药品审评中心应当在规定的时间内组织药学、医学及其他技术人员对审查意见和申报资料进行审核，并做出综合意见；国家药品监督管理部门依据综合意见，做出审批决定。符合规定的，发给药品批准文号或者《药物临床试验批件》；不符合规定的，发给《审批意见通知件》，并说明理由。完成临床试验后，应报送临床试验资料，国家药品监督管理部门依据技术审评意见，发给药品批准文号或者《审批意见通知件》。

4. 审批进口

(1) 受理、核查与上报：国家药品监督管理部门对申报资料进行形式审查，符合要求的，出具药品注册申请受理通知书，组织对 3 个生产批号的样品进行注册检验；并可组织对其研制和生产情况进行现场检查，抽取样品。不符合要求的，出具药品注册申请不予受理通知书，并说明理由。

完成检验和技术审查后，将复核的药品标准、药品注册检验报告和复核意见送交国家药品审评中心。

(2) 审批：国家药品审评中心应当在规定的时间内组织药学、医学及其他技术人员对申报资料进行审评，并作综合审评意见；国家药品监督管理部门依据综合意见做出审批决定，符合规定的，发给《药物临床试验批件》；不符合规定的，发给《审批意见通知件》，并说明理由。

临床试验完成后，国家药品审评中心再组织审评，国家药品监督管理部门依据综合意见做出审批决定，符合规定的，发给《进口药品注册证》或《医药产品注册证》；不符合要求的，发给《审批意见通知件》，并说明理由。

进口药品分包装审批，省级药品监督管理部门对申报资料进行形式审查，符合要求的，出具药品注册申请受理通知书；不符合要求的，出具药品注册申请不予受理通知书，并说明理由。进一步审核后，报国家药品监督管理部门审批。符合规定的，发给《药品补充申请批件》或药品批准文号；不符合规定的，发给《审批意见通知件》，并说明理由。

5. 审批补充申请

(1) 受理、核查与上报：药品补充申请事项，由省级药品监督管理部门对申报资料进行形式审查，进口药品的补充申请事项，由国家药品监督管理部门对申报资料进行形式审查，符合要求的，出具药品注册申请受理通知书；不符合要求的，出具药品注册申请不予受理通知书，并说明理由。

对药品生产技术转让、变更处方和生产工艺可能影响产品质量等的补充申请,省级药监部门要组织进行生产现场检查,药品检验所抽取的 3 批样品进行检验;注册标准修改在必要时由药品检验所进行标准复核。

(2) 审批:改变国内药品生产企业名称、改变国内生产药品的有效期、国内药品生产企业内部改变药品生产场地等的补充申请,由省级药品监督管理部门受理、审批,报送上级备案;进口药品、药品修改药品注册标准、变更药品处方中已有药用要求的辅料、改变影响药品质量的生产工艺等的补充申请,由国家药品监督管理部门审批。符合规定的,发给《药品补充申请批件》;不符合规定的,发给《审批意见通知件》,并说明理由。

药品按规定变更药品包装标签、根据要求修改说明书等的补充申请,报省级药品监督管理部门备案。改变进口药品制剂所用原料药的产地、变更进口药品外观、要求修改进口药品说明书、补充完善进口药品说明书的安全性内容、按规定变更进口药品包装标签、改变注册代理机构的补充申请,由国家药品监督管理部门备案。

6. 审批再注册

(1) 受理类同于补充申请。

(2) 审批:药品再注册由省级药监部门进行审批,符合规定的,予以再注册。进口药品的再注册由国家药品监督管理部门审查。经审查,符合规定的,予以再注册;不符合规定的,发出不予再注册的通知。

有下列 9 种情况不予再注册:①有效期届满前未提出再注册申请的;②未达到国家药品监督管理部门批准上市时提出的有关要求的;③未按照要求完成Ⅳ期临床试验的;④未按照规定进行药品不良反应监测的;⑤经再评价属于疗效不确切、不良反应大或者其他原因危害人体健康的;⑥按照《药品管理法》的规定应当撤销药品批准证明文件的;⑦不具备《药品管理法》规定的生产条件的;⑧未按规定履行监测期责任的;⑨其他不符合有关规定的情形。

7. 审批复审 国家药品监督管理部门接到复审申请后,必要时组织有关专业技术人员进行技术审查,在 50 日内作出复审决定,并通知申请人。维持原决定的,不再受理再次的复审申请。

8. 审批时限 审批时限是药品注册的受理、审查、审批等工作的最长时间,根据法律法规的规定中止审批或者申请人补充资料等所用时间不计算在内。药物注册检验和审批均有具体的时间规定。

五、新药保护和监测期

(一) 新药保护的内容

新药保护包括专利保护、品种保护、商标保护以及对未披露实验数据保护。专利保护、品种保护、商标保护在其他章节均会涉及,这里主要说明新药的监测期保护和未披露实验数据保护。

(二) 对药品专利和申报后未披露实验数据保护的规定

1. 药品专利问题处理规定 对药品注册中涉及该药品专利问题作出了明确规定,即申请药品注册时应同时提交有关专利的信息资料,并提交对他人专利不侵权的保证书。药品注册申请批准后发生专利纠纷的,当事人应当自行解决。已获中国专利的药品,其他申请人在该药品专利期满前 2 年内可以提出申请。对符合规定的,在专利期满后批准生产或进口。

2. 药品申报后未披露实验数据保护的规定 自药品生产者或者销售者获得生产、销售新型化学成分药品的许可证明文件之日起 6 年内,对其他申请人未经已获得许可的申请人同意,使用前款数据申请生产、销售新型化学成分药品许可的,药品监督管理部门不予许可。但是,其他申请人提交自行取得数据的除外。除下列情形外,药品监督管理部门不得披露本条第一款规定的数据:①公共利益需要;②已采取措施确保该类数据不会被不正当地进行商业利用。

(三) 新药监测期及有关规定

根据保护公众健康的要求,可以对批准生产的新药设立监测期,对该新药的安全性继续进行监测。新药进入监测期后,国家药品监督管理部门不再受理其他申请人同品种的新药申请。省级药监部门应当将已经收到的申请退回申请人。

1. 新药监测期的期限　新药的监测期根据现有的安全性研究资料和境内外研究状况确定,自新药批准生产之日起计算,最长不得超过 5 年。对于不同新药,根据其现有的安全性研究资料,境内外研究状况,确定不同的监测期限。

2. 监测期药品的监测和处理　有关药品生产、经营、使用、检验或者监督的单位发现新药存在严重质量问题、严重或者非预期的不良反应时,必须及时向省级药品监督管理部门报告。省级药品监督管理部门对存在严重质量问题、严重或者非预期的不良反应的新药,应当立即组织调查,并报告国家药品监督管理部门。

未按规定履行监测期责任的,不予再注册。

药品生产企业应当经常考察处于监测期内的新药的生产工艺、质量、稳定性、疗效及不良反应等情况,并每年向所在地省级药品监督管理部门报告。药品生产企业不按规定履行新药监测期责任的,省级药品监督管理部门应当责令其改正。

3. 监测期药品及有关规定　监测期内的新药,国家药品监督管理部门不批准其他企业生产和进口。药品生产企业对设立监测期的新药从获准生产之日起 2 年内未组织生产的,国家药品监督管理部门可以批准其他药品生产企业提出的生产该新药的申请,并继续对该新药进行监测。

新药进入监测期,已经批准其他申请人进行药物临床试验的,可以按照药品注册申报与审批程序继续办理该申请;认为符合规定的,可以批准该新药的生产或者进口,并对境内药品生产企业生产的该新药一并进行监测。

新药进入监测期,不再受理其他申请人的同品种注册申请。已经受理但尚未批准进行药物临床试验的其他申请人同品种申请,应当退回申请人;新药监测期满后,申请人可以提出已有国家标准药品的申请或者进口药品申请。进口药品注册申请同新药。

在《药品注册管理办法》的附件中,规定了中药、天然药物、化学药品、治疗性生物制品、预防用生物制品的相应监测期限,可分为 5、4、3 年。

六、违反药品注册管理的法律责任

在药品注册过程中,药品申请人不按规定进行研究或提供虚假资料,药品检验人员出具虚假检验报告,药品监督管理部门及其工作人员违反有关规定作出许可或收费,均将受到相应处罚。

(一) 管理人员的法律责任

(1) 在受理和审批过程中不按本规定办理的六种违规行为和违规收费,可对直接负责的主管人员和其他直接责任人员依法给予行政处分。

（2）在注册过程中的三种违规行为,对直接负责的主管人员和其他直接责任人员依法给予行政处分或追究刑事责任。

（3）药品检验所在承担药品审批所需要的检验工作时,出具虚假检验报告的,对单位和责任人可进行罚款、行政或刑事等处罚。

（二）申请人的法律责任

未按《药物非临床研究质量管理规范》等规定进行研究,报送虚假药品注册申报资料和样品等,将受到相应的处罚。处罚方式有罚款、警告、责令停产、撤销许可（生产文号、许可证等）、一定时间内不受理该申请人申请、建立不良行为记录等。

第三节　药物非临床研究质量管理规范

为了提高药品非临床研究质量,确保试验资料的真实性、完整性及可靠性,保证人民用药安全,1993年12月国家科学技术委员会发布《药物非临床研究质量管理规定(试行)》。1999年10月国家药品监督管理局在《药物非临床研究质量管理规定(试行)》的基础上制定并发布了《药物非临床研究质量管理规范(试行)》。2003年,国家食品药品监督管理局进行修订的《药物非临床研究质量管理规范》（Good Laboratory Practice, GLP）于2003年9月1日已施行。

药物临床前研究应按照有关技术指导原则进行,其中安全性评价研究必须执行2003年的GLP。现已有27家实验机构的有关试验项目通过了GLP认证检查。2007年4月发布《药物非临床研究质量管理规范认证管理办法》,进一步加强了药物非临床研究的规范性。我国《药物非临床研究质量管理规范》主要有五方面内容:

一、机构与人员

非临床安全性评价研究机构应建立完善的组织管理体系,设立独立的质量保证部门（QAU）;配备机构负责人、质量保证部门负责人和相应的工作人员;人员应符合具备严谨的科学作风和良好的职业道德以及相应的学历,经过专业培训,具备所承担的研究工作需要的知识结构、工作经验和业务能力等六项要求;机构负责人应具备医学、药学或其他相关专业本科以上学历及相应的业务素质、工作能力和12项职责;质量保证部门负责人具有审核实验方案、实验记录和总结报告等6项职责;每项研究工作必须聘任专题负责人,专题负责人具有全面负责该项研究工作的运行管理等8项职责。

二、实验设施与仪器设备

应建立符合研究需要的相应实验设施,包括供试品和对照品含有挥发性、放射性或生物危害性等物质时的饲养设施,供试品和对照品的处置设施,环境调控设施,保管实验方案、各类标本、原始记录、总结报告及有关文件档案的设施。根据工作需要设立相应的实验室;使用有生物危害性的动物、微生物、放射性等材料应设立专门实验室;具备设计合理、配置适当,并能根据需要调控温度、湿度、空气洁净度、通风和照明等环境条件的动物饲养设施,饲料、垫料、笼具及其他动物用品的存放设施等。

三、标准操作规程

标准操作规程(Standard Operating Procedure,SOP),是指为有效地实施和完成某一临床前试验中每项工作所拟定的标准和详细的书面规程。非临床安全性评价研究机构须制定与实验工作相适应的标准操作规程,包括标准操作规程的编辑和管理、质量保证程序、供试品和对照品的接收、标识、保存、处理、配制、领用及取样分析,动物房和实验室的准备及环境因素的调控等 16 个规范;并规定标准操作规程的生效、销毁、制定、修改、分发、存放的审批权限和程序等具体要求。

四、研究工作的实施

每项研究均应有专题名称或代号;实验中所采集的各种标本应标明专题名称或代号、动物编号和收集日期;研究工作应由专题负责人制订实验方案,经质量保证部门审查,机构负责人批准后方可执行;实验方案应包括的内容;研究过程中修改实验方案,经质量保证部门审查,机构负责人批准的程序及其他相应的要求;研究专题的运行管理,实验记录,实验动物出现异常时的处理程序等方面都做出了规定;研究工作结束后,由专题负责人写出总结报告,签名或盖章后交质量保证部门负责人审查和签署意见,机构负责人批准;并规定了总结报告的主要内容,以及需修改或补充总结报告应按原程序办理。

五、资料档案管理

研究工作结束后,专题负责人应将实验方案、标本、原始资料、文字记录和总结报告的原件、与实验有关的各种书面文件、质量保证部门的检查报告等按标准操作规程的要求整理交资料档案室,并按标准操作规程的要求编号归档;研究项目被取消或中止时,专题负责人应书面说明取消或中止原因,并将上述实验资料整理归档;规定资料档案室应有专人负责,按标准操作规程的要求进行管理;档案的保存时间为药物上市后至少五年,易变质的标本等的保存期,应以能够进行质量评价为时限。

第四节　药物临床试验质量管理规范

新药临床试验应当在有关技术指导原则的指导下,按照《药物临床试验质量管理规范》(Good Clinical Practice,GCP,2003 年 8 月发布)进行;并执行《药品研究实验记录暂行规定》《药品临床研究若干规定》《药物临床试验机构资格认定办法》等相应规章。为保证药物研究实验记录真实、及时、准确、完整,提高药物临床试验质量,药物临床试验实行过程管理;对违规行为的处理,医疗机构资格的认定等作了明确规定。

一、临床试验前的准备

进行药物临床试验必须有充分的科学依据。在进行人体试验前,必须周密考虑该试验的目的及要解决的问题,预期的受益应超过可能出现的损害。对药物临床试验机构的设施与条件、临床试验的方法、临床试验用药品的有关要求、所有研究者都应具备的条件等作了详细的规定。

二、受试者的权益保障

在药物临床试验的过程中,伦理委员会与知情同意书是保障受试者权益、确保试验的科学性和可靠性的主要措施。受试者的权益、安全和健康必须高于对科学和社会利益的考虑。对伦理委员会及其工作也作了有关规定,并详细地说明了伦理委员会须审议的内容、研究者或其指定的代表必须向受试者说明有关临床试验的详细情况,经充分和详细解释试验的情况后须获得由受试者或其法定代理人签订的知情同意书。

三、试验方案及参与者职责

规定临床试验开始前应制订试验方案,方案由研究者与申办者共同商定并签字,报伦理委员会审批后实施。临床试验中,如需修正试验方案,按规定程序办理。对临床试验方案的内容作了详细的规定,包括试验目的、受试者标准、中止临床试验标准、试验方法、观察指标、记录要求、疗效标准、统计分析计划、总结报告内容、试验资料的保存及管理、试验质量控制与保证等。

对研究者(investigator)、申办者(sponsor)、监察员(monitor)应具备的条件和职责作了相应的规定。

四、试验记录与报告

病历作为临床试验的原始文件,试验中的任何观察、检查结果均应及时、准确、完整、规范、真实地记录于病历和正确地填写至病例报告表中。正常范围内的数据、显著偏离或在临床可接受范围以外的数据须加以核实,并规定了有关事项。临床试验总结报告内容包括实际病例数,脱落和剔除的病例及其理由,疗效评价指标统计分析和统计结果解释的要求,对试验药物的疗效和安全性以及风险和受益之间的关系作了简要概述和讨论等。

五、数据管理与分析

数据管理的目的在于把试验数据迅速、完整、无误地纳入报告,所有涉及数据管理的各种步骤均需记录在案,以便对数据质量及试验实施进行检查。临床试验资料的统计分析过程及其结果的表达必须采用规范的统计学方法。用适当的程序保证数据库的保密性,应具有计算机数据库的维护和支持程序。分别对临床试验资料的统计分析过程及其结果的表达、数据的处理作了规范化的要求。

六、试验用药品的管理与试验质量保证

临床试验用药品不得销售。试验用药品作适当的包装与标签,使用由研究者负责,必须保证仅用于该临床试验的受试者,由专人负责并记录,使用记录应包括数量、装运、递送、接受、分配、应用后剩余药物的回收与销毁等方面的信息。

申办者及研究者均应履行各自职责,并严格遵循临床试验方案,采用标准操作规程。临床试验中有关所有观察结果和发现都应加以核实,在数据处理的每一阶段必须进行质量控制,以保证数据完整、准确、真实、可靠。对临床试验的稽查(audit)和视察(inspection)事宜也作了相关规定。

七、多中心试验

多中心试验是由多位研究者按同一试验方案在不同地点和单位同时进行的临床试验,各中心同期开始与结束试验。多中心试验由一位主要研究者总负责,并作为临床试验各中心间的协调者。多中心试验的计划和组织实施要考虑到实验方案、试验样本、试验用品、研究者的培训、评价方法等方面。多中心试验应当根据参加试验的中心数目和试验的要求,以及对试验用药品的了解程度建立管理系统,协调研究者负责整个试验的实施。

附则对临床试验、试验方案、研究者手册、知情同意、知情同意书、伦理委员会、研究者、协调研究者、申办者、监察员、稽查、视察、病例报告、试验用药品、不良事件、严重不良事件、标准操作规程、设盲、合同研究组织等术语做出定义;明确该规范由国家药品监督管理部门负责解释。

八、药物临床试验机构管理及指导原则

按《药物临床试验机构资格认定办法》要求,药物临床试验机构须每年3月31日前向国家药品监督管理部门和国家卫生行政部门报送上年度承担药物临床试验的情况。国家药品监督管理部门和卫生行政部门应根据各自职责对通过资格认定的医疗机构进行随机检查、有因检查以及专项检查,并对监督检查中发现的问题及处理情况相互通报。

省级药品监督管理部门和卫生行政部门应根据各自的职责对本行政区域内获得资格认定的医疗机构进行日常监督检查。对监督检查中发现的问题以及处理情况应分别报送国家药品监督管理部门和国家卫生行政部门。

在监督检查中发现药物临床试验机构未按规定实施《药物临床试验质量管理规范》,应依据《中华人民共和国药品管理法》及其实施条例等对其进行处理。对严重违反《药物临床试验质量管理规范》的,取消其药物临床试验机构资格,同时予以公告。自公告之日起,3年内不受理其资格认定的申请。

对已取得药物临床试验机构资格的医疗机构每3年进行一次资格认定复核检查。对复核检查不合格的医疗机构,取消其药物临床试验机构的资格并予以公告。

不同病种的《药物临床研究指导原则》和《中药新药临床研究指导原则》,对新药临床试验的关键技术或内容作了明确的规定,新药的临床试验应执行相应的指导原则。

复习思考题

1. 分析药物研究开发的特点,阐述我国药物研究现状与发展趋势。
2. 实施药物临床前研究质量管理规范(GLP)的目的和适用范围是什么? 主要内容有哪些?
3. 实施药物临床研究质量管理规范(GCP)的目的和指导原则是什么? 主要内容有哪些?
4. 按照目前的《药品注册管理办法》,中药、天然药物和化学药品注册分哪几类?
5. 可实行特殊审批的新药申请范围有哪些?
6. 药物研究主要内容有哪些?
7. 简述新药申报与审批程序及时限。
8. 进口药品分包装有哪些要求?

(黄绳武　吕圭源)

第七章

药品生产管理

【Key Content & Objective】

Key content: The task of drug production is to supply drugs to society, which can treat and prevent diseases, and the task of management of drug production is to supply drugs with high qualities to society in the proper time at the proper amount. Drugs are the products of industry. The production and management should be fit for the basic rules of the production and management of industrial enterprise, including a series of related factors to the production of drugs and its concerns, because drugs are special commodities, and are of vital importance to people's lives and health. The core of the drug production management is the quality control, which is involved in the macro-management such as the national approval control on the production of drugs, the requirements of technological levels and limitations of drug standards, and micro-management such as the enterprise's production plan, organization, coordination and control, which can guarantee the quality and efficiency of drug production. This chapter mainly introduces the related concept about the contents and characteristics of drug production and its management, and the related concept and standards of quality management, Good Manufacturing Practice for Drugs (GMP) and its authentication, and the supervision and management for drug production quality, the production management of supplementary material for medicinal purposes and medical pouch material, etc.

Learning objectives：(1) Students are required to grasp：the related concept about the contents and characteristics of drug production and its management；Good Manufacturing Practice for Drugs (GMP) and its authentication. (2) Students need to be familiar with：the supervision and management for drug production quality；related concept and standards of quality management；the production management of supplementary material for medicinal purposes and medical pouch material；and the main content of drug recall management，etc.

第一节　药品生产及其管理

药品的生产是向社会提供可以预防、治疗、诊断疾病的批量药品。药品的生产管理是确保在适当的时间、适当的产量向社会提供质量合格、经济合理的药品。

一、药品生产

(一) 药品生产的范围

药品生产(drug production)是指将原料加工制备成能供医疗用的药品的过程。药品的生产包括原料药生产和制剂生产。

1. 原料药的生产　原料药有植物、动物或其他生物产品、无机物和有机化合物等。原料药的生产根据原材料性质的不同、加工制造方法不同，大体可分：

(1) 生药的加工制造：生药一般为来自植物和动物的生物药材，通常为植物或动物机体、器官或其分泌物。主要经过干燥加工处理，我国传统用中药的加工处理称为炮制，中药材必须经过蒸、炒、炙、煅等炮制操作制成中药饮片。

(2) 药用元素和化合物的加工制造：主要包括从天然物(植物、动物)分离提取制备；用化学合成法(合成法、半合成法)制备，如维生素、甾体、激素等。

(3) 生物制品：用生物技术(普通生物技术、基因工程、细胞工程、蛋白质工程、发酵工程等)获得的生物材料的生物制品。生产材料有微生物、细胞、各种动物和人体的细胞及体液等。

2. 制剂的生产　制剂生产是指将原料药制成一定剂型(供临床使用的制剂)的生产。由各种来源和不同方法制得的原料药，需进一步制成适合于医疗或预防用的形式，即药物制剂(或称药物剂型)，才能用于患者，如大输液、粉针剂等注射剂，片剂、丸剂、颗粒剂等口服制剂，软膏剂等外用制剂等。各种不同的剂型有不同的加工制造方法。

(二) 药品生产的特点

1. 原辅料品种多，消耗大　药品生产投入的原料、辅料的种类多；原料、辅料的范围广泛，包括无机物、有机物、植物、动物及矿物等；一些原料药所用原料、辅料的消耗大，一吨原料只能产出数千克甚至数克原料药；药品生产产出的废气、废液、废渣多，"三废"处理量大。

2. 品种规格多，生产技术复杂　由于人体和疾病的复杂性，随着医药学的发展，药品的品种和规格日益增多，现有的药品已达数万种。人们对高效、特效、速效、不良反应小、有效期长、价格低的药品需求不断增长，促使药品不断地更新换代。

药品的生产技术复杂，涉及药学、化学、生物学、医学、化学工程及电子等领域的最新成果。在药品生产过程中的许多问题，都必须综合运用科学知识和技术来解决，有关的科技水平越高、越全面,生产发展就越快。

3. 机械化、自动化程度高 现代药品生产企业运用电力、蒸汽、压缩空气等为动力,一般都拥有成套的生产设备、动力设备、动力传导装置,各种仪表、仪器、电子技术、生物技术和自动控制设备在药品生产中的运用愈来愈多,科学技术的作用更加明显。药品生产中所运用的机器体系与其他化工工业有很多不同之处,因为药品品种多,生产工艺各不相同,产品质量要求很高,而产量与一般化工产品相比却少得多。因此,要求所使用的生产设备要便于拆卸维护,便于清洗;其材料对药品不产生化学或物理的变化;密封性能好以防止污染或变质等。

4. 严格的质量、卫生要求 由于药品与人们生命安危、健康长寿有密切的关系,对药品的质量要求特别严格。世界各国政府都制定有本国生产的每一种药品的质量标准,以及管理药品质量的制度和方法,使药品生产企业的生产经营活动置于国家的严格监督管理之下。

生产车间的卫生洁净程度及厂区的卫生状况都会对药品质量产生较大影响,不同品种或同一品种不同批次的药品之间都互为污染源。因此,药品生产对生产环境的卫生要求十分严格,厂区、运输等不得对药品的生产造成污染,生产人员、设备及药品的包装物等均不得对药品造成污染。

二、药品生产企业

(一) 药品生产企业的概念

药品生产企业(drug manufacturer)是应用现代科学技术,自主地进行药品的生产经营活动,实行独立核算,自负盈亏,具有法人资格的基本经济组织。

(二) 药品生产企业的特征

1. 知识技术密集 药品品种多,品种更新换代快,新药研究开发科技难度大,因此对企业经营管理人员及生产技术人员的文化、专业知识水平要求高。药品生产各要素密集度相比,知识技术密集度被放在首位。有研究资料表明:在制药工业从业人员中研究开发人员比例最高的为荷兰和瑞士,分别为 23.6% 和 20.06%。美国制药工业从业人员中从事管理的人员 11.28%,发货人员占 4.1%,生产人员占 42.5%,研究开发人员占 17.87%,营业人员 24.28%。日本制药工业从业人员中,从事管理的人员占 13.1%,生产人员 37.7%,研究开发人员 15.4%,营业人员 34.5%。

2. 资本密集 为了保证药品质量,开办药品生产企业需要有较高金额的投资,以具备政府要求的硬件、软件条件,获得药品生产许可;为了保持企业的活力和持续发展,药品生产企业需要有较大的投资用于新药的研究开发和产品的更新换代;为了适应市场的竞争和消费者的需求,药品生产企业需要有较多的费用用于市场开发、产品的宣传推介等市场营销活动。因此,药品生产企业必须有足够的资本投入,而且要不断筹资、融资用于企业的发展,才能在激烈的药品市场竞争中求得生存。

3. 多品种分批生产 药品生产企业普遍生产多个品种,而且为了保证药品质量的稳定、一致、可控,药品的生产采用分批的方式进行,世界各国均对药品生产的批和批号进行严格的管理。同品种药品的批量因药品生产企业的规模不同而不相同。一般来说每批的批量不大,和石油化工产品、化肥等的生产很不相同。大型制药公司常设多个分厂,把同类型品种集中在一个分厂生产,按品种生产可以大大提高劳动生产率、降低成本。在开辟国际市场时,则采用按地域办厂的办法。

4. 以流水线为基础的车间生产 药品生产企业根据产品工艺特点设置生产车间,各车间按照药品的生产工艺流程特点设一个或多个生产流水线,各流水线分别设工段、岗位。一些原料药生产企业,为了解决多品种小批量生产的问题,采用机群式生产。

三、药品生产管理

药品生产管理(management of drug production)是指对药品生产活动进行计划、组织、协调、控制,使药品生产企业适时地生产出符合国家标准的药品。

(一)药品生产管理的目的

药品生产管理的目的是将市场所需的具有规定质量的药品,在需要的时间,以适宜的价格,按照规定质量要求及需要的数量,准确、及时、经济地生产出来。具有社会、经济双重目的。

1. 社会目的　药品生产管理首先强调的是药品的质量,同时强调满足社会需要,以使药品能够及时、足量、正确使用,从而发挥其应有的作用。

2. 经济目的　在保证药品质量的前提下,药品生产管理强调经济性的组织生产。

(1) 以市场需求为导向,生产市场需要的药品。

(2) 使生产及时、准确地满足需求。

(3) 力求生产过程以最经济的方式运行,提高生产效率,降低生产成本,创造较高的经济效益。

(二)药品生产管理的特点

药品生产属工业生产,其生产管理应遵循工业生产管理的一般规律。但是由于药品质量直接影响人的生命与健康,因此,更强调生产过程中对药品质量的保证程度。与一般生产管理相比,药品生产管理具有几方面的特点:

1. 质量第一,预防为主　药品质量至关重要,药品生产管理的核心是确保所生产的药品质量稳定、均一,符合相关标准的要求,而实现这一目标的关键在于预防,在于使生产过程中所有可能影响药品质量的因素都处于严格的受控状态,而不能仅用对成品进行检验的事后把关进行质量控制。

2. 执行强制性的质量标准　药品标准是对药品质量、规格及其检验方法所作的技术规定,其实质是药品质量特性的定量表现。药品只有达到一定的标准,才能保证其有效性和安全性,才称其为合格的药品。上述"一定的标准"实质是合格药品必须达到的最低标准,也是世界各国为保证人民用药安全、有效而通常以法律形式要求药品生产企业执行的强制性标准。

3. 实行规范化的生产　质量不仅包括结果,还包括使质量形成和实现的活动及过程本身。质量形成和实现过程的质量通常直接关系到过程的结果质量,药品生产尤为如此。因此,世界上绝大多数国家都对药品生产企业及其经营活动制定了一系列的法律法规、管理制度、方针政策和标准,用以控制药品的生产条件、技术水平和产品质量,实现药品生产的规范化。始于20世纪60年代的GMP推行,对消除影响药品生产质量的因素,规范药品生产行为,生产合格的药品,起到了有力的保证作用。

药品生产企业如何在国家药品宏观管理的约束下,根据自身特点制定具体的药品生产管理制度、规程、条例,提高药品生产全过程诸方面(包括人员、设备、原辅材料、工艺技术、生产环境、产品质量控制检验等)的规范化程度,以确保药品质量,是药品生产管理的核心内容。

四、我国药品生产及其管理的概况

(一)药品生产能力

新中国成立以来,我国的药品生产能力不断提高,生产范围不断扩大,药品生产得到了迅速的发展,形成了门类齐全的药品生产体系。可以生产化学原料药近 1 500 种,总产量 43 万吨,位居世界第二,并有 60 多种原料药在国际市场上具有较强的竞争力;能生产化学药品制剂 34 个剂型,4 000 多个品种;传统中药已逐步走上科学化、规范化的道路,目前,我国能生产现代中药剂型 40 多种,中成药品种 8 000 多种。

(二) 药品生产规模

我国现代药品生产始于 20 世纪初,1900 年开始有中国人自己开办的药厂,也有世界一些跨国制药公司(拜耳、默沙东、武田等)办的药厂。至 1949 年全国有制药厂 150 家左右,规模都很小,共生产原料药 40 余种,批量也很少。当时的西药主要是靠进口,尚未形成制药工业规模。

1950 年至 1985 年期间,我国药品生产逐渐形成规模。至 1985 年,全国有药品生产企业共 1 377 家,工业总产值 130.02 亿元,从业人员 52.26 万人,化学药品总产量 5.76 吨,销售金额 82.99 亿元。人均药品消费额 10.03 元。

改革开放以来,医药经济一直保持着较快的发展速度,1978—2003 年,我国医药工业生产连续 25 年保持 15% 以上高速增长的态势,成为国民经济中发展最快的行业之一。据有关统计资料显示,2003 年全国医药工业生产按可比价格计算共完成工业总产值同比增长 19.86%,全国医药工业平均产销率为 94.35%,较上年提高 0.18%。据南方医药经济研究所数据,2005 年全年医药工业总产值(现价)为 4 627.71 亿元,同比增长 26.25%;医药工业销售收入达 4 372.77 亿元,同比增长 25.78%。相比 2004 年,化学原料药工业利润增长突出,中成药工业利润和生物制药工业利润增幅均有所增加,化学制剂工业利润增幅下降。

2001 年全国持有药品生产许可证的企业共 6 731 家,其中 5 146 家是原料药或药品制剂生产企业,有 700 余家中药饮片企业,其余为药用辅料、药用空心胶囊等生产企业。截至 2005 年 11 月底,全国换发药品生产许可证的企业 4 160 家。

2009 年全国共有原料药和制剂生产企业 4 696 家,其中制药百强企业子公司有 521 家,数量占比 11%,但销售金额占比 42%,当年年度销售百亿的企业达到 4 家。化学制药工业占医药行业的比重最大。我国已经成为仅次于美国的第二大制药国家,可生产化学原料药 1 300 多种,总产量 123.83 余吨,出口比重超过 50%,占全球原料药贸易 25%。

(三) 药品生产管理水平

制药工业的发展与变化为改进和提高药品生产管理水平创造了条件。国际医药市场竞争的日益加剧则不断地给药品生产管理提出更高的要求。药品生产管理的相关法律法规不断建立、健全,对药品生产过程的技术与行政监督和检查不断加强。这些因素促使我国药品生产管理水平不断提高。药品生产管理在三方面发生了根本性的变化:①药品生产管理由粗放式、经验型转变为全方位、科学化。②药品生产操作由凭经验、凭感觉转变为凭标准、凭规程。③药品质量控制由只注重事后把关转变为更注重事前、事中、全过程把关。

生产管理水平的提高,使我国在药品生产环节的药品质量保障能力大大增强。

(四) 药品生产存在的问题

目前,我国药品生产依然处于"一小二多三低"的状态。即产业和企业的规模小;企业数量多,产品、项目重复多;产品科技含量低,生产能力或水平低,管理水平低。

长期以来,药品生产管理的重心和核心一直集中在其社会目的方面,特别是集中在对药品质量的保证方面。国家对药品生产管理经济目的的实现关注、引导、要求与制约较少,这导致我国制药企业在能耗等方面的经济技术指标明显落后于发达国家,生产率总体水平不高,制药产业提高整体经济性的空间较大。

第二节 质量管理与质量管理标准

质量管理及其标准贯穿于药品生产的全过程,既是其出发点,也是其归宿点。

一、质量与质量管理概念

(一)质量

质量(quality)是指一组固有特性满足要求的程度。其中特性(characteristic)是指可区分的特征;要求(requirement)是指明示的、通常隐含的或必须履行的需求或期望。也就是说,质量是指一组固有的可区分的特征满足明示的、通常隐含的或必须履行的需求或期望的程度。

质量不仅是指产品质量,也可以是某项活动或过程的工作质量,还可以是质量管理体系运行的质量。定义中"要求"的覆盖范围扩大,对质量的要求除考虑满足顾客的需求外,还应当考虑组织自身利益,提供原材料等的供方利益等多种需求,例如需考虑安全性、环保要求、节能要求等外部强制要求。

定义提出"固有特性"概念,说明固有特性是产品、过程、体系的一部分,如药品的有效性、安全性。而人为赋予的特性,如产品的价格、产品的所有者,不是固有特性,不反映在产品质量范畴中。

(二)质量管理

质量管理(quality management,QM)是指在质量方面指挥和控制组织的协调活动。在质量方面的指挥和控制活动,通常包括制定质量方针和质量目标以及质量策划、质量控制、质量保证和质量改进。

质量管理是管理的一部分,与产品、过程或体系质量有关的活动都是质量管理的内容,包括制定组织的质量方针,确定在质量方面所追求的目标,进行质量策划、质量控制、质量保证和质量改进。

(三)质量管理体系

质量管理体系(quality management system,QMS)是指在质量方面指挥和控制组织的管理体系。定义中的组织是指职责、职权和相互关系得到安排的一组人员及设施,如公司、集团、商行、企事业单位、研究机构、慈善机构、代理商、社团或上述组织的部分或组合。定义中管理体系是指建立方针和目标并实现这些目标的相互关联或相互作用的一组要素。

质量管理体系是建立质量方针和质量目标,并实现这些目标的一组相互关联或相互作用的要素的集合。质量管理体系的影响因素有质量的技术、管理、人员和资源等。质量管理体系包括硬件和软件两部分。

(四)质量控制

质量控制(quality control,QC)是指质量管理的一部分,致力于满足质量要求。

质量控制出于组织的自身要求,是质量管理起码的作业活动。质量控制首先应明确质量要求,产品、过程和质量体系的要求,质量控制就从制定质量要求开始。一般来说,质量控制的方法偏重于技术性活动。如药品生产过程的质量控制,通常采用对原材料、中间品、产品进行检验的方法。质量控制的一般顺序是:①明确质量要求;②编制作业规范或控制计划以及判断标准;③实施规范或控制计划;④按判断标准进行监督和评价。

(五) 质量保证

质量保证(quantity assurance,QA)是质量管理的一部分,致力于提供质量要求会得到满足的信任。

质量保证的关键是提供信任,即向顾客和其他相关方提供能够被确信组织有能力达到质量要求。质量保证是有计划的系统活动。一般来说,质量保证的方法有:①质量保证计划;②产品的质量审核、质量管理体系认证;③由国家认可的检测机构提供产品合格的证据;④质量控制活动的验证等。

在《药品生产质量管理规范》(2010 年修订)中指出,质量保证是质量管理体系的一部分,企业必须建立质量保证体系,同时建立完整的文件体系,以保证系统有效运行。质量保证体系应当确保:①药品的设计与研发体现 GMP 要求;②生产管理和质量控制活动符合 GMP 要求;③管理职责明确;④采购和使用的原材料和包装材料正确无误;⑤中间产品得到有效控制;⑥确认、验证的实施;⑦严格按照规程进行生产、检查、检验和复合;⑧每批产品经质量授权人批准后方可放行;⑨在贮存、发运等各种操作过程中有保证药品质量的适当措施;⑩按照自检操作规程,定期检查评估质量保证系统的有效性和适用性。

(六) 质量改进

质量改进(quality improvement,QI)是质量管理的一部分,致力于增强满足质量要求的能力。注意:要求可以是有关任何方面的,如有效性、效率或可追溯性。

质量改进贯穿于全部与质量有关的活动,其与质量控制、质量保证不同之处在于致力于增强满足要求的能力。构成满足质量要求的能力来自产品能力、组织能力、过程能力、体系能力,以及通过组织建立了体系和过程后所产生的综合能力。质量改进内容主要有:①产品改进或开发;②人员素质的提高,以减少差错,提高效益;③寻求体系所有相互关联或相互作用的要素的更佳组合,以提高体系的有效性;④寻求最佳方法,充分利用资源,以优化过程。

二、质量管理的发展历程

质量管理始于 20 世纪初。其发展大体经历了以下三个阶段:

(一) 检验质量管理

20 世纪初,随着生产的发展,生产企业开始使用简单的机器进行生产,生产中的人员分工与操作关系日益复杂,仅凭操作者自身进行的质量控制常常造成质量标准的不一致和工作效率低下。科学管理奠基人泰罗提出了在生产中应将计划与执行、生产与检验分开的主张,把产品质量检验职能独立出来,建立检验机构,由专职的检验人员按照技术标准的规定,对成品进行全数检查,把合格品同不合格品区分开,避免不合格品进入市场。检验质量管理的特点是:

(1) 对产品质量的事后把关:虽然可以从成品里剔除不合格品,但是不合格品一经发现就是既成事实,一般很难补救,因此无法在生产中起到预防、控制作用。

(2) 效率低下:对成品进行的全数检验需要有大量的人员花费大量的时间。

(3) 不能适用于所有的产品:全数检验属破坏性检验,有的产品难以采用。

(二) 统计质量管理

20 世纪 20 年代,一些统计学家着手研究用统计方法来代替单纯用检验方法等控制产品的质量。第二次世界大战中,为了解决军用品质量差、废品多、屡屡出现质量事故等问题,美国数理统计专家休哈特等人,采用数理统计方法统计、分析、控制生产过程,制定了《战时质量管理制度》,强行推行质量统计方法。此后,统计质量管理不仅在国防军工部门被采用,而且也被其他各类企业采用。统计质量管理(statistical quality congtrol,SQC)的特点是:①除进行成品检验把关外,还注意采用数理统计方法控制生产过程,事先发现和预防不合格品的生产;②统计技术难度大,主要靠专家和技术人员,难以调动广大工人参与质量管理的积极性;③忽视组织管理。

(三) 全面质量管理

20世纪60年代初,美国的费根鲍姆(A.V.Feigenbaum)和朱兰(J.M.Juran)等质量管理专家提出全面质量管理的概念,主张质量管理应在SQC的基础上强调组织管理工作,对生产全过程进行质量管理,并且应使全体员工都承担质量责任和具有质量意识。倡导用TQC取代SQC。费根鲍姆和朱兰的这些观点很快得到了全世界的认同,并且在实践中取得了巨大的效益,使质量管理发展到一个新的阶段。全面质量管理(total quality management,TQM)的特点是:

1. 全面的质量概念 质量不仅是产品的技术性能,还包括服务质量和成本质量(价格要低廉)。质量由设计质量、制造质量、使用质量、维护质量等多种因素构成。质量是设计制造出来的,而不是检验出来的。

2. 全过程的质量管理 产品质量的产生、形成和实现的过程包括了市场研究、开发、设计、制成产品规格、制定工艺、采购、仪器仪表及设备装置、生产、工序控制、检验、测试、销售、服务等,形成一个螺旋上升的循环过程,所以质量管理必须是全过程的管理。

3. 全员参与的质量管理 产品质量是企业活动的各个环节、各部门全部工作的综合反映。任何一个环节、任何一个人的工作质量都会不同程度地、直接或间接地影响产品质量。因此必须调动所有人员的积极性和创造性,才能保证产品质量的实现。

4. 运用一切现代管理技术和管理方法 从质量检验到统计质量管理,进而向全面质量管理发展,无论是质量管理理论或实践,都是一个"质"的飞跃过程。全面质量管理是集质量管理思想、理念、手段、方法于一体的综合体系,为质量管理标准化的发展奠定了理论和实践的基础。

第三节 药品生产质量管理规范及其认证

药品生产质量管理规范英文原文为"Good Practice in the Manufacturing and Quality Control of Drugs",简称"Good Manufacturing Practice,GMP"。GMP是在药品生产全过程实施质量管理,保证生产出优质药品的一整套系统的、科学的管理规范,是药品生产和质量管理的基本准则。

一、《药品质量管理规范》概述

(一)《药品质量管理规范》的产生

药品生产过程质量控制和质量保证的大量实践经验,导致一套规范化管理制度的形成。最早的GMP是美国坦普尔大学6名教授提出的,仅作为FDA内部文件,"沙利度胺"事件后,美国国会于1963年颁布为法令。随后在1969年,WHO建议各成员国的药品生产采用GMP制度,并在"关于实施国际贸易中药品质量保证制度的指导原则"中规定:出口药品必须按照GMP的要求进行生产,定期监督检查及出具符合药品GMP要求的证明。1973年日本制药工业协会提出了行业的GMP。1974

年日本政府颁布药品 GMP,进行指导推行。1975 年 11 月 WHO 正式颁布药品 GMP。1977 年第 28 届世界卫生大会时 WHO 再次向成员国推荐 GMP,并确定为 WHO 的法规。WHO 提出的 GMP 制度是药品生产全面质量管理的一个重要组成部分,是保证药品质量,并把发生差错事故、混药等各种污染的可能性降到最低程度所规定的必要条件和最可靠的办法。目前,全世界已有 100 多个国家和地区推行实施 GMP。

(二) GMP 的目的和中心思想

GMP 是药品生产过程质量管理实践中总结、抽象、升华出来的规范化的条款,其目的是指导药品生产企业克服不良生产导致劣质药品产生,最大限度地避免污染或交叉污染,最大限度地降低差错。将影响质量的危险减至最低限度,把人为的误差降低到最小限度,保证优质生产合格药品。

GMP 的中心指导思想是:任何药品的质量形成是生产出来的,而不是检验出来的。因此,必须对所有影响药品生产质量的因素加强管理。

(三) GMP 的分类与特点

1. GMP 的分类

(1) 从 GMP 适用范围分为三类:①国际组织制定和推荐。如 WHO 的 GMP,欧洲自由贸易联盟的 GMP,东南亚国家联盟的 GMP 等。②各国政府颁布。如中国、美国、日本等许多国家均制定颁布了本国的 GMP。③制药组织制定。如美国制药工业联合会制定的,瑞典工业协会制定的 GMP 等。

(2) 从 GMP 制度性质分为两类:①作为法律规定,具有法律效应。如美国、日本、中国等国家,由政府或立法机关颁布的 GMP。②作为建议性的规定,不具有法律效应。如 WHO 的 GMP。

2. GMP 的特点

(1) 原则性:GMP 条款仅指明了要求的目标,而没有列出如何达到这些目标的解决办法。达到 GMP 要求的方法和手段是多样化的,企业有自主性、选择性,不同制药企业可根据自身情况选择最适宜的方式实施 GMP 建设。

(2) 时效性:GMP 条款是具有时效性的,因为其条款只能根据该国、该地区现有一般药品生产水平来制定。随着医药科技和经济贸易的发展,条款需要定期或不定期补充、修订。这和制定药品标准类似,对目前有法定效力或约束力或有效性称为现行 GMP,新版 GMP 颁布后前版即废止。

(3) 基础性:GMP 是保证药品生产质量的最低标准。任何一个国家都不可能把只有少数企业做得到的生产标准作为全行业的强制性要求。在药品生产中达到了 GMP 的要求就是满足于"所有人员均须经过适当的训练,利用合适的厂房建筑及装备,使用合格的原料,采用经过批准的生产方法,而且还必须有适宜的仓储、运输设备"。

(4) 多样性:各个国家 GMP 在规定内容上基本相同,但在同样的内容上所要求的精度和严格程度却存在很大差异。体现着各国政府特别是药品监督管理部门对本国制药工业在药品生产质量方面的要求趋向。

(四) GMP 的内容

GMP 的内容很广泛,人们从不同角度来概括其内容。

1. 从专业性管理的角度概括　从专业性管理的角度可以把 GMP 内容分为两大方面。

(1) 质量控制:对原材料、中间产品、成品质量的系统控制。主要办法是对这些物质进行质量检验,并随之产生了一系列工作质量管理。

(2) 质量保证:对影响药品质量的所有因素进行系统严格管理,避免和减少生产过程中易产生的人为差错和污物、异物引入,以保证生产合格药品。

2. 从系统的角度概括　从系统的角度可以将 GMP 内容分为硬件系统、软件系统和人员系统。

(1) 硬件系统:指药品生产的总体布局,生产环境及设备设施。良好的厂房、设备,完善的设施是生产合格药品的基础条件。在实践中硬件系统需要财物的投入,必然涉及较多的经费,涉及该国、该企业的经济能力。许多发展中国家推行 GMP 制度初期,往往采用对硬件提出最低标准要求,而侧重于抓软件的办法。

(2) 软件系统:指完整的管理体系、规范企业行为的一系列标准,包括组织机构、组织工作、生产工艺、记录、制度、方法、文件化程序、培训等,可概括为以智力为主的投入产出。药品质量是设计和制造出来的,遵循标准进行操作和管理可以实现产品的质量目标。因此具有实用性、可行性的软件是产品质量的保证。软件系统反映出该国、该企业的管理和技术水平。

(3) 人员系统:指从事药品生产管理、检验和各类操作的人员。人员是软、硬件系统的制定者和执行者,对于优良的设备和科学的操作规程,只有高素质的人去操作才有意义,产品质量的优劣是全体员工工作质量的反映,具有高素质的人员是实施药品 GMP 的关键。

(五) 国外 GMP 简介

1. 美国 FDA 发布的 GMP　美国的药品生产管理规范缩写为 GMP,全称为 Current Good Manufacturing Practices(动态药品生产管理规范,也翻译为现行药品生产管理规范)。GMP 的制定原则是:通用性,即适用于一切产品;灵活性,即只提出要求达到的目标;明确性,其用语不模棱两可。美国的 GMP 实施和发展一直居世界领先地位。GMP 于 1963 年首次颁布,1979 年颁布修正版,增加了“验证”的新概念,1987 年又颁布了第三版。FDA 还颁布了 10 份有关药品 GMP 的文件,其中有 3 份强制性执行的“条款”,7 份非强制性执行的准则。GMP 很重视验证,同样也注意到原料药质量对制剂生产起重要作用。1991 年 FDA 制定了“FDA 原料药检查准则——Guide to Inspection of Bulk Pharmaceuticals”,作为实施 GMP 的辅助准则。

2. 英国卫生社会福利部发布的 GMP　英国卫生社会福利部(Department of Health and Social Security,DHSS)发布的 GMP 因书面为橙色,逐渐被称为(橙色指南)。1971 年发行第一版,1977 年发行第二版,1983 年发行第三版。

英国 GMP 影响面大,内容丰富齐全,共分 20 章,有许多内容已成为其他各国制定 CMP 及其他规范的依据。例如第七章 Verification 即为目前 Validation 的前身;第九章实验室的质量管理(Good Control Laboratory Practice)为 GLP 的始创;第十九章的药品销售管理(Good Pharmaceutical Whole Selling Practice)为 GSP 的先例等。第十章无菌药品的生产和管理率先列出了基本环境标准,如无菌区、洁净区和次洁净区,并列出了洁净级别要求。

3. 日本的 GMP　日本于 1974 年 9 月 14 日制定 GMP,1976 年 4 月 1 日起实施。1987 年 7 月 1 日制定医疗器械 GMP,于 1988 年 10 月实施。1988 年 7 月制定原料药 GMP,于 1990 年 1 月实施。1993 年开始推行国际药品 GMP,对国际进出口药品遵循国与国之间相互承认的 GMP,日本 GMP 和 WHO 的 GMP 版本被认为是等效的。

日本的 GMP 条款书写方式与其他国家不同,将内容分为硬件、软件两大部分:其中的《关于药厂建筑物及设施条例》是 GMP 的硬件部分,《关于药品生产及质量管理条例》是 GMP 的软件部分。此外,各制药厂均根据 GMP 要求制定了本厂的质量管理、生产管理和卫生管理文件,对卫生管理给予高度重视。厚生省药务局还每年出版药品 GMP 解说,进行具体指导,并于 1987 年颁布了《医疗用汉方制剂制造管理和品质管理标准》(自主标准)。

4. WHO 的 GMP WHO 的 GMP 属于国际性的药品生产质量管理规范。其总论指出,GMP 是组成 WHO 关于国际贸易中药品质量签证体制的要素之一。是用于评价生产许可申请并作为检查生产设施的依据,也是作为政府药品监督员和生产质量管理人员的培训教材。GMP 适用于药品制剂的大规模生产,包括医院中的大量加工生产、临床试验用药的制备。1993 年修改版分为三大部分:基本原理和要点、生产和质量管理、辅助补充准则(无菌药品和原料药)。所突出重点为:质量保证、自检和质量审查、人员、厂房、无菌药品和原料药等。

(六) 我国 GMP 的发展

1982 年中国医药工业公司和中国药材公司分别制定了《药品生产管理规范(试行)》《中成药生产质量管理办法》,这是我国制药工业组织制定的药品 GMP,也是我国最早的 GMP。

1988 年卫生部根据《中华人民共和国药品管理法》规定,依法制定了《药品生产质量管理规范》。1992 年卫生部修订颁布了《药品生产质量管理规范》(1992 年修订)。这是我国法定的药品 GMP。

1998 年,国家药品监督管理局成立后,吸取 WHO、美国、欧盟、日本等实施 GMP 的经验与教训,结合我国实施药品 GMP 的实际情况,对药品 GMP 进行重新修订,并颁布了《药品生产质量管理规范》(1998 年修订)及附录。

1999 年底,我国血液制品生产企业全部通过 GMP;2000 年底,粉针剂、大容量注射剂实现全部在符合 GMP 条件下生产的目标;2002 年底,小容量注射液全部实现 GMP 条件生产;2004 年 7 月,所有药品制剂和原料药均必须在 GMP 条件下生产。

2011 年 1 月 17 日,卫生部以 79 号令发布《药品生产质量管理规范(2010 年修订)》,自 2011 年 3 月 1 日起实施。与之相配套的现行 GMP 附录也于 2011 年 2 月 24 日以"国家食品药品监督管理局第 16 号公告"发布。

二、《药品生产质量管理规范》的主要内容

我国现行的《药品生产质量管理规范》(以下简称《规范》)共 14 章 313 条,包括总则、质量管理、机构与人员、厂房与设施、设备、物料与产品、确认与验证、文件管理、生产管理、质量控制与质量保证、委托生产与委托检验、产品发运与召回、自检及附则。作为现行 GMP 配套文件,"现行 GMP 附录"包括无菌药品、原料药、生物制品、血液制品及中药制剂五方面的内容,现概要介绍如下:

(一) 总则

制定本《规范》的依据是《药品管理法》《药品管理法实施细则》。药品 GMP 作为企业建立的药品质量管理体系的一部分,是药品生产和质量管理的基本要求,最大限度地降低药品生产过程中污染、交叉污染以及混淆、差错等风险,企业全部活动应当围绕确保药品质量符合预定用途。

(二) 质量风险管理

药品生产企业应当建立符合药品质量标准的质量目标,并贯彻到药品生产、控制、放行、贮存、发运全过程;企业内外与产品有关人员都要为药品质量负责;企业建立软、硬件配套的质量保证系统;企业的质量风险管理在整个产品生命周期中采用前瞻或回顾的方式,对质量风险进行评估、控制、沟通、审核的系统过程,质量风险管理过程所采用的方法、措施、形式及形成的文件应当与存在的风险级别相适应。

(三) 对机构、人员的要求

药品生产企业机构是药品生产和质量管理的组织保证,人员是药品生产和质量管理最关键、最根本的因素。规范对机构、人员的总体要求为:科学地设置企业机构,合理地进行部门分工及职责划分,有效地提高人员素质,以使药品生产高效率高质量运行。主要规定内容为:

(1) 药品生产企业应建立与药品生产相适应的生产和质量管理机构,并有组织机构图。各级机构和人员职责应明确。质量管理部门可以分设质量保证部门和质量控制部门,质量管理部门应当参与所有与质量有关的活动,负责审核所有与本规范有关的文件。

(2) 企业负责人、主管药品生产管理和质量管理负责人、质量受权人等企业关键人员,应当为全职人员,应具有规定学历、经历。对有关人员的资质要求见表7-1。

(3) 应当制定操作规程,确保质量授权人履行职责,不受企业负责人和其他人员的干扰。

(4) 药品生产管理部门和质量管理部门负责人不得互相兼任。

(5) 职责通常不得委托给他人。确需委托的,其职责可委托给具有相当资质的指定人员。

(6) 人员卫生要求建立健康档案。直接接触药品的生产人员上岗前应当接受健康检查,以后每年至少进行一次健康检查。避免体表有伤口、患有传染病或其他可能污染药品疾病的人员从事直接接触药品的生产。操作人员避免裸手直接接触药品、与药品直接接触的包装材料和设备表面。

表 7-1　药品 GMP 中有关人员的资质

人员类别	资质
生产管理负责人	具有药学或相关专业本科学历(或中级技术职称或执业药师资格),具有≥3年的实践经验,其中至少有1年的药品生产管理经验,接受过与所生产产品相关的专业培训
质量管理负责人	具有药学或相关专业本科学历(或中级技术职称或执业药师资格),具有≥5年的实践经验,其中至少有1年的药品质量管理经验,接受过与所生产产品相关的专业培训
质量受权人	具有药学或相关专业本科学历(或中级技术职称或执业药师资格),具有≥5年的实践经验,从事过药品生产过程控制和质量检验工作。具有专业理论知识,并经过与产品放行有关的培训
与药品生产、质量有关所有人员	具有基础理论知识和实际操作技能,经法规、岗位职责、专业技能培训

(四) 对厂房、设施、设备的要求

厂房、设施、设备为药品 GMP 的硬件部分,《规范》的第四、第五章共33项条款对其进行规定。总体要求为:优选生产企业厂址,保证良好的外围环境条件;合理规划、布局厂内功能区并进行绿化、硬化,保证良好的厂区条件;科学设计合理布局厂房功能区并进行相应的处理,设计、选择、安

装符合药品生产要求的设施、设备,保证良好的生产操作条件。主要规定内容为:

1. 整体要求 药品生产企业必须有整洁的生产环境,厂区的地面、路面及运输等不应对药品的生产造成污染;生产、行政、生活和辅助区应合理布局;厂房的设计和建设应便于进行清洁、消毒工作;厂区、厂房内的人、物流走向应当合理;洁净厂房尽可能减少不必要人员的进出;应有适当的照明、温湿度和通风以及有效防虫等设施,最大限度地避免污染、交叉污染、混淆和差错。

2. 药品生产区的要求 为降低污染和交叉污染的风险,厂房、生产设施和设备应当根据所生产药品的特性、工艺流程及相应洁净度级别要求合理设计、布局和使用,并应综合考虑药品的特性、工艺和预定用途等因素,确定厂房、生产设施和设备多产品共用的可行性,并有相应的评估报告。生产区和贮存区应当有足够的空间,确保有序地存放设备、物料、中间产品、待包装产品和成品。洁净区与非洁净区之间、不同级别洁净区之间的压差应当不低于 10 Pa,必要时,相同洁净度级别的不同功能区域(操作间)之间也应当保持适当的压差梯度。洁净区的内表面(墙面、地面、天棚)应当平整光滑,无裂缝,接口严密,无颗粒物脱落,避免积尘,便于有效清洁,必要时进行消毒。洁净室的要求见表 7-2~ 表 7-5。

表 7-2 各级别空气悬浮粒子的标准规定

洁净度级别	悬浮粒子最大允许数 /m³			
	静态		动态[3]	
	≥0.5 μm	≥5.0 μm[2]	≥0.5 μm	≥5.0 μm
A 级[1]	3 520	20	3 520	20
B 级	3 520	29	352 000	2 900
C 级	352 000	2 900	3 520 000	29 000
D 级	3 520 000	29 000	不作规定	不作规定

注:(1)为了确定 A 级区的级别,每个采样点的采样量不得小于 1 m³。A 级区空气尘埃粒子的级别为 ISO4.8,以≥0.5 μm 的尘粒为限度标准。B 级区(静态)的空气尘埃粒子的级别为 ISO 5,同时包括表中两种粒径的尘粒。对于 C 级区(静态和动态)而言,空气尘埃粒子的级别分别为 ISO7 和 ISO8。对于 D 级区(静态)空气尘埃粒子的级别为 ISO8。测试方法可参照 ISO14644-1。

(2)在确认级别时,应使用采样管较短的便携式尘埃粒子计数器,以避免在远程采样系统长的采样管中≥5.0 μm 尘粒的沉降。在单向流系统中,应采用等动力学的取样头。

(3)可在常规操作、培养基模拟灌装过程中进行测试,证明达到了动态的级别,但培养基模拟试验要求在"最差状况"下进行动态测试。

表 7-3 洁净区微生物监测的动态标准[1]

洁净度级别	浮游菌 cfu/m³	沉降菌(90 mm) cfu /4 h[2]	表面微生物	
			接触(55 mm)cfu /碟	5 指手套 cfu / 手套
A 级	1	1	1	1
B 级	10	5	5	5
C 级	100	50	25	
D 级	200	100	50	

注:(1)表中各数值均为平均值。

(2)单个沉降碟的暴露时间可以短于 4 h,同一位置可使用多个沉降碟连续进行监测并累积计数。

表 7-4 不同洁净度级别适合的生产操作示例一

洁净度级别	最终灭菌产品生产操作示例
C级背景下的局部A级	高污染风险[1]的产品灌装(或灌封)
C级	1. 产品灌装(或灌封) 2. 高污染风险[2]产品的配制和过滤 3. 眼用制剂、无菌软膏剂、无菌混悬剂等的配制、灌装(或灌封) 4. 直接接触药品的包装材料和器具最终清洗后的处理
D级	1. 轧盖 2. 灌装前物料的准备 3. 产品配制(指浓配或采用密闭系统的配制)和过滤直接接触药品的包装材料和器具的最终清洗

注:(1)此处的高污染风险是指产品容易长菌、灌装速度慢、灌装用容器为广口瓶、容器须暴露数秒后方可密封等状况。
(2)此处的高污染风险是指产品容易长菌、配制后需等待较长时间方可灭菌或不在密闭系统中配制等状况。

表 7-5 不同洁净度级别适合的生产操作示例二

洁净度级别	非最终灭菌产品的无菌生产操作示例
B级背景下的A级	1. 处于未完全密封[1]状态下的产品的操作和转运,如产品灌装(或灌封)、分装、压塞、轧盖[2]等 2. 灌装前无法除菌过滤的药液或产品的配制 3. 直接接触药品的包装材料、器具灭菌后的装配以及处于未完全密封状态下的转运和存放 4. 无菌原料药的粉碎、过筛、混合、分装
B级	1. 处于未完全密封[1]状态下的产品置于完全密封容器内的转运 2. 直接接触药品的包装材料、器具灭菌后处于密闭容器内的转运和存放
C级	1. 灌装前可除菌过滤的药液或产品的配制 2. 产品的过滤
D级	直接接触药品的包装材料、器具的最终清洗、装配或包装、灭菌

注:(1)轧盖前产品视为处于未完全密封状态。
(2)根据已压塞产品的密封性、轧盖设备的设计、铝盖的特性等因素,轧盖操作可选择在C级或D级背景下的A级送风环境中进行。A级送风环境应当至少符合A级区的静态要求。

3. 有关产品厂房设施规定 生产特殊性质的药品,如高致敏性药品(如青霉素)或生物制品(如卡介苗或其他用活性微生物制备而成的药品),必须采用专用和独立的厂房、生产设施和设备,青霉素类药品产尘量大的操作区域应当保持相对负压,排至室外的废气应当经过净化处理并符合要求,排风口应当远离其他空气净化系统的进风口;生产 β- 内酰胺结构类药品、性激素类避孕药品必须使用专用设施(如独立的空气净化系统)和设备,并与其他药品生产区分开;生产某些激素类药品、细胞毒性类药品、高活性化学药品应当使用专用设施(如独立的空气净化系统)和设备。

4. 仓储区的要求 仓储区应当有足够的空间,确保有序存放待检、合格、不合格、退货、召回的原材料、包装材料、中间产品、待包装产品和成品等各类物料和产品。设计和建造良好的仓储条件,有通风和照明设施。能够满足物料或产品的贮存条件(如温度、湿度、避光)和安全的要求,并进行检查和监控。高活性的物料或产品以及印刷包装材料应当贮存于安全的区域。接收、发放和发运区域应当能够保护物料、产品免受外界天气（如雨、雪）的影响。接收区的布局与设施应当能够确保到货物料在进入仓储区前可对外包装进行必要的清洁。应当有单独的物料取样区，其空气洁净度级别应当与生产相一致。

5. 质量控制区的要求 质量控制实验室通常应当与生产区分开。生物检定、微生物和放射性核素的实验室还应当彼此分开。实验室的设计应当确保其适用于预定的用途，并能够避免混淆和交叉污染，应当有足够的区域用于样品处置、留样和稳定性考察样品的存放以及记录的保存。必要时，应当设置专门的仪器室，使灵敏度高的仪器免受静电、震动、潮湿或其他外界因素的干扰。处理生物样品或放射性样品等特殊物品的实验室应当符合国家的有关要求。实验动物房应当与其他区域严格分开，其设计、建造应当符合国家有关规定，并设有独立的空气处理设施以及动物的专有通道。

6. 设备的要求 设备的设计、选型、安装、改造和维护必须符合预定用途，应当尽可能降低产生污染、交叉污染、混淆和差错的风险，便于操作、清洁、维护，以及必要时进行的消毒或灭菌；应当设立设备使用、清洁、维护和维修的操作规程，并保存相应的操作记录；应当建立并保存设备采购、安装、确认的文件和记录。与药品直接接触的生产设备表面应当平整、光洁、易清洗或消毒、耐腐蚀，不得与药品发生化学反应、吸附药品或向药品中释放物质。生产设备应当在确认的参数范围内使用。

制药用水应当符合其用途，并符合《中华人民共和国药典》的质量标准及相关要求。制药用水至少应当采用饮用水。纯化水、注射用水储罐和输送管道所用材料应当无毒、耐腐蚀；储罐的通气口应当安装不脱落纤维的疏水性除菌滤器；管道的设计和安装应当避免死角、盲管。纯化水、注射用水的制备、贮存和分配应当能够防止微生物的滋生。纯化水可采用循环，注射用水可采用70℃以上保温循环。应当对制药用水及原水的水质进行定期监测，并有相应的记录。水处理设备的运行不得超出其设计能力。

生产设备应有明显状态标志，并定期维修、保养和验证。检验设备要定期校验。设备仪器的使用、维修、保养均应作记录，并有专人管理。与设备连接的主要固定管道应标明管内物料的名称、流向。

（五）对物料与产品的要求

应当建立物料和产品的操作规程，确保物料和产品的准确接收、贮存、发放、使用和发运。原辅料、与药品直接接触的包装材料应当符合相应的质量标准，进口原辅料应当符合国家相关的进口管理规定。药品商直接印字所需油墨应当符合食用标准。物料的接收应当检查，以确保与订单一致，并确认供应商已经质量管理部门批准，物料的外包装应当有标签，并注明规定的信息。每次接收均应当有记录，内容包括：①交货单和包装容器上所注物料的名称；②企业内部所用物料名称和代码；③接收日期；④供应商和生产商的名称；⑤供应商和生产商标识的批号；⑥接收总量和包装容器数量；⑦接收后企业指定的批号或流水号；⑧有关说明。

物料管理具体包括：原料药、辅料、包装材料、中间产品和待包装产品、产品、成品等。主要规定内容为：

1. 原辅料 制定相应的操作规程，采取核对或检验等适当措施，确认每一包装内的原辅料准确无误。一次接收数个批次的物料，应当按批取样、检验、放行。原辅料应当按照有效期或复验期贮存,只有经质量管理部门批准放行并在有效期或复验期内的原辅料方可使用,使用中应由指定人员按照操作规程进行配料。配制的每一物料及其重量或体积应当由他人独立进行复核,并有复核记录。用于同一批药品生产的所有配料集中存放,并做好标识。

2. 中间产品和待包装产品 应当在适当的体积下贮存,并有明确的标识,如产品名称、批号、质量状态等信息。

3. 特殊管理的药品和产品 麻醉药品、精神药品、医疗用毒性药品、放射性药品、药品类易制毒化学品及易燃、易爆和其他危险品的验收、贮存、管理应当执行国家有关规定。

4. 成品 放行前应当待验贮存,贮存条件应当符合药品注册批准的要求。

5. 包装材料 与药品直接接触的包装材料和印刷包装材料的管理和控制与原辅料相同。企业应当建立印刷包装材料设计、审核、批准的操作规程,确保包装材料印制的内容与药品监督管理部门核准的一致,并建立专门的文档,保存经签名批准的印刷包装材料原版实样。印刷包装材料应当设置专门区域专人保管,按照操作规程和需求量发放。过期或废弃的印刷包装材料应当予以销毁并记录。

(六) 对验证的要求

验证是证明任何程序、生产过程、设备、物料、活动或系统确实能达到预期结果的有文件证明的一系列活动。药品生产验证的总体要求是:用以证实在药品生产和质量控制中所用的厂房、设施、设备、原辅材料、生产工艺、质量控制方法以及其他有关的活动或系统,确实能够达到预期目的,从而保证生产状态符合药品质量要求。主要规定内容为:

(1) 药品生产验证应包括厂房、设施、设备和检验仪器,采用经过验证的生产工艺、操作规程和检验方法进行生产、操作和检验,并保持持续的验证状态。

(2) 采用新的生产处方或生产工艺前,应当验证其常规生产的适用性。生产工艺在使用规定的原辅料和设备条件下,应当能够始终生产出符合预定用途和注册要求的产品。

(3) 当影响产品质量的主要因素,如原辅料、与药品直接接触的包装材料、生产设备、生产环境(或厂房)、生产工艺、检验方法等发生变更时,应当进行确认或验证。必要时,还应当经药品监督管理部门批准。

(4) 确认和验证不是一次性的行为。首次确认或验证后,应当根据产品质量回顾分析情况进行再确认或再验证。关键的生产工艺和操作规程应当定期进行再验证,确保其能够达到预期结果。

(七) 对文件的要求

文件是指信息及其承载媒体,包括书面质量标准、生产处方和工艺规程、操作规程,以及记录、报告、图样、电子数据等。文件管理是企业质量保证体系的重要部分,GMP 的文件系统包括制度、标准(操作标准、技术标准)和记录三部分。其总体规定为:将管理体系中采用的全部要素、要求和规定编制成各项制度、标准程序等,形成文件体系。使企业有关员工对文件有正确一致的理解和执行。同时在实施中及时、正确地记录执行情况且保存完整的执行记录,从而保证药品生产全过程的规范化运行。

企业必须有内容正确的书面质量标准、生产处方和工艺规程、操作规程以及记录等文件。应当建立文件管理的操作规程,系统地设计、制定、审核、批准和发放文件。与本规范有关的文件应当经质量管理部门的审核。文件的内容应当与药品生产许可、药品注册相一致,并有助于追溯每批产品的历史情况。文件的起草、修订、审核、批准、替换或撤销、复制、保管和销毁等应当按照操作规程管理,并有相应的文件分发、撤销、复制、销毁记录。同时由适当的人员签名并注明日期。

文件应当分类存放、条理分明,便于查阅。原版文件复制时,不得产生任何差错;复制的文件应当清晰可辨。

上述所有活动均应当有记录,以保证产品生产、质量控制和质量保证等活动可以追溯。记录应当及时,内容真实,字迹清晰、易读,不易擦除。记录填写的任何更改都应当签注姓名和日期,并使原有信息仍清晰可辨。尽可能采用生产和检验设备自动打印的记录、图谱和曲线图等,并标明产品或样品的名称、批号和记录设备的信息,操作人应当签注姓名和日期。

每批药品应当有批记录,包括批生产记录、批包装记录、批检验记录和药品放行审核记录等与本批产品有关的记录。批记录应当由质量管理部门负责管理,至少保存至药品有效期后一年。质量标准、工艺规程、操作规程、稳定性考察、确认、验证、变更等其他重要文件应当长期保存。

(八) 对生产管理的要求

所有药品的生产和包装均应当按照批准的工艺规程和操作规程进行操作并有相关记录,以确保药品达到规定的质量标准,并符合药品生产许可和注册批准的要求。

应当建立划分产品生产批次的操作规程,生产批次的划分应当能够确保同一批次产品质量和特性的均一性。应当建立编制药品批号和确定生产日期的操作规程。

批(batch/lot):经一个或若干加工过程生产的、具有预期均一质量和特性的一定数量的原辅料、包装材料或成品。为完成某些生产操作步骤,可能有必要将一批产品分成若干亚批,最终合并成为一个均一的批。在连续生产情况下,批必须与生产中具有预期均一特性的确定数量的产品相对应,批量可以是固定数量或固定时间段内生产的产品量。

批号(batch number):用于识别一个特定批的具有唯一性的数字和(或)字母的组合。用以追溯和审查该批药品的生产历史。

批的划分:以各种剂型在规定条件要求下所生产的均质产品为一批。各类药品批的划分如表 7-6 所示。

表 7-6　各类药品批的划分

药品分类		批的划分原则
无菌药品	大、小容量注射剂	以同一配液罐一次所配制的药液所生产的均质产品为一批
	粉针剂	以同一批原料在同一连续生产周期内生产的均质产品为一批
	冻干粉针剂	以同一批药液使用同一台冻干设备,在同一生产周期内生产的均质产品为一批
非无菌药品	固体、半固体制剂	在成型或分装前使用同一台设备一次混合量所生产的均质产品为一批
	液体制剂	以灌装前经最后混合的药液所生产的均质产品为一批
原料药	连续生产的原料药	在一定时间间隔内生产的、在规定限度内的均质产品为一批
	间歇生产的原料药	由一定数量的产品经最后混合所得的,在规定限度内的均质产品为一批

每批药品均应当编制唯一的批号。除另有法定要求外,生产日期不得迟于产品成型或灌装(封)前经最后混合的操作开始日期,不得以产品包装日期作为生产日期。每批产品应当检查产量和物料平衡,确保物料平衡符合设定的限度。如有差异,必须查明原因,确认无潜在质量风险

后,方可按照正常产品处理。

不得在同一生产操作间同时进行不同品种和规格药品的生产操作,除非没有发生混淆或交叉污染的可能。在生产的每一阶段,应当保护产品和物料免受微生物和其他污染。

在干燥物料或产品,尤其是高活性、高毒性或高致敏性物料或产品的生产过程中,应当采取特殊措施,防止粉尘的产生和扩散。

生产期间使用的所有物料、中间产品或待包装产品的容器及主要设备、必要的操作室应当贴签标识或以其他方式标明生产中的产品或物料名称、规格和批号,如有必要,还应当标明生产工序。容器、设备或设施所用标识应当清晰明了,标识的格式应当经企业相关部门批准。除在标识上使用文字说明外,还可采用不同的颜色区分被标识物的状态(如待验、合格、不合格或已清洁等)。应当检查产品从一个区域输送至另一个区域的管道和其他设备连接,确保连接正确无误。

每次生产结束后应当进行清场,确保设备和工作场所没有遗留与本次生产有关的物料、产品和文件。下次生产开始前,应当对前次清场情况进行确认。应当尽可能避免出现任何偏离工艺规程或操作规程的偏差。一旦出现偏差,应当按照偏差处理操作规程执行。

生产过程中应当尽可能采取措施,防止污染和交叉污染,如:在分隔的区域内生产不同品种的药品;采用阶段性生产方式;设置必要的气锁间和排风;空气洁净度级别不同的区域应当有压差控制;应当降低未经处理或未经充分处理的空气再次进入生产区导致污染的风险;在易产生交叉污染的生产区内,操作人员应当穿戴该区域专用的防护服;采用经过验证或已知有效的清洁和去污染操作规程进行设备清洁;必要时,应当对与物料直接接触的设备表面的残留物进行检测;采用密闭系统生产;干燥设备的进风应当有空气过滤器,排风应当有防止空气倒流装置;生产和清洁过程中应当避免使用易碎、易脱屑、易发霉器具;使用筛网时,应当有防止因筛网断裂而造成污染的措施;液体制剂的配制、过滤、灌封、灭菌等工序应当在规定时间内完成;软膏剂、乳膏剂、凝胶剂等半固体制剂以及栓剂的中间产品应当规定贮存期和贮存条件。

生产操作前,还应当核对物料或中间产品的名称、代码、批号和标识,确保生产所用物料或中间产品正确且符合要求。应当进行中间控制和必要的环境监测,并予以记录。每批药品的每一生产阶段完成后必须由生产操作人员清场,并填写清场记录。清场记录内容包括:操作间编号、产品名称、批号、生产工序、清场日期、检查项目及结果、清场负责人及复核人签名。清场记录应当纳入批生产记录。

待包装产品变成成品所需的所有操作步骤,包括分装、贴签等。但无菌生产工艺中产品的无菌灌装及最终灭菌产品的灌装等不视为包装。药品包装所用的材料,包括与药品直接接触的包装材料和容器、印刷包装材料,但不包括发运用的外包装材料。

包装材料应当注意以下情况发生:包装操作规程应当规定降低污染和交叉污染、混淆或差错风险的措施;包装开始前应当进行检查,确保工作场所、包装生产线、印刷机及其他设备已处于清洁或待用状态,无上批遗留的产品、文件或与本批产品包装无关的物料。检查结果应当有记录;还应当检查所领用的包装材料正确无误,核对待包装产品和所用包装材料与工艺规程相符;包装过程中,采取一切措施避免可能发生影响药品质量安全的因素;包装结束时,已打印批号的剩余包装材料应当由专人负责全部计数销毁,并有记录。如将未打印批号的印刷包装材料退库,应当按照操作规程执行。

(九) 对质量控制与质量保证要求

质量控制实验室的人员、设施、设备应当与产品性质和生产规模相适应。企业通常不得进行委托检验，确需委托检验的，应当按照规定，委托外部实验室进行检验，但应当在检验报告中予以说明。

质量控制负责人应当具有足够的管理实验室的资质和经验，可以管理同一企业的一个或多个实验室。质量控制实验室应配备《中国药典》、各种标准图谱等必要的工具书，以及标准品或对照品等相关的标准物质。

应当分别建立物料和产品批准放行的操作规程，明确批准放行的标准、职责，并有相应的记录。GMP 有相关具体规定。

持续稳定性考察的目的是在有效期内监控已上市药品的质量，以发现与药品生产相关的稳定性问题(如杂质含量或溶出度特性的变化)，并确定药品能够在标示的贮存条件下，符合质量标准的各项要求。持续稳定性考察主要针对市售包装药品，但也需兼顾待包装产品。持续稳定性考察应当有考察方案，结果应当有报告。持续稳定性考察的时间应当涵盖药品有效期，考察方案包括每种规格、每个生产批量药品的考察批次数；相关的物理、化学、微生物和生物学检验方法，可考虑采用稳定性考察专属的检验方法；检验方法依据；合格标准；容器密封系统的描述；试验间隔时间(测试时间点)；贮存条件；检验项目，如检验项目少于成品质量标准所包含的项目，应当说明理由。考察批次数和检验频次应当能够获得足够的数据，以供趋势分析。通常情况下，每种规格、每种内包装形式的药品，至少每年应当考察一个批次，除非当年没有生产。某些情况下，持续稳定性考察中应当额外增加批次数，如重大变更或生产和包装有重大偏差的药品应当列入稳定性考察。关键人员，尤其是质量受权人，应当了解持续稳定性考察的结果。应当根据所获得的全部数据资料，包括考察的阶段性结论，撰写总结报告并保存。应当定期审核总结报告。

企业应当建立变更控制系统，对所有影响产品质量的变更进行评估和管理。需要经药品监督管理部门批准的变更应当在得到批准后方可实施。质量管理部门应当指定专人负责变更控制。变更都应当评估其对产品质量的潜在影响。判断变更所需的验证、额外的检验以及稳定性考察应当有科学依据。变更实施应当有相应的完整记录。质量管理部门应当保存所有变更的文件和记录。

企业应当建立偏差处理的操作规程，规定偏差的报告、记录、调查、处理及所采取的纠正措施，并有相应的记录。任何偏差都应当评估其对产品质量的潜在影响。企业可以根据偏差的性质、范围、对产品质量潜在影响的程度将偏差分类，对重大偏差的评估还应当考虑是否需要对产品进行额外的检验以及对产品有效期的影响，必要时，应当对涉及重大偏差的产品进行稳定性考察。质量管理部门应当负责偏差的分类，保存偏差调查、处理的文件和记录。

企业应当建立纠正措施和预防措施系统，对投诉、召回、偏差、自检或外部检查结果、工艺性能和质量监测趋势等进行调查并采取纠正和预防措施。调查的深度和形式应当与风险的级别相适应。纠正措施和预防措施系统应当能够增进对产品和工艺的理解，改进产品和工艺。企业应当建立实施纠正和预防措施的操作规程。实施纠正和预防措施应当有文件记录，并由质量管理部门保存。

质量管理部门应当对所有生产用物料的供应商进行质量评估，会同有关部门对主要物料供应商(尤其是生产商)的质量体系进行现场质量审计，并对质量评估不符合要求的供应商行使否决权。企业法定代表人、企业负责人及其他部门的人员不得干扰或妨碍质量管理部门对物料供应商独立作出质量评估。质量管理部门应当指定专人负责物料供应商质量评估和现场质量审计，分发经批准的合格供应商名单。现场质量审计应当核实供应商资质证明文件和检验报告的真实性，核实是否具备检验条件。应当对其人员机构、厂房设施和设备、物料管理、生产工艺流程和生产管理、质量控制实验室的设备、仪器、文件管理等进行检查，以全面评估其质量保证系统。现场质量审计应当有报告。质量管理部门应当与主要物料供应商签订质量协议，在协议中应当明确双方所承担的质量责任。企业应当对每家物料供应商建立质量档案，档案内容应当包括供应商的资质证明文件、质量协议、质量标准、样品检验数据和报告、供应商的检验报告、现场质量审计报告、产品稳定性考察报告、定期的质量回顾分析报告等。

应当按照操作规程，每年对所有生产的药品按品种进行产品质量回顾分析，以确认工艺稳定可靠，以及原辅料、成品现行质量标准的适用性，及时发现不良趋势，确定产品及工艺改进的方向。应当考虑以往回顾分析的历史数据，还应当对产品质量回顾分析的有效性进行自检。回顾分析应当有报告。应当对回顾分析的结果进行评估，提出是否需要采取纠正和预防措施或进行再确认或再验证的评估意见及理由，并及时、有效地完成整改。

应当建立药品不良反应报告和监测管理制度，设立专门机构并配备专职人员负责管理。应当主动收集药品不良反应，对不良反应应当详细记录、评价、调查和处理，及时采取措施控制可能存在的风险，并按照要求向药品监督管理部门报告。应当建立操作规程，规定投诉登记、评价、调查和处理的程序，并规定因可能的产品缺陷发生投诉时所采取的措施，包括考虑是否有必要从市场召回药品。应当有专人及足够的辅助人员负责进行质量投诉的调查和处理，所有投诉、调查的信息应当向质量受权人通报。投诉调查和处理应当有记录，并注明所查相关批次产品的信息。企业出现生产失误、药品变质或其他重大质量问题，应当及时采取相应措施，必要时还应当向当地药品监督管理部门报告。

（十）对委托生产与委托检验的要求

为确保委托生产产品的质量和委托检验的准确性和可靠性，委托方和受托方必须签订书面合同，明确规定各方责任、委托生产或委托检验的内容及相关的技术事项。委托生产或委托检验的所有活动，包括在技术或其他方面拟采取的任何变更，均应当符合药品生产许可和注册的有关要求。

委托方应当对受托方进行评估，对受托方的条件、技术水平、质量管理情况进行现场考核，确认其具有完成受托工作的能力，并能保证符合本规范的要求。委托方应当向受托方提供所有必要的资料，以使受托方能够按照药品注册和其他法定要求正确实施所委托的操作。委托方应当使受托方充分了解与产品或操作相关的各种问题，包括产品或操作对受托方的环境、厂房、设备、人员及其他物料或产品可能造成的危害。委托方应当对受托生产或检验的全过程进行监督。委托方应当确保物料和产品符合相应的质量标准。

受托方必须具备足够的厂房、设备、知识和经验以及人员，满足委托方所委托的生产或检验工作的要求。受托方应当确保所收到委托方提供的物料、中间产品和待包装产品适用于预定用途。受托方不得从事对委托生产或检验的产品质量有不利影响的活动。

委托方与受托方之间签订的合同应当详细规定各自的产品生产和控制职责，其中的技术性条款应当由具有制药技术、检验专业知识和熟悉本规范的主管人员拟订。委托生产及检验的各项工作必须符合药品生产许可和药品注册的有关要求并经双方同意。合同应当详细规定质量受权人批准放行每批药品的程序，确保每批产品都已按照药品注册的要求完成生产和检验。合同应当规定何方负责物料的采购、检验、放行、生产和质量控制(包括中间控制),还应当规定何方负责取样和检验。在委托检验的情况下,合同应当规定受托方是否在委托方的厂房内取样。合同应当规定由受托方保存的生产、检验和发运记录及样品,委托方应当能够随时调阅或检查;出现投诉、怀疑产品有质量缺陷或召回时,委托方应当能够方便地查阅所有与评价产品质量相关的记录。合同应当明确规定委托方可以对受托方进行检查或现场质量审计。委托检验合同应当明确受托方有义务接受药品监督管理部门检查。

(十一) 对产品发运与召回的要求

企业应当建立产品召回系统,必要时可迅速、有效地从市场召回任何一批存在安全隐患的产品。因质量原因退货和召回的产品,均应当按照规定监督销毁,有证据证明退货产品质量未受影响的除外。

每批产品均应当有发运记录。根据发运记录,应当能够追查每批产品的销售情况,必要时应当能够及时全部追回,发运记录内容应当包括:产品名称、规格、批号、数量、收货单位和地址、联系方式、发货日期、运输方式等。药品发运的零头包装只限两个批号为一个合箱,合箱外应当标明全部批号,并建立合箱记录。发运记录应当至少保存至药品有效期后一年。

应当制定召回操作规程,确保召回工作的有效性。应当指定专人负责组织协调召回工作,并配备足够数量的人员。产品召回负责人应当独立于销售和市场部门;如产品召回负责人不是质量受权人,则应当向质量受权人通报召回处理情况。召回应当能够随时启动,并迅速实施。因产品存在安全隐患决定从市场召回的,应当立即向当地药品监督管理部门报告。已召回的产品应当有标识,并单独、妥善贮存,等待最终处理决定。召回的进展过程应当有记录,并有最终报告。产品发运数量、已召回数量及数量平衡情况应当在报告中予以说明。应当定期对产品召回系统的有效性进行评估。

(十二) 对自检的要求

质量管理部门应当定期组织对企业进行自检,监控本规范的实施情况,评估企业是否符合本规范要求,并提出必要的纠正和预防措施。

自检应当有计划,对机构与人员、厂房与设施、设备、物料与产品、确认与验证、文件管理、生产管理、质量控制与质量保证、委托生产与委托检验、产品发运与召回等项目定期进行检查。应当由企业指定人员进行独立、系统、全面的自检,也可由外部人员或专家进行独立的质量审计。自检应当有记录。自检完成后应当有自检报告,内容至少包括自检过程中观察到的所有情况、评价的结论以及提出纠正和预防措施的建议。自检情况应当报告企业高层管理人员。

(十三) 附则

明确《规范》中的用语:物料、批号、待检、批生产记录、物料平衡、标准操作规程、生产工艺规程、工艺用水、纯化水、洁净室(区)、验证的含义。

明确不同类别药品的生产质量管理特殊要求列入《规范》附录。

明确《规范》的解释和施行时间。

三、我国的《药品生产质量管理规范》认证

质量认证是对产品质量、企业质量保证能力实施第三方评价的一种活动,可以分为质量体系认证和产品质量认证两类。质量体系认证是由国家认可的第三方认证机构依据规定的程序和标

准,对一个组织的质量体系的符合性和有效性进行评定的活动。GMP认证属于质量体系认证的范畴。

（一）GMP认证的实施主体

我国GMP认证实行国家、省二级认证管理体制。

1. **国务院药品监督管理部门主管全国GMP认证工作**　主要职责是：①负责GMP认证检查评定标准的制定、修订工作。②负责设立国家GMP认证检查员库及其管理工作。③负责生产注射剂、放射性药品、生物制品等生产企业的药品GMP认证工作。④负责进口药品GMP认证和国际药品GMP认证的互认工作。

2. **省级药品监督管理部门在认证办法执行过程中承担的职能**　①负责本辖区内除注射剂、放射性药品、国务院药品监督管理部门规定的生物制品以外药品生产企业的药品GMP认证工作。②负责本辖区域内药品GMP认证日常监督管理及跟踪检查工作。

（二）GMP认证的主要程序

1. **申请**　申请GMP认证的生产企业，应按规定填报《药品GMP认证申请书》并报送有关资料：《药品GMP认证申请书》附申请书电子文档；《药品生产许可证》和营业执照复印件；药品生产管理和质量管理自查情况（包括企业概况及历史沿革情况、生产和质量管理情况，证书期满重新认证企业软、硬件条件的变化情况，前次认证不合格项目的改正情况）；企业组织机构图（注明各部门名称、相互关系、部门负责人）；企业负责人、部门负责人简历；依法经过资格认定的药学及相关专业技术人员、工程建设人员、技术工人登记表，并标明所在部门及岗位；高、中、初级技术人员占全体员工的比例情况表；企业生产范围全部剂型和品种表（注明常年生产品种），包括依据标准、药品批准文号；新药证书及生产批件等有关文件材料的复印件；常年生产品种的质量标准；企业总平面布置图，以及企业周围环境图；仓储平面布置图、质量检验场所平面布置图（含动物室）；生产车间概况（包括所在建筑物每层用途和车间的平面布局、建筑面积、洁净区、空气净化系统等情况。其中对β-内酰胺类、避孕药、激素类、抗肿瘤药、放射性药品等的生产区域、空气净化系统及设备情况进行重点描述），设备安装平面布置图（包括更衣室、盥洗间、人流和物流通道、气闸等，并标明人、物流向和空气洁净度等级）；空气净化系统的送风、回风、排风平面布置图；认证剂型或品种的工艺流程图，并注明主要过程控制点及控制项目；关键工序、主要设备、制水系统及空气净化系统的验证情况；检验仪器、仪表、量具、衡器校验情况；企业生产管理、质量管理文件目录；企业符合消防和环保要求的注明文件。

2. **申请、受理与审查**

（1）注射剂、放射性药品、国务院药品监督管理部门规定的生物制品。药品生产企业经所在地省级药品监督管理部门出具日常监督管理情况的审核意见后，将申请资料报国家药品监督管理部门。

（2）除注射剂、放射性药品、国务院药品监督管理部门规定的生物制品以外的其他药品。申请认证企业向所在地省级药品监督管理部门组织报送。

（3）省级以上药品监督管理部门对药品GMP申请书及相关资料进行形式审查，申请材料齐全、符合法定形式的予以受理。

3. **现场检查**　药品监督管理部门对经技术审查符合要求的认证申请，20个工作日内制定现场检查方案，之后20个工作日内通知申请企业并实施现场检查。现场检查一般3~5天，检查组由 3 名 GMP 认证检查员组成,遵循行政区域回避原则。现场检查时,企业所在地省级或市级药品监督管理部门可选派一名药品监督管理人员作为观察员。

现场检查开始时,检查组应向申请企业出示药品 GMP 检查员证或其他证明文件,确认检查范围,告知检查纪律、注意事项及企业权利,确定企业陪同人员。检查组应严格按照现场检查方案实施检查,检查员应如实做好检查记录。检查方案如需变更的,应报经派出检查组的药品认证检查机构批准。现场检查结束后,检查组应对现场检查情况进行分析汇总,并客观、公平、公正地对检查中发现的缺陷进行风险评定。检查组向申请企业通报现场检查情况,对检查中发现的缺陷内容,经检查组成员和申请企业负责人签字,双方各执一份。现场检查工作完成后,检查组应根据现场检查情况,结合风险评估原则提出评定建议。现场检查报告应附检查员记录及相关资料,并由检查组成员签字。检查组应在检查工作结束后 10 个工作日内,将现场检查报告、检查员记录及相关资料报送药品认证检查机构。

4. 审批与发证 药品认证检查机构可结合企业整改情况对现场检查报告进行综合评定。应将评定结果予以为期 10 个工作日公示。对公示内容有异议的,药品认证检查机构可报同级药品监督管理部门及时组织调查核实。调查期间,认证工作暂停。对公示内容无异议或对异议已有调查结果的,药品认证检查机构应将检查结果报同级药品监督管理部门,由药品监督管理部门进行审批。经药品监督管理部门审批,符合药品 GMP 要求的,向申请企业发放《药品 GMP 证书》。行政审批工作时限为 20 个工作日。

5. 跟踪检查 药品监督管理部门应对持有《药品 GMP 证书》的药品生产企业组织进行跟踪检查。《药品 GMP 证书》有效期内至少应进行一次跟踪检查。

6.《药品 GMP 证书》的管理 《药品 GMP 证书》载明的内容应与企业药品生产许可证明文件所载明的相关内容一致。企业名称、生产地址名称变更但未发生实质性变化的,可以药品生产许可证明文件为凭证,企业无需申请《药品 GMP 证书》的变更。《药品 GMP 证书》有效期内,与质量管理体系相关的组织结构、关键人员等如发生变化的,企业应自发生变化之日起 30 日内,按照有关规定向原发证机关进行备案。其变更后的组织结构和关键人员等应能够保证质量管理体系有效运行并符合要求。原发证机关应对企业备案情况进行审查,必要时应进行现场核查。

有下列情况之一的,由药品监督管理部门收回《药品 GMP 证书》,要求企业改正:企业(车间)不符合药品 GMP 要求的,企业因违反药品管理法规被责令停产整顿的,其他需要收回的。

有下列情况之一的,由原发证机关注销《药品 GMP 证书》:企业《药品生产许可证》依法被撤销、撤回,或者依法被吊销的;企业被依法撤销、注销生产许可范围的;企业《药品 GMP 证书》有效期届满未延续的;其他应注销《药品 GMP 证书》的。

药品生产企业《药品 GMP 证书》遗失或损毁的,应在相关媒体上登载声明,并可向原发证机关申请补发。《药品 GMP 证书》的收(发)回、补发、注销等管理情况,由原发证机关在其网站上发布相关信息。省级药品监督管理部门应将信息上传至国家药品监督管理部门网站。

(三)认证后的相关监督管理

为加强药品 GMP 认证后的监督管理,国家食品药品监督管理局于 2006 年 4 月 24 日出台了《药品 GMP 飞行检查暂行规定》。药品 GMP 飞行检查是药品 GMP 认证跟踪检查的一种形式,指药品监督管理部门根据监管需要随时对药品生产企业所实施的现场检查。飞行检查主要针对涉嫌违反药品 GMP 或有不良行为记录的药品生产企业。药品 GMP 飞行检查中发现不符合药品

GMP 检查评定标准的,收回其相应剂型的《药品 GMP 证书》,并予以通报。

第四节　药品生产监督管理

药品生产监督管理是指药品监督管理部门依法对药品生产条件和生产过程进行审查、许可、监督检查等管理活动。

2004 年 8 月 5 日,国家食品药品监督管理局发布了 14 号令《药品生产监督管理办法》(以下简称办法),规定自公布之日起施行。

办法根据《药品管理法》《药品管理法实施条例》制定,共分 7 章 60 条,对开办药品生产企业的申请与审批、药品生产许可证管理、药品委托生产的管理、药品生产企业的监督检查及法律责任等进行了明确的规定。

一、开办药品生产企业的申请与审批

(一) 开办药品生产企业的申请

开办药品生产企业的申请人,应当向拟办企业所在地省级药品监督管理部门提出申请,并提交申请人及拟办企业的基本情况,拟办企业法定代表人、企业负责人、部门负责人情况,周边环境、总平面布置、组织机构等图样,拟生产的范围、剂型、品种、质量标准及依据,拟办企业生产管理、质量管理文件目录等 12 类材料。

药品生产企业将部分生产车间分立,形成独立药品生产企业的,应按规定办理《药品生产许可证》。

新开办药品生产企业、药品生产企业新建药品生产车间或者新增生产剂型的,应当自取得药品生产证明文件或者经批准正式生产之日起 30 日内,按照规定,向相应的药品监督管理部门申请药品 GMP 认证。

(二) 开办药品生产企业的审批

1. 审批机构　国家药品监督管理部门主管全国药品生产监督管理工作;省级药品监督管理部门负责本行政区域内的药品生产监督管理工作。

2. 审批程序　省级药品监督管理部门应当自收到申请之日起 30 个工作日内,作出决定。经审查符合规定的,予以批准,并自书面批准决定做出之日起 10 个工作日内核发《药品生产许可证》;不符合规定的,作出不予批准的书面决定,并说明理由,同时告知申请人享有依法申请行政复议或者提起行政诉讼的权利。

二、《药品生产许可证》的管理

(一)《药品生产许可证》有关规定

《药品生产许可证》由国家药品监督管理部门统一印制。分正本和副本,正本、副本具有同等法律效力,有效期为 5 年。

《药品生产许可证》应当载明许可证编号、企业名称、分类码、注册地址、生产地址和生产范围、社会信用代码、法定代表人、企业负责人、质量负责人、有效期限、日常监管机构、日常监管人员、监督举报电话(12331)等项目。

（二）《药品生产许可证》的变更管理

《药品生产许可证》的变更分为许可事项变更和登记事项变更。《药品生产许可证》变更后，原发证机关应当在《药品生产许可证》副本上记录变更的内容和时间，并按照变更后的内容重新核发《药品生产许可证》正本，收回原《药品生产许可证》正本，变更后的《药品生产许可证》有效期不变。

许可事项变更是指企业负责人、生产范围、生产地址的变更。

登记事项变更是指企业名称、法定代表人、注册地址、企业类型等项目的变更。

（三）《药品生产许可证》的换发与缴销

1. 《药品生产许可证》的换发　《药品生产许可证》有效期届满，需要继续生产药品的，药品生产企业应当在有效期届满前 6 个月，向原发证机关申请换发《药品生产许可证》。

原发证机关结合企业遵守法律法规、GMP 和质量体系运行情况，按照《药品生产监督管理办法》关于药品生产企业开办的程序和要求进行审查，在《药品生产许可证》有效期届满前做出是否准予其换证的决定；符合规定准予换证的，收回原证，换发新证。

《药品生产许可证》遗失的，药品生产企业应当立即向原发证机关申请补发，并在原发证机关指定的媒体上登载遗失声明；原发证机关在企业登载遗失声明之日起满 1 个月后，按照原核准事项在 10 个工作日内补发《药品生产许可证》。

2. 《药品生产许可证》的缴销　药品生产企业终止生产药品或者关闭的，由原发证机关缴销《药品生产许可证》，并通知工商行政管理部门。

三、药品委托生产的管理

药品委托生产是指药品生产企业（以下称委托方）在因技术改造暂不具备生产条件和能力或产能不足暂不能保障市场供应的情况下，将其持有药品批准文号的药品委托其他药品生产企业（以下称受托方）全部生产的行为，不包括部分工序的委托加工行为。疫苗制品、血液制品以及国务院药品监督管理部门规定的其他药品不得委托生产。

（一）委托生产的管理监管部门

注射剂、生物制品（不含疫苗制品、血液制品）和跨省的药品委托生产申请，由省级药品监督管理部门负责受理和审批；麻醉药品、精神药品、医疗用毒性药品、放射性药品、药品类易制毒化学品的委托生产按照有关法律法规规定办理。

（二）委托生产的审批管理

1. 国内委托生产　进行药品委托生产，委托方应向省级药品监督管理部门提出申请，并提交相应的申请材料。经审批符合规定的予以批准，发放《药品委托生产批件》。

《药品委托生产批件》有效期不得超过 2 年，且不得超过该药品批准证明文件规定的有效期限。有效期届满需要继续委托生产的，委托方应当在有效期届满 30 日前，办理延期手续。

2. 跨国委托加工　药品生产企业接受境外制药厂商的委托在中国境内加工药品的，应当在签署委托生产合同后 30 日内向所在地省级药品监督管理部门备案。所加工的药品不得以任何形式在中国境内销售、使用。省级药品监督管理部门应当将药品委托生产的批准、备案情况报国务院药品监督管理部门。

(三) 对委受托双方的要求

(1) 委托生产药品的双方应当签署合同,内容应当包括双方的权利与义务,并具体规定双方在药品委托生产技术、质量控制等方面的权利与义务,且应当符合国家有关药品管理的法律法规。

(2) 药品委托生产的委托方负责委托生产药品的质量和销售,委托方应当是取得该药品批准文号的药品生产企业,要向受托方提供委托生产药品的技术和质量文件,并应对受托方的生产条件、生产技术水平和质量管理状况进行详细考查,对其生产全过程进行指导和监督。

(3) 药品委托生产的受托方应当是持有与生产该药品的生产条件相适应的《药品GMP证书》的药品生产企业。受托方应当按照GMP进行生产,并按照规定保存所有受托生产文件和记录。

(四) 对委托产品的管理

委托生产药品的质量标准应当执行国家药品质量标准,其处方、生产工艺、包装规格、标签、使用说明书、批准文号等应当与原批准的内容相同。在委托生产的药品包装、标签和说明书上标明委托方企业名称和注册地址、受托方企业名称和生产地址。

四、监督检查

国务院药品监督管理部门对药品生产企业进行监督检查,监督检查包括《药品生产许可证》换发的现场检查、药品GMP跟踪检查、日常监督检查等。监督检查的主要内容是药品生产企业执行有关法律、法规及实施药品GMP的情况。

省级药品监督管理部门负责本行政区域内药品生产企业的监督检查工作。

县级以上药品监督管理部门在法律、法规、规章赋予的权限内,建立本行政区域内药品生产企业的监督管理档案。

个人和组织发现药品生产企业进行违法生产的活动,有权向药品监督管理部门举报,药品监督管理部门应当及时核实、处理。

药品生产企业质量负责人、生产负责人发生变更的,药品生产企业的关键生产设施等条件与现状发生变化的,均应当报所在地省级药品监督管理部门备案。

药品生产企业发生重大药品质量事故的,必须立即报告所在地省级药品监督管理部门和有关部门,省级药品监督管理部门应当在24 h内报告国务院药品监督管理部门。

五、法律责任

(一) 药品生产企业的法律责任

隐瞒有关情况或者提供虚假材料申请《药品生产许可证》的,省级药品监督管理部门应不予受理或者不予批准,并给予警告,且在1年内不受理其申请。

对提供虚假材料或者采取其他欺骗手段取得《药品生产许可证》的,省级药品监督管理部门予以吊销《药品生产许可证》,且在5年内不受理其申请,并处1万元以上3万元以下的罚款。

经监督检查(包括跟踪检查、监督抽查),认定药品生产企业未达到GMP评定标准的,原认证机关应当根据检查结果收回其《药品CMP证书》。

未取得《药品生产许可证》生产药品的、未经批准擅自委托或者接受委托生产药品的,均应依照《药品管理法》的规定给予处罚。

药品生产企业未按照规定实施 GMP 的;或开办药品生产企业、药品生产企业新建药品生产车间、新增生产剂型,在规定的时间内未通过 GMP 认证仍进行生产的。药品监督管理部门应予以警告,责令限期改正;逾期不改正的责令停产整顿,并处以 5 000 元以上 2 万元以下的罚款;情节严重的吊销其《药品生产许可证》。

药品生产企业未按照规定办理《药品生产许可证》登记事项变更的;接受境外制药厂商委托在中国境内加工药品,未按照规定进行备案的;企业质量负责人、生产负责人发生变更,未按照规定上报的;企业的关键生产设施等条件与现状发生变化,未按照规定进行备案的;发生重大药品质量事故未按照规定上报的;监督检查时,隐瞒有关情况、提供虚假材料或者拒不提供相关材料的。上述情形由所在地省级药品监督管理部门给予警告,责令限期改正;逾期不改正的,可以处 5 000 元以上 10 000 元以下的罚款。

(二) 药品监督管理部门的法律责任

药品监督管理部门违反规定,对不符合规定的企业发给《药品 GMP 证书》或者对取得认证证书的企业未按照规定履行跟踪检查的职责,对不符合认证条件的企业未依法责令其改正,对不符合法定条件的单位发给《药品生产许可证》的,由其上级主管机关或者监察机关责令收回违法发给的证书,对直接负责的主管人员和其他直接责任人员依法予以行政处分;构成犯罪的,依法追究刑事责任。

第五节　药用辅料和药包材的生产管理

药用辅料、药包材均为药品生产的主要物料。加强药用辅料的管理是保证药品质量的重要前提,《药品管理法》第十一条明确规定:"生产药品所用的原料、辅料,必须符合药用要求"。药包材是直接接触药品的包装材料和容器的简称,其质量优劣对保证药品质量和保障人体用药安全亦具有重要的作用。《药品管理法》第五十二条规定:"直接接触药品的包装材料和容器,必须符合药用要求,符合保障人体健康、安全的标准,并由药品监督管理部门在审批药品时一并审批"。

一、药用辅料生产管理

药用辅料是指生产药品和调配处方时所用的赋形剂和附加剂,是直接组成药品的物料部分。经过加工、处理等一系列的生产过程,和原料共同成为药品成品,对药品本身的治疗作用及药品质量起着决定性的作用。

(一) 药用辅料的作用

药用辅料的基本作用应在于使药品制剂成型时保持稳定性、安全性、均质性,或为适应制剂的特性以促进溶解、缓释等。没有优良的辅料就没有优质的制剂。向机体施用药物,无论哪种途径和方法都需采用与之相适应的药物剂型,而辅料可以赋予药物剂型必要的物理或物理化学、生物学性质以适应医疗应用和确保治疗效果。辅料可保证药物以一定的程序选择性地运送到组织部位,防止药物从主体释出前失活,并使药物在体内按一定的速度和时间、在一定的部位释放。因此,由适宜的辅料组成的剂型对药物的实际应用和疗效的发挥,有着积极的关键作用。

为适应医疗事业不断发展的需要,制剂生产一直随着剂型、辅料与工艺的发展而发展。特别是近年来新型药用辅料的开发、生产及大量应用,大大推动了剂型改进与新剂型、新品种的创新工作。辅料的开发、生产与应用已成为现代制剂生产中重要的一环。一种新辅料的合理应用可对应一大类剂型、一大批制剂新产品。如薄膜包衣材料预混剂的应用促进了薄膜包衣技术的发展,改善了某些口服固体制剂产品因糖衣质量问题产生的粘连、发霉、片重大、大量应用滑石粉、质量下降等现象;药物释放技术在很大程度上要依靠缓控释材料的作用等。

(二)药用辅料的发展

国外药物制剂的迅猛发展很大程度得益于辅料的开发、生产及合理应用。随着高分子材料的发展,制剂剂型层出不穷,制剂工艺、设备不断改进,药用辅料也随之迅速发展。发达国家药用辅料发展趋势是生产专业化、品种系列化、应用科学化。目前,近10余年来国外开发的新辅料已达300多种,而且品种多,型号多,规格全。如丙烯酸树脂有数十个不同规格型号的产品,聚乙二醇有33个不同规格的产品,完全可以适应开发新剂型、新制剂品种的需要,有力地推动了制药工业的发展。

目前应用于各种剂型包括缓控释制剂、微囊、微球、包含物等的材料,薄膜包衣材料,药物载体材料,固体分散载体材料,表面活性剂,速释制剂材料,凝胶材料,增型剂,透皮吸收材料,黏膜制剂材料等辅料有几十个类型上千个品种。

(三)我国药用辅料的生产管理现状

我国药用辅料的应用具有悠久历史,早在公元前1766年就以水为溶剂创造了世界最早的药物制剂——汤剂,开始了用动物胶、蜂蜜、淀粉、醋、植物油、动物油为药剂辅料。但是,与欧美等发达国家药用辅料的迅速发展相比,我国的药用辅料产业还处在初步发展阶段,尚不能以丰富的品种、稳定的质量、精细的规格等满足我国药品制剂生产的需求。与药物制剂、原料药相比,药用辅料的生产管理处于相对落后的状态,主要表现在几方面:①缺乏对该领域重要性的认识。国家未对药用辅料实行统一管理,未形成较全面的药用辅料国家标准体系,使得药用辅料的生产和研发、使用均处于较为混乱的状态。②药用辅料的生产布局比较散乱。大部分药用辅料由化工或食品企业生产,专业药用辅料企业不多。③一些企业的趋利行为造成了药用辅料质量低劣。如为降低成本,一些明胶厂利用各种动物皮革下脚料制取明胶,这种劣质明胶用于制造胶囊,对公众的用药造成极大的安全隐患。上述问题的存在造成了我国药用辅料品种较少、质量不稳定(如细度、纯度、重金属等指标),制剂的质量难以提高(如外观、硬度、崩解度、溶出度、生物利用度等质量指标欠佳),从而制约了药品新剂型、新品种的开发,影响了我国药品制剂在国际市场竞争力。

近年来,随着国内市场的需求增加、辅料企业的市场意识增强,以及国外药用辅料进入我国市场,促使我国的药用辅料得到了快速发展。目前,已有几十家国外辅料公司在国内驻有办事机构,为国内制剂提供新型辅料,使国外已注册上市而国内尚未生产的药用辅料逐步应用于我国医药企业的制剂,改善了目前国内辅料品种大量缺乏的局面,推动了国内制药工业的进一步发展。

为加强药用辅料的监督管理,保证和提高药用辅料的质量,国家药品监督管理局于2005年6月21日印发关于药用辅料注册申报资料要求的函。2005年7月13日发布关于《药用辅料管理办法(征求意见稿)》。2006年3月28日颁发《药用辅料生产质量管理规范》。对药用辅料的注册、生产、进口、使用以及进行相关药用辅料注册检验、监督管理等进行了系统的规定。尤其是《药用辅料生产质量管理规范(药用辅料GMP)》的颁布实施,有力地促进了药用辅料按质量规范进行生产和管理,逐渐从根本上改善辅料的生产环境,提高产品质量,逐步实现与国际接轨。2012 年 8 月 1 日国家食品药品监督管理局又发布《关于印发加强药用辅料监督管理有关规定的通知》,通知明确药用辅料是药品的重要组成部分,直接影响药品的质量。必须进一步加强药用辅料生产、使用的监管,确保药品质量安全。

二、药包材生产管理

(一) 药包材的作用和影响

常用的药包材包括药用玻璃包装材料、药用橡胶包装材料、药用金属包装材料、药用复合包装材料等。其中药用玻璃包装材料常用于注射剂(包括粉针剂、冻干粉针剂和小容量注射剂)、大容量输液等剂型的包装。药用橡胶包装材料主要以容器的塞、垫圈等形式出现。药用金属包装材料主要用于粉针剂包装的铝盖、膏剂及气雾剂的瓶身及铝塑泡罩包装的药用铝箔等。药用复合包装材料主要包括高密度聚乙烯材料或聚丙烯、聚酯材料制成的塑料瓶、聚氯乙烯硬片(PVC)、复合膜、袋等。

药包材是药品不可分割的一部分,它伴随药品生产、流通及使用的全过程。尤其是药品制剂,一些剂型本身就是依附包装而存在的(如胶囊剂、气雾剂、水针剂等)。一方面,由于药品包装材料、容器组成配方、所选择原辅料及生产工艺不同,有的组分可能被所接触的药品溶出,或与药品互相作用,或被药品长期浸泡腐蚀脱片而直接影响药品质量,或造成对药品质量及人体的影响具有隐患;另一方面,由于药品的种类多且有效活性基团复杂,所以对与其直接接触的包装材料和容器的要求相对于其他产品来说要高得多。如药用玻璃包装材料在使用过程中其碱性离子的释放会导致药液 pH 发生变化,蛋白质和多肽药物被玻璃吸附,光线透过使药物分解,以及玻璃脱片使药物澄清度改变,而细微的玻璃脱片又因堵塞血管导致血栓形成或肺肉芽肿隐患等。药用橡胶包装材料在使用过程中易出现药物与胶塞之间的相互作用使药物的澄清度不稳定问题。天然橡胶塞中溶出的异性蛋白质对人体可能是致热原,溶出的吡啶类化合物是致癌、致畸、致突变的主要因素。

(二) 药品对药包材的要求

药品的特殊性要求药包材应能保证药品质量特性和各种成分的稳定性,使其在保质期内不会发生任何形式的化学成分的改变、流失和被污染等现象。因此,药包材必须具有安全、无毒、无污染等特性,具有良好的物理、化学等方面的稳定性,在保质期内不会分解老化,不吸附药品,不与药品之间发生物质迁移或化学反应,不改变药物性能;应有一定的耐热性、耐寒性、阻隔性等物理性能,以满足流通区域中的温度、湿度变化的要求;有一定的耐撕裂、耐压、耐戳穿、防跌落等机械性能,以防止装卸、运输、堆码过程中的各种形式的破坏和损伤。因此应对药包材的研发、生产、流通、使用全过程各环节加强管理,以保证其质量特性满足药品包装的需求。

(三) 我国药包材生产管理状况

与药品质量管理相比,我国目前药包材质量管理较为滞后,大部分药包材生产企业规模较小,生产条件和检验能力较差,生产和质量管理的机构、制度不健全,缺乏专业技术人员和管理人员等,这些问题的存在已经严重影响了药包材的质量。

为加强监督管理,保证药包材质量,国家药品监督管理局于 2000 年 4 月 29 日颁发《药品包装用材料、容器管理办法(暂行)》,规定自 2000 年 10 月 1 日执行。国家食品药品监督管理局于

2004 年 7 月 20 日颁发《直接接触药品的包装用材料和容器管理办法》,规定自公布之日起执行。该办法对药包材的注册、注册检验、补充申请、监督检查、法律责任等进行了明确的规定。

第六节　药品召回管理

药品召回是国际惯例,也是阻止可能危及人体健康存在安全隐患药品进入市场的有效手段之一,要确保药品召回的效果,除企业实施召回外,需要监管部门的指导和监督,也需要公众的参与。

一、我国药品召回制度的概述

自 20 世纪 50 年代以来,产品召回制度在世界各主要工业国家被广泛采用,但在中国却是一新生事物。2004 年 3 月 15 日,国家质监总局颁布了《缺陷汽车产品召回管理规定》,这是我国加入 WTO 后首次发布产品召回法规。以上的举措,为我国全面实施药品召回制度奠定了基础。

在医药领域,近年来药品安全问题日益受到重视,建立药品召回制度的呼声日益强烈。发生在我国的第 1 例药品召回案件是在 2004 年 9 月 30 日,美国默沙东制药公司在全球范围内统一召回"万洛"药品,据介绍连续 18 个月服用这种药品会增加患者患心脏病和脑卒的概率。

2007 年 12 月 10 日,国家食品药品监督管理局正式公布了《药品召回管理办法》,标志着我国药品召回制度正式开始实施。

药品召回制度是一种科学的管理理念,召回的药品是指存在安全隐患的药品,即发现有可能对健康带来危害的药品,及时地采取召回措施,可以有效地降低缺陷药品所导致的风险,更大限度地保障公众用药安全;还可降低行政执法成本,简化由严重药品不良反应造成的复杂经济纠纷,降低可能发生的更大数额的赔偿;同时维护企业的良好形象,重新获得消费者的信赖,为广大消费者安全用药建立了一道保护屏障。

二、《药品召回管理办法》的主要内容

《药品召回管理办法》(以下称《召回办法》)根据《药品管理法》《药品管理法实施条例》《国务院关于加强食品等产品安全监督管理的特别规定》而制定。包括总则、药品安全隐患的调查与评估、主动召回、责令召回、法律责任、附则六部分,其主要内容如下:

(一) 有关概念

1. 药品召回　是指药品生产企业,包括进口药品的境外制药厂商,按照规定程序收回已上市销售的存在安全隐患的药品。已经确认为假药劣药的,不适用召回程序。

2. 安全隐患　是指由于研发、生产等原因可能使药品具有的危及人体健康和生命安全的不合理危险。

(二) 药品召回分类

药品召回分为主动召回和责令召回两类。主动召回是指药品生产企业确认药品存在缺陷的,立即停止生产与销售,依法向社会公布有关药品缺陷等信息,通知销售者停止销售存在缺陷的药品,通知消费者停止消费存在缺陷的药品,并及时实施召回。责令召回是指药品监管部门经过调查评估,认为存在安全隐患,药品生产企业应当召回药品而未主动召回的,应当责令药品生产企

业召回药品。

(三) 药品召回分级

根据药品安全隐患的严重程度,药品召回分为三级:对使用该药品可能引起严重健康危害的实施一级召回;对使用该药品可能引起暂时的或者可逆的健康危害的实施二级召回;对使用该药品一般不会引起健康危害,但由于其他原因需要收回的实施三级召回。

(四) 药品召回的责任主体

药品生产企业是药品召回的责任主体。药品生产企业应当按照本办法的规定建立和完善药品召回制度,收集药品安全的相关信息,对可能具有安全隐患的药品进行调查、评估,召回存在安全隐患的药品。

进口药品的境外制药厂商与境内药品生产企业一样是药品召回的责任主体,履行相同的义务。进口药品需要在境内进行召回的,由进口单位按照本办法的规定负责具体实施。

药品经营企业、使用单位应当协助药品生产企业履行召回义务,按照召回计划的要求及时传达、反馈药品召回信息,控制和收回存在安全隐患的药品。

(五) 药品召回的监督管理

国家食品药品监督管理局监督全国药品召回的管理工作。

召回药品的生产企业所在地省级药品监督管理部门负责药品召回的监督管理工作,其他省级药品监督管理部门应当配合、协助做好药品召回的有关工作。

(六) 药品生产企业药品召回管理

1. 调查评估报告应当包含的内容

(1) 召回药品的具体情况:包括名称、批次、规格、流通数量和主要区域、产品包装标识等基本信息。

(2) 实施召回的原因:是否符合质量标准、是否符合 GMP 规定、生产工艺是否批准一致等。

(3) 调查评估结果:是否已造成健康危害,主要使用人群和高危人群,危害的严重和紧急程度(危害是否可逆与一般潜伏期)。

(4) 召回分级。

2. 召回计划应当包含的内容

(1) 药品生产销售情况及拟召回的数量(一级销售明细单)。

(2) 召回措施的具体内容(包括实施的组织、召回的范围和时限等)。

(3) 召回信息的公布途径与范围(企业对外网站、报纸、电台、电视等媒体)。

(4) 召回的预期效果(根据拟召回与可召回比例得出,部分或基本或彻底消除安全隐患)。

(5) 药品召回后的处理措施(如:外包装不符合标准要求的,可经重新检验,确认符合质量标准后,进行返工;药品浓度、纯度等内在质量不符合药品质量标准的,应当在药品监督管理部门监督下销毁)。

(6) 联系人的姓名及联系方式(为实现有效召回,对于全国范围性的召回,可提供各省或主要地区的召回联系人及联系方式)。

3. 药品召回各环节的时限要求　见表 7-7。

表 7-7 药品召回各环节的时限要求

召回环节	一级召回	二级召回	三级召回
通知停止销售和使用	24 h	48 h	72 h
启动召回后,提交调查评估报告和召回计划	1 日	3 日	7 日
报告召回进展情况	每日	3 日	7 日

4. 召回计划的变更及备案:上报的召回计划进行变更的,应当及时报药品监督管理部门备案。

(四) 药品经营企业药品召回管理

(1) 接到生产企业药品召回通知后,应协助生产企业履行召回义务,按计划及时传达、反馈召回信息,控制和收回存在安全隐患的药品。

(2) 发现经营的药品存在安全隐患的,应当立即停止销售该药品,通知生产企业或者供货商,并向市、区两级药品监督管理部门报告。

(3) 应当建立和保存完整的购销记录,保证销售药品的可溯源性。

(4) 配合药品生产企业或者药品监督管理部门开展有关药品安全隐患的调查,提供有关资料。

(五)《药品召回管理办法》涉及的法律责任

1. 药品生产企业

(1) 对违规生产的药品,在药监部门确认安全隐患前,企业已主动召回消除或减轻危害的,可从轻或减轻处罚;行为轻微并及时纠正,无危害后果的,免予处罚。

(2) 企业自行发现药品存在安全隐患而不主动召回;或药品监督管理部门责令要求召回药品,而拒绝召回的,处以应召回药品货值金额 3 倍的罚款;造成严重后果的,撤销药品批准证明文件,直至吊销《药品生产许可证》。

(3) 未在规定时间通知停止销售和使用的,未按要求采取改正措施或者召回药品的,未按规定处理召回药品的,以上三种情形将予以警告,责令限期改正,并处 3 万元以下罚款。

(4) 未按规定建立药品召回制度、药品质量保证体系与 ADR 监测系统的;拒绝协助调查;未按规定提交调查评估报告、召回计划、召回进展情况、总结报告的;变更召回计划,未报备案的。以上四种情形将予以警告,责令限期改正;逾期未改正的,处 2 万元以下罚款。

2. 药品经营、使用机构

(1) 发现其经营、使用的药品存在安全隐患,未停止销售、使用,未通知药品生产企业或者供货商,并未向药监部门报告的,责令其停止销售和使用,并处 1 千 ~5 万元的罚款;造成严重后果的,吊销《药品经营许可证》或者其他许可证。

(2) 拒绝配合开展有关药品安全隐患调查、拒绝协助药品生产企业召回药品的,予以警告,责令改正,可以并处 2 万元以下罚款。

3. 药品监管部门　药品监督管理部门及其工作人员不履行职责或者滥用职权的,按照有关法律、法规规定予以处理。

复习思考题

1. GMP 对药品生产机构及人员要求的主要内容是什么？
2. 生产中一般采取哪些措施来防止污染和交叉污染？
3. 批生产记录的内容应当包括哪些？

（聂久胜　宋丽丽）

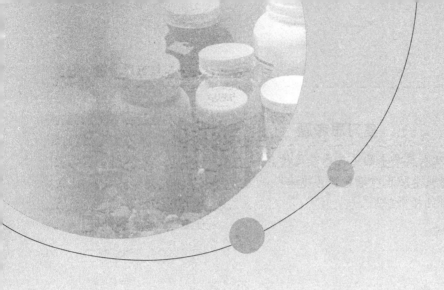

第八章

药品经营管理

【 Key Content & Objective 】

Key content: Administration of pharmaceutical trading is one of the main aspects of pharmacy supervision and administration. Pharmaceutical trading could achieve the transfer of drugs from production to consumption through purchasing, selling, dispensing, storing and transporting and supplying the drugs to hospitals and consumers, which also called drug distribution.

Drug distribution might be divided into drug wholesale and retail. Therefore, drug distributors include drug wholesalers and drug retailers, and drug chain stores also belong to the drug retailers.

The establishment of a drug wholesaler shall be subject to approval of the local drug regulatory department of the people's government at the provincial level and be granted the Drug Distribution Certificate; and the establishment of a drug retailer shall be subject to approval and be granted the said certificate by the local drug regulatory department at or above the county level. At the same time, both the drug distributors shall meet the specific requirements, and conduct business according to the Good Supply Practice for Pharmaceutical Products (GSP) after passing the GSP inspection and getting the certificate.

At the same time, the drug trading must be in conformity with the relevant provisions, including the drug distribution by the manufacturers and traders, the drug purchase by the wholesalers, retailers and hospital pharmacies.

Recently, along with the improvement in the fields of science and technology, the utilization of the electronic commerce and the modern logistics, as the latest model and technology, promotes the development of drug trading enterprises.

Learning objectives: (1) Students are required to master the basic contents of concepts, supervision both drug wholesale and retail. (2) Students need to be familiar with regulations of drug trading supervision. (3) Students need to be familiar with regulations for both the electronic commerce and the modern logistics in the field of medicines.

药品经营管理有两种解读, 一是国家依据法律、法规对药品经营企业实施监督管理, 以确保药品的经营质量, 维护消费者的合法权益; 二是药品经营企业根据本企业的经营目标, 按照企业管理的规律, 自主经营, 自负盈亏, 进行有效管理。前者属于国家的宏观管理, 而后者则属于企业的微观管理。本章主要介绍国家对药品经营企业的宏观管理。

药品经营管理是国家对药品监督管理的主要环节之一, 药品在药品生产企业完成生产并检验合格之后, 必然经过药品的销售阶段, 最后流通到药品消费者, 或者患者手中, 供预防、治疗和诊断疾病使用, 实现药品的真正价值。药品一旦完成生产, 它的质量就已经固定, 不会再有所提高, 药品经营管理的职责, 就是要尽可能地维持药品原有的产品质量, 避免在经营过程中影响药品的质量。

第一节　药品经营与药品经营企业概述

一、药品经营及其特点

(一) 药品经营

药品经营(pharmaceutical trading)是指根据药品经济发展的要求和市场供求规律, 通过流通渠道, 完成药品购进、销售、调拨、储运等一系列的经济活动, 是将药品供给药品生产企业、其他药品经营企业、医疗机构, 以及消费者, 完成药品从生产领域向消费领域的转移, 满足人们防病治病、康复保健和防疫救灾的用药需求, 实现药品的使用价值, 获得经济效益和社会效益的过程。

经营的概念有广义和狭义之分。广义的经营是指企业根据经营目标和方针, 制定经营战略和策略, 在特定的经营体制内完成商品产、供、销, 和(或)向社会提供相关服务的全过程, 并以此获得利润的一个完整的经济活动的系统。狭义的经营专指市场销售活动, 是在市场营销原理和规律的指导下, 开展特定商品的购销活动及与之伴随的相关服务。

(二) 药品经营的特点

1. **专业性强**　药品经营直接为保障人民健康服务, 是人民群众防病治病、卫生保健、计划生育等方面医疗事业的物质基础。因此, 药品经营人员必须具备一定的药学专业知识。

2. **法制性强**　为加强药品监督管理, 保证药品质量, 保障人民用药安全, 国家制定了一系列包括药品经营管理在内的法律、法规和规章, 药品经营企业必须依法经营。

3. **综合性强**　药品经营企业的经营活动除了购进、销售、调拨、贮存之外, 还涉及药品监督管理、药检、财务、交通运输、商务等部门，以及还需广泛运用电子商务技术和现代物流技术，经营过程既有专业技术性工作，也有许多事务性工作。

二、药品经营企业

(一) 药品经营企业概念

1. 定义　药品经营企业 (pharmaceutical trading enterprises) 是指专门从事药品购销活动的独立经济部门，从事药品流通业务的经济实体，在此特指从事药品流通的专营和兼营企业。

药品的经营企业承担着繁荣药品市场，保障药品供应的重要职能。药品的流通过程需要经过许多环节，从批发到零售、从此地到彼地，中间环节多，周转时间长，如果管理不善，就有可能产生或混进不合格的药品。因此，药品经营企业必须严格遵守药品监督管理的法律、法规，切实加强药品经营质量管理，提高药品经营管理的水平，确保人民群众用药的安全、有效、经济，以满足我国医疗卫生事业发展的需要。

2. 分类　最常见的分类方法是按照经营方式和服务范围分类，一般可分为：药品批发企业 (pharmaceutical wholesale enterprises) 和药品零售企业 (drug retail enterprises)，前者习惯上称为医药公司，主要从事药品从生产领域进入到零售企业和医疗机构，或面向生产企业，及批发企业之间的药品购销活动；后者也称为零售药房 (或零售药店) (drug store or drug retailer)，也可称为社会药房 (community pharmacy)，它处于商品流通的最终环节，药品一经进入零售企业，就进入了消费领域，消费的对象是直接消费者。

(二) 药品批发企业

1. 定义　《药品管理法实施条例》对药品批发企业的定义是："药品批发企业是将购进的药品销售给药品生产企业、药品经营企业、医疗机构的药品经营企业。"通常，药品批发企业与药品生产企业签订合同，建立药品承销关系，拥有一个或多个仓库，将按需采购的药品贮存于仓库，再根据客户的需要，销往客户的指定地点。药品批发企业的特点是成批购进和成批售出，并不直接服务于最终消费者。

2. 药品批发企业的作用　药品批发是药品销售渠道中不可缺少的环节。在沟通药品生产和零售两方面，发挥了重要作用。在我国，绝大多数药品都是由批发企业转售给医疗机构或社会药房的。这是因为一方面，社会药房、医疗机构数量庞大，规模小，经营品种多，分布于城乡各处；另一方面，药品生产企业相对数量较少，比较集中，每家企业生产的药品品种较少。这就需要由药品批发企业组织货源，再向药品终端出售，完成药品的空间、时间、品种、数量、拥有权等方面的转移，促使药品、信息和资金的流通，完成药品购销活动。

(1) 降低药品流通的交易次数：在药品销售时，若由生产企业直接面向零售商，其交易次数就会大大高于通过批发企业再售予零售商的交易次数。通过计算显示，假设 1 家药品生产企业需要向 5 万家零售药房销售药品，每月交易 1 次，则交易次数为 5 万次，每年为 60 万次。若全年按 250 个工作日计，1 家药品生产企业每天需达成交易 2 400 次，这显然是办不到的。若通过250 家药品批发公司完成交易，假设上述条件不变，1 家药品生产企业只需向 250 家药品批发公司进行交易，交易次数减少 200 倍，同时，1 家药品批发企业只需平均面对 200 家零售药房，减少交易次数就可减少药品生产企业的费用和人力、物力的投入，并可降低差错发生率。

(2) 集中与分散的功能：药品批发企业在沟通产销过程中，从距离不等的各生产企业购进各种药品,又按照需要的品种、数量分销给药房,担任着繁重的集散任务,起着调节供求的蓄水池作用。它们为药品生产企业服务,大批量购进药品,减少生产企业的库存。同时也为社会药房、医疗机构药房服务,使它们能就近、及时采购药品,减少药房库存费用。

(三) 药品零售企业

1. 定义　零售(retail)是指"将小量产品直接销售给最终消费者"。药品零售企业是指将购进的药品直接销售给消费者的药品经营企业。"零售企业是流通环节的终端,它的销售对象是最终消费者。

2. 作用　药品零售企业是直接向患者提供其所需之药品和保健服务的机构,数量很多,遍及城乡。一方面,众多的药品零售企业将各种药品销售给消费者,使患者可以很方便地获得所需的药品;另一方面,药品零售企业在销售药品的同时,还为患者提供各种药学服务,这与其他消费品零售是不同的。从药房的橱窗布置、宣传品内容,到答复患者购药询问,指导选购药品和使用等服务活动来看,对患者的防病治病都起着重要的作用。

(四) 药品零售连锁企业

1. 药房的连锁经营　药品零售连锁经营是指一种使用同一个商号的若干门店,在同一总部管理下,统一采购配送、统一质量管理,采购与销售分离的规模化经营方式。

药品零售连锁企业(drug retail chain enterprises)是药品零售企业的一种特殊形式,由总部、配送中心和若干门店构成。总部是连锁企业经营管理的核心,配送中心是连锁企业的物流机构,门店是连锁企业的基础,承担日常零售业务。药品零售连锁企业在药品经营方面具有许多优势,比如,药品经营质量管理的水平较高,经营成本较低,员工素质相对较好,企业形象或企业品牌也不错等。

2. 药品零售连锁门店　药品零售连锁门店实际上就是零售药房。药品零售连锁企业大多拥有一定数量自主开办的门店,称之为"直营店"。还有一些独立的零售药房愿意以协议、合同或托管的形式加盟药品零售连锁企业,接受质量指导和配送,这类门店称作"加盟店"。

虽然药品零售连锁企业发展较快,但是独立的药房仍会存在,还有许多销售乙类非处方药的药柜作为药品零售网点的补充,药品零售将呈现出多元化经营的格局。

三、药品经营企业的历史沿革

(一) 我国医药商业的形成

1. 中药商业　我国的中药商业发展历史悠久。秦汉时期,随着经济文化发展,张仲景等名医辈出,中药商业活动逐渐频繁。东汉人韩康常去深山采药,在京城出售。近代人视他为中药商业的先驱。汉代开辟了"丝绸之路",中国的大黄等药材由商人沿此路运到阿拉伯国家,甚至远到欧洲国家进行交换。三国时期的华佗也是既看病又售药,安徽省亳州市至今还保留着华佗故居"元化草堂"诊病和藏药的地方。晋代出现了成药,民间已有人生产并进行商业销售。唐代药业兴旺。宋代出现了官营、民营两种体制并存的局面。公元1076年北宋太医局在京城开封设卖药所,经营配方和成药。1103年卖药所增加到五处,另设两个"修合药所"专门从事成药制造。由于有利可图,朝廷下令各地推广,凡有市集都应设置,形成了官营的中药工商体系。1114年卖药所改称为"惠民局","修合药所"改称"和剂局"。同时开封也有了许多民营药铺。南宋迁都杭州,有正式牌号的民营药铺二十多家,并有"生药铺""熟药铺"及"川广生药市"之分,在经营上已有明显分工和出现了经营川广地道药材的中药批发商业。明朝时期,官营药局逐渐衰弱,民营药业却有很大发展,经营分工更细,开封出现了药材铺、膏药铺、眼药铺、香药铺、生熟药材铺等多种专营铺户,并集中形成了药市区。清朝时期,废止了官营药局体制,民间药业蓬勃发展。中华民国时期,民营药业增多,有批发商、零售商,也有批零兼营的。

2. 西药商业　我国现代医药商业是在西医和西药由欧、美等西方国家传入中国以后逐渐发展起来的,西医西药的大量传入是在 19 世纪。

1850 年英国商人在广州沙面开办"屈臣氏"药房,主要为外国官员和侨民服务。同年,英国药剂师洛克在上海也开设了第一家西药房"上海药房,Shanghai Dispensary"。这些是在中国开办最早的西药房,至今已有 160 多年的历史。自此以后,在广州、上海、哈尔滨等地,相继有德国、日本、美国、法国、俄国等外国商人开设西药房和西药洋行。

我国的罗开泰于 1882 年在广州首先开办了第一家华人药房"泰安药房",与英商的"屈臣氏"药房相抗衡。上海在"大英医院"任配方工作的顾松泉先生与友人合伙,于 1888 年 7 月创建了"中西药房"。随后,中国商人在各地相继开设西药房和医疗器械商店,逐渐形成了我国自己的西药商业。鉴于旧中国的医药商业脱胎于洋商的西药房,在初创阶段与西方国家的医药商行保持着千丝万缕的联系,医药商品主要依靠进口,有很强的依赖性。20 世纪初,我国的医药行业有较大发展,并渐渐形成规模,除经营进口医药商品外,并能生产一些原料药和制造一些成药,开始孕育我国的民族医药工业。

(二) 新中国药品经营企业的演变

新中国成立后,医药商业经历了几个不同的发展阶段。1950 年 8 月组建了中国医药公司,1955 年 3 月组建了中国药材公司,在此后几年里,从中央到地方的各级国营医药商业企业迅速建立。

改革开放之前,我国处于计划经济时期,医药商业管理体制基本上属于集中统一管理模式,商品实行分类分级计划管理,分层次按系统进行调拨供应,购销方式较为单一,价格上统一指导、分级管理。其间,国家经济得到巩固,形成了较为完整的经营网络和供应体系,基本保证了这一时期医药市场的需要。

改革开放以后,医药商业管理体制发生了一系列深刻的变化。实行购销开放政策,企业自主权扩大,形成了多渠道、少环节和跨地区、跨城市的市场格局。尤其是 20 世纪 90 年代以来,国家由计划经济向社会主义市场经济发展,企业为适应日益激烈的市场竞争,普遍深化内部改革,转换经营机制,实行集约化、集团化、总经销、总代理及连锁化经营,大大加快了医药商业的改革与发展,医药商业各方面都发生了巨大的变化。主要表现为:①经营网点遍及城乡。②经营品种逐年增多。③药品的购销额持续增长。

(三) 药品经营企业未来的发展目标

具体的发展目标是:通过几个五年计划的发展,形成 1~3 家年销售额过千亿的全国性大型医药商业集团,20 家年销售额过百亿的区域性药品流通企业;药品批发百强企业年销售额占药品批发总额 85% 以上,药品零售连锁百强企业年销售额占药品零售企业销售总额 60% 以上;连锁药店占全部零售门店的比重提高到 2/3 以上。县以下基层流通网络更加健全。骨干企业综合实力接近国际分销企业先进水平。

根据《全国药品流通行业发展规划纲要》,为了实现药品经营企业的发展目标,需要完成下列各项主要任务。

1. 加强行业布局规划，健全准入退出制度　结合本地经济社会发展水平、医药卫生事业发展和体制改革进展、城乡建设规划、人口增长与密度及年龄结构变化、药品供应能力等实际情况，制定药品批发零售网点合理设置和布局的具体规划，保证药品供应。提高行业准入标准，将是否符合行业规划作为行业准入的重要依据，严格控制药品经营企业数量。

2. 调整行业结构，完善药品流通体系　鼓励药品流通企业通过收购、合并、托管、参股和控股等多种方式做强做大，实现规模化、集约化和国际化经营。推动实力强、管理规范、信誉度高的药品流通企业跨区域发展，形成以全国性、区域性骨干企业为主体的遍及城乡的药品流通体系。支持老字号药店在保持传统优势的基础上创新发展，发挥品牌效应，拓展特色服务，增强核心竞争力。

健全药品供应保障体系，鼓励建设一批全国性和区域性的药品物流园区和配送中心，加快形成若干具有较强辐射带动作用的药品流通枢纽。

3. 发展现代医药物流，提高药品流通效率　广泛使用先进信息技术，运用企业资源计划管理系统（ERP）、供应链管理等新型管理方法，优化业务流程，提高管理水平。发展基于信息化的新型电子支付和电子结算方式，降低交易成本。鼓励积极探索使用无线射频（RFID）、全球卫星定位（GPS）、无线通讯、温度传感等物联网技术，不断提高流通效率、降低流通成本。促进使用自动分拣、冷链物流等先进设备，加快传统仓储、配送设施改造升级。完善医疗用毒性药品、麻醉药品、精神药品、放射性药品和生物制品等特殊药品物流技术保障措施，确保质量安全。

鼓励药品流通企业的物流功能社会化，实施医药物流服务延伸示范工程，引导有实力的企业向医疗机构和生产企业延伸现代医药物流服务。

4. 促进连锁经营发展，创新药品营销方式　鼓励药品连锁企业采用统一采购、统一配送、统一质量管理、统一服务规范、统一联网信息系统管理、统一品牌标识等方式，发展规范化连锁，树立品牌形象，拓展跨区域和全国性连锁网络，发挥规模效益。支持连锁经营、物流配送与电子商务相结合，提高药品流通领域的电子商务应用水平。

四、药品经营企业的开办与条件

（一）药品批发企业的开办

1. 开办申请　开办药品批发企业的申请人必须向企业所在地的省级药品监督管理部门申请，经批准后发给《药品经营许可证》。无《药品经营许可证》的，不得经营药品。

药品批发企业在获得了许可之后，必须在规定时间内，向相关的药品监督管理部门申请《药品经营质量管理规范》（Good Supplying Practice for Pharmaceutical Products 或 Good Supply Practice，GSP）的认证，药品经营企业在通过认证，并取得药品经营质量管理规范认证证书之后，方能依法从事药品经营活动。

《药品经营许可证》标有有效期和经营范围，《药品经营许可证》有效期5年，期满后继续经营药品的企业，应在期满前6个月向原发证机关提出换证申请，由原发证机关重新审查并依法换发新证。企业破产或歇业，应将《药品经营许可证》交回原发证机关。

2. 开办条件　根据《药品管理法》和《药品经营许可证管理办法》，开办药品批发企业，应符合所在省份药品批发企业合理布局的要求，并符合相关的设置规定，包括：①具有保证所经营药品质量的规章制度。②企业、企业法定代表人或企业负责人、质量管理负责人没有不得从事药品经营活动的情形。③具有与经营规模相适应的一定数量的执业药师。质量管理负责人具有一定的学历,且必须是执业药师。④具有能够保证药品贮存质量要求的、与其经营品种和规模相适应的常温库、阴凉库、冷库。仓库中具有适合药品贮存的专用货架和实现药品入库、传送、分拣、上架、出库等现代物流系统的装置和设备。⑤具有独立的计算机管理信息系统,能覆盖企业内药品的购进、贮存、销售以及经营和质量控制的全过程;能全面记录企业经营管理及实施《药品经营质量管理规范》方面的信息;符合《药品经营质量管理规范》对药品经营各环节的要求,并具有可以实现接受当地药品监管部门监督管理的条件。⑥具有符合《药品经营质量管理规范》对药品营业场所及辅助、办公用房以及仓库管理、仓库内药品质量安全保障和进出库、在库贮存与养护方面的条件。

(二) 药品零售药房的开办

1. 开办申请　开办药品零售企业的申请人必须向拟开办企业所在地设区的市级药品监督管理部门或县级以上药品监督管理部门提出申请,经企业所在地药品监督管理部门批准并发给《药品经营许可证》,凭《药品经营许可证》在辖区所在地的工商行政管理部门办理登记注册。《药品经营许可证》标有有效期和经营范围,《药品经营许可证》有效期5年,期满后继续经营药品的企业,应在期满前6个月向原发证机关提出换证申请,由原发证机关重新审查并依法换发新证。企业破产或歇业,应将《药品经营许可证》交回原发证机关。

药品零售企业在获得了许可之后,必须在规定时间内,向相应的药品监督管理部门申请《药品经营质量管理规范》的认证,药品经营企业在通过认证,并取得药品经营质量管理规范认证证书之后,方能依法从事药品经营活动。

2. 开办条件　根据《中华人民共和国药品管理法》和《药品经营许可证管理办法》,开办药品零售企业,应符合当地常住人口数量、地域、交通状况和实际需要的要求,符合方便群众购药的原则,并符合相关的设置规定,包括:①具有保证所经营药品质量的规章制度。②具有依法经过资格认定的药学技术人员,经营处方药、甲类非处方药的药品零售企业,必须配有执业药师。质量负责人应有一年以上(含一年)药品经营质量管理工作经验。③企业、企业法定代表人或企业负责人、质量管理负责人没有不得从事药品经营活动的情形。④具有与所经营药品相适应的营业场所、设备、仓储设施及卫生环境。⑤具有能够配备满足当地消费者所需药品的能力,并能保证24 h供应。药品零售企业应备有规定的国家基本药物品种及数量。

五、基本医疗保险定点药房管理

(一) 定点零售药房概述

1. 定点零售药房定义　基本医疗保险定点零售药房(简称"定点零售药房")是指经统筹地区社会保障行政部门审查,并经社会保险经办机构确定的,为城镇基本医疗保险参保人员提供处方外配服务的零售药房。处方外配是指参保人员持定点医疗机构的处方,在定点零售药房购药的行为。

2. 审查和确定的原则　保证基本医疗保险用药的品种和质量;引入竞争机制,合理控制药品服务成本;方便参保人员就医后购药和便于管理。

3. 应具备的资格和条件　根据《城镇职工基本医疗保险定点零售药店管理暂行规定》,定点零售药店应具备的资格和条件包括：

(1) 持有《药品经营许可证》《营业执照》，经药品监督管理部门年检合格。

(2) 遵守《中华人民共和国药品管理法》及相关法规，有健全和完善的药品质量保证制度，能确保供药安全、有效和服务质量。

(3) 严格执行国家、省(自治区、直辖市)规定的药品价格政策，经物价部门监督检查合格。

(4) 具备及时供应基本医疗保险用药和 24 h 提供服务的能力。

(5) 具备能保证营业时间内至少有 1 名药师在岗，营业人员需经药品监督管理部门培训合格。

(6) 严格执行城镇基本医疗保险制度有关政策规定，有规范的内部管理制度，配备必要的管理人员与设备。

(二) 申请与批准程序

愿意承担城镇基本医疗保险定点服务的零售药房，向统筹地区社会保障行政部门提出书面申请，并提交有关材料，供资格审查。统筹地区社会保险经办机构在具备定点资格的零售药房范围内确定定点零售药房，统一发给定点零售药房标牌，并向社会公布，供参保的人员选购药品。

社会保险经办机构要与定点零售药房签订包括服务范围、服务内容、服务质量、药费结算办法及药费审核与控制等内容的有关协议，明确双方的责任、权利和义务。协议有效期一般为 1 年。

(三) 定点零售药房的管理

定点零售药房应配备专职或兼职的管理人员，与社会保险经办机构共同做好各项管理工作，对外配处方要分别管理，单独建账。

在店堂内设立基本医疗保险用药专柜，实现专人专账管理，并将专柜药品与其他药品的购、销、存业务分开管理。同时，实现计算机与统筹地区社会保险经办机构联网，按规定向有关部门发送数据信息和报表，并做好相应的各种台账记录。

外配的处方必须由定点医疗机构医师开具，有医师签名和定点医疗机构盖章，处方要有药师审核签字，并保存 2 年以上以备核查。

定点零售药房必须严格规范进货渠道，保证提供基本医疗保险用药的品种和数量，定点零售药房要实行药品分类管理。参保人员可持《社会保障卡》和外配处方，到定点零售药房购药。

社会保障行政部门要组织药品监督管理、物价、卫生行政等有关部门，加强对定点零售药房处方外配服务和管理的监督检查。对定点零售药房的资格进行年度审核。如果出现出售假药、劣药的事件，社会医疗保险机构可拒付药款，责令其限期改正或取消其定点资格，所售药品价格高于国家定价的差价部分，社会保险经办机构不予支付。

第二节　药品经营质量管理规范及其认证

一、《药品经营质量管理规范》概述

(一)《药品经营质量管理规范》的产生与发展

《药品经营质量管理规范》过去也称作《医药商品质量管理规范》，是控制流通环节中药品质量的一整套管理程序。1984 年 6 月经国家医药管理局批准，中国医药公司发布了《医药商品质量管理规范（试行）》，在医药行业内试行。经过几年试行后，1992年3月国家医药管理局正式颁布了《医药商品质量管理规范》，共10章75条，同年10月1日起施行，属于行业性的规章。

1995年5月，国家医药管理局制定了《医药商品质量管理规范达标企业（批发）验收细则（试行）》，同年，在全国医药批发企业中开展达标企业的验收试点工作。国家中医药管理局也于1997年发布了《中药经营企业质量管理规范》及《中药GSP合格企业验收细则》。

2000年4月30日，国家药品监督管理局正式颁布了《药品经营质量管理规范》，同年7月1日起施行。它增加了中药材、中药饮片的经营质量管理，使药品的范围更加完整；删除了原GSP中包括的医疗器械、化学试剂、玻璃仪器等非药品品种，对药品批发和零售的质量管理要求分别设章表述。2000年11月，国家药品监督管理局又印发了《药品经营质量管理规范实施细则》。该规章是对GSP有关条款的具体解释和说明，增加了可操作性。现行的《药品经营质量管理规范》（国家食品药品监督管理总局令第13号）是2015年7月1日公布的，自公布之日起施行。全文共有4章，187条。

（二）实施《药品经营质量管理规范》的意义和基本精神

1. **实施意义** 实施药品经营质量管理规范是提高药品经营企业质量管理水平的需要，对维护药品市场的正常秩序，规范企业经营行为，保障人民用药安全、有效具有积极的作用。

（1）现行的药品经营质量管理规范是我国纳入法律范畴的行政规章，有着明确的强制性，它要求全社会的药品经营企业都必须遵照执行。

（2）为药品监督管理部门对药品经营企业依法进行监督管理提供了法律依据。明确了药品经营质量管理规范的监督实施主体是国家药品监督管理部门。

（3）通过实施药品经营质量管理规范，促使药品经营企业能够自觉按照科学化、规范化、标准化的要求进行严格管理，以利于提高企业药品经营质量的管理水平和企业信誉，增强市场竞争能力。

（4）药品经营质量管理规范是控制药品经营企业市场准入的一道技术壁垒，作为衡量一个持证药品经营企业是否符合要求的硬指标，任何法人或自然人从事药品购销活动都必须通过认证。

2. **基本精神** 药品经营过程的质量管理，是药品生产质量管理的延伸，它能最大限度地对已经在生产过程中形成的药品质量实现控制和维护。药品经营过程质量管理的目的是确保药品不变化，不变质；杜绝假药、劣药等一切不合格的药品进入流通领域。它的基本精神是"药品经营企业应在药品购进、储运、销售等环节实行质量管理，建立包括组织结构、职责制度、过程管理和设施设备等方面的质量体系，并使之有效运转"。

（三）药品在流通过程中的质量特点

药品作为化学物质，在完成生产过程，到进入消费者或患者手中，药品质量难免会受到各种自然因素（诸如空气、水分、日光、时间等）和人为因素的影响。

（1）药品经营企业经营的药品品种多，规格多，数量大，流动性大。根据用户的需要，将来自不同地点、众多厂家的药品经过组合又重新分送至其他批发、零售企业或医疗机构。在药品的购进、销出这个集散过程中，随时有可能发生差错和药品污染等情况。

（2）药品在运输过程中难免会遇到恶劣气候和其他一些物理因素带来的不利影响，会引起药品质量的变化。

（3）药品从生产出来到使用之前，会有一个较长的流通过程，大部分时间是在仓库里存放，仓库的药品仓储条件和贮存时间对药品质量会产生不可忽视的影响。

（4）药品在流通过程中均以包装的面目出现，其质量情况的识别，多数只能依靠外观、包装标志、文字所提示的品名、规格、有效期、批号、贮存条件等作为管理的依据。

二、《药品经营质量管理规范》的主要内容

（一）《药品经营质量管理规范》的总则

《药品经营质量管理规范》是药品经营管理和质量控制的基本准则。为加强药品经营质量管理，规范药品经营行为，保障人体用药安全、有效，药品经营企业应当在药品采购、贮存、销售、运输等环节采取有效的质量控制措施，确保药品质量。药品生产企业销售药品、药品流通过程中其他涉及贮存与运输药品的，也应当符合这个规范相关的要求。

（二）药品批发的质量管理

1. 质量管理体系　企业应当建立质量管理体系，确定质量方针，制定质量管理体系文件，开展质量策划、质量控制、质量保证、质量改进和质量风险管理等活动。企业制定的质量方针文件应当明确企业总的质量目标和要求，并贯彻到药品经营活动的全过程。

（1）企业质量管理体系应当与其经营范围和规模相适应，包括组织机构、人员、设施设备、质量管理体系文件及相应的计算机系统等。

（2）企业应当定期以及在质量管理体系关键要素发生重大变化时，组织开展内审。企业应当对内审的情况进行分析，依据分析结论制定相应的质量管理体系改进措施，不断提高质量控制水平，保证质量管理体系持续有效运行。企业应当采用前瞻或者回顾的方式，对药品流通过程中的质量风险进行评估、控制、沟通和审核。

（3）企业应当对药品供货单位、购货单位的质量管理体系进行评价，确认其质量保证能力和质量信誉，必要时进行实地考察。

2. 组织机构与质量管理职责　企业应当设立与其经营活动和质量管理相适应的组织机构或者岗位，明确规定其职责、权限及相互关系。

（1）企业负责人是药品质量的主要责任人，全面负责企业日常管理，负责提供必要的条件，保证质量管理部门和质量管理人员有效履行职责，确保企业实现质量目标并按照规范要求经营药品。企业质量负责人应当由高层管理人员担任，全面负责药品质量管理工作，独立履行职责，在企业内部对药品质量管理具有裁决权。

（2）企业应当设立质量管理部门，有效开展质量管理工作。质量管理部门的职责不得由其他部门及人员履行。

（3）质量管理部门应当履行的职责：①督促相关部门和岗位人员执行药品管理的法律法规及规范；②组织制订质量管理体系文件，并指导、监督文件的执行；③负责对供货单位和购货单位的合法性、购进药品的合法性以及供货单位销售人员、购货单位采购人员的合法资格进行审核，并根据审核内容的变化进行动态管理；④负责质量信息的收集和管理，并建立药品质量档案；⑤负责药品的验收，指导并监督药品采购、贮存、养护、销售、退货、运输等环节的质量管理工作；⑥负责不合格药品的确认，对不合格药品的处理过程实施监督；⑦负责药品质量投诉和质量事故的调查、处理及报告；⑧负责假劣药品的报告；⑨负责药品质量查询；⑩负责指导设定计算机系统

质量控制功能;⑪负责计算机系统操作权限的审核和质量管理基础数据的建立及更新;⑫组织验证、校准相关设施设备;⑬负责药品召回的管理;⑭负责药品不良反应的报告;⑮组织质量管理体系的内审和风险评估;⑯组织对药品供货单位及购货单位质量管理体系和服务质量的考察和评价;⑰组织对被委托运输的承运方运输条件和质量保障能力的审查;⑱协助开展质量管理教育和培训;⑲其他应当由质量管理部门履行的职责。

3. **人员与培训**　企业从事药品经营和质量管理工作的人员,应当符合有关法律法规规定的资格要求,不得有相关法律法规禁止从业的情形。

(1) 企业负责人应当具有大学专科以上学历或者中级以上专业技术职称,经过基本的药学专业知识培训,熟悉有关药品管理的法律法规及规范。

(2) 企业质量负责人应当具有大学本科以上学历、执业药师资格和3年以上药品经营质量管理工作经历,在质量管理工作中具备正确判断和保障实施的能力。

(3) 企业质量管理部门负责人应当具有执业药师资格和3年以上药品经营质量管理工作经历,能独立解决经营过程中的质量问题。

(4) 企业应当配备符合资格要求的质量管理、验收及养护等岗位人员:从事质量管理工作的,应当具有药学中专或者医学、生物、化学等相关专业大学专科以上学历或者具有药学初级以上专业技术职称;从事验收、养护工作的,应当具有药学或者医学、生物、化学等相关专业中专以上学历或者具有药学初级以上专业技术职称;从事中药材、中药饮片验收工作的,应当具有中药学专业中专以上学历或者具有中药学中级以上专业技术职称;从事中药材、中药饮片养护工作的,应当具有中药学专业中专以上学历或者具有中药学初级以上专业技术职称;直接收购地产中药材的,验收人员应当具有中药学中级以上专业技术职称。从事质量管理、验收工作的人员应当在职在岗,不得兼职其他业务工作。

(5) 从事采购工作的人员应当具有药学或者医学、生物、化学等相关专业中专以上学历,从事销售、贮存等工作的人员应当具有高中以上文化程度。

(6) 企业应当对各岗位人员进行与其职责和工作内容相关的岗前培训和继续培训,培训内容应当包括相关法律法规、药品专业知识及技能、质量管理制度、职责及岗位操作规程等。企业应当按照培训管理制度制定年度培训计划并开展培训,使相关人员能正确理解并履行职责。培训工作应当做好记录并建立档案。从事特殊管理药品和冷藏冷冻药品的贮存、运输等工作的人员,应当接受相关法律法规和专业知识培训并经考核合格后方可上岗。

(7) 企业应当制定员工个人卫生管理制度,贮存、运输等岗位人员的着装应当符合劳动保护和产品防护的要求。质量管理、验收、养护、贮存等直接接触药品岗位的人员应当进行岗前及年度健康检查,并建立健康档案。患有传染病或者其他可能污染药品的疾病的,不得从事直接接触药品的工作。身体条件不符合相应岗位特定要求的,不得从事相关工作。

4. **质量管理体系文件**　企业制定的质量管理体系文件应当包括质量管理制度、部门及岗位职责、操作规程、档案、报告、记录和凭证等。

(1) 质量管理制度应当包括的内容:①质量管理体系内审的规定;②质量否决权的规定;③质量管理文件的管理;④质量信息的管理;⑤供货单位、购货单位、供货单位销售人员及购货单位采购人员等资格审核的规定;⑥药品采购、收货、验收、贮存、养护、销售、出库、运输的管理;⑦特殊管理药品的规定;⑧药品有效期的管理;⑨不合格药品、药品销毁的管理;⑩药品退货的管理;⑪药品召回的管理;⑫质量事故、质量投诉的管理;⑬药品不良反应报告的规定;⑭质量方面的教育、培训及考核的规定;⑮设施设备保管和维护的管理;⑯设施设备验证和校准的管理;⑰记录和凭证的管理;⑱计算机系统的管理;⑲执行药品电子监管的规定;⑳其他应当规定的内容。

(2) 企业应当制定药品采购、收货、验收、贮存、养护、销售、出库复核、运输等环节及计算机系统的操作规程。

(3) 企业应当建立药品采购、验收、养护、销售、出库复核、销后退回和购进退出、运输、储运温湿度监测、不合格药品处理等相关记录,做到真实、完整、准确、有效和可追溯。

(4) 书面记录及凭证应当及时填写,并做到字迹清晰,不得随意涂改,不得撕毁。更改记录的,应当注明理由、日期并签名,保持原有信息清晰可辨。记录及凭证应当至少保存 5 年。

5. 设施与设备　企业应当具有与其药品经营范围、经营规模相适应的经营场所和库房。库房的选址、设计、布局、建造、改造和维护应当符合药品贮存的要求,防止药品的污染、交叉污染、混淆和差错。

(1) 药品贮存作业区、辅助作业区应当与办公区和生活区分开,保持一定的距离或者有隔离措施。

(2) 库房的规模及条件应当满足药品的合理、安全贮存,便于开展贮存作业:①库房内外环境整洁,无污染源,库区地面硬化或者绿化;②库房内墙、顶光洁,地面平整,门窗结构严密;③库房有可靠的安全防护措施,能够对无关人员进入实行可控管理,防止药品被盗、替换或者混入假药;④有防止室外装卸、搬运、接收、发运等作业受异常天气影响的措施。

(3) 库房应当配备一定的设施设备:①药品与地面之间有效隔离的设备;②避光、通风、防潮、防虫、防鼠等设备;③有效调控温湿度及室内外空气交换的设备;④自动监测、记录库房温湿度的设备;⑤符合贮存作业要求的照明设备;⑥用于零货拣选、拼箱发货操作及复核的作业区域和设备;⑦包装物料的存放场所;⑧验收、发货、退货的专用场所;⑨不合格药品专用存放场所;⑩经营特殊管理的药品有符合国家规定的贮存设施。

(4) 经营中药材、中药饮片的,应当有专用的库房和养护工作场所,直接收购地产中药材的应当设置中药样品室(柜)。

(5) 经营冷藏、冷冻药品的,应当配备设施设备:①与其经营规模和品种相适应的冷库,经营疫苗应当配备两个以上独立冷库;②用于冷库温度自动监测、显示、记录、调控、报警的设备;③冷库制冷设备的备用发电机组或者双回路供电系统;④对有特殊低温要求的药品,应当配备符合其贮存要求的设施设备;⑤冷藏车及车载冷藏箱或者保温箱等设备。

(6) 运输药品应当使用封闭式货物运输工具。运输冷藏、冷冻药品的冷藏车及车载冷藏箱、保温箱应当符合药品运输过程中对温度控制的要求。冷藏车具有自动调控温度、显示温度、存储和读取温度监测数据的功能;冷藏箱及保温箱具有外部显示和采集箱体内温度数据的功能。

6. 校准与验证　企业应当按照国家有关规定,对计量器具、温湿度监测设备等定期进行校准或者检定。企业应当对冷库、储运温湿度监测系统以及冷藏运输等设施设备进行使用前验证、定期验证及停用时间超过规定时限的验证。

7. 计算机系统　企业应当建立能够符合经营全过程管理及质量控制要求的计算机系统,实现药品质量可追溯,并满足药品电子监管的实施条件。

(1) 企业计算机系统应当符合的要求：①有支持系统正常运行的服务器和终端机；②有安全、稳定的网络环境，有固定接入互联网的方式和安全可靠的信息平台；③有实现部门之间、岗位之间信息传输和数据共享的局域网；④有药品经营业务票据生成、打印和管理功能；⑤有符合规范要求及企业管理实际需要的应用软件和相关数据库。

(2) 各类数据的录入、修改、保存等操作应当符合授权范围、操作规程和管理制度的要求，保证数据原始、真实、准确、安全和可追溯。

计算机系统运行中涉及企业经营和管理的数据应当采用安全、可靠的方式贮存并按日备份，备份数据应当存放在安全场所，记录类数据应当至少保存 5 年。

8. 采购 企业的采购活动应当符合要求：①确定供货单位的合法资格；②确定所购入药品的合法性；③核实供货单位销售人员的合法资格；④与供货单位签订质量保证协议。

采购中涉及的首营企业、首营品种，采购部门应当填写相关申请表格，经过质量管理部门和企业质量负责人的审核批准。必要时应当组织实地考察，对供货单位质量管理体系进行评价。

(1) 对首营企业的审核，应当查验加盖其公章原印章的资料，确认真实、有效：①《药品生产许可证》或者《药品经营许可证》复印件；②营业执照及其年检证明复印件；③《药品生产质量管理规范》认证证书或者《药品经营质量管理规范》认证证书复印件；④相关印章、随货同行单（票）样式；⑤开户户名、开户银行及账号；⑥《税务登记证》和《组织机构代码证》复印件。

(2) 采购首营品种应当审核药品的合法性，索取加盖供货单位公章原印章的药品生产或者进口批准证明文件复印件并予以审核，审核无误的方可采购。上述资料应当归入药品质量档案。

(3) 企业应当核实、留存供货单位销售人员资料：①加盖供货单位公章原印章的销售人员身份证复印件；②加盖供货单位公章原印章和法定代表人印章或者签名的授权书，授权书应当载明被授权人姓名、身份证号码，以及授权销售的品种、地域、期限；③供货单位及供货品种相关资料。

(4) 企业与供货单位签订的质量保证协议至少包括的内容：①明确双方质量责任；②供货单位应当提供符合规定的资料且对其真实性、有效性负责；③供货单位应当按照国家规定开具发票；④药品质量符合药品标准等有关要求；⑤药品包装、标签、说明书符合有关规定；⑥药品运输的质量保证及责任；⑦质量保证协议的有效期限。

(5) 采购药品时，企业应当向供货单位索取发票。发票应当列明药品的通用名称、规格、单位、数量、单价、金额等；不能全部列明的，应当附《销售货物或者提供应税劳务清单》，并加盖供货单位发票专用章原印章，注明税票号码。发票上的购、销单位名称及金额、品名应当与付款流向及金额、品名一致，并与财务账目内容相对应。

(6) 采购药品应当建立采购记录。采购记录应当有药品的通用名称、剂型、规格、生产厂商、供货单位、数量、价格、购货日期等内容，采购中药材、中药饮片的还应当标明产地。

(7) 发生灾情、疫情、突发事件或者临床紧急救治等特殊情况，以及其他符合国家有关规定的情形，企业可采用直调方式购销药品，将已采购的药品不入本企业仓库，直接从供货单位发送到购货单位，并建立专门的采购记录，保证质量跟踪和追溯的有效性。

(8) 企业应当定期对药品采购的整体情况进行综合质量评审，建立药品质量评审和供货单位质量档案，并进行动态跟踪管理。

9. 收货与验收 企业应当按照规定的程序和要求对到货药品逐批进行收货、验收，防止不合格药品入库。

（1）药品到货时，收货人员应当核实运输方式是否符合要求，并对照随货同行单（票）和采购记录核对药品，做到票、账、货相符。随货同行单（票）应当包括供货单位、生产厂商、药品的通用名称、剂型、规格、批号、数量、收货单位、收货地址、发货日期等内容，并加盖供货单位药品出库专用章原印章。

冷藏、冷冻药品到货时，应当对其运输方式及运输过程的温度记录、运输时间等质量控制状况进行重点检查并记录。不符合温度要求的应当拒收。

（2）收货人员对符合收货要求的药品，应当按品种特性要求放于相应待验区域，或者设置状态标志，通知验收。冷藏、冷冻药品应当在冷库内待验。

（3）验收药品应当按照药品批号查验同批号的检验报告书。供货单位为批发企业的，检验报告书应当加盖其质量管理专用章原印章。检验报告书的传递和保存可以采用电子数据形式，但应当保证其合法性和有效性。

企业应当按照验收规定，对每次到货药品进行逐批抽样验收，抽取的样品应当具有代表性。①同一批号的药品应当至少检查一个最小包装，但生产企业有特殊质量控制要求或者打开最小包装可能影响药品质量的，可不打开最小包装；②破损、污染、渗液、封条损坏等包装异常以及零货、拼箱的，应当开箱检查至最小包装；③外包装及封签完整的原料药、实施批签发管理的生物制品，可不开箱检查。

（4）验收人员应当对抽样药品的外观、包装、标签、说明书以及相关的证明文件等逐一进行检查、核对；验收结束后，应当将抽取的完好样品放回原包装箱，加封并标示。验收药品应当做好验收记录，包括药品的通用名称、剂型、规格、批准文号、批号、生产日期、有效期、生产厂商、供货单位、到货数量、到货日期、验收合格数量、验收结果等内容。验收人员应当在验收记录上签署姓名和验收日期。中药材验收记录应当包括品名、产地、供货单位、到货数量、验收合格数量等内容。中药饮片验收记录应当包括品名、规格、批号、产地、生产日期、生产厂商、供货单位、到货数量、验收合格数量等内容，实施批准文号管理的中药饮片还应当记录批准文号。验收不合格的还应当注明不合格事项及处置措施。

（5）对实施电子监管的药品，企业应当按规定进行药品电子监管码扫码，并及时将数据上传至中国药品电子监管网系统平台。企业对未按规定加印或者加贴中国药品电子监管码，或者监管码的印刷不符合规定要求的，应当拒收。监管码信息与药品包装信息不符的，应当及时向供货单位查询，未得到确认之前不得入库，必要时向当地药品监督管理部门报告。

（6）企业应当建立库存记录，验收合格的药品应当及时入库登记；验收不合格的，不得入库，并由质量管理部门处理。

（7）企业按规定进行药品直调的，可委托购货单位进行药品验收。购货单位应当严格按照要求验收药品和进行药品电子监管码的扫码与数据上传，并建立专门的直调药品验收记录。验收当日应当将验收记录相关信息传递给直调企业。

10. 贮存与养护　企业应当根据药品的质量特性对药品进行合理贮存，并符合以下要求：①按包装标示的温度要求贮存药品，包装上没有标示具体温度的，按照《中华人民共和国药典》规定的贮藏要求进行贮存；②贮存药品相对湿度为35%~75%；③在人工作业的库房贮存药品，按质量状态实行色标管理：合格药品为绿色，不合格药品为红色，待确定药品为黄色；④贮存药品应当按照要求采取避光、遮光、通风、防潮、防虫、防鼠等措施；⑤搬运和堆码药品应当严格按照外包装标示要求规范操作,堆码高度符合包装图示要求,避免损坏药品包装;⑥药品按批号堆码,不同批号的药品不得混垛,垛间距不小于 5 cm,与库房内墙、顶、温度调控设备及管道等设施间距不小于30 cm,与地面间距不小于 10 cm;⑦药品与非药品、外用药与其他药品分开存放,中药材和中药饮片分库存放;⑧特殊管理的药品应当按照国家有关规定贮存;⑨拆除外包装的零货药品应当集中存放;⑩贮存药品的货架、托盘等设施设备应当保持清洁,无破损和杂物堆放;⑪未经批准的人员不得进入贮存作业区,贮存作业区内的人员不得有影响药品质量和安全的行为;⑫药品贮存作业区内不得存放与贮存管理无关的物品。

(1) 养护人员应当根据库房条件、外部环境、药品质量特性等对药品进行养护,主要内容:①指导和督促贮存人员对药品进行合理贮存与作业;②检查并改善贮存条件、防护措施、卫生环境;③对库房温湿度进行有效监测、调控;④按照养护计划对库存药品的外观、包装等质量状况进行检查,并建立养护记录;对贮存条件有特殊要求的或者有效期较短的品种应当进行重点养护;⑤发现有问题的药品应当及时在计算机系统中锁定和记录,并通知质量管理部门处理;⑥对中药材和中药饮片应当按其特性采取有效方法进行养护并记录,所采取的养护方法不得对药品造成污染;⑦定期汇总、分析养护信息。

(2) 企业应当采用计算机系统对库存药品的有效期进行自动跟踪和控制,采取近效期预警及超过有效期自动锁定等措施,防止过期药品销售。

(3) 药品因破损而导致液体、气体、粉末泄漏时,应当迅速采取安全处理措施,防止对贮存环境和其他药品造成污染。

(4) 对质量可疑的药品应当立即采取停售措施,并在计算机系统中锁定,同时报告质量管理部门确认。对存在质量问题的药品应当采取措施:①存放于标志明显的专用场所,并有效隔离,不得销售;②怀疑为假药的,及时报告药品监督管理部门;③属于特殊管理的药品,按照国家有关规定处理;④不合格药品的处理过程应当有完整的手续和记录;⑤对不合格药品应当查明并分析原因,及时采取预防措施。

(5) 企业应当对库存药品定期盘点,做到账、货相符。

11. 销售　企业应当将药品销售给合法的购货单位,并对购货单位的证明文件、采购人员及提货人员的身份证明进行核实,保证药品销售流向真实、合法。企业应当严格审核购货单位的生产范围、经营范围或者诊疗范围,并按照相应的范围销售药品。

(1) 企业销售药品,应当如实开具发票,做到票、账、货、款一致。

(2) 企业应当做好药品销售记录。销售记录应当包括药品的通用名称、规格、剂型、批号、有效期、生产厂商、购货单位、销售数量、单价、金额、销售日期等内容。按照规定进行药品直调的,应当建立专门的销售记录。中药材销售记录应当包括品名、规格、产地、购货单位、销售数量、单价、金额、销售日期等内容;中药饮片销售记录应当包括品名、规格、批号、产地、生产厂商、购货单位、销售数量、单价、金额、销售日期等内容。

12. 出库　出库时应当对照销售记录进行复核。发现有关的情形不得出库,并报告质量管理部门处理:①药品包装出现破损、污染、封口不牢、衬垫不实、封条损坏等问题;②包装内有异常响动或者液体渗漏;③标签脱落、字迹模糊不清或者标识内容与实物不符;④药品已超过有效期;⑤其他异常情况的药品。

(1) 药品出库复核应当建立记录,包括购货单位、药品的通用名称、剂型、规格、数量、批号、有效期、生产厂商、出库日期、质量状况和复核人员等内容。

（2）药品拼箱发货的代用包装箱应当有醒目的拼箱标志。

（3）药品出库时，应当附加盖企业药品出库专用章原印章的随货同行单（票）。企业按照规定直调药品的，直调药品出库时，由供货单位开具两份随货同行单（票），分别发往直调企业和购货单位。随货同行单（票）的内容应当符合相关项目的要求，还应当标明直调企业名称。

（4）冷藏、冷冻药品的装箱、装车等项作业，应当由专人负责并符合要求：①车载冷藏箱或者保温箱在使用前应当达到相应的温度要求；②应当在冷藏环境下完成冷藏、冷冻药品的装箱、封箱工作；③装车前应当检查冷藏车辆的启动、运行状态，达到规定温度后方可装车；④启运时应当做好运输记录，内容包括运输工具和启运时间等。

（5）对实施电子监管的药品，应当在出库时进行扫码和数据上传。

13. 运输与配送 企业应当按照质量管理制度的要求，严格执行运输操作规程，并采取有效措施保证运输过程中的药品质量与安全。

（1）运输药品，应当根据药品的包装、质量特性并针对车况、道路、天气等因素，选用适宜的运输工具，采取相应措施防止出现破损、污染等问题。

发运药品时，应当检查运输工具，发现运输条件不符合规定的，不得发运。运输药品过程中，运载工具应当保持密闭。

（2）企业应当严格按照外包装标示的要求搬运、装卸药品。

（3）企业应当根据药品的温度控制要求，在运输过程中采取必要的保温或者冷藏、冷冻措施。运输过程中，药品不得直接接触冰袋、冰排等蓄冷剂，防止对药品质量造成影响。

在冷藏、冷冻药品运输途中，应当实时监测并记录冷藏车、冷藏箱或者保温箱内的温度数据。企业应当制定冷藏、冷冻药品运输应急预案，对运输途中可能发生的设备故障、异常天气影响、交通拥堵等突发事件，能够采取相应的应对措施。

（4）企业委托其他单位运输药品的，应当对承运方运输药品的质量保障能力进行审计，索取运输车辆的相关资料，符合运输设施设备条件和要求的方可委托。

企业委托运输药品应当有记录，实现运输过程的质量追溯。记录至少包括发货时间、发货地址、收货单位、收货地址、货单号、药品件数、运输方式、委托经办人、承运单位，采用车辆运输的还应当载明车牌号，并留存驾驶人员的驾驶证复印件。记录应当至少保存5年。

14. 售后管理 企业应当加强对退货的管理，保证退货环节药品的质量和安全，防止混入假冒药品。

（1）企业应当按照质量管理制度的要求，制定投诉管理操作规程，内容包括投诉渠道及方式、档案记录、调查与评估、处理措施、反馈和事后跟踪等。

（2）企业应当配备专职或者兼职人员负责售后投诉管理，对投诉的质量问题查明原因，采取有效措施及时处理和反馈，并做好记录，必要时应当通知供货单位及药品生产企业。

（3）企业发现已售出药品有严重质量问题，应当立即通知购货单位停售、追回并做好记录，同时向药品监督管理部门报告。

（4）企业应当协助药品生产企业履行召回义务，按照召回计划的要求及时传达、反馈药品召回信息，控制和收回存在安全隐患的药品，并建立药品召回记录。

（5）企业质量管理部门应当配备专职或者兼职人员，按照国家有关规定承担药品不良反应监测和报告工作。

（三）药品零售的质量管理

1. 质量管理与职责　企业应当按照有关法律法规及规范的要求制定质量管理文件,开展质量管理活动,确保药品质量。

(1) 企业应当具有与其经营范围和规模相适应的经营条件,包括组织机构、人员、设施设备、质量管理文件,并按照规定设置计算机系统。

(2) 企业负责人是药品质量的主要责任人,负责企业日常管理,负责提供必要的条件,保证质量管理部门和质量管理人员有效履行职责,确保企业按照规范要求经营药品。

(3) 企业应当设置质量管理部门或者配备质量管理人员,履行的职责包括:①督促相关部门和岗位人员执行药品管理的法律法规及规范;②组织制定质量管理文件,并指导、监督文件的执行;③负责对供货单位及其销售人员资格证明的审核;④负责对所采购药品合法性的审核;⑤负责药品的验收,指导并监督药品采购、贮存、陈列、销售等环节的质量管理工作;⑥负责药品质量查询及质量信息管理;⑦负责药品质量投诉和质量事故的调查、处理及报告;⑧负责对不合格药品的确认及处理;⑨负责假劣药品的报告;⑩负责药品不良反应的报告;⑪开展药品质量管理教育和培训;⑫负责计算机系统操作权限的审核、控制及质量管理基础数据的维护;⑬负责组织计量器具的校准及检定工作;⑭指导并监督药学服务工作;⑮其他应当由质量管理部门或者质量管理人员履行的职责。

2. 人员管理　企业从事药品经营和质量管理工作的人员,应当符合有关法律法规及规范规定的资格要求,不得有相关法律法规禁止从业的情形。

(1) 企业法定代表人或者企业负责人应当具备执业药师资格。

企业应当按照国家有关规定配备执业药师,负责处方审核,指导合理用药。

(2) 质量管理、验收、采购人员应当具有药学或者医学、生物、化学等相关专业学历或者具有药学专业技术职称。从事中药饮片质量管理、验收、采购人员应当具有中药学中专以上学历或者具有中药学专业初级以上专业技术职称。营业员应当具有高中以上文化程度或者符合省级药品监督管理部门规定的条件。中药饮片调剂人员应当具有中药学中专以上学历或者具备中药调剂员资格。

(3) 企业各岗位人员应当接受相关法律法规及药品专业知识与技能的岗前培训和继续培训,以符合规范要求。企业应当按照培训管理制度制定年度培训计划并开展培训,使相关人员能正确理解并履行职责。

(4) 在营业场所内,企业工作人员应当穿着整洁、卫生的工作服。企业应当对直接接触药品岗位的人员进行岗前及年度健康检查,并建立健康档案。患有传染病或者其他可能污染药品的疾病的,不得从事直接接触药品的工作。

3. 文件　企业应当按照有关法律法规及规范规定,制定符合企业实际的质量管理文件。文件包括质量管理制度、岗位职责、操作规程、档案、记录和凭证等,并对质量管理文件定期审核,及时修订。

(1) 药品零售质量管理制度应当包括的内容:①药品采购、验收、陈列、销售等环节的管理,设置库房的还应当包括贮存、养护的管理;②供货单位和采购品种的审核;③处方药销售的管理;④药品拆零的管理;⑤特殊管理的药品和国家有专门管理要求的药品的管理;⑥记录和凭证的管理;⑦收集和查询质量信息的管理;⑧质量事故、质量投诉的管理;⑨中药饮片处方审核、调配、核对的管理;⑩药品有效期的管理;⑪不合格药品、必须销毁药品的管理;⑫对环境卫生、人员健康的规定;⑬提供用药咨询、指导合理用药等药学服务的管理;⑭人员培训及考核的规定;⑮药品不良反应报告的规定;⑯计算机系统的管理;⑰执行药品电子监管的规定;⑱其他应当规定的内容。

(2) 企业应当明确企业负责人、质量管理、采购、验收、营业员以及处方审核、调配等岗位的职责,设置库房的还应当包括贮存、养护等岗位的职责。

质量管理岗位、处方审核岗位的职责不得由其他岗位人员代为履行。

(3) 药品零售操作规程应当包括:①药品采购、验收、销售;②处方审核、调配、核对;③中药饮片处方审核、调配、核对;④药品拆零销售;⑤特殊管理的药品和国家有专门管理要求的药品的销售;⑥营业场所药品陈列及检查;⑦营业场所冷藏药品的存放;⑧计算机系统的操作和管理;⑨设置库房的还应当包括贮存和养护的操作规程。

(4) 企业应当建立药品采购、验收、销售、陈列检查、温湿度监测、不合格药品处理等相关记录,做到真实、完整、准确、有效和可追溯。记录及相关凭证应当至少保存 5 年。

(5) 通过计算机系统记录数据时,相关岗位人员应当按照操作规程,通过授权及密码登录计算机系统,进行数据的录入,保证数据原始、真实、准确、安全和可追溯。电子记录数据应当以安全、可靠方式定期备份。

4. 设施与设备 企业的营业场所应当与其药品经营范围、经营规模相适应,并与药品贮存、办公、生活辅助及其他区域分开。营业场所应当具有相应设施或者采取其他有效措施,避免药品受室外环境的影响,并做到宽敞、明亮、整洁、卫生。

(1) 营业场所应当配备的营业设备:①货架和柜台;②监测、调控温度的设备;③经营中药饮片的,有存放饮片和处方调配的设备;④经营冷藏药品的,有专用冷藏设备;⑤经营第二类精神药品、毒性中药品种和罂粟壳的,有符合安全规定的专用存放设备;⑥药品拆零销售所需的调配工具、包装用品。

(2) 企业应当建立能够符合经营和质量管理要求的计算机系统,并满足药品电子监管的实施条件。

(3) 企业设置库房的,应当做到库房内墙、顶光洁,地面平整,门窗结构严密;有可靠的安全防护、防盗等措施。仓库应当具有的设施设备:①药品与地面之间有效隔离的设备;②避光、通风、防潮、防虫、防鼠等设备;③有效监测和调控温湿度的设备;④符合贮存作业要求的照明设备;⑤验收专用场所;⑥不合格药品专用存放场所;⑦经营冷藏药品的,有与其经营品种及经营规模相适应的专用设备。

贮存中药饮片应当设立专用库房。

5. 采购与验收 企业采购药品,应当符合采购的相关规定。

(1) 药品到货时,收货人员应当按采购记录,对照供货单位的随货同行单(票)核实药品实物,做到票、账、货相符。企业应当按规定的程序和要求对到货药品逐批进行验收,并按照规定做好验收记录。验收抽取的样品应当具有代表性。

冷藏药品到货时,应当按照温度的相关规定进行检查。

(2) 验收药品应当按照规定查验药品检验报告书。

(3) 验收合格的药品应当及时入库或者上架,实施电子监管的药品,还应当按照规定进行扫码和数据上传;验收不合格的,不得入库或者上架,并报告质量管理人员处理。

6. 陈列与贮存 企业应当对营业场所温度进行监测和调控,以使营业场所的温度符合常温要求。企业应当定期进行卫生检查,保持环境整洁。存放、陈列药品的设备应当保持清洁卫生,不得放置与销售活动无关的物品,并采取防虫、防鼠等措施,防止污染药品。

(1) 药品的陈列应当符合要求:①按剂型、用途以及贮存要求分类陈列,并设置醒目标志,类别标签字迹清晰、放置准确;②药品放置于货架(柜),摆放整齐有序,避免阳光直射;③处方药、非处方药分区陈列,非处方药区标有专用标识;④处方药不得采用开架自选的方式陈列和销售;⑤外用药与其他药品分开摆放;⑥拆零销售的药品集中存放于拆零专柜或者专区;⑦第二类精神药品、毒性中药品种和罂粟壳不得陈列;⑧冷藏药品放置在冷藏设备中,按规定对温度进行监测和记录,并保证存放温度符合要求;⑨中药饮片柜斗谱的书写应当正名正字;装斗前应当复核,防止错斗、串斗;应当定期清斗,防止饮片生虫、发霉、变质;不同批号的饮片装斗前应当清斗并记录;⑩经营非药品应当设置专区,与药品区域明显隔离,并有醒目标志。

(2) 企业应当定期对陈列、存放的药品进行检查,重点检查拆零药品和易变质、近效期、摆放时间较长的药品以及中药饮片。发现有质量疑问的药品应当及时撤柜,停止销售,由质量管理人员确认和处理,并保留相关记录。

7. 销售管理 企业应当在营业场所的显著位置悬挂药品经营许可证、营业执照、执业药师注册证等。

(1) 营业人员应当佩戴有照片、姓名、岗位等内容的工作牌,是执业药师和药学技术人员的,工作牌还应当标明执业资格或者药学专业技术职称。在岗执业的执业药师应当挂牌明示。

(2) 销售药品应当符合要求:①处方经执业药师审核后方可调配;对处方所列药品不得擅自更改或者代用,对有配伍禁忌或者超剂量的处方,应当拒绝调配,但经处方医师更正或者重新签字确认的,可以调配;调配处方后经过核对方可销售;②处方审核、调配、核对人员应当在处方上签字或者盖章,并按照有关规定保存处方或者其复印件;③销售近效期药品应当向顾客告知有效期;④销售中药饮片必须做到计量准确,并告知煎服方法及注意事项;提供中药饮片代煎服务的,应当符合国家有关规定。

(3) 企业销售药品应当开具销售凭证,内容包括药品名称、生产厂商、数量、价格、批号、规格等,并做好销售记录。

(4) 对实施电子监管的药品,在售出时,应当进行扫码和数据上传。

8. 售后管理 除药品质量原因外,药品一经售出,不得退换。

(1) 企业应当在营业场所公布药品监督管理部门的监督电话,设置顾客意见簿,及时处理顾客对药品质量的投诉。

(2) 企业应当按照国家有关药品不良反应报告制度的规定,收集、报告药品不良反应信息。

(3) 企业发现已售出药品有严重质量问题,应当及时采取措施追回药品并做好记录,同时向药品监督管理部门报告。

(四) 附则

1. 药品零售连锁企业 总部的管理应当符合药品批发企业的相关规定,门店的管理应当符合药品零售企业的相关规定。

2. 相关术语的含义 ①在职:与企业确定劳动关系的在册人员。②在岗:相关岗位人员在工作时间内在规定的岗位履行职责。③首营企业：采购药品时，与本企业首次发生供需关系的药品生产或者经营企业。④首营品种：本企业首次采购的药品。⑤原印章：企业在购销活动中，为证明企业身份在相关文件或者凭证上加盖的企业公章、发票专用章、质量管理专用章、药品出库专用章的原始印记，不能是印刷、影印、复印等复制后的印记。⑥待验：对到货、销后退回的药品采用有效的方式进行隔离或者区分，在入库前等待质量验收的状态。⑦零货：指拆除了用于运输、储藏包装的药品。⑧拼箱发货：将拆零的药品集中拼装至同一包装箱内发货的方式。⑨拆零销售：将最小包装拆分销售的方式。⑩国家有专门管理要求的药品：国家对蛋白同化制剂、肽类激素、含特殊药品的复方制剂等实施特殊监管措施的药品。

（五）相关的五个附录介绍

药品经营质量管理规范为药品经营质量管理的基本要求。对企业信息化管理、药品储运温湿度自动监测、药品验收管理、药品冷链物流管理、零售连锁管理等的具体要求，由国家药品监督管理部门以附录方式另行制定。

药品经营质量管理规范附录属于规范性附录类别，是药品经营质量管理规范内容不可分割的部分，可以视为正文的附加条款，具有同等效力。新修订的药品经营质量管理规范采用了正文加附录，正文相对固定，附录根据行业发展和监管工作需要，以动态追加形式发布。

1. 药品的冷藏、冷冻贮存与运输管理　冷藏、冷冻药品属于温度敏感性药品，在药品质量控制中具有高风险、专业化程度高、操作标准严格、设施设备专业等特点。这类药品在收货、验收、贮存、养护、运输等环节以及各环节的衔接上，稍有疏漏都会导致产生严重的质量问题，必须采用最细致的制度、最先进的技术和最严格的标准进行管理。附录《冷藏、冷冻药品的贮存与运输管理》共 13 条，是我国药品流通过程中一个全面、系统、全供应链实施质量控制的管理标准，对冷链药品的物流过程做出了具体规定，对冷链药品的设施设备配置、人员条件、制度建设、质量追溯提出了具体的工作要求，明确了冷库、冷藏车及冷藏箱的技术指标，细化了操作规程，强调了人员培训，是药品经营企业开展冷链药品贮存、运输管理的基本准则和操作标准。

2. 计算机系统　计算机管理技术的应用为实现药品质量的可核查、可追溯提供了强有力的技术支撑，对防止和配合打击目前流通领域存在的挂靠经营、虚开增值税发票、无票购进及无票销售等违法违规行为具有重要的作用。附录《药品经营企业计算机系统》共 22 条，是对药品流通各环节采用计算机管理的流程作业、功能设定、规范操作、质量控制进行的具体规定，在硬件、软件和人员职责等方面都做了细化，详细地规定了系统的硬件设施和网络环境的要求，对关键岗位人员职责进行了明确，确保各环节人员严格按规范作业，杜绝违规操作，控制和防范质量风险，确保药品经营质量，并可以实现药品质量的全程有效追溯和企业经营行为的严格控制。

3. 温湿度自动监测　温湿度控制是保证药品质量的基本条件，而温湿度自动监测以及数据的实时采集和记录，是做好温湿度控制的前提和保障。药品贮存运输环境温湿度实施自动监测作为确保温湿度控制的全程化、全天候及真实性的有效手段，将彻底改变我国药品经营企业普遍存在的库房空调不开、温度无控制、监测数据造假、药品质量无保障、运输过程无控制、冷链药品管理高风险的状况。附录《温湿度自动监测》共 17 条，对药品储运温湿度自动监测系统的监测功能、数据安全管理、风险预警与应急、系统安装与操作等进行了具体规定，明确了系统的硬件组成、测点精度和布点密度，强调了系统的独立性，防止因断电等故障因素影响系统正常运行或造成数据丢失。对于测点的安装位置、校准以及设施设备的维护也提出了具体的要求，以确保系统各项功能的有效实现和药品温、湿度数据的有效追溯。

4. 药品收货与验收　药品收货与验收活动是药品经营企业确保所采购的药品已经实际到达,检查到达药品的数量和质量,确保与交接手续有关的文件都已经登记并交给有关人员的工作过程,是控制实物药品质量的第一关,也是避免药品差错的重要环节。附录《药品收货与验收》共 19 条,明确了到货验收时检查的具体内容,强调了冷藏、冷冻药品到货时应当检查的项目,明确了到货药品与采购记录不符等情况的处理办法,细化了退货药品的管理措施,对实施电子监管的药品及验收记录等内容也做了详细的规定。

5. 验证管理　验证是现代管理的重要手段,是保证各项设施设备及管理系统始终处于完好、适用状态的措施。药品储运冷链验证已经是国际上通行并成熟应用的强制管理标准,也是冷链药品储运质量管理的前提条件和基本保障。附录《验证管理》共 12 条,对于验证的范围、参数标准、设备条件、实施项目、具体操作、数据分析、偏差处理及风险控制、质量控制文件编制、验证结果应用等都进行了具体规定。对于我国的药品经营企业来说,验证是一项全新的工作。该附录详细地提出了验证方案的制订,验证项目的确定,验证方案的实施等内容,并具体明确了冷库、冷藏车、冷藏箱(保温箱)和温湿度自动监测系统的验证项目。

三、《药品经营质量管理规范》的认证管理

《药品管理法》规定,药品经营企业必须按照国务院药品监督管理部门依据本法制定的《药品经营质量管理规范》经营药品。药品监督管理部门按照规定对药品经营企业是否符合《药品经营质量管理规范》的要求进行认证;对认证合格的,发给认证证书。为此,国家药品监督管理部门制定并颁布了有关药品经营质量管理规范认证管理办法等配套规定。

(一)《药品经营质量管理规范》认证的定义和主管机关

药品经营质量管理规范认证是指国家对药品经营企业药品经营质量管理进行监督检查的一种手段,是对药品经营企业实施药品经营质量管理规范情况的检查认可和监督管理的过程。

国家药品监督管理部门负责制定监督实施规划及监督管理。省级药品监督管理部门结合本辖区认证工作的实际需要,制定认证的规章制度和工作程序、岗位责任和检查员随机抽取方法等,并实施认证工作的监督指导和认证合格企业的监督检查工作。

省级药品认证中心接受省级药品监督管理部门的委托,承担全省药品批发企业和药品零售连锁企业认证的技术审查和现场检查工作。负责建立全省认证检查员库,负责认证检查员的日常管理。负责对下辖市级药品零售企业认证工作进行技术指导。

设区的市级药品监督管理机构负责对本辖区内药品批发企业、药品零售连锁企业的认证申请资料进行初审;负责对本辖区内药品零售企业的认证工作。

(二)申报资料和现场检查

1. 申报资料　申请认证的药品经营企业,必须填报《药品经营质量管理规范认证申请书》,同时报送资料:①《药品经营企业许可证》和营业执照复印件(新开办企业报送批准立项文件);②企业实施药品经营质量管理规范情况的自查报告;③企业负责人员和质量管理人员情况表;企业验收、检验、养护、销售人员情况表;④企业经营场所、仓储等设施、设备情况表;⑤企业药品经营质量管理制度目录;⑥企业管理组织、机构的设置与职能框图;⑦企业经营场所和仓库的平面布局图。

认证申请书向所在地药品监督管理机构提交,并于当日完成形式审查。

2. 现场检查　现场检查分现场检查准备、现场检查和递交检查报告三个阶段。在现场准备阶段,做好检查人员的组织,制订检查方案和预先告知工作;在现场检查阶段,需要开好首次会议,然后进行检查和取证,并完成综合评定,最后是末次会议;在递交检查报告阶段,由检查组将检查报告、相关资料及有关异议的记录资料等装袋贴封,上报省认证中心(批发企业的检查报告)或市级药监机构(零售企业的检查报告)。检查组由 3 名检查员组成,实行组长负责制。

3. 认证检查结果　按照《GSP 认证检查评定标准》,审批的结果包括:批准,限期整改和不予批准。

对批准认证的企业,颁发《药品经营质量管理规范认证证书》,并在省级药监部门的官方网站上予以公告,报国家药品监督管理部门备案。对限期整改的企业,应当书面通知企业,同时抄送企业所在地的药品监督管理机构。该企业必须在 3 个月内提交整改报告和复查申请,申请复查。对于不予批准的或者超过整改期限未提出复查申请的或经再次检查仍不合格的企业,应当书面通知有关企业。企业可在收到通知书之日起的 6 个月后,重新申请认证。

获得《药品经营质量管理规范认证证书》的药品经营企业除接受必要的日常监督检查外,在通过认证后的 2 年内,必须接受追踪检查,以及飞行检查。

《药品经营质量管理规范认证证书》有效期 5 年,有效期满前 3 个月内,由企业提出重新认证的申请,在检查和复审之后,对合格的企业换发认证证书。审查不合格的以及认证证书期满但未重新申请认证的,其证书将予以公告失效。

2015 年底前,药品经营企业要全部通过 2013 年发布的《药品经营质量管理规范》认证。

第三节　药品流通监督管理

一、药品流通监督管理概述

(一) 药品流通的含义

在商品经济条件下,流通是社会再生产过程的一个重要环节,是以货币为媒介的商品交换,它把生产和由生产决定的分配同消费联起来,成为生产和消费之间不可缺少的中间环节。

药品流通从整体上来看,是药品从生产者转移到消费者的活动、体系和过程,包括药品流、货币流、药品所有权流和药品信息流。药品流通的概念不同于药品买卖和药品市场营销,属宏观经济范畴。

(二) 特点

1. 药品流通受到法律的严格制约　药品质量的要求非常严格,每个药品流通环节的质量都依靠法律进行调整,生产企业、经营企业和医疗机构必须严格执行。譬如《药品管理法》,详细规定了药品生产、经营、使用的法律程序,以及违反法律规定应承担的法律责任。

2. 对专业知识与技术的依赖程度高　药品在流通过程中,需要用药学专业技术进行管理。首先,药品的真伪、质量的优劣是难以用感观辨认的,只有凭借精密复杂的仪器设备,遵照严格的操作步骤,采用灵敏的检测手段才能完成。同时,在储运过程中,也要运用专业知识来维护药品的稳定性。特别是在药品使用前,更需要运用药学服务的专门知识,保证药品的合理使用。

3. 影响公众健康的关联度高　由于药品与患者健康的关系密切,人们越来越重视自身的药物治疗情况。但是,药品在使用方面与医师处方有关,因此,医疗机构的药品采购也受到了医师的影响。同时,药品广告对公众的影响力也在增加,受到了消费者的日益关注。

(三) 实施《药品流通监督管理办法》的意义

2007 年 1 月,国家药品监督管理部门发布了新的《药品流通监督管理办法》,对药品生产企业、药品经营企业和医疗机构的购销和调配药品做出规定。

1. 药品市场治理整顿的依据　改革开放以来,药品市场计划经济的体制被冲破。随着社会主义市场经济的发展,全国药品经营管理三级批发体制逐渐被直销、代理、连锁等新的药品经销形式所代替。在发展过程中,药品流通领域难免会出现一些新的热点问题和难点问题,尤其是在进一步加强整顿治理药品市场、规范药品流通秩序和纠正医药行业购销中不正之风方面,急需用规章的形式界定是非,对违法活动依法实施行政处罚。

2. 药品流通秩序和行为的规范　药品流通领域,涵盖了几乎全国的药品生产企业、经营企业、医疗机构以及从事药品购销工作的人员,构成了一个庞大而又复杂的系统。因此,本着"管事与管人"相结合的原则,围绕药品的生产销售、经营和采购这一主线,对所有从事药品购销的单位和个人所从事的活动和行为进行了规定。

3. 药品流通监督管理是一个不断完善的过程　药品的流通领域属于不断变化和发展的领域,对流通领域的管理也有一个动态与渐进的过程。在发展过程中,将必然还会带来一系列管理上的新问题,这些都有待于进一步研究和解决,以便于逐渐形成比较规范、比较有序、比较合理、生机勃勃的市场流通管理机制。

二、《药品流通监督管理办法》的管理要点

(一) 药品生产、经营企业购销药品的监督管理

(1) 药品生产、经营企业对其药品购销行为负责,对其销售人员或设立的办事机构以本企业名义从事的药品购销行为承担法律责任。

(2) 药品生产、经营企业应当加强对药品销售人员的管理,并对其销售行为做出具体规定。购销人员由药品生产、经营企业负责进行药品相关的法律、法规和专业知识培训。

(3) 药品生产、经营企业不得在经药品监督管理部门核准的地址以外的场所贮存或者现货销售药品。药品生产企业只能销售本企业生产的药品,不得销售本企业受委托生产的或者他人生产的药品。药品生产企业、药品批发企业销售药品时,应当提供有效的证明文件。

药品生产企业、药品批发企业派出销售人员销售药品的,除提供有效的证明文件外,还应当提供加盖本企业原印章的授权书复印件。授权书原件应当载明授权销售的品种、地域、期限,注明销售人员的身份证号码,并加盖本企业原印章和企业法定代表人印章(或者签名)。销售人员应当出示授权书原件及本人身份证原件,供药品采购方核实。

(4) 药品生产企业、药品批发企业销售药品时,应当开具标明供货单位名称、药品名称、生产厂商、批号、数量、价格等内容的销售凭证。药品零售企业销售药品时,应当开具标明药品名称、生产厂商、数量、价格、批号等内容的销售凭证。

(5) 药品生产、经营企业采购药品时,应按规定索取、查验、留存供货企业有关证件、资料和销售凭证。药品生产、经营企业留存的资料和销售凭证,应当保存至超过药品有效期 1 年,但不

得少于 3 年。

(6) 药品生产、经营企业知道或者应当知道他人从事无证生产、经营药品行为的,不得为其提供药品;不得为他人以本企业的名义经营药品提供场所,或者资质证明文件,或者票据等便利条件;不得以展示会、博览会、交易会、订货会、产品宣传会等方式现货销售药品;不得购进和销售医疗机构配制的制剂;未经药品监督管理部门审核同意,药品经营企业不得改变经营方式。

(7) 药品零售企业应当按照药品分类管理规定的要求,凭处方销售处方药。经营处方药和甲类非处方药的药品零售企业,执业药师或者其他依法经资格认定的药学技术人员不在岗时,应当挂牌告知,并停止销售处方药和甲类非处方药。

(8) 药品说明书要求低温、冷藏贮存的药品,药品生产、经营企业应当按照有关规定,使用低温、冷藏设施设备运输和贮存。

(9) 药品生产、经营企业不得以搭售、买药品赠药品、买商品赠药品等方式向公众赠送处方药或者甲类非处方药;不得采用邮售、互联网交易等方式直接向公众销售处方药;禁止药品生产、经营企业非法收购药品。

(二)医疗机构购进、贮存药品的监督管理

(1) 医疗机构设置的药房,应当具有与所使用药品相适应的场所、设备、仓储设施和卫生环境,配备相应的药学技术人员,并设立药品质量管理机构或者配备质量管理人员,建立药品保管制度。

(2) 医疗机构购进药品时,应当按照规定,索取、查验、保存供货企业有关证件、资料、票据。医疗机构购进药品,必须建立并执行进货检查验收制度,并建有真实完整的药品购进记录。药品购进记录必须注明药品的通用名称、生产厂商(中药材标明产地)、剂型、规格、批号、生产日期、有效期、批准文号、供货单位、数量、价格、购进日期。药品购进记录必须保存至超过药品有效期 1 年,但不得少于 3 年。

(3) 医疗机构贮存药品,应当制定和执行有关药品保管、养护的制度,并采取必要的冷藏、防冻、防潮、避光、通风、防火、防虫、防鼠等措施,保证药品质量。医疗机构应当将药品与非药品分开存放;中药材、中药饮片、化学药品、中成药应分别储存、分类存放。

(4) 医疗机构和计划生育技术服务机构不得未经诊疗直接向患者提供药品,不得采用邮售、互联网交易等方式直接向公众销售处方药。

(5) 医疗机构以集中招标方式采购药品的,应当遵守《药品管理法》《药品管理法实施条例》及相关规定。

此外,《药品流通监督管理办法》还规定了相应的法律责任。

第四节　医药电子商务和医药现代物流

一、医药电子商务

(一)概述

1. 电子商务的含义　电子商务(electronic commerce),是指利用网络化和数字化的电子方式进行数据交换的一种商务活动,主要采用互联网服务商提供的数据传输平台在网上进行交易,包括通过互联网买卖产品和提供服务。商品可以是实体,如汽车、电视、火车票;也可以是数据信息,如新闻、录像、软件等知识产品;还可以提供各类服务,如安排旅游、远程教育等。电子商务不仅局限于在线买卖,它从生产到消费的各个方面都影响着商务活动的方式。除网上购物,电子商务还大大改变了产品的订货和交换方式。在现代信息社会中,电子商务可以使掌握信息技术和商务规则的企业和个人,系统地利用各种电子工具和网络,高效率、低成本地从事各种以电子方式实现的商业贸易活动。从应用和功能方面来看,可以把电子商务分为三个层次(或3S),即show(展示)、sale(销售)、serve(服务)。

2. 电子商务的分类　电子商务按交易参与对象分类,一般可以分成六类。

(1) 企业与企业间电子商务:即 business to business(俗称 B to B),是指在互联网上采购商与供应商进行谈判、订货、签约、接受发票和付款以及索赔处理、商品发送管理和运输跟踪等所有活动。企业间的电子商务具体包括供应商管理、库存管理、销售管理、信息传递以及支付管理等功能。

(2) 企业与消费者间电子商务:即 business to customer(俗称 B to C),是指企业通过互联网为消费者提供的完成订购商品或服务的活动。企业对消费者的电子商务基本上表现为网上在线零售形式。企业通过自建互联网服务站点,或者利用第三方提供的互联网服务站点,推销自己的产品、服务,构成网上商店。消费者通过访问网上商店,浏览商品,进行网上购物或接受服务。

(3) 企业与政府间电子商务:它涵盖了政府与企业间的各项事务,包括政府采购、税收、商检、管理条例发布以及法规政策颁布等。一方面,政府作为消费者可以通过互联网发布自己的采购清单,公开、透明、高效地完成所需物品的采购;另一方面,政府针对企业的各种宏观调控措施、指导规范及监督管理的职能借助网络以电子方式更能充分、及时地发挥。

(4) 企业内部电子商务:是指在企业内部通过网络实现内部物流、信息流和资金流的数字化。它的基本原理同企业间电子商务类似,只是企业内部不同部门进行交换时,交换对象是相对确定的,交换的安全性和可靠性要求较低。企业内部电子商务的实现主要是在企业内部信息化的基础上,将企业的内部交易网络化,它是企业外部电子商务的基础。

(5) 消费者与政府间电子商务:指的是消费者与政府之间进行的电子商务或事务合作活动,包含政府面向个人消费者的电子政务。这类电子商务或事务合作主要是在政府与个人之间借助于互联网开展事务合作或商业交易,比如个人网上纳税、网上事务审批、个人身份证办理和社会福利金的支付等,更多地体现为政府的电子政务。

(6) 消费者与消费者间电子商务:是指消费者之间进行的电子商务或网上事务合作活动。这类电子商务或网上事务合作主要借助一些特殊的网站在个人与个人之间开展事务合作或商业交易,比如网上物品拍卖、个人网上事务合作和网上跳蚤市场等。

3. 国内医药电子商务网站的分类　我国医药电子商务发展较快,种类也较多。

(1) 以药品集中招标采购为切入点的医药电子商务网站:随着国家医药卫生体制改革的不断深入,具有降低交易成本、缩短产品流通周期的医药电子商务在药品集中招标采购过程中被政府积极采用。这对于医药、卫生事业的迅速发展是一项重要的举措。

(2) 以药品供求关系为主的医药电子商务网站:药品需求信息的发布是人们所熟悉的 B to B 模式和 B to C 模式。目前,国内医药电子商务网站大多是这一交易模式。

(3) 发布药品技术转让以及研发信息的电子商务网站:医药电子商务可以使医药产品信息

得到有效传递。药品的研发和技术转让信息位于药品生产、经营、使用等过程的最前端,是下游流通环节的利润源泉,很多商机都蕴含其中,对企业的生存和可持续发展有着举足轻重的意义,因此将成为医药电子商务市场竞争的焦点。

4. 电子商务的功能和作用　通过互联网的电子商务的功能与作用是巨大的。

(1) 功能:电子商务通过电子商务网络平台可提供在网上的交易和管理的全过程的服务,具有对企业和商品的广告宣传、交易的咨询洽谈、客户的网上订购、网上支付、销售前后的服务传递、客户的意见征询、对交易过程的管理等各项功能。

(2) 作用:电子商务的作用可以分为直接作用和间接作用两部分。电子商务的直接作用有:第一,电子商务能降低企业成本,尤其是节约商务沟通和非实物交易的成本;第二,极大提高商务效率,能增加市场机会,尤其是提高地域广阔但交易规则相同的商务效率;第三;有利于进行商务(经济)宏观调控、中观调节和微观调整,可以将政府、市场和企业乃至个人连接起来,提高客户忠诚度。电子商务间接作用有:第一,促进整个国民经济和世界经济高效化、节约化和协调化;第二,带动一大批新兴产(事)业的发展,如信息产业、知识产业和教育事业等;第三,物尽其用、保护环境,有利于人类社会可持续发展。

(二) 国家对医药电子商务的管理

2004 年 7 月,国家药品监督管理部门颁布了《互联网药品信息服务管理办法》,将互联网药品信息服务分为经营性和非经营性两类。经营性互联网药品信息服务是指通过互联网向上网用户有偿提供药品信息等服务的活动;非经营性互联网药品信息服务是指通过互联网向上网用户无偿提供公开的、共享性药品信息等服务的活动。国家药品监督管理部门对全国提供互联网药品信息服务活动的网站实施监督管理;各省级药品监督管理部门对本辖区内提供互联网药品信息服务活动的网站实施监督管理。

1. 互联网药品信息服务的申请与发证

(1) 申请:拟提供互联网药品信息服务的网站,应当在向国务院信息产业主管部门或者省级电信管理机构申请办理经营许可证或者办理备案手续之前,按照属地监督管理的原则,向该网站主办单位所在地省级药品监督管理部门提出申请。

(2) 受理:省级药品监督管理部门在收到申请材料之日起 5 日内做出受理与否的决定,受理的,发给受理通知书;不受理的,书面通知申请人并说明理由,同时告知申请人享有依法申请行政复议或者提起行政诉讼的权利。

(3) 发证:省级药品监督管理部门自受理之日起 20 日内对申请提供互联网药品信息服务的材料进行审核,并作出同意或者不同意的决定。同意的,核发《互联网药品信息服务资格证书》,同时报国家药品监督管理部门备案并发布公告;不同意的,应当书面通知申请人并说明理由,同时告知申请人享有依法申请行政复议或者提起行政诉讼的权利。

2. 提供互联网药品信息服务的条件　申请提供互联网药品信息服务,除应当符合《互联网信息服务管理办法》规定的要求外,还应当具备下列条件:

(1) 互联网药品信息服务的提供者应当为依法设立的企事业单位或者其他组织。

(2) 具有与开展互联网药品信息服务活动相适应的专业人员、设施及相关制度。

(3) 有两名以上熟悉药品、医疗器械管理法律、法规和药品、医疗器械专业知识,或者依法经资格认定的药学、医疗器械技术人员。

3. 申请互联网药品信息服务需提交的材料　申请提供互联网药品信息服务,应当填写国家药品监督管理部门统一制发的《互联网药品信息服务申请表》,向网站主办单位所在地省级药品监督管理部门提出申请,同时提交以下材料:

(1) 企业营业执照复印件(新办企业提供工商行政管理部门出具的名称预核准通知书及相关材料)。

(2) 网站域名注册的相关证书或者证明文件,从事互联网药品信息服务网站的中文名称,除与主办单位名称相同的以外,不得以"中国""中华""全国"等冠名;除取得药品招标代理机构资格证书的单位开办的互联网站外,其他提供互联网药品信息服务的网站名称中不得出现"电子商务""药品招商""药品招标"等内容。

(3) 网站栏目设置说明(申请经营性互联网药品信息服务的网站需提供收费栏目及收费方式的说明)。

(4) 网站对历史发布信息进行备份和查阅的相关管理制度及执行情况说明。

(5) 药品监督管理部门在线浏览网站上所有栏目、内容的方法及操作说明。

(6) 药品及医疗器械相关专业技术人员学历证明或者其专业技术资格证书复印件、网站负责人身份证复印件及简历。

(7) 健全的网络与信息安全保障措施,包括网站安全保障措施、信息安全保密管理制度、用户信息安全管理制度。

(8) 保证药品信息来源合法、真实、安全的管理措施、情况说明及相关证明。

4. 对提供互联网药品信息服务网站的管理规定

(1) 提供互联网药品信息服务的网站,应当在其网站主页显著位置标注《互联网药品信息服务资格证书》的证书编号。

(2) 提供互联网药品信息服务网站所登载的药品信息必须科学、准确,必须符合国家的法律、法规和国家有关药品、医疗器械管理的相关规定。提供互联网药品信息服务的网站不得发布麻醉药品、精神药品、医疗用毒性药品、放射性药品、戒毒药品和医疗机构制剂的产品信息。

(3) 提供互联网药品信息服务的网站发布的药品(含医疗器械)广告,必须经过药品监督管理部门审查批准。提供互联网药品信息服务的网站发布的药品(含医疗器械)广告要注明广告审查批准文号。

5. 《互联网药品信息服务资格证书》的管理规定

(1) 换发程序:《互联网药品信息服务资格证书》有效期为 5 年。有效期届满,需要继续提供互联网药品信息服务的,持证单位应当在有效期届满前 6 个月内,向原发证机关申请换发《互联网药品信息服务资格证书》。

(2) 收回程序:《互联网药品信息服务资格证书》可以根据互联网药品信息服务提供者的书面申请,由原发证机关收回,原发证机关应当报国家药品监督管理部门备案并发布公告。被收回《互联网药品信息服务资格证书》的网站不得继续从事互联网药品信息服务。

6. 法律责任　互联网药品信息服务提供者违反《互联网药品信息服务管理办法》规定的,由国家或者省级药品监督管理部门给予相应的行政处罚。

二、医药现代物流

(一) 现代物流概述

1. 物流和物流管理　现代物流的目的是为了提高企业收益(销售额提高和利润增加),即通过经营时间(快速送达)、物流质量(优良和无差错运送)、备货(所需商品和数量)、信息(在库、缺货、运送中及到达信息)等物流品质的提高,整个过程物流成本的降低,来实现企业的高收益。

(1) 物流(logistics)的定义:物流是指为了满足用户的需求,以最低的成本,通过运输、保管、配送等方式,实现物料或相关信息由商品的产地到消费地的计划、实施和管理的全过程。物流是一个控制原材料、制成品、产成品和信息的系统,从供应开始经各种中间环节的转让及拥有而到达最终消费者手中的实物运动。

(2) 现代物流(modern logistics)的定义:现代物流指的是将信息、运输、仓储、库存、装卸搬运以及包装等物流活动综合起来的一种新型的集成式管理,其任务是尽可能降低物流的总成本,为用户提供最好的服务。

现代物流是连接供给主体和需求主体,克服空间和时间阻碍的有效、快速的商品流动并提供增值服务的经济活动过程,实现货物、商品空间移动的运输和时间移动的存货是两个中心要素。物流从职能上可分为:采购供应物流、生产物流、销售物流、回收物流和废弃物流等。

(3) 企业物流管理:是指在社会再生产过程中,根据物流的规律,应用管理学的基本原理和科学方法,对物流活动进行计划、组织、指挥、协调、控制和监督,使各项物流活动实现最佳的协调与配合,以降低物流成本,提高物流效率和经济效益。

2. 第三方物流　第三方物流(third party logistics,3PL 或 TPL),"第三方"是相对于"第一方"发货人和"第二方"收货人而言的。物流服务公司在货物的实际物流链中并不是一个独立的参与者,而是代表"第一方"或"第二方"来执行的。第三方物流是指专业从事物流服务的企业。同时通过信息系统与物流企业保持密切联系,以达到对物流全程管理和控制的一种物流运作与管理方式。因此,第三方物流又叫合同契约流(contract logistics)。提供第三方物流服务的企业,其前身一般是运输业、仓储业等从事物流活动及相关的行业。

我国国家标准(GB/T18354)物流术语中给出的第三方物流的定义是:"第三方物流是指由供方与需方以外的物流企业提供物流服务的业务模式。"第三方物流处于流通的中间环节,提供一体化的物流服务模式。

(二) 医药物流

1. 医药物流的定义　是指依托一定的物流设备、技术和物流管理信息系统,有效整合营销渠道上下游资源,通过优化药品供销配运环节中的验收、存储、分拣、配送等作业过程,提高订单处理能力,降低货物分拣差错,缩短库存及配送时间,减少物流成本,提高服务水平和资金使用效益。

2. 医药物流的特征　与其他物流相比,医药物流最大的特点就是品种繁多,分类复杂。

(1) 复杂程度高:医药产品如按性质划分,可以分为化学药品、原料药、生物制品及中药饮片等;按温度划分,可以分为常温品种、低温品种、冷冻品种等;按危险的程度划分,可分为麻醉药品类、精神药品类、易燃易爆品种等。由于在品类划分上的复杂性,对医药产品的存储和运输提出了更高、更为复杂的要求。同时,由于市场的不断变化和细分,在配送业务方面,从原来的分级多层批发业务逐步向医院和连锁门店的直配转换,业务从大宗批发向多品种、小批量的模式转变,其业务流量随市场波动明显。因此,从配送的角度来说,医药物流也越来越复杂。

(2) 技术要求严:从医药物流的定位来说,其难度仅次于汽车、信息技术等行业物流,医药物流对现代化技术的要求程度,远远超过了其他行业。医药物流要求信息流与物流必须实现良好的结合,因为对于医药产品来说,意外作业的错误,造成的机会成本很大,这也是医药物流的一大特点。换句话说,从医药物流,可以看出一个国家物流的先进程度。

3. 我国医药物流的现状 我国的现代医药物流还处于发展的初级阶段。

(1) 政府重视和支持,医药物流掀起投资热潮。政府的支持主要表现在:政策支持,国务院确定了医药流通领域改革的重点,涉及完善医药流通体制、规范市场秩序等。资金扶持,加快医药现代物流体系的建设是国家重点技术改造项目支持的重点。政府的支持使全国各大城市如上海、武汉、北京、深圳等地纷纷投资建设医药物流中心。

(2) 我国医药流通整体发展的制约 有数据表明,我国医药商业流通领域的费用率高达11%,利润率却只有0.7%,而国外一般费用率在3%左右,利润率则在1.5%以上。环节多、费用高、效益差,已经成为制约我国医药流通业发展的主要问题。

(3) 现有的医药物流企业管理水平提高 现代物流主要的核心是利用信息技术整合供应链上、下游资源,以系统和集成为指导思想,并以最低的物流成本给顾客提供满意的服务。

(4) 医药物流标准化工作相对滞后。医药产品的包装、运输、仓储及商品条形码等标准不统一,医药企业的非标准系统平台和信息格式也阻碍了同行业及行业间的交流。

4. 我国医药物流的发展趋势 国家食品药品监督管理局于 2005 年 4 月 19 日发布《关于加强药品监督管理促进药品现代物流发展的意见》(国食药监市[2005]160 号),该意见指出:发展药品现代物流,是深化药品流通体制改革,促进药品经营企业规模化、规范化和进一步规范药品流通秩序的重要措施。对促进药品生产、经营企业的结构调整,提高药品生产、经营企业的管理水平和效益,将会起到积极的作用,同时也有助于提高我国的药品监管水平。

为推进这项工作开展,现提出如下意见:

(1) 各级药品监督管理部门要提高对加强和发展药品现代物流的认识,要从社会主义市场经济体制改革与建设的角度来认识加强药品监管、促进药品现代物流的重要性。推行药品现代流通模式,促进医药商业现代化,是改变我国药品流通现状、规范我国药品流通秩序的治本之策。

(2) 对于申请新开办药品批发的企业,要按照《药品经营许可证管理办法》和《药品经营质量管理规范》的规定,坚持药品批发企业的现代物流准入条件,坚持药品批发企业要具有适合药品储存和实现药品入库、传送、分拣、上架、出库等现代物流系统的装置和设备,具有独立的计算机管理信息系统,能覆盖企业药品的购进、储存、销售各环节管理以及经营全过程的质量控制。

(3) 鼓励具有药品现代物流条件的药品批发企业通过兼并、重组、联合发展,促进规范化、规模化,使企业做大做强。允许其接受已持有许可证的药品企业委托进行药品的储存、配送服务业务。委托和被委托的药品批发企业要向省级药品监督管理部门申请。跨辖区申请委托的,委托企业和被委托企业均要向被委托企业所在地省级药品监督管理部门申请,并向委托企业所在地省级药品监督管理部门备案。

(4) 允许有实力并具有现代物流基础设施及技术的企业为已持有许可证的药品企业开展第三方药品现代物流配送,第三方药品现代物流企业应在不同区域设有储运设施,能够为药品企业提供跨(区、市)的药品储存、配送服务。仓储、运输条件要优于《开办药品批发企业验收实施标准》中相关条件的要求。

(5) 积极支持具有现代物流基础设施及技术的药品企业参与农村药品配送,在农村"两网"建设中实现更大规模、更大区域的集中配送、连锁经营。通过发展现代流通方式,使农村药品流通由分散化转变为流通渠道集中、透明、规范,保证供应到农村的药品安全、有效、及时。

(6) 加强药品监督管理信息化建设。现代物流的重要特征就是信息流与现代储运业务的紧密结合。药品现代物流企业要具备先进的管理技术和手段,要采用互联网技术实现资源共享、数据共用、信息互通。药品监督管理部门要加强信息化的建设,逐步使药品监管信息与药品企业的信息有机地结合起来。

复习思考题

1. 定义或解释下列用语:药品经营　药品经营企业
2. 药品批发企业的特点是什么?
3. 药品零售企业的特点是什么?
4. 试分析药品零售连锁企业相对于单体药店有哪些优势?
5. 国家对基本医疗保险定点药房的规定有哪些?
6. 为什么我国药品经营企业要实施 GSP?
7. 药品贮存的条件有哪些?
8. 如何对药品经营企业进行 GSP 认证?
9. 国家对提供互联网药品信息服务网站有哪些具体的管理规定?
10. 电子商务给药品经营企业能够带来哪些好处?

(叶　桦)

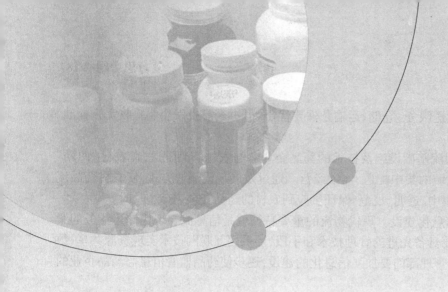

第九章

医疗机构药事管理

【 Key Content & Objective 】

Key content: Hospital pharmacy administration is the important component of pharmacy administration. It is the activities of pharmacy administration which happened in hospital. Hospital pharmacy administration includes two main contents. One content is the administration of hospital pharmacy, which refers to the organizational structure, management system and professional regulation of hospital pharmacy. It is composed by the administration of dispensation, pharmaceutics, stocks and economy. Another content is the supervision of the affairs related to medicines in hospital pharmacy, which includes prescription administration and clinical pharmacy administration. In this chapter, dispensing operation, prescription administration, pharmaceutics operation, quality control, drug stock, economic management and clinical pharmacy administration are mainly introduced.

Learning objectives: (1) Students are required to grasp the process and supervision point of dispensing operation, the supervisory system of prescription, the concept and operation of hospital pharmaceutics. (2) Students need to be familiar with the dispensing methods of outpatient pharmacy and inpatient pharmacy, the implementary regulation of clinical pharmacy administration. (3) Students should understand the concept of unit dose dispensing system and pharmacy intravenous admixture services, and the developing directions of hospital pharmacy administration.

医疗机构药事管理是药事管理的重要组成部分,主要探讨在医疗机构中的药事活动。它包括两方面的内容:一是医院药学管理,包括医院药学部门的组织机构、管理制度与方法等;二是医院药品管理,包括处方管理、临床用药管理等。

本章将介绍医疗机构药事管理的概念、内容,医疗机构药学部门的组成、职责与管理,药事管理与药物治疗学委员会的组成和职责,医院药品调剂与处方管理,医院制剂业务管理、药品采购供应管理、临床用药管理等方面的内容。

第一节　概　述

医疗机构药事管理是在医疗机构内开展的药事管理活动。根据《医疗机构药事管理规定》,医疗机构药事管理是以病人为中心,以临床药学为基础,对临床用药全过程进行有效的组织与管理的活动。由于药物治疗是医疗卫生工作的重要环节,因此,药事管理也就成为医疗机构的一项重要工作。

一、医疗机构

医疗机构(medical institutions)是以救死扶伤、防病治病、疾病控制、保护人的健康为宗旨,从事疾病诊断、预防、治疗、康复等活动的社会组织,是从卫生行政部门取得《医疗机构执业许可证》的法人组织。为方便医疗服务和卫生行政管理,根据医疗救治范围、所有制、规模等特性,可以把医疗机构划分为以下类别:

(一) 按救治范围划分

按照国家卫生和计划生育委员会发布的《中国卫生和计划生育发展情况统计公报》和《2014年中国卫生和计划生育统计年鉴》,我国医疗机构包括各类医院(包括综合医院、中医医院、中西医结合医院、民族医院、各类专科医院和护理院)、疗养院、社区卫生服务中心、乡镇和街道卫生院、门诊部、诊所、急救中心、专科疾病防治所等。现将主要的医疗机构作一概述。

1. 综合医院　是指设有一定数量床位的内科、外科、妇产科、儿科、耳鼻喉科等专科,以及药学部(药剂科)、临床实验诊断部门、放射等医技部门的医疗机构。为了满足一定医疗救治范围的需要,综合医院一般都设有 100 张以上床位,具有多学科综合诊治的功能。

2. 专科医院　是指设有一定数量床位的,若干个分科科室和必需医技科室的医疗机构。如上海东方肝胆外科医院设有综合治疗科、胆道科、肝外科、特需治疗科、肿瘤介入治疗科、腹腔镜科、病理科、麻醉科、药剂科等。

3. 康复医疗机构　一般有两种形式:一是康复中心,二是综合医院的康复部。

4. 门诊部(所)　是指不设病床的接待诊治伤病员和开展一定的预防保健工作的医疗机构,包括独立的门诊部和附设在医院内的门诊部。

(二) 按经济类型划分

改革开放以来,根据所有制性质不同,我国将医疗机构分为公立医疗机构和民营医疗机构。公立医疗机构是指国有和集体办的医疗机构。民营医疗机构是指公立医疗机构以外的其他医疗机构,包括联营、股份合作、私营、台港澳投资和外国投资等医疗机构。

2000 年,国务院办公厅转发国务院体改办、卫生部等 8 个部门《关于城镇医药卫生体制改革的指导意见》,提出建立新的医疗机构分类管理制度,将医疗机构分为非营利性和营利性两类进行管理。新的分类管理制度明确提出:非营利性医疗机构在医疗服务体系中占主导地位,享受相应的税收优惠政策;营利性医疗机构医疗服务价格放开,依法自主经营,照章纳税。

(三) 按规模和技术划分

根据医院的功能、规模、技术、管理与服务质量等综合水平,划分为一定级别和等次。目前,我国医院共分为三级十等。

1. **一级医院**　一般为乡镇、街道医院,床位一般不少于 30 张,属于初级卫生保健机构。
2. **二级医院**　通常是地、市、县级医院,床位不少于 100 张,属于地区性医疗预防的技术中心。
3. **三级医院**　通常是省、自治区、直辖市级医院,床位不少于 500 张,具有全面医疗、教学、科研能力的医疗预防技术中心。

一、二、三级医院又划分为甲、乙、丙三等,三级医院还设有特等,一共是 10 个等级。其中各级甲等医院是同级的标准建设医院,达不到标准的,根据差距分设乙、丙等次。通常由卫生行政部门确定医院的级别,由医疗机构评审委员会评定相应的等级,以此反映医院的规模和医疗技术水平。

二、药事管理与药物治疗学委员会

药事管理与药物治疗学委员会(pharmacy administration & therapeutics committee)是药事管理的专业咨询和决策机构。2011 年 1 月 30 日,国家卫生部、国家中医药管理局、解放军总后勤部卫生部联合颁布的《医疗机构药事管理规定》明确指出:"二级以上的医院应当设立药事管理与药物治疗学委员会,其他医疗机构应当成立药事管理与药物治疗学组。药事管理与药物治疗学委员会(组)监督、指导本机构科学管理药品和合理用药"。国外的医疗机构也设有类似的委员会,只是不同的国家有不同的名称。例如,在日本称为药事委员会或药品选用委员会,在英美则称为药学与治疗学委员会(pharmacy & therapeutics committee)。实践证明,医疗机构设立药事管理与药物治疗学委员会对于密切医药关系,科学药品管理,提高用药的安全性和有效性,避免滥用和浪费起到了重要的作用。

(一) 药事管理与药物治疗学委员会的组成

药事管理与药物治疗学委员会通常设主任委员 1 名,副主任委员和委员若干名。主任委员一般由医疗机构负责人担任,药学和医务部门负责人任副主任委员,各有关科室主任任委员。根据《医疗机构药事管理规定》的要求,二级以上医院药事管理与药物治疗学委员会委员由具有高级技术职务任职资格的药学、临床医学、护理、医院感染管理和医疗行政管理等人员组成;其他医疗机构的药事管理与药物治疗学组,可以由药学、医务、护理、医院感染、临床科室等部门负责人和具有药师、医师以上专业技术职务任职资格人员组成。

(二) 药事管理与药物治疗学委员会的任务

根据《中华人民共和国药品管理法》及相关药品管理法规的有关规定,负责监督、检查和评价本机构药品的引进、采购和使用情况,处理本机构内与药品管理有关的重大事务。

(三) 药事管理与药物治疗学委员会的职责

(1) 贯彻执行医疗卫生及药事管理有关法律、法规、规章,审核制定本机构药事管理和药学工作规章制度,并监督实施。

(2) 制定本机构药品处方集和基本用药供应目录。

(3) 推动药物治疗相关临床诊疗指南和药物临床应用指导原则的制定与实施,监测、评估本机构药物使用情况,提出干预和改进措施,指导临床合理用药。

(4) 分析、评估用药风险、药品不良反应及药品损害事件,并提供咨询与指导。

(5) 建立药品遴选制度,审核本机构临床科室申请的新进药品,调整药品品种或者供应企业,管理申报医院制剂等事宜。

(6) 监督、指导麻醉药品、精神药品、医疗用毒性药品及放射性药品的临床使用与规范化管理。

(7) 对医务人员进行药事管理法律法规、规章制度和合理用药知识的教育培训,向公众宣传安全用药知识。

此外,还负责研究处理严重用药差错、药物治疗事故及其他医疗用药的重大问题,检查并发现本机构药物使用的异常情况,提出处理意见。

三、医疗机构药学部门

药学部门是医疗机构的重要组成部分,是承担药品供应、调剂、配制,监督药品质量和施行临床药学服务的职能部门。根据《医疗机构药事管理规定》,三级医院设置药学部,并可根据实际情况设置二级科室;二级医院设置药剂科;其他医疗机构设置药房。

(一)药学部门的组织结构

从组织理论来看,药学部门的组织结构属于按职能划分的结构。药学部门通常划分为调剂部门、制剂部门、药品保管部门、药品检验部门、临床药学部门、药学信息化部门等(图 9-1)。药学部门的管理层次一般为三层:科主任、各室主管和药师(或药士、技术员等)。在一些人员较少的基层医疗机构分为两层:科主任和药师(或药士、技术员等)。

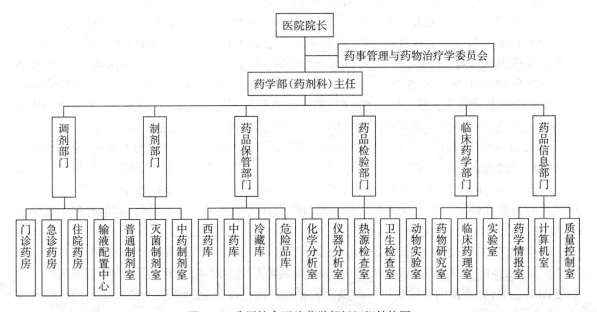

图 9-1 我国综合医院药学部门组织结构图

(二) 药学部门的职能

药学部门的任务是在医院院长的直接领导下,按照《中华人民共和国药品管理法》《中华人民共和国药品管理法实施条例》及有关法规,检查本院各科室药品的请领、保管和使用,充分运用现代医药科学技术,最大限度地满足医疗、教学、科研所需的各种药品和临床药学服务。其主要职能是:

1. **供应药品** 药品供应是医疗机构药学部门的基本职能。药品供应是一项政策性、制度性、经济性很强的工作,必须正确认识,认真对待。首先,应调查分析药品消耗资料,研究当前的用药状况,根据医疗需求和市场情况采购药品,以便有效控制药房的药品库存量。其次,要根据药品管理法规,开展药品供应活动。例如,特殊管理药品要定点凭证采购,常用急救药品要随时保障。第三,药品供应力求规范化。应当积极与医务部门和有关科室协商编制医院处方集,作为药品供应的内部规范。

2. **调配处方** 根据临床医师处方或科室请领单,按照配方程序及时、准确地调配和分发药品的过程。调配处方必须严格按照配方操作规程,仔细地审查处方,认真调配操作,严格监督检查,确保调配发药准确无误。调配完毕后,在发药时还应向取药者耐心讲解药品的用法、用量和注意事项。现代处方调配已经逐步进入电子化、信息化、机械化时代,电子处方在国内许多三级甲等医院已普遍应用。

3. **临床制剂** 为了满足临床和科研的需要,医院药学部门应当有计划地开展制剂配制工作。国家药品监督管理部门十分重视医疗机构制剂配制工作,专门制定了《医疗机构制剂配制质量管理规范》。因此,必须选择有理论基础和熟悉操作技术的药师负责临床制剂工作,确保医疗机构制剂符合国家的有关规定。

4. **药品检验** 为了确保医疗机构制剂质量,防止不合格药品用于病人,保证用药安全有效,药学部门应当开展制剂检验工作,健全医疗机构制剂质量检验体系,从原料采购、配制、保管、发放、使用等每个环节,层层把关,保证医院制剂的质量和安全。

5. **临床药学** 随着药物治疗学的发展,新药大量进入临床,药物治疗的复杂性与日俱增。为了保证临床用药的安全有效,药师参与临床用药已成为趋势。临床药学工作的职责主要有:①收集整理国内外药物信息,建立药物知识库,开展药物咨询业务。②协助临床遴选药物,编制医院处方集;参与临床查房和会诊,协助制订药物治疗方案,监护病人用药情况。③协助临床做好药物评价和新药临床试验工作,为循证用药提供依据。④建立临床药学实验室,开展血药浓度监测,研究药物在体内的代谢规律,给临床合理用药及个体化用药提供依据。

6. **教育科研** 教育与科研也是医疗机构药学部门管理的一个重要方面。目前,全国大多数医学院校开设药事管理学课程,形成了快速发展的学科体系,丰富了药学知识宝库,扩大了实践领域。药学部门的教育包括两方面:一是岗位培训和继续教育;二是承担药学专业学生的实习,研究生的培养和进修生的实践锻炼。药学部门的教育活动不仅使学生们受益,也有利于药学部门自身的发展。

药学部门的科研首先是满足临床药物治疗的需要。其次,研究解决日常工作中出现的一些疑难问题,如预防和控制发药差错的发生,如何提高药品供应效率,合理用药技术、方法的引入和制度的建立等;有条件的单位也可以开展一些基础性的药学研究,如新药研发,临床药物的药效学、药动学研究等。

（三）药学部门的人力资源管理

药学部门的人力资源是指具有从事医疗机构药学工作的智力和体力的人。人力资源管理直接关系到药学部门的选人、育人、用人和留人，影响到医院药学部门的发展。

1. 药学部门人员配备原则

（1）适应需求原则：根据药学部门的任务和职责，按照人力资源的需求和供应状况，确定人才的实际配备。它包括：①需求结构，即药学部门各职位需要按岗定人，满足部门职能的需要。例如，药学部门设置药品检验岗位，必须配备具有药品检验专业技能的药学人员。②发展需求，即随着药学部门发展带来的新的人才需求，如近年来对临床药师需求的增长。③需求抑制，即从成本的角度分析，药学部门配备多少各类人员不会超出人力资源成本预算。

（2）能级对应原则：岗位与人员存在一种能级对应关系，经过临床药学专业培训的人员才可能胜任临床药师的岗位。能级对应原则不仅体现人的能力与岗位职能的对应关系，也体现不同能级的权力、利益和荣誉的差别，这种差别有助于发挥能级激励的作用。

（3）结构合理原则：药学部门需要药学各方面的专业人才。结构合理原则不仅包括专业人才的知识结构、能力结构，还包括年龄结构、学历结构、职称结构等。

（4）动态发展原则：药学部门的人力资源客观上是在不断变化的，在动态调整中不断发展规模，优化人力资源结构，包括新的专业人才的引进，现有人才的选拔培养等。

2. 药学部门人员编制　通常根据医疗机构的规模、任务和业务量，确定药学人员所占的比例和数量。根据《医疗机构药事管理规定》，医疗机构药学专业技术人员所占比重不得低于本机构卫生专业技术人员总数的 8%。

3. 药学人员的职责和分工　药学人员可以分为药事行政管理人员、一般药学人员和临床药学人员三类。药学人员都应接受正规医药院校的专业教育，并取得相应的药学专业技术资格。

（1）药事行政管理人员：指药学部门的正、副主任，各分部门的主管，主任助理等，主要负责药学部门的行政和业务技术管理工作，制定并组织实施药学部门发展规划和管理制度，代表药学部门与医院内外的有关部门和单位联系，建立合作关系。

（2）一般药学人员：指具有中专以上学历和药学专业技术职称的人员，包括药剂员、药剂士、药剂师及药剂师以上人员等，主要从事处方调配、制剂制备、药品检验、药品采购，以及兼职临床药学等医院药学工作。

（3）临床药学人员：指具有药学专业本科以上学历，以及中级以上药学专业技术资格，专门从事临床药学工作的人员。其主要工作内容包括：①通过病例了解病人的疾病情况，协助医师合理选用药品；②对重危病人用药进行监护；③把握药物应用中的注意事项及不良反应，对临床上的联用药提出评价；④对个体化给药的病人进行监测；⑤对治疗药物进行疗效评价；⑥报告药物不良反应状况；⑦参与老年人、婴幼儿及孕妇的用药方案设计，实现高精度的药物治疗。

第二节　调剂业务和处方管理

调剂，又称调剂处方，指在门、急诊药房或住院药房从事收方、验方、调配药剂、核方、核药、发药的全过程。调剂是药学部门最基本和经常性的工作，调剂工作量占药学部门业务总量的 50%~70%。调剂工作包括门诊调剂和住院调剂。

一、门诊调剂工作

门诊调剂工作是指门诊药品的请领、调配、发放、保管及药物咨询服务。它是药学部门对外服务的窗口，既是联系医生和护士的窗口，也是沟通病人、家属及其他消费者的重要途径。门诊调剂工作一是要确保药品调剂发放无差错，二是要减少病人的候药时间，三是要将调剂药品的用法用量和注意事项向病人讲清楚，提高服务质量。

(一) 门诊调剂的特点

1. 随机性　随机性是指病人到门诊药房的时间、病人与病人前后的间隔时间、配方发药时间等不确定，无法提前预知。随机性大易导致门诊调剂工作的被动。例如，有的时间段候药人数很多，候药时间长，门诊大厅门庭若市；有的时间段候药人数很少，药师显得无所事事。根据这一特点，门诊药房在管理上应设计出一套有效的工作程序和应对方案，忙时多开窗口，闲时少开窗口，调配好人力，安排好工作，杜绝忙乱和清闲不均现象。

2. 紧急性　到医院就诊的病人常有病情危重者，门诊药房应及时掌握到医院就诊的危重病人的情况，做好抢救、急救病人用药的保障工作。特别是一些常用急救药品、中毒急救药品等要单独存放，调剂时做到迅速及时、忙而不乱。

3. 终端性　病人就诊后总要开方取药，病人在拿到药后才认为看病结束，因而门诊调剂通常被认为是医疗服务过程的最后一个环节，具有终端性。门诊调剂工作人员应做好最后一关的把门者角色，严格按操作规程行事，严防差错事故的发生。

4. 咨询性　随着治疗药物的不断研发上市，用药的复杂性与日俱增。指导合理用药成为药学人员的一项重要职责。从全球的医院药学发展趋势看，医院药学部门正逐渐从以药品供应服务为中心向以促进合理用药的药学技术服务为中心转变。药学咨询服务在门诊调剂工作中的地位也将越来越重要。

(二) 门诊调剂配方方法

1. 独立配方法　调剂过程中，收方、审方、配方、贴签、核对、发药均由一人完成。这种方法的优点是节省人力，责任清楚。缺点是配方者的要求比较高，如果校对不严，工作不细，容易出差错。因此，独立配方法只适合于小药房的调剂工作。

2. 流水作业配方法　按配方流程作具体分工，由多人协同完成整个调剂工作。例如，由1人收方、审方、贴签，1人配方，1人核对、发药。这种方法的优点是责任明确，工作有序，效率高，且有专人核对，可减少差错。缺点是需要较多的员工，比较适合大型药房。

3. 结合法　独立配方法与流水作业配方法相结合的方法。两人一组，一人负责收方、审方和核对发药，另一人负责配方、贴签。这种方法的优点是有效地利用人力资源，在总人数一定的情况下，可以多开设窗口，提高配方发药的灵活性。

(三) 门诊调剂设施与布局

1. 发药窗口的设置　发药窗口既是发药的通道，又是沟通信息的渠道。《医疗机构药事管理规定》中规定："门急诊药房调剂室应当实行大窗口或者柜台式发药，住院药房实行单剂量配发药品。"发药窗口的大小不应阻碍调剂工作人员与他人的沟通交流。发药窗口的数目应以门诊量大小而定。一般以预计最大人流量为基础，计算所需要的发药窗口。窗口的开设则可根据实际情况灵活处置。

2. 配方室室内布局　为保证配方质量,提高发药速度,减轻配方人员的劳动强度,配方室室内布局应考虑以下因素:

(1) 定位存放药品:室内药品放置应按剂型、治疗分类、化学分类定位存放。尽量采用转动药柜、移动药柜等便于取用的设施。摆放药品时应将常用药品放在药柜的中间部位;次常用药品放在常用药品的上下、左右;重量轻的放在药柜的上部,较重的放在药柜的下部。药品存放要求定位固定,以利于熟记。同种药品的排列,应以效期或生产批号先后为序。

(2) 缩短取药路线:应根据配方方法设计工作路线。如采用结合法发药,配方者应靠近药柜,尽可能减少来回走动的时间;发药者面向发药窗口。配方者与发药者的衔接可以利用传送带或者设计交接窗口来实现。

3. 药品分装　根据病人的具体情况,经常会遇到需要拆分药品包装的情况,这就需要门诊药房开展药品分装工作。分装工作也是药品生产的一个环节,因此分装的环境条件、分装设备、器具、容器、塞盖等包装材料,以及标签、打印机等都应符合相关规定的要求。分装时应准确掌握分装剂量,避免生产差错。每次分装都应有文档记录,以便追踪分装药品的质量、来源和去向。必须注意的是,分装后的标签应标明原药品的有效期和分装日期。

(四) 门诊调剂工作的优化

为确保门诊调剂工作无差错,速度快,服务好,可以通过科学化管理来不断优化门诊调剂工作流程。例如,可以运用排队论模型来优化解决门诊发药窗口的开设问题,在研究医院门诊病人的流量及分布规律后,建立数学模型,运用模型求解在不同的时间段开设最佳数量的窗口,从而使发药服务和病人候药时间达到最优化。

二、住院部调剂工作

住院部调剂工作通常由住院药房来完成,综合医院一般都设有住院药房。住院药房发药是通过护士来完成的,所以在调剂工作方式上不同于门诊药房。

(一) 住院调剂的特点

1. 用药相对复杂　住院病人大多病情重,病程长,病种复杂,疑难杂症多,临床用药呈现出"一新四多"的特点,即品种新,品种多,贵重药多,血制品多,输液多。这对住院药房的设施设备、人员专业化水平和管理要求上,都有较高的要求。与门诊药房不同的是,还需经常与各临床科室沟通,及时调整药品供应品种。

2. 调剂要求更高　由于住院病人在药物治疗中用药多且杂,将产生更多的药物不良反应和药物相互作用,这就要求住院药房的药师业务知识更全面,专业技术水平更高,能够及时预见用药中可能出现的情况,并提出合理用药意见。

3. 发药方式不同　住院药房发药与门诊不同,一般情况下,发药不直接面对病人,而是通过病房护士或护理人员再用到病人身上。由于护士负责护理的病人数目多,把每个病人的处方药品全都发给护士,肯定会对护士工作带来不利影响。因此,住院调剂需要采用不同的发药方式。

(二) 住院调剂的供药方式

目前医疗机构住院调剂工作有以下方式:

1. 凭方发药制　这是一种与门诊药房一样的发药方式。医生给病人开出处方,护士或病人直接到住院药房取药,药房按方发药。这种发药方式的优点是有利于药品管理,药品的去向清楚,药品的使用是否合理有据可查,而且有助于药师及时发现临床用药中存在的问题,促进合理用药。缺点是增加护士的工作量,护士来回地奔波于科室与药房之间,花费大量时间,影响正常的治疗和护理工作。目前,这种发药方式主要用在临时急需用药或特殊管理药品、贵重药品的使用上。

2. 病区小药柜制　在病区设立小药柜,存放一定品种和数量的药品,贮存药品的品种和数量根据各病区的用药特点及床位数而定。病区小药柜由护士长或值班护士负责管理。病人用药由护士按医嘱分发,使用后根据消耗数填写领药单,向住院药房领取,一般每周领药1~2次。住院药房的药师根据领药单将药配齐,经核对无误后,下送病区或通知科室由护士领回。

病区小药柜方便了临床用药,减轻了护士的工作负担,药房也能主动地、有计划地安排好工作。但是,病区小药柜很难达到药品贮藏管理的要求,而且由于护士对药品性状、药物理化性质的了解较少,对药品管理缺少专业性,难免有所疏漏。

3. 中心摆药制　在病区设立中心摆药室,根据病区治疗单或医嘱,由药学人员或护士将药品摆入病人的服药杯内,经病区护士核对后发给病人服用。摆药室由药学人员和护士共同管理,药学人员负责药品的补充、保管、账目登记和统计,护士负责摆药及与摆药有关的辅助工作。摆药后一般要求进行核对,核对可以由药学人员承担,也可以由护士互相查对。为了保证中心摆药制的正常运行,摆药的核对必须制度化。

摆药制的优点是有利于药品管理。与病区小药柜相比,摆药制不需要设立病区小药柜,避免了药品变质、过期失效、外流丢失的常见问题。摆药制实行多种核对,可以有效避免差错事故的发生。20世纪70年代末,我国开始推行中心摆药制,到20世纪末,摆药制已经得到普遍应用。但在长期的实践中,也发现了摆药制存在的一些问题。摆药制的缺点是:①药品污染机会多。中心摆药是把药品摆在药杯里,而药杯是敞口的,在存放和运送过程中容易受到空气中尘埃的污染。②特殊药品储藏条件无保证。由于程序安排上的原因,有时候摆好的药品要裸露放置较长时间,一些需要避光的药物、需要防潮的药物、需要在2~8℃保存的药物等,在病区室温长时间存放下,质量会受影响。③核对困难。片剂或胶囊剂等脱去原包装后,不少药品从外观上难以辨别,给查对造成困难。一旦发现摆错药或需更改医嘱、停药时,想从药杯中取出某种药品也会带来麻烦。④易忽视药品的用法。为了便于工作,中心摆药室通常将餐前、餐后的药品混装于服药杯中,稍有不慎,就会出现用法不对的现象,影响药物治疗的效果。⑤易发生串味。多种药品摆入同一个服药杯内,一些有异味的药品可能会串味。

4. 单剂量发药制　单剂量发药制(the unit dose system of medication distribution)是指以单剂量包装的形式配发药品的制度。这种制度的最大优点是减少差错,与其他发药制相比更能确保病人用药安全。美国在20世纪60年代开始采用单剂量发药制,到90年代后期,采用单剂量发药制的美国医疗机构已达到90%以上。美国审计总署也认为单剂量发药制是各种药房发药制中成本效果最好的。

单剂量发药制的程序是:医生开写处方,通过传真机或计算机联网的方式将处方传到药房,药师对处方进行审查,然后由药士按方调配,进行单剂量包装,并将药品摆进病区的投药小推车里。当病人需要服药时,由护士按医嘱检查后,给病人服用。

实行单剂量发药制,需要做好相应的基础工作,包括药房应配备单剂量包装机、标签印制机,以及其他贮存、传送药品的设施。为了提高单剂量包装的工作效率,药房应与医疗科室合作,根据治疗需要商定协定处方,即事先统一规定处方成分、含量、包装规格、使用说明的标签等。由于20世纪90年代以后,制药业对口服药品已经普遍地采用了泡状包装、条形包装等单剂量包装方式,给医疗机构推行单剂量发药制带来了方便。

单剂量发药制的优点是:①避免药品在配发过程中的污染。单剂量包装是在一定洁净度的环境下操作的,可以保证药品符合卫生标准。②提高工作效率。按照事先约定的单剂量包装协定,药房可以有计划地进行单剂量包装,配方时可以直接配发已包装好的药品,加快了配方速度。③有利于避免差错。单剂量包装便于核对清点,有利于杜绝发药差错。④有利于贮存保管,减少浪费。中心摆药室发出的药品无法回收,采用单剂量发药制发出的药品,只要包装不受破坏,就可以回收使用,这样可以减少不必要的浪费。⑤适合计算机化和自动化。单剂量发药制为药房发药的自动化创造了条件,通过单剂量包装上的条形码可以实现自动分拣、计数、贮存和发送工作。

三、处方管理

处方管理是药品使用管理的重要环节,对正确发挥药品的作用,防止药物治疗事故和药品浪费,确保病人用药安全有效具有重要意义。2007年5月1日施行的《处方管理办法》,对处方开具、调剂、使用、保存的规范化做出了明确规定,目的是提高处方质量,促进合理用药,保障医疗安全。

(一) 处方概述

1. 处方的定义和作用　处方(prescription)是由注册的执业医师和执业助理医师在诊疗活动中为病人开具医疗用药,由药学专业技术人员审核、调配、核对,并作为发药凭证的医疗文书。处方是药房为病人调配和发放药品的依据,又是追查医疗事故责任的证据,反映了医、药、护三方在药物治疗活动中的权利与义务,具有法律意义。处方是医生对病人药物治疗方案的设计和指导病人用药的具体记录,具有技术意义。处方是医疗机构向病人划价收费的依据,也是医疗机构药品消耗支出的凭据,具有经济意义。

2. 处方的组成　根据《处方管理办法》的规定,处方由前记、正文和后记组成。

(1) 处方前记:包括医疗机构名称、处方编号、费别、病人姓名、性别、年龄、门诊(或住院)病历号、科别、床位号、临床诊断、开具日期等,并可添列专科要求的项目。前记的内容有以下几方面的用处:一是便于明确责任和联系工作;二是便于审查剂量和控制老年人、儿童、孕妇等用药的特殊性,避免发错药;三是发现问题处方时,便于与医生联系;四是便于查阅和进行统计工作,避免收费错漏。

(2) 正文:以Rp或R(拉丁文Recipe的缩写)标示,分列药品名称、规格、数量、用法用量。正文是处方的核心部分,它体现了医生的用药策略和原则,直接关系到病人用药的安全有效。

(3) 后记:包括医师、处方调配者、核对者的签名和加盖专用印章。

为了保证紧急处方获得优先调配,特殊管理药品的处方重点调配,《处方管理办法》规定:处方由各医疗机构按规定的格式统一印制。麻醉药品处方、急诊处方、儿科处方、普通处方的印刷用纸应分别为淡红色、淡黄色、淡绿色、白色,并在处方右上角以文字注明。其中,麻醉药品和第一类精神药品处方用纸为淡红色,处方右上角分别标注"麻""精一"字样;第二类精神药品处方用纸为白色,处方右上角标注"精二"字样。

3. 处方的类型

(1) 纸质处方:即传统处方,由具有处方权的医生在专门印制的处方笺上书写而成。

(2) 电子处方:即无纸化处方,由具有处方权的医生在电脑终端,用专门的处方软件录入生成。电子处方是处方史上的一次革命性进步。电子处方不仅安全、可靠,而且传递快速、准确,可极大地提高工作效率。应用电子处方还可以与许多处方审查软件配套使用,能有效地保证处方审查的准确和快速,有助于提高合理用药水平。由于电子处方在我国尚处于试用阶段,因此,根据《处方管理办法》的规定,医师利用计算机开具处方时,需同时打印纸质处方,其格式与手写处方一致,打印的处方经签名后有效。

(二) 处方审查与分析

处方审查是整个调剂工作的重要一环,其目的是为确保病人用药的安全有效。处方分析虽然不是调剂工作的一个环节,但是,对于诊断调剂工作中存在的问题,以及分析和解决问题有着极大的帮助。

1. 处方审查的意义 处方审查是预防调剂差错事故,防止流弊,促进合理用药的重要手段。据文献报道,我国每年因药物使用不当、用药错误、药物不良反应等造成的药源性死亡约为 20 万例。这一方面说明现代药物治疗还有许多盲区,还有许多人们尚未认识清楚的东西;另一方面说明处方审查的技术水平还不够高,一些本可以审查出的用药问题没有被发现。因此,加强处方审查的管理具有很强的现实意义。

2. 处方审查的方法 处方审查方法主要有两种:一种是人工的方法,另一种是机器(软件)的方法。无论是人工也好,机器也好,都需要有药物学、药理学、药物化学等方面的丰富而扎实的知识,以及对药物与机体,药物与药物,药物与食物等方面相互作用的知识。同时,要有审查的明确范围和完整的步骤。

(1) 合法性审查:药学专业技术人员应当认真逐项检查处方前记、正文和后记书写是否清晰、完整,并确认处方的合法性。

(2) 适宜性审查:药学专业技术人员应当审核下列内容,以证明这张处方对于该病人是适宜的:①对规定必须做皮试的药物,处方医师是否注明过敏试验及结果的判定。②处方用药与临床诊断的相符性。审查药品名称是否正确十分重要,由于一药多名的现象普遍存在,药名相近的情况也很常见,审查时切忌先入为主和想当然,要防止张冠李戴发错药的现象。③剂量、用法是否恰当。剂量过小不能达到应有的血药浓度,剂量过大有可能引起不良反应,甚至中毒,审查时要依据药典或药物手册上的常用剂量。若处方剂量过大,必须经过医生再次签字后方可调配。④剂型与给药途径是否合适。审查时应注意给药途径、间隔时间、注射速度,以及病人的肝肾功能和整体情况。⑤是否有重复给药现象。⑥是否有潜在临床意义的药物相互作用和配伍禁忌。

(3) 安全性审查:药学专业技术人员应当审查处方的安全性,包括用药安全问题、药品滥用问题、用药失误问题。一旦在审查中发现或认为存在安全性问题时,应告知医师,请其确认或重新开具处方,并记录在专用记录表上。对于明显存在滥用或失误的处方,药学专业技术人员应当拒绝调配,并按规定报告。

3. 处方差错与原因分析 处方差错直接影响调剂工作的质量,甚至危害病人的健康和生命。因此,分析处方差错与原因,对于追根究源,寻找有效措施,预防差错事故发生具有重要意义。

(1) 差错事故的表现:①处方错误。如药品名称、含量、浓度、配伍、剂量及用法等错误。②书写错误。药品包装上标签的姓名、科别、药品名称、剂量、数量及用法等错误。③调配错误。调配时把药名、含量、规格、剂量等搞错，或者发药时发错，或指导用药时指导错误。④药品管理不当。由于管理不当，调配中混入过期、失效、变质、生霉的药品，或将标签贴错等。

(2) 差错事故的原因：往往是多方面的，但主要有以下几方面：一是技术性的。如由于没有经过严格系统的专业训练，缺少专业知识，或者由于对新产品、新制剂不熟悉而造成差错。二是责任心不强。工作时心不在焉，工作粗疏，态度随便，纪律松弛，这种情况很难避免不出现差错事故。三是工作秩序混乱。分工不明，药品放置无序，工作因缺少计划而忙乱，管理不严等，易导致差错事故的发生。

(3) 差错事故的预防：首先要通过管理确保质量。即树立"预防为主"的思想，严格执行规章制度，实行岗位责任制，要求必须按标准操作规程做。例如，调配处方时必须做到"四查十对"，即查处方，对科别、姓名、年龄；查药品，对药名、规格、数量、标签；查配伍禁忌，对药品性状、用法用量；查用药合理性，对临床诊断。其次，要加强专业训练，提高专业技术水平。随着医药科学的迅速发展，新药大量上市，药物品种繁多，要熟悉它们的性质、作用原理、适应证、用法用量、禁忌证、药物相互作用和药物不良反应等，就必须不断学习，更新知识，才能适应工作需要。第三，要有创新思想，不断地吸收其他领域的先进科技成果，运用新的方式或方法，提高调剂工作的准确性、可靠性和及时性。

(三) 处方管理规定

1. 处方权限规定

(1) 凡获得执业医师资格，并经执业地注册的医师均有处方权。

(2) 无处方权的执业助理医师、试用期的医师等开具的处方须经执业地有处方权的执业医师审核，并签名或加盖专用签章后方有效。

(3) 处方必须由执业医师亲自填写，严禁任何人模仿执业医师签字。

(4) 医师须在注册的医疗机构签名留样及专用签章备案后方可开具处方。

(5) 医师被责令暂停执业、被责令离岗培训期间或被注销、吊销执业证书后，其处方权即被取消。

(6) 医师应根据医疗、预防、保健需要，按照诊疗规范或药品说明书的规定开具处方。

(7) 开具特殊管理药品的处方须严格遵守有关法律、法规和规章的规定。

(8) 在乡或镇的医疗机构执业的注册执业助理医师在注册的执业地具有处方权。

2. 处方书写规定

(1) 处方应按规定格式用钢笔或毛笔书写，要求字迹清楚，不得涂改。处方如有改动，应由执业医师在改动处另行签字或盖章方有效。

(2) 每张处方只限于一名患者。处方记载的患者一般项目应清晰、完整，并与病历记载相一致。

(3) 处方一律用规范的中文或英文名称书写。书写药品名称、剂量、规格、用法、用量要准确规范，不得使用"遵医嘱""自用"等含糊不清的字句。药品名称以《中国药典》收载或药典委员会公布的《中国药品通用名称》或经国家批准的专利药品名称为准。如无收载，可采用通用名或商品名。中成药和医院制剂品名的书写应当与正式批准的名称一致。

(4) 年龄必须写实足年龄，婴幼儿写日、月龄。必要时，婴幼儿要注明体重。西药和中成药可以分别开具处方,也可以开具一张处方;中药饮片应当单独开具处方。

(5) 西药、中成药处方,每一种药品须另起一行。每张处方不得超过 5 种药品。

(6) 中药饮片处方的书写,可按君、臣、佐、使的顺序排列。药物调剂、煎煮的特殊要求注明在药品之后上方,并加括号。如布包、先煎、后下等。对药物的产地、炮制有特殊要求,应在药名之前写出,如炙甘草、炮山甲等。

(7) 处方用量应按药品说明书中的常用剂量使用,如需超剂量使用,应注明原因并再次签名。药品剂量与数量一律用阿拉伯数字书写。剂量应当使用公制单位。

(8) 书写处方时,除特殊情况外必须注明临床诊断。开具处方后的空白处应画一斜线,以示处方完毕。

3. 处方限量规定

(1) 处方一般不得超过 7 日用量;急诊处方一般不得超过 3 日用量;对于某些慢性病、老年病或特殊情况,处方用量可适当延长,但医师必须注明理由。

(2) 特殊管理药品:医疗用毒性药品每张处方不得超过 2 日极量。麻醉药品、第一类精神药品注射剂处方为一次常用量;控、缓释制剂处方不得超过 7 日常用量;其他剂型处方不得超过 3 日常用量;哌甲酯用于治疗儿童多动症时,每张处方不得超过 15 日常用量。第二类精神药品处方一般不得超过 7 日常用量。

(3) 为癌痛和慢性中、重度非癌痛患者开具的麻醉药品、第一类精神药品注射剂处方不得超过 3 日常用量;控、缓释制剂处方不得超过 15 日常用量;其他剂型不得超过 7 日常用量。

(4) 对于需要特别加强管制的麻醉药品,盐酸二氢埃托啡处方为一次常用量,药品仅限于二级以上医院内使用;盐酸哌替啶处方为一次常用量,药品仅限于医疗机构内使用。

4. 处方保管规定　因为处方具有法律、技术和经济上的意义,因此必须按规定妥善保管,以备查阅。每日处方应按普通药和特殊管理药品分类装订成册,并加封面,妥善保存。普通药品处方至少保存 1 年;医疗用毒性药品和精神药品处方至少保存 2 年;麻醉药品处方至少保存 3 年。

处方保存期满后,由药剂科报请院领导批准后登记并销毁。

四、静脉用药调配业务

(一)静脉用药调配业务的产生与发展

静脉用药调配业务是指医疗机构药学部门根据临床医师的处方或医嘱,经审核确认无配伍禁忌后,在超净环境下采用无菌操作方法,在静脉输液内添加其他注射药物的活动。早在 20 世纪 60 年代,欧美国家少数医院就开始了静脉注射药物混合业务(intravenous admixtures)。到了20 世纪 70、80 年代,注射药物混合业务受到欧美国家的普遍重视,成为医院药学的一个重要发展领域。90 年代末,国内一些医院开始建立静脉用药调配中心,最初称为静脉药物配置中心,开展输液调配业务。

(二)静脉用药调配业务开展的条件

开展静脉用药调配业务应按照《静脉药物调配质量管理规范》,在机构与人员、房屋与设施、设备与卫生、流程设计、文件管理、质量控制与保证等方面进行建设,满足规范的要求。

1. 基础设施　开展静脉用药调配业务应具备相当于医疗机构灭菌制剂室的净化条件。可以按要求投资新建静脉用药调配中心,或者改建现有的制剂楼(室)。静脉用药调配中心应包括药库、摆药区、成品区、普通药物配置区(配备水平层流台)、抗生素及细胞毒药物配置区(配备生物安全柜)。其中摆药区、成品区的空气洁净度为 30 万级,更衣室、配置区为 1 万级,超净台、生物安全柜为 100 级。

2. 流程设计 病区医生开出医嘱或处方,由护士录入电脑,传送到静脉用药调配中心;中心的药师对配置处方或医嘱进行审查,合格的打印标签和配置卡;根据配置卡进行摆药,经核对无误后传送到配置区;配置区的药师在超净工作台上完成配置工作,由另一位药师检查核对,无误后送病区供护士使用(图 9-2)。

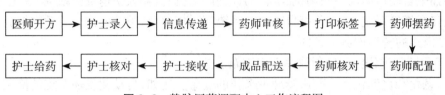

图 9-2 静脉用药调配中心工作流程图

3. 质量控制 静脉用药调配中心必须建立标准操作规程,包括对配置处方审查、摆药核对、退药、加药的标准操作规程,以及洁净区清洁、无菌加药、全营养药配置、化疗药配置的标准操作规程等。通过规范操作,控制每一步骤,保证成品质量。特别是必须保证输液的无菌性、相容性、稳定性,防止微粒污染。静脉用药调配中心应建立质量管理组,开展监督和抽查活动,及时发现调配过程中存在的质量缺陷,及时解决,不留后患。

(三)静脉用药调配的管理

1. 品种范围的确定 新建的静脉用药调配中心必须考虑输液调配业务的品种范围,因为它涉及调配中心的设备和设施条件,相关人员的配备;其次,涉及调配中心的工作负荷。一般来讲,应测算调配中心的最大工作能力和允许负荷。然后,根据本院历年注射药物消耗情况,加上未来的增长趋势,即可确定能够保障的适宜范围。

2. 工作量的控制 不仅考虑设备设施的最大配置量,而且要考虑人员的配备和任务分工,工作班次和工作时间。工作量的控制应达到忙而不乱,均衡进行。因为静脉用药调配是一项常规性的工作,不是靠突击加班就可以应付的,必须要有全盘的思考和计划。

3. 配套工作的完善

(1)加强设备更新和设施改造,从调配工艺和流程上确保静脉用药调配的质量。没有一个好的调配流程,工作混乱,是很难保证质量的。

(2)特殊情况的处理程序。如退药问题的处理,频繁的退药将会过多占用药师的工作时间,影响静脉用药调配中心的整体工作安排,也会造成患者输液批次的缺损,使患者满意度降低。因此,必须事先有一套应对措施和解决方法。

(3)辅助技术保障。静脉用药调配中心的工作需要全院各科室和相关部门的协助和支持,如电脑、网络系统的维护,成品配送的通道和车辆,注射药物库存(二级库存)的控制等。此外,静脉用药调配应当有一个应急预案,以应对可能发生的意外情况。

五、药房信息化和自动化建设

(一)药房信息化和自动化的必要性

随着信息技术、通信技术和智能技术的快速发展,数字化医院和智能化医院已成为医院发展的基本趋势。在医院药房,应用信息化与自动化技术提升药房的整体运营效率,缩短患者候药时间,防范处方调配差错,促进药品调剂供应模式向临床药学服务模式转变,提高药品使用过程的安全性已成为重要共识。目前,在发达城市的三级甲等医院,许多自动化的发药设备和系统已经投入运营,如全自动口服药品摆药机、全自动针剂调配机、机器人快速发药系统、智能药品传输系统、注射剂安全标签系统、病区药柜自动发药系统等,将药师从繁忙的体力劳动中解放出来,为实现药房工作模式的转型创造了条件。

(二)药房信息化和自动化对管理带来的新挑战

药房信息化和自动化将为药房管理带来新的气象。比如,自动化发药系统的使用,使得平均每张处方的调配时间由 36.29s 减少到 30.14s,降低了调剂人员的劳动强度和工作压力,提高了工作效率,充分利用了药房有限的建筑空间,有些医院的门诊药房和住院药房还减少了发药岗位的药师。但是,药房自动化也对药房管理带来了新的挑战。主要表现在两方面:一是事前管理。药房信息化和自动化必然涉及信息化系统和自动化系统的建设,特别是自动化药房的整体设计和设备的选型,如果设计不周,就可能达不到预期的目标。因此,药房自动化建设必须根据各医院的实际情况,从优化流程着手,根据需求大小,预留发展空间,做好规划。二是事后管理。主要有以下几方面:①运行成本问题。据报道,与传统药房相比,自动化药房的运行成本显著增加,包括设备折旧费、一次性包装费、打印材料费、机器故障的损失费等。②运行适应性问题。由于我国人口的持续增加,老龄化速度加快,门诊和住院病人不断增加,原先设计的自动化设备可能满足不了处方增长的需要,药房可能需要增设人工发药窗口;或者由于药品品种、规格的多样性和复杂性造成某些药品不能进入发药系统,如大输液、特殊管理药品,药房只得保留备用的人工发药窗口。③自动化系统的差错问题。虽然自动化发药系统差错率极低,但是仍有可能出现串包、多发或少发的现象,因此,需要配备有经验的药师监视自动化系统的运行。

第三节　医疗机构制剂管理

医疗机构制剂是对市场购药的一个重要补充。由于临床需要的制剂品种规格多,数量小,而且变化大,时间要求高,即使是医药工业比较发达的国家或地区也难以满足这种需要,因此,世界各国的医疗机构都有适当的自制制剂。医疗机构制剂从本质上来说仍然是药品,其质量要求必然与上市药品一样,所以,医疗机构制剂质量管理同样十分重要。

一、医疗机构制剂的定义、范围及类型

(一)医疗机构制剂的定义

医疗机构制剂是指医疗机构根据本单位临床需要经批准而配制、自用的固定处方制剂。改革开放前,由于我国制药工业落后,药品供应不足,为满足临床用药的需要,医疗机构制剂得到了

快速发展。据 20 世纪 80 年代初的统计,我国一些大型综合医院的制剂品种曾达到 250 种左右,专科医院也有 100 多种,剂型 30 多种。医疗机构制剂对于弥补市场供应不足,满足临床用药需求发挥了重要作用。一些性质不稳定、有效期短的药品无法由市场供应,只能通过医疗机构制剂的方法解决。另外,由于销售使用医疗机构自制制剂比采购市售制剂更为经济,在相当长一段时间里成为激励医疗机构大搞医院制剂的动力。当然,从医院药学的角度看,医疗机构制剂对于保留制剂人才和提高制剂技术,改进处方设计有意义;同时,对于配合临床开发新的复方制剂,开展药物治疗学研究具有积极意义。

(二) 医疗机构制剂的范围

医疗机构制剂只限于临床需要而市场上无供应的药物制剂。根据《医疗机构制剂注册管理办法(试行)》规定,有下列情形之一的,不得作为医疗机构制剂申报:①市场上已有供应的品种。②含有未经国家药品监督管理部门批准的活性成分的品种。③除变态反应原外的生物制品。④中药注射剂。⑤中药、化学药组成的复方制剂。⑥麻醉药品、精神药品、医疗用毒性药品、放射性药品。⑦其他不符合国家有关规定的制剂。

(三) 医疗机构制剂的类型

医疗机构制剂按制备要求的不同,通常分为普通制剂和灭菌制剂。

1. 普通制剂　普通制剂是指配制过程不能使产品达到无菌要求的制剂。实际上是指除灭菌制剂以外的所有制剂。普通制剂大多是经肠道给药,或经皮肤、黏膜给药,一般不经灭菌处理,但对制剂中的微生物含量有限度要求,即必须符合国家卫生部规定的卫生学标准。因此,配制普通制剂同样需要有一定洁净度的配制环境和不受微生物污染的配制器具和设备。普通制剂包括固体制剂(如片剂、胶囊剂、颗粒剂等)、液体制剂(如溶液剂、合剂、糖浆剂、混悬剂、眼药水、滴耳剂等)、半固体制剂(如软膏剂、栓剂、眼药膏、糊剂等)。普通制剂的剂型较多,生产工艺和质量要求差别很大。

2. 灭菌制剂　灭菌制剂是通过灭菌或无菌操作制成的制剂。由于灭菌制剂大多是非肠道给药,药物直接进入血管、皮下组织、肌肉组织等,因此,必须确保产品无微生物污染。灭菌制剂因制作方法的不同,分为灭菌制剂和无菌制剂。灭菌制剂是在制备过程中,尽量避免微生物的污染,并在最后选用适宜方法进行灭菌得到的制剂,如大输液、注射液等。无菌制剂是在整个制备过程中始终保持无菌条件配制的制剂。适用于在灭菌条件下会破坏失效的制剂,如生物制品、眼药水等。

(四) 医疗机构制剂业务的管理

1. 医疗机构制剂许可制度　医疗机构配制制剂的许可制度包括两方面:一是医疗机构配制制剂的许可;二是医疗机构配制特定制剂的许可。前者是对医疗机构配制活动的许可;后者是对医疗机构配制某种产品的许可。

根据《中华人民共和国药品管理法》和《中华人民共和国药品管理法实施条例》的规定,配制医疗机构制剂必须向所在省级卫生行政部门申请,经审核同意后,报同级药品监督管理部门审批,经药品监督管理部门验收合格的,予以批准,发给《医疗机构制剂许可证》。制剂许可证的有效期为 5 年,期满后继续配制制剂的,持证单位应当在期满前 6 个月重新提出申请。《医疗机构制剂许可证》应当载明医疗机构名称、编号、注册地址、配制地址和配制范围、社会信用代码、医疗机构类别、法定代表人、制剂室负责人、质量负责人、有效期限、日常监管机构、日常监管人员、监督举报电话(12331)等。

医疗机构配制制剂,必须按照国家药品监督管理部门的规定报送有关资料和样品,经所在地省级药品监督管理部门批准,并发给制剂批准文号,方可配制。

2. 医疗机构制剂品种审批制度 《医疗机构制剂注册管理办法(试行)》规定:①医疗机构制剂的申请人,应当是持有《医疗机构执业许可证》并取得《医疗机构制剂许可证》的医疗机构。②医疗机构配制的制剂,应当是本单位临床需要而市场上没有供应的品种,并且不超出医疗机构制剂的范围。③医疗机构配制制剂,必须按照国务院药品监督管理部门的规定报送有关资料和样品,经所在地省级药品监督管理部门批准,并发给制剂批准文号后,方可配制。医疗机构制剂批准文号的格式为:X 药制字 H(Z)+4 位年号 +4 位流水号。其中 X 处填写省、自治区、直辖市简称,H 表示化学制剂,Z 表示中药制剂。

3. 医疗机构制剂检验、使用规定 ①医疗机构配制的制剂必须按照规定进行质量检验,合格的,凭执业医师处方在本医疗机构使用。②医疗机构配制的制剂,不得在市场销售或者变相销售,不得发布医疗机构制剂广告。③医疗机构制剂在指定的医疗机构之间调剂使用,必须经国家或省级药品监督管理部门批准;特殊制剂的调剂使用,以及跨省级行政区之间医疗机构制剂的调剂使用,必须经国家药品监督管理部门批准;④医疗机构中药制剂可以委托配制,但必须符合相关规定,并经省级药品监督管理部门审查批准。

二、医疗机构制剂的发展趋势

《中华人民共和国药品管理法》明确规定:"医疗机构配制制剂,必须具有能够保证制剂质量的设施、管理制度、检验仪器和卫生条件。"2005 年,根据《药品管理法》的要求,国家药品监督管理部门先后颁布了《医疗机构制剂配制监督管理办法(试行)》和《医疗机构制剂注册管理办法(试行)》,加强了对医疗机构制剂的监督管理,迫使不具备配制制剂条件的医疗机构停止制剂配制业务。另外,药品市场的激烈竞争开始延伸到医院的标准制剂领域,特别是一些大型现代化输液生产企业先后建成,其产品质量和价格对医院输液制剂产生极大的竞争压力。因此,医疗机构制剂面临着严峻的发展形势,制剂范围不断缩小,制剂质量要求不断提高,制剂效益逐步下降。

由于医疗机构制剂的独特地位和作用,医疗机构制剂不再会有过去的"辉煌",而是实实在在地发挥它原本应有的作用,即重点放在弥补市场品种供应不全,解决临床医疗急需上,特别是口腔科、五官科、眼科、皮肤科及手术室需要的制剂。通过减少供应量,把有限的资金、人手、技术用于建设先进的制剂实验室,加强制剂的科研实力,更好地为临床服务。同时,添置一些小型的技术含量高、自动化程度高的仪器设备,提高制剂的生产质量和生产效率。未来的医疗机构制剂将把重点放在医院临床急需品种的供应上,并积极与临床医师配合,开发有前景的,疗效确切的,安全的新制剂。

三、《医疗机构制剂配制质量管理规范》的主要内容

根据《中华人民共和国药品管理法》的规定,参照《药品生产质量管理规范》的基本原则,国家药品监督管理局于 2001 年 3 月 13 日发布了《医疗机构制剂配制质量管理规范(试行)》,明确规定该规范是医疗机构配制制剂和质量管理的基本准则,并且适用于制剂配制的全过程。

《医疗机构制剂配制质量管理规范(试行)》共 11 章,68 条。主要包括两大方面:配制制剂必须具备的条件和配制过程必须遵循的行为规则。

(一)医疗机构配制制剂必须具备的条件

1. 机构与人员条件　应在药剂部门设立制剂室、药检室和质量管理组织。机构与岗位人员应相称,职责应明确,并配备依法经过资格认定的药学技术人员,制剂室和药检室负责人应有大专以上药学或相关专业学历,具有相应管理经验和判断处理问题的能力。制剂室和药检室负责人不得互相兼任。

2. 房屋设施、设备和卫生环境条件　各工作间应按制剂工序和空气洁净度级别要求合理布局,一般区与洁净区分开;配制、分装与贴签、包装分开;内服制剂与外用制剂分开;无菌制剂与其他制剂分开。灭菌制剂室要具备更衣、缓冲、洗涤、配制、灌封、灭菌、包装等适宜的条件和设施;配制灭菌制剂应具备超净工作台。中药材的前处理、提取、浓缩等必须与其后续工序严格分开,并具有有效的除尘、排风设施。配制设备应易于清洗、消毒或灭菌,便于操作,能减少污染。

3. 质量控制条件　包括质量管理和检验的机构、人员,必要的仪器设备。

4. 规章制度条件　包括文件管理制度。如医疗机构制剂室管理文件:制剂设备和设施维护保养记录、物料验收和配制操作记录、制剂留样观察记录、患者反馈和投诉记录、人事管理档案和技术培训记录、卫生管理制度和记录。制剂配制管理文件:配制规程、岗位标准操作规程、配制记录、物料和成品的质量标准、检验操作规程、检验记录。

(二)制剂配制过程的行为规则

(1) 必须执行《医疗机构制剂配制质量管理规范》,因为它是保证制剂质量的可靠管理手段。

(2) 制剂配制必须按批准的配制规程进行;新制剂的配制工艺及主要设备应按验证方案进行验证,验证合格方能采用。

(3) 制剂配制所用的物料应符合药用要求,不得对制剂质量产生不良影响;制剂配制所用的中药材应按质量标准购入,合理贮存与保管;制剂的标签、使用说明书必须与药品监督管理部门批准的内容、式样、文字相一致。

(4) 制剂发放使用前,必须进行质量检验,检验合格后方能发放;制剂配发必须有完整的记录;使用过程中发现不良反应,应按照《药品不良反应监测管理办法》的规定予以记录、上报。

(三)制剂配制质量控制与质量保证

医疗机构制剂的质量控制与质量保证主要通过两方面来实现。一是从制剂配制管理方面。主要是在硬件建设上达到配制优质制剂的条件,如房屋设施、人员、设备、卫生等条件;在软件建设上建立配套的控制措施,如制定配制工艺、配制规程和标准操作规程,制定质量标准和检验制度。二是从监督管理体系上来保证质量。如药检室参与生产工艺的验证和工艺规程的制定;负责制定各种制剂质量管理制度、质量标准、检验规程等文件;负责原辅料、包装材料入库前的质量检查;负责制剂半成品和成品的质量检查;负责生产用水的质量检查;负责控制区、洁净区等环境卫生状况的监测;有权决定原辅料、包装材料能否投入使用;决定半成品能否转入下一工序;决定生产用水是否可以投入生产;决定成品能否发放使用等。

第四节 药品采购、库存与经济管理

一、药品采购

(一)药品采购的概念

药品采购是为满足医疗服务的需要而获得所必需药品的过程。药品采购的主体通常是医疗机构,也可以是由数家医疗机构联合组成的采购组织。药品采购工作是医疗机构药学部门工作的重要组成部分,其工作质量优劣直接影响到医院医疗质量和经济效益。

医疗机构药品采购的形式有集中招标采购、邀请招标采购、竞争性谈判采购、询价采购等。近年来随着电子商务的发展,还出现了"挂网采购"的形式,即在网上公布药品目录和每个药品的最高限价,各医疗机构按照不超过挂网价格的要求进行网上竞价采购。县及县以上人民政府、国有企业(含国有控股企业)等所属的非营利性医疗机构,必须全部参加医疗机构药品集中招标采购活动;医疗机构药品采购支出中 80% 以上的品种(中药饮片除外)要集中招标采购。

(二)药品采购的程序

不同的采购形式,其运作程序不尽相同,但总的来说由以下几个环节组成:

1. 制定药品采购计划 由医疗机构药学部门依据临床需要和库存情况,确定拟采购的药品品种规格和数量。由医疗机构药事管理与药物治疗学委员会(组)审核并确定采购计划。

2. 确定采购方式 参加招标采购的,根据需要委托招标代理机构,编制和发送招标采购工作文件。竞争性谈判采购或询价采购的,应依照质量价格比优化的原则进行采购。

3. 选择供应企业 选择供应企业的首要条件是企业必须具备药品生产或经营的合法资质,即药品生产企业需持有效的《药品生产许可证》及与采购药品相对应的《药品生产质量管理规范证书》,药品经营企业需持有效的《药品经营许可证》和《药品经营质量管理规范认证证书》。所提供的药品必须有合法的批准文件,符合法定标准。此外,还要考虑企业的信誉,如没有生产或召回不良药品的记录,在合同许可范围内无论订单大小均能履行合同保证供货;企业的供货能力,供货的及时性和准确性,紧缺品种解决能力等;企业的售后服务质量,如可根据采购方需要提供药物相关的治疗信息、生物药剂学数据、毒理学信息,提供药物的有效性、安全性和所声称的优越性的证明资料等,接受符合约定条件的未拆包装的退货等。

4. 进行评审和谈判 在接受评审企业提交的资料后,应综合考虑企业资质、企业信誉、企业供货能力、药品质量、药品价格等因素,依据一定的程序与企业进行谈判,确定供货企业。

5. 签订购销合同 购销合同应符合《中华人民共和国合同法》的规定,明确企业和药品品种、品牌、规格、数量、价格、供应(配送)方式、质量条款、退货条款,以及违约责任等其他约定。此外,应约定提供药品与失效期之间的时限。通常情况下,企业每次提供的药品最好是同一批次。

6. 配送与验收 企业按合同约定配送药品后,药学部门应按规定验明药品合格证明,建立购进记录,做到票、账、货相符。根据原始凭证,严格按照有关规定逐批验收并记录。必要时应抽样送检验机构检验。验收药品质量时,应按规定同时检查包装、标签、说明书等项内容。

(三) 医疗机构新药的引进和采购

医疗机构引进新药,是指采购已上市的但尚未进入本机构的新药。有的医疗机构将引进新药的范围扩大到本机构从未采购过的品种,因此有时被称作医疗机构首营药品。医疗机构适时引进新药,对优化医院处方集,保证临床医疗的需要具有重要意义。但由于新药品种繁多,医疗机构内部尚无相关药品临床应用管理经验,因此新药引进须慎重。

《医疗机构药事管理规定》赋予医疗机构药事管理与药物治疗学委员会(组)对新药引进的决策职能和新药临床审评的监督职能。因此,药事管理与药物治疗学委员会应切实发挥决策和监督作用,确保引进新药的质量。

新药引进的相关制度建设对规范新药引进工作同样必不可少。包括:新药申请管理制度(申请程序、所申请药品的必要性与迫切性);申请引进新药的评估管理制度(评估程序、现有同类药品的比较情况、所申请药品对原有药品的替代性、药效、剂型特点、每日药费);新药引进管理制度(引进程序、医院药事管理与药物治疗学委员会的作用、是否需要引进试用等);新药审批会议制度(会议周期与内容、新药引进与否的得票标准、投票方式等);药品淘汰管理制度(药品淘汰的标准、药品淘汰的程序);紧急情况处理程序。

二、药品的库存管理

根据《中华人民共和国药品管理法》规定,医疗机构必须制定和执行药品保管制度,采取必要的冷藏、防冻、防潮、防虫及防鼠等措施,保证药品质量。药品要做到按照不同属性分类、分区整齐摆放,注意做好:①药品与非药品,处方药与非处方药,内服药与外用药,互相影响、易串味药品与其他品种,新药、贵重药与一般药等,必须严格分开存放;②应根据不同品种采用冷库(2~8℃)、阴凉库(<20℃)、常温库(0~30℃)保存,建立健全药品保管制度,执行定期检查、养护,发现问题及时处理,注意药品效期;③麻醉药品、医疗用毒性药品、精神药品按照药品监督管理部门有关法规,实行专人保管,专柜加锁,专用账册,专用处方,专册登记,每日登记,定期检查核对;④危险药品、易燃、易爆物品应专库存放,防止燃烧、爆炸等灾害事故发生。

三、药品的经济管理

(一) 药品经济管理的意义

药品的经济管理是医疗机构经济管理的重要内容。药品收入一般占医疗机构医疗总收入的50%~60%,药品费用占医疗机构全部业务支出的40%~50%,占整个流动资金的70%~80%。所以,药品的经济管理不仅是对药学部门成本控制的需要,更关系到医疗机构总体目标的顺利实现。

(二) 药品经济管理的常用方法

1. 金额管理,重点统计,实耗实销　所谓金额管理是指用金额控制药品在医疗机构流通的全过程。药品入库、出库、消耗、销售、库存都要按购进价或零售价进行金额核算,库存的总金额应按周转金定额加以控制。"数量统计"是指药剂科对各种医疗用毒性药品、麻醉药品、精神药品、贵重药品的领退、销售、结存都必须按数量进行统计。"实耗实销"是指药剂科和临床各科室销售、消耗的药品,按金额列报支出,根据处方统计编报药品销售日报表,与收费室收款日报核对无误后结算。

此法的局限性在于:①除极少数重点统计药品品种账目明细外,绝大多数药品只知道总金额,药品管理漏洞大;②不能明确当事人的经济责任。

2. ABC 分类管理　ABC 分类属有选择的库存控制(selective inventory control)方法,是应用帕雷托规则(Pareto's law),将库存物品分为 3 类,按照它们不同的价值分布区别对待,进行重点和一般管理,以收到事半功倍之效。ABC 分类法的步骤包括:

(1) 收集各个药品的年消耗量和药品单价等数据。

(2) 对原始数据进行整理并按要求进行计算,如计算消耗额、药品品种数、累计药品品种数、累计药品品种百分数、累计消耗额、累计消耗额百分数等。

(3) 做 ABC 分类表。按药品消耗额的大小,由高到低对所有药品顺序排列;将必要的原始数据和经过统计汇总的数据,如消耗量、消耗额、消耗额百分数填入;计算累计品种数、累计品种百分数、累计消耗额、累计消耗额百分数;将累计消耗额为 60%~80% 的前若干药品定为 A 类;将销售额为 20%~30% 的若干药品定为 B 类;将其余的药品定为 C 类。

(4) 以累计品种百分数为横坐标,累计消耗额百分数为纵坐标,根据 ABC 分析表中的相关数据,绘制 ABC 分析图。

(5) 根据 ABC 分析的结果,对 ABC 三类商品采取不同的管理策略。

ABC 管理实际上只是一种扩大了统计品种数量的"金额管理、重点统计、实耗实销"模式,并未克服固有的缺点。

3. 独立统计,分级管理,统一核算　所谓独立统计、分级管理、统一核算,是指以计算机网络系统管理为前提,以三级库划分(中心药库、药房二级库、药架 / 药柜三级库)为基础,实时记录每一个药品品种在三级药库之间流动时各个环节的数量与金额的进销存账目,并可利用信息管理软件进行各种统计和分析。此模式下药品经济管理责任到组(人)。有的医院充分利用此模式,已真正做到了实时库存管理,实现了药品进销存 100% 的符合率,从工作流程上降低了药品管理成本,提高了医院经济效益。

(三) 药品经济管理效率的常用考核指标

1. 进销差价率　进销差价率是考核药学部门的金额管理质量和经济效益的一个重要指标。计算公式为:

进销差价率 = 期终进销差价余额 /(期初药品结存金额 + 本期药品购进金额)×100%

2. 药品综合加成率计算公式为:

药品综合加成率 = 药品进销差价额 /(药房药品金额 – 药品进销差价金额)×100%

或,药品综合加成率 =(药品销售收入 – 售出药品成本)/ 售出药品成本 ×100%

3. 账物相符率　账物符合率是指在册药品账物相符的百分率,是考核药学部门药品、器械等保管的一个重要质量指标。计算公式为:

账物相符率 = 账物相符品种 / 库存品种 ×100%

4. 盘点金额误差率　药品盘点金额误差率是衡量药品管理水平的重要指标,为各级医院药学部门达标考查项目之一。计算公式为:

盘点金额误差率 =(实际药品盘点金额 / 理论结存药品金额 ×1000‰)–1

5. 划价正确率　是指处方实收价与应收价的百分比。是考核药学部门经济管理及工作责任心的指标。有两种计算公式:

药品处方划价正确率 =(处方总张数 – 错划张数)/ 处方总张数 ×100%

药品金额划价准确率 =(处方总金额 -(少划金额 + 多划金额))/ 处方总金额 × 100%

6. 资金周转率(季)计算公式为:

资金周转率(季)= 上季药品销售额 / 盘点库存额 × 100%

7. **药品供应率** 药品供应率是指完成医院药品供应计划的百分率,一般按品种完成情况计算,对紧缺药品也可进行数量供应率的统计。药品供应率是考核药学部门药品供应的质量指标。

8. **药品使用率** 药品使用率是考核药品使用、资金周转、药物情报、药物咨询、医药之间的联系等多方面工作质量的指标,以保证对药品能充足供应又不造成大量的积压,提高资金周转率。计算公式为:

药品使用率 = 临床上实际在使用的药品品规数 / 药学部门总的药品品规数 × 100%

9. **药品报损率** 药品报损率是指药学部门报损药品的金额占在册药品总额的百分率。是考核药库药品保管质量的指标。计算公式为:

药品报损率 = 药品报损金额 / 药品库存总金额 × 100%

(四)我国现行药品经济管理制度

1. **医药分开核算、分别管理制度** 2000 年 2 月,国务院办公厅批转国务院体改办等部门《关于城镇医药卫生体制改革指导意见》提出,实行医药分开核算、分别管理的意见。2000 年 7 月卫生部、财政部下发的《医院药品收支两条线管理暂行办法》,目前已在全国施行。该办法的核心内容是对医疗机构的医疗收入、药品收入按照新的财务会计制度严格区分、单独核算,并对药品收入实行"核定收入,超收上缴"。医院药品收入实行收支两条线管理,药品收支结余全部上缴卫生行政部门,纳入财政专户管理,合理返还,主要用于弥补医疗成本,以及用于社区卫生服务、预防保健等其他卫生事业,各级财政、卫生行政部门不得扣留或挪作他用。

实行医药分开核算、分别管理的目的是为解决当前存在的"以药养医"的问题,切断医疗机构和药品营销之间的直接经济利益联系,促进医生因病施治,合理用药,遏制滥开药、过量开药造成的浪费。

目前,正在基层医疗机构施行国家基本药物零差价率制度,有些地区或城市正在试行所有药品零差价率制度,这会对药品经济管理带来深远影响。

2. **药品分级管理制度** 目前我国医疗机构对药品普遍实行三级管理制度。

(1)一级管理:范围包括麻醉药品和医疗用毒性药品的原料药。如吗啡缓释片、吗啡注射液、硫酸阿托品粉等。要求处方单独存放,每日清点,必须做到账物相符,如发生药品缺少时,要及时追查原因,并上报领导。

(2)二级管理:范围包括精神药品、贵重药品及自费药品。要求专柜存放,专账登记。贵重药品要每日清点,精神药品定期清点。

(3)三级管理:针对普通药品。实行金额管理,季度盘点,以存定销。

3. **价格管理制度** 医疗机构药品价格管理受到患者、政府、药品生产企业、药品经营企业等各方的重视,医疗机构自身也十分重视外购药品和配制制剂的价格管理。医疗机构必须执行政府定价和政府指导价的药品价格,不得以任何形式提高药品价格。

参加集中招标采购的中标药品的零售价格,实行以中标价为基础顺加规定流通差价率的作价方法,由医疗机构按省级价格主管部门规定的作价办法自行核定执行,并报价格主管部门备案。依法实行市场调节价的药品,医疗机构根据进货价,公平、合理和诚实信用、质价相符的原则制定零售价,为患者提供价格合理的药品。医疗机构应当向患者提供所用药品的价格清单。医疗保险定点医疗机构应当按照卫生行政部门规定的办法如实公布其常用药品的价格。

四、药品采购的控制

药品采购对保障医疗活动质量,控制医院运行成本具有重要意义。对药品采购程序和质量进行控制是每一个医疗机构都十分重视的管理工作。

1. 遵守法律、法规和有关规定 《中华人民共和国药品管理法》关于药品采购的规定有:①医疗机构必须从具有药品生产、经营资格的企业购进药品。②医疗机构购进药品,必须建立并执行进货检查验收制度,验明药品合格证明和其他标识;不符合规定要求的,不得购进和使用。③医疗机构购进药品,必须有真实、完整的药品购进记录。④个人设置的门诊部、诊所等医疗机构不得配备常用药品和急救药品以外的其他药品。

依据《中华人民共和国药品管理法》的相关规定和立法宗旨,《药品流通管理办法》及《医疗机构药事管理规定》对药品采购活动进行了更为详细的规定。如:①药学部门要掌握新药动态和市场信息,制定药品采购计划,加速周转,减少库存,保证药品供应。同时,做好药品成本核算和账务管理。②医疗机构药品采购实行集中管理,要实行公开招标采购、议价采购或参加集中招标采购。③药学部门对购入药品质量有疑义时,医疗机构可委托国家认定资格的药检部门进行抽检。

国务院办公厅转发国务院体改办等部门《关于城镇医药卫生体制改革的指导意见》、国家卫计委下发的《医疗机构药品集中招标采购试点工作若干规定》等文件对药品集中招标采购进行了阐述和规定。主要内容包括:①医疗机构是招标采购的行为主体,可委托招标代理机构开展招标采购。②招标代理机构经药品监督管理部门会同卫生行政部门认定,与行政机关不得存在隶属关系或其他利益关系。③集中招标采购必须坚持公开、公平竞争的原则。④药品生产企业可以直接参加投标,药品批发企业投标,必须持有药品生产企业的合法授权等。

2. 发挥医疗机构药事管理与药物治疗学委员会(组)的作用 药事管理与药物治疗学委员会的职责之一就是监督药品采购活动。通过审核拟购入药品的品种、规格、剂型,建立新药引进评审制度,评审引进的新药,评价本机构所用药物的临床疗效与安全性,提出淘汰药品品种意见等工作,保证药品采购程序合法,决策科学合理。

3. 建立健全相关工作制度 健全的制度不仅可以保证药品采购工作的有序进行,还是药品采购质量控制的重要措施。医疗机构应建立新药引进评审制度、药品采购工作管理制度、药品采购工作程序、药品采购员岗位责任制度、进货检查验收制度等。制度的内容必须符合国家法律法规和政府主管部门的有关规定,同时应注意各项制度相关规定的一致性。

4. 加强采购管理研究 药品采购以临床需求和库存控制为依据。在品种选择上应研究所采购药品的临床应用价值,以及在降低成本方面所起的作用。研究的问题包括:是否是临床必需;替代药品的情况;药品质量方面的优越性;供应商的可靠性;性价比;选择多个相互竞争的品种的必要性;新品上市情况等。采购部门不可能在每次订货时进行调查和分析,但应该定期对某些重点管理的药品进行分析,为药事管理与药物治疗学委员会提供决策参考。库存控制研究主要内容确定采购点、采购批量、采购周期、备运时间等库存控制参数,目前有很多医院信息管理系统(HIS)中库存管理模块可以辅助进行库存控制决策。

第五节 临床用药管理

临床用药管理是对临床用药过程实施科学组织,对用药行为进行监测分析,对用药结果进行反馈的系统控制活动。临床用药管理的基本出发点和归宿是合理用药(rational drug use)。以当代药物和疾病的系统知识和理论为基础,安全、有效、经济、适当地使用药品,就是合理用药。从用药的结果考虑,合理用药应当包括安全、有效、经济三大要素。安全、有效强调以最小的治疗风险获得尽可能大的治疗效益;而经济则强调以尽可能低的治疗成本取得尽可能好的治疗效果,合理使用有限的医疗卫生资源,减轻病人及社会的经济负担。

一、影响合理用药的因素

(一) 不合理用药的现象与后果

1. 不合理用药的主要表现 不合理用药成因复杂,主要有以下表现:

(1) 用药不对症:多数情况属于选用药物不当,也有是开错、配错、发错、服错药物等用药差错(drug use error)造成的。无用药适应证而保健或安慰性用药,或者有用药适应证而得不到药物治疗,则属于两种极端情况。

(2) 使用无确切疗效的药物:受经济利益驱动,给病人使用疗效不确切的药物。

(3) 用药不足:包括剂量不足和疗程太短。剂量低,达不到有效治疗剂量;疗程太短,不足以彻底治愈疾病,导致疾病反复发作,耗费更多的医药资源。

(4) 用药过度:用药过度分四种情况:一是给药剂量过大;二是疗程过长;三是无病用药,主要指长期使用以保健为目的的药品,以及不必要的预防用药;四是轻症用重药,即选择成本效果差的药物治疗方案。

(5) 使用毒副作用过大的药物:无必要地让病人承受较大的治疗风险,容易发生本可以避免的药物不良反应或药源性疾病。

(6) 合并用药不适当:合并用药又称联合用药,指在一个病人身上同时或相继使用两种或两种以上的药物,治疗一种或多种同时存在的疾病。合并用药不适当包括:无必要的合并使用多种药物;不适当的联合用药,导致不良的药物相互作用。

(7) 给药方案不合理:未在适当的时间、间隔,经适当的途径给药。

(8) 重复给药:包括四种情况:多名医生给同一病人开相同的药物;处方中不同药物中含有相同的活性成分;合并使用在药理学或治疗学上同类的两种以上药物;提前续开处方。

2. 不合理用药的后果 不合理用药必然导致不良的结果,这些不良后果有些是单方面的,有些是综合性的,有些程度轻,有些后果十分严重。归纳起来,不合理用药导致的后果主要有以下几方面:

(1) 延误疾病治疗:有些不合理用药直接影响药物治疗的有效性,轻者降低疗效,重者使治疗失败或使患者得不到治疗。

(2) 浪费医药资源:不合理用药可造成药品乃至医疗卫生资源(物资、资金和人力)有形和无形的浪费。1999年美国卫生保健服务部药品局卫生服务质量委员会的报告数据显示,每年美国卫生系统中用药差错造成的开支达88亿美元,造成巨大浪费。

（3）发生药品不良反应甚至药源性疾病：药品不良反应和药源性疾病都是由药品引起的，差别在于对病人机体损害的程度。

药源性疾病指人类在治疗用药或诊断用药过程中，因药物或者药物相互作用所引起的与治疗目的无关的不良反应，致使机体某一（几）个器官或某一（几）个局部组织产生功能性或器质性损害而出现各种临床症状。

（4）酿成药疗事故：因用药不当所造成的医疗事故，称为药疗事故。不合理用药的不良后果被称为事故的，一方面是发生了严重的甚至是不可逆的损害，如致残、致死；另一方面是涉及人为的责任。药疗事故通常分成三个等级：因用药造成严重毒副反应，给病人增加重度痛苦者为三等药疗事故；因用药造成病人残废者为二等药疗事故；因用药造成病人死亡者为一等药疗事故。

（二）影响合理用药的主要因素

1. 专业因素

（1）药物本身有待改进：药物的作用具有两重性，副作用几乎不可避免。有些药物由于新药临床试验数据有限，以至于临床应用中出现了未知的严重的副作用或不良反应；有些药物本身副作用较大，但由于尚无可替代的药物，因此在临床中不得不继续使用。在确定病人的药物治疗方案之前，如果医务人员不能预测并有效预防上述问题，会造成不合理用药。此外，多药并用使药物不良相互作用发生概率增加。药物相互作用分成体外相互作用（又称药物配伍禁忌）和体内相互作用。前者主要由药物之间的理化反应，药物与赋形剂之间的相互作用造成。后者主要包括药动学方面的相互作用和药效学方面的相互作用。药动学方面的相互作用，可以影响合并使用的其他药物的吸收、分布、代谢和排泄，使受影响的药物毒性增强，或者疗效减弱。药效学方面的相互作用一方面指生理活性的相互作用，疗效增强或拮抗；另一方面指药物作用部位的相互作用，如竞争受体或靶位，增敏受体，改变作用部位递质及酶的活性等。

（2）处方集不断变化增加用药复杂性：由于上市新药品种繁多，各医疗机构对处方集大多实行动态管理。医务人员特别是执业医师必须及时掌握处方集的变更信息以及新增品种的药学资料。药物知识掌握不完整、药物知识更新不及时或获取药物信息的意识和能力不强都会导致不合理用药。药师与医护人员保持密切协作与信息交流有助于解决处方集变化带来的不利因素。

（3）专业人员的工作时间不足：由于病人数量的增加，医师、药师、护师等工作压力大，常处于疲惫状态，往往不能及时更新专业知识，有时甚至影响了职责的履行。如医师因误诊或漏诊而用错药，忽视特殊病人的用药禁忌，甚至有研究称，时间压力是不必要应用抗菌药物的一个主要原因，因为书写处方的时间要比确定病人是否需要抗菌治疗的时间少得多；药师调配处方时审方不严，对病人的正确用药指导不力，缺乏与医护人员的密切协作与信息交流；护理人员未正确执行医嘱，使用了失效的药品，临床观察监测报告不力，给药过程操作不规范等。上述问题，仅仅依靠强调责任心仍难以解决，需要通过合理配置资源，分配人手，借助计算机信息管理系统、用药管理监测软件、自动化发药装置等综合措施，使医务人员有更多的时间致力于以病人为中心的药学服务。

（4）药物利用研究不足：一定时期内，人们对药物的认识是有限的。有些药物治疗方案在当时被认为是有效的，或是"金标准"，然而随着医学研究的深入以及药物利用研究、药物流行病学研究的深入，往往会对同一治疗方案得出不同甚至是相反的结论。如沙利度胺在上市之初，被认为是最安全有效的镇静催眠药，后来才发现是一场震惊世界的药害事件的罪魁祸首。

2. 环境因素

(1) 商业影响不断加深:商业影响包括面向消费者的广告、市场营销行为和针对医务人员的广告。在"以药养医"的医疗费用补偿机制中,病人增加药物治疗成本可以使医疗机构乃至医师、药师个人从中受益,甚至某些企业为了增加药品销售的利润,采用各种形式的商业贿赂手段,来增加药物在临床上的应用。据不完全统计,2005 年 8 月至 2006 年 7 月,全国卫生系统配合纪检监察、检察、工商等部门查处商业贿赂案件 790 件,涉案金额超过 5 700 万元,已被刑事处理 230人,党纪政纪处理和其他处理 266 人。在已查结的 396 件案件中,发生在药品采购、设备采购、卫生材料采购方面的案件占案件总数的 89.9%。由于这些物质利益利诱一部分医务人员违背药物治疗规范,应用不必要的药物及昂贵的药物,使得不合理用药成为药物临床应用普遍存在的问题。

(2) 用药者普遍受经济因素制约:经济原因可能会阻碍人们得到药物和获得最佳治疗效果。医疗保险药品目录不能覆盖医保病人处方中的所有药品,药品费用的支付分配方式会限制或刺激药物的使用。在国内,由于医疗保险并未覆盖所有人群,一人投保(医疗保险)全家共用的情况依然存在,甚至出现病人点药的现象,令医师无法掌握病人病患的真实情况,不可避免地造成了不合理用药。

(3) 用药者的不依从性普遍存在:病人不遵守医生制订的药物治疗方案的行为称为病人不依从性(non-compliance)。病人产生不依从的原因主要有:对药物疗效期望过高,理解力和记忆力偏差,不能耐受药物不良反应,经济承受能力不足,滥用药物等。

3. 制度因素

(1) 缺乏权威的疾病诊治指南体系:疾病诊治指南是综合医学、药学研究成果,区分不同层次的医疗服务需求,以发病率、医疗水准为基础,广泛吸收并咨询患者的意见,尽可能运用循证医学研究方式,同时考虑当地经济的实际情况而编写制定的。标准治疗指南对于促进合理用药有相当大的作用。研究表明,按照标准治疗指南进行诊疗,能显著减少处方用药品种,减少针剂的使用,可以使用药咨询更加完善,药品标示更加完整。诊治指南应由专业学会或政府卫生主管部门制定。

(2) 临床药师制亟待成熟完善:从临床药师的职能规定不难看出,普及临床药师制,充分发挥临床药师对临床不合理用药的预防和干预作用,对改善药物治疗结果具有重要意义。然而,由于长期的药学教育模式和课程设置相对滞后、临床药师激励机制空缺等多种因素制约,临床药师制的普及以及临床药师职能真正发挥还面临一定困难。

(3) 卫生体系缺乏有效的防范商业贿赂机制:医药购销商业贿赂的三大表现是:在医药用品采购或临床活动中收受财物或回扣;将回扣用于私设小金库;在药品招标等活动中,收受各种名义的财物。医药购销中的商业贿赂行为,不仅诱导医疗机构和医务人员开大处方、高价药,实施滥检查、过度医疗,直接损害人民群众的利益,也腐蚀了部分意志不坚定的医务人员,滋生腐败和经济犯罪,具有很大的社会危害性。商业贿赂滋生的社会背景复杂,仅凭专项治理难以奏效。如果不解决医疗费用补偿机制、政务公开制度、医务人员的激励机制、专业人员职业操守和信用体系等问题,就难以构建有效的防范商业贿赂机制。

二、合理用药干预

(一)贯彻基本药物政策

基本药物政策是一个国家药物政策的重要组成部分。依据"临床必需、安全有效、价格合理、使用方便、中西药并重"原则,从我国临床应用的各类药物中,经过科学评价而遴选出来的基本药物,能够满足大部分人口的医疗保健需求。以国家基本药物为基础确立的城镇职工基本医疗保险药品目录同样是临床治疗必需或可以选择的、使用广泛、疗效好的药品。

基本药物的制定与推行,对临床合理用药具有极大的指导意义。合理用药也就是安全、有效、简便、及时、经济地用药。基本药物是同类药物中在疗效、不良反应、价格、质量、稳定性、使用方便性和可获得性等方面,综合比较是最佳的或有代表性的药品,是在经济条件允许的情况下,治疗某种病症的首选药品。能够科学、合理地选择基本药物用于疾病的治疗,对临床合理用药无疑是极大的推动。基本药物概念运用在医药卫生人员的教育和培训中,将有助于提高他们的药物治疗水平。普通的医药工作者要掌握上万种药物,并从中正确地选择使用,并非易事。由于专业、精力和其他原因,多数医生、药师只能选择、应用为数有限的药物。对医药工作者选择最常用、最有价值的基本药物进行培训,对于提高他们的药物治疗水平将起到积极作用。

(二)制定本院处方集

围绕国家基本药物目录建立医院自己的协定处方系统。这个系统包括医院基本用药目录和协定处方集,以及在本院范围内的执行政策和措施。医院基本用药目录规定了保证本院病人医疗需要的药物品种,协定处方集比较详细地提出了每种药物的使用原则。

每个医院的协定处方集或基本药物目录应当具有鲜明的特点。对药物品种、规格、剂型等的选择必须能体现本院临床对药物的需求,具有先进性。对药物的评价和用法、用量、注意事项等的表述,应能满足临床合理用药对药物信息的需要。协定处方集必须定期修改,更新陈旧的知识,补充新的内容。最重要的是通过行政手段,增强医院协定处方集和基本药物目录的权威性,使之成为医生、药师和护理人员在药物治疗过程中必须遵守的准则,充分发挥其确保药物质量、指导医务人员合理用药、优化药物治疗成本效果的作用。

(三)实施临床药师制度

《医疗机构药事管理规定》要求,临床药学专业技术人员应参与临床药物治疗方案设计;对重点患者实施治疗药物监测,指导合理用药;收集药物安全性和疗效等信息,建立药学信息系统,提供用药咨询服务。各级医疗机构应逐步建立临床药师制。临床药师应由具有药学专业本科以上学历,并按《预防医学、全科医学、药学、护理、其他卫生技术等专业技术资格考试暂行规定》和《临床医学、预防医学、全科医学、药学、护理、其他卫生技术等专业技术资格考试实施办法》有关规定取得中级以上药学专业技术资格的人员担任。

临床药师的主要职责是:①深入临床了解药物应用情况,对药物临床应用提出改进意见;②参与查房和会诊,参加危重患者的救治和病案讨论,对药物治疗提出建议;③进行治疗药物监测,设计个体化给药方案;④指导护士做好药品请领、保管和正确使用工作;⑤协助临床医师做好新药上市后临床观察,收集、整理、分析、反馈药物安全信息;⑥提供有关药物咨询服务,宣传合理用药知识;⑦结合临床用药,开展药物评价和药物利用研究。

(四) 处方点评与合理用药宣传

处方点评是根据卫生部 2010 年发布的《医院处方点评管理规范(试行)》的规定,对处方书写的规范性及药物临床使用的适宜性进行评价,是发现临床用药中存在问题,促进临床合理用药的一种手段,也是医院用药监管的一种模式。处方点评是按照既定的处方规范和要求,定期、定量地抽取医院处方和医嘱,通过分析评价,发现问题,及时干预,促进临床合理用药的过程。处方点评的主要做法是:①根据医院科室设置和诊疗量等情况,确定具体的抽样方法和抽样比例。其中,门急诊处方的抽取率不少于总处方量的 1‰,点评处方的绝对数不少于 100 张;病房医嘱单的抽取率不少于 1%,点评医嘱的绝对数不少于 30 份。②应当采用随机的方法抽取处方或医嘱。③由处方点评小组按照处方点评的评判标准点评处方和医嘱。④处方点评的结果分为合理处方和不合理处方。⑤处方点评结果将纳入考核医院和医师的绩效指标。

向患者和医护人员提供用药咨询是药学技术人员的职责之一。在广泛收集并科学评价与药物有关的信息、文献基础之上,通过用药咨询解答医务人员在临床应用药物中的疑惑,对医生的处方行为产生影响,增加患者的依从性,有利于药物治疗方案取得最佳的效果。

根据医务人员、患者以及患者家庭的特点有针对性地设计宣传资料,有计划地组织有关合理用药的座谈会或讲课,普及合理用药知识,使合理用药理念深入人心。

复习思考题

1. 医疗机构药剂科的主要职能是什么? 药剂科人员配备的原则是什么? 药剂科的专业化方向在哪里?

2. 什么是药事管理与药物治疗学委员会? 药事管理与药物治疗学委员会的主要职责是什么? 如何发挥药事管理与药物治疗学委员会的职能和作用?

3. 处方由哪几部分组成? 处方制度的主要内容是什么? 如何审查处方?

4. 医疗机构制剂配制质量管理规范的主要内容是什么?

5. 门急诊药房常用的发药方式有哪些? 有什么特点? 什么是单剂量调配系统? 什么是静脉用药调配? 发药方式的未来趋势是什么?

6. 影响合理用药的主要因素有哪些?

7. 什么是处方点评? 如何有效地开展处方点评工作?

(陈盛新　栾智鹏)

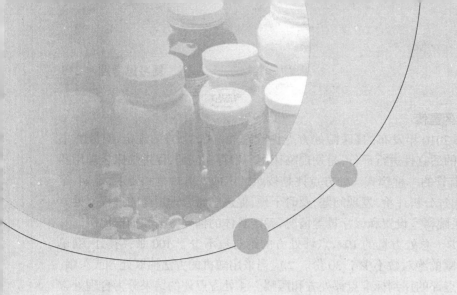

第十章

药品包装、药品说明书和标签管理

【 Key Content & Objective 】

Key content: Drugs' extent quality management has double meanings in technological and legal aspects, which is as important as its internal quality. This chapter introduces the instructions and label of drugs.

Learning objective: (1) Master the definition of instructions and label; regulation of instructions and label; rule on revising the instructions; basic writing requirements of instructions and label. (2) Be familiarized with the standard format of different kinds of medicine instructions, the differences between that of prescription and OTC drugs, that of chemical drugs and Chinese formulated products. (3) Understand the management progression on the instructions and label of drugs internal or international.

第一节　药品包装的管理

《药品管理法》规定:"直接接触药品的包装材料和容器,必须符合药用要求,符合保障人体健康、安全的标准,并由药品监督管理部门在审批药品时一并审批。药品生产企业不得使用未经批准的直接接触药品的包装材料和容器。药品包装必须适合药品质量的要求,方便贮存、运输和医疗使用。发运中药材必须有包装。在每件包装上,必须注明品名、产地、日期、调出单位,并附有质量合格的标志。"2004 年 7 月,国家食品药品监督管理局颁布了《直接接触药品的包装材料和容器管理办法》。药品包装指药品生产企业生产的药品和医疗机构配制的制剂所使用的直接接触药品的包装材料和容器,简称药包材。新型药包材,是指未曾在中国境内使用的药包材。药包材伴随药品生产、流通和使用的全过程,是药品不可分割的部分。

一、药包材国家标准概述

我国对药包材实行国家标准。生产、进口和使用药包材,必须符合药包材国家标准。

1. 药包材国家标准的含义　是指国家为保证药包材质量、确保药包材的质量可控性而制定的质量指标、检验方法等技术要求。

2. 药包材国家标准的技术监督机构　药包材国家标准由国家药典委员会制定和修订,并由国家药品监督管理部门颁布实施。国家药典委员会根据要求,组织专家进行药包材国家标准的审定工作。国家药品监督管理部门设置或者确定的药包材检验机构承担药包材国家标准拟定和修订方案的起草、方法学验证、实验室复核工作。

二、药包材注册管理的主要内容

国家药品监督管理部门制定注册药包材产品目录,并对目录中的产品实行注册管理。实施注册管理的药包材产品目录:输液瓶(袋、膜及配件)、安瓿、药用(注射剂、口服或者外用剂型)瓶(管、盖)、药用胶塞、药用预灌封注射器、药用滴眼(鼻、耳)剂瓶(管)、药用硬片(膜)、药用铝箔、药用软膏管(盒)、药用喷(气)雾剂泵(阀门、罐、筒)。同时,公布淘汰的药包材产品目录。

1. 药包材注册申请分类　药包材注册申请包括生产申请、进口申请和补充申请。

(1) 生产申请:是指在中国境内生产药包材的注册申请。申请人应当是在中国境内合法登记的药包材生产企业。

(2) 进口申请:是指在境外生产的药包材在中国境内上市销售的注册申请。境外申请人应当是在境外合法登记的药包材生产厂商,其进口申请注册,应当由其驻中国境内的办事机构或者由其委托的中国境内代理机构办理。

(3) 补充申请:是指生产申请和进口申请经批准后,改变、增加或者取消原批准事项或者内容的注册申请。

2. 药包材生产申请与注册　申请人提出药包材生产申请并向所在地省级药品监督管理部门报送药包材注册申请表、有关资料和样品。受理部门在 30 日内对生产企业完成现场检查,符合要求的,抽取供检验用的连续 3 批样品,药包材检验机构在接到注册检验通知和样品后,在 30 日内完成检验,出具检验报告书并提出意见,报送省级药品监督管理部门并通知申请人。新型药包材的注册检验应当在 60 日内完成。省级药品监督管理部门在收到药包材检验机构的检验报告书和有关意见后 10 日内将形式审查意见、现场检查意见连同检验报告书、其他有关意见及申请人报送的资料和样品一并报送国家药品监督管理部门批准注册。

3. 药包材进口申请与注册　申请人提出药包材进口申请并向国家药品监督管理部门报送药包材注册申请表、有关资料和样品。

4. 药包材的补充申请　药包材经批准注册后,变更药包材标准、改变工艺及《药包材注册证》或者《进口药包材注册证》中所载明事项等的,申请人应当提出补充申请。补充申请的申请人,应当是药包材批准证明文件的持有人。

(1) 药包材生产的补充申请程序:申请人向所在地省级药品监督管理部门报送药包材补充申请表、有关资料和说明。受理部门对申报资料进行形式审查,符合要求的予以受理,发给受理通知单;不符合要求的发给不予受理通知单,并说明理由。对受理的申请,不需要对生产企业现场检查的,受理部门在受理药包材补充申请后 10 日内将形式审查意见及申请人报送的资料和样品一并报送国家药品监督管理部门。对受理的申请,需要对生产现场检查的,受理部门应当在30 日内组织进行现场检查,符合要求的,抽取供检验用的连续 3 批样品,通知设置或者确定的药包材检验机构进行注册检验;不符合要求的,予以退审。药包材检验机构在 30 日内完成检验,出具检验报告书并提出意见,报送省级药品监督管理部门并通知申请人。省级药品监督管理部门在收到药包材检验机构的检验报告书和有关意见后 10 日内将形式审查意见、现场检查意见连同检验报告书、其他有关意见及申请人报送的资料和样品一并报送国家药品监督管理部门。国家药品监督管理部门在完成技术审评后 20 日内完成审批。以《药包材补充申请批件》形式,决定是否同意;不同意的决定应当说明理由。

(2) 药包材进口的补充申请程序:申请人向国家药品监督管理部门报送药包材补充申请表、有关资料和说明,国家药品监督管理部门在进行形式审查后,符合要求的予以受理,发给受理通知单。不符合要求的发给不予受理通知单,并说明理由。国家药品监督管理部门受理申请后 20日内完成审批。其中需要进行技术审评的,在受理申请后 60 日内完成审批。

5. 药包材的再注册　药包材再注册,是指对《药包材注册证》或者《进口药包材注册证》有效期届满需要继续生产或者进口的药包材实施审批的过程。《药包材注册证》或者《进口药包材注册证》的有效期为 5 年。有效期届满需要继续生产或者进口的,申请人应当在有效期届满前 6个月申请再注册。

(1) 药包材生产再注册申请程序:申请人提出药包材生产再注册申请的,应当填写药包材生产再注册申请表,同时提供有关申报资料,按照原申报程序报送省级药品监督管理部门,并进行注册检验。省级药品监督管理部门按照原申报程序和要求对申报资料进行形式审查,对生产现场组织检查。国家药品监督管理部门在收到省级药品监督管理部门报送的资料和药包材检验机构对药包材再注册样品的检验报告及有关意见后,在 40 日内完成技术审评,并在完成技术审评后 20 日内完成审批,20 日内不能做出决定的,经主管局领导批准,可以延长10 日。符合规定的,予以再注册,并换发《药包材注册证》。不符合规定的,发给《审批意见通知件》。

(2) 药包材进口的再注册申请程序:药包材进口的再注册,申请人应当填写药包材进口再注册申请表,同时提供有关申报资料,按照原申报程序报送,并进行注册检验。国家药品监督管理部门收到药包材检验机构对药包材进口再注册样品的检验报告及有关意见后,在 50 日内完成技术审评,20 日内完成审批,20 日内不能做出决定的,经主管局领导批准,可以延长 10 日。符合规定的,予以再注册,并换发《进口药包材注册证》。不符合规定的,发给《审批意见通知件》。

(3) 不予再注册的情形:有下列情况之一的不予再注册:①国家公布禁止使用或者淘汰的药包材。②在规定的时间内未提出再注册申请的药包材。③注册检验不合格的药包材。

6. 药包材的注册检验

(1) 含义:申请药包材注册必须进行药包材注册检验。药包材注册检验包括对申请注册的药包材进行样品检验和标准复核。

样品检验,是指药包材检验机构按照申请人申报的药包材标准对样品进行检验。

标准复核,是指药包材检验机构对申报的药包材标准中的检验方法的可行性、科学性、设定的指标能否控制药包材质量等进行的实验室检验和审核工作。

(2) 药包材注册检验机构:药包材注册检验由国家药品监督管理部门设置或者确定的药包材检验机构承担。

(3) 药包材注册检验的要求

1) 对药包材检验机构的要求:承担注册检验的药包材检验机构,应当按照药包材国家实验室规范的要求,配备与药包材注册检验任务相适应的人员和设备,遵守药包材注册检验的质量保证体系的技术要求。申请已有国家标准的药包材注册的,药包材检验机构接到样品后应当按照国家标准进行检验,并对工艺变化导致的质量指标变动进行全面分析,必要时应当要求申请人制定相应的质量指标和检验方法,以保证药包材质量的可控性。进行新药包材标准复核的,药包材检验机构除进行检验外,还应当根据该药包材的研究数据和情况、国内外同类产品的标准和国家有关要求,对该药包材的标准、检验项目和方法等提出复核意见。药包材检验机构出具的复核意见,应当告知申请人。申请人有异议的,在 10 日内将申诉意见报送该药包材检验机构。药包材检验机构采纳申诉意见的,应当对复核意见做出相应更正;如不同意申请人的申诉意见,应当将复核意见及申请人的申诉一并报送国家药品监督管理部门,同时抄送申请人和发出注册检验通知的省级药品监督管理部门。

2) 对申请人的要求:重新制定药包材标准的,申请人不得委托提出原复核意见的药包材检验机构进行该项标准的研究工作;该药包材检验机构不得接受此项委托。

7. 药包材的监督与检查 国家药品监督管理部门和省级药品监督管理部门应当对药包材的生产、使用组织抽查检验,并将抽查检验结果予以公告。

第二节 药品说明书和标签管理

药品说明书和标签是药品监督管理重要的对象之一,具有广泛而又特定的法律意义。

一、药品说明书和标签的概述

药品说明书、标签、商标等,统称为药品标识物。药品标识物是药品外在质量的主要体现,是传递药品信息、指导医疗专业人员和消费者用药选择的重要资料之一。

药品说明书,应当包含药品安全性、有效性的重要科学数据、结论和信息,用以指导安全、合理使用药品。药品说明书是指导医师、药师、患者选择药品的主要依据,具有科学上、医学上及法律上的意义。

药品标签,是指药品包装上印有或者贴有的内容,分为内标签和外标签。药品内标签指直接接触药品的包装的标签,外标签指内标签以外的其他包装的标签。

《药品管理法》规定,药品包装必须按规定印有或贴有药品标签并附说明书。标签或者说明书上注明的药品通用名称、成分、规格、生产企业、批准文号、产品批号、生产日期、有效期、适应证或者功能主治、用法、用量、禁忌、不良反应和注意事项等信息,是介绍药品特性、指导合理用药和普及医药知识的重要媒介,体现了传递信息、宣传介绍的重要功能。这一规定明确了药品标签和说明书的粘贴和内容不仅仅是厂家行为,还是法律的强制性规定。

药品说明书、标签是药品法制管理的重要内容之一。不同品种、剂型,甚至同品种不同规格药品的理化性质、质量规格和卫生要求各不相同,对其运输、贮存、销售和使用必须有相应的信息指导,错误的药品信息将产生严重后果。

2000年开始,国家药品监督管理部门陆续出台一系列法律、法规,如2000年10月颁布药监局第23号令《药品包装、标签和说明书管理规定(暂行)》,初步规范了我国药品包装、标签和说明书的管理标准;2001年6月颁布《药品说明书规范细则(暂行)》;2001年11月颁布《药品包装、标签规范细则(暂行)》,初步建立了药品包装、标签和说明书的规范;2001年12月施行的《药品管理法》在"药品包装的管理"章节中,进一步规范了我国药品包装、标签和说明书管理,并全面开展了规范药品包装、标签、说明书的清理整顿工作。

2006年国家药品监督管理局制定一系列法规。2006年3月15日国家药品监督管理局公布《药品说明书和标签管理规定》,2006年5月10日公布《化学药品和治疗用生物制品说明书规范细则》《预防用生物制品说明书规范细则》,2006年6月22日公布《中药、天然药物处方药说明书格式》《中药、天然药物处方药说明书内容书写要求》《中药、天然药物处方药说明书撰写指导原则》,2006年10月20日公布《化学药品非处方药说明书规范细则》《中成药非处方药说明书规范细则》,2007年1月31日公布化学药品、中药非处方药说明书范本。这些法规既是指导药品注册申请人根据药品药学、药理毒理、临床试验的结果、结论和其他相关信息起草和撰写药品说明书的技术文件,也是药品监督管理部门审核药品说明书的重要依据。

二、药品说明书的格式及内容

药品说明书是载明药品重要信息的法定文件,是选用药品的法定指南。新药审批后的说明书,不得自行修改。药品说明书的内容应包括药品的品名、规格、生产企业、药品批准文号、产品批号、有效期、主要成分、适应证或功能主治、用法、用量、禁忌、不良反应和注意事项,中药制剂说明书还应包括主要药味(成分)性状、药理作用、贮藏等。药品说明书能提供用药信息,是医务人员、患者了解药品的重要途径。说明书的规范程度与医疗质量密切相关。

1. 说明书格式 处方药(化学药品和治疗用生物制品,预防用生物制品,中药、天然药物)、非处方药(化学药品、中成药)说明书格式基本内容相近,主要在特殊人群、试验结果、修订日期、说明书标题等存在着差异,具体格式见表10-1。

表10-1 处方药、非处方药说明书格式

	处方药			非处方药	
	化学药品和治疗用生物制品	预防用生物制品	中药、天然药物	化学药品	中成药
××××说明书	+	+	+	+	+
【药品名称】	+	+	+	+	+

续表

	处方药			非处方药	
	化学药品和治疗用生物制品	预防用生物制品	中药、天然药物	化学药品	中成药
通用名称：	+	+	+	+	+
商品名称：	+	+		+	
英文名称：	+	+		+	
汉语拼音：	+	+	+	+	+
【成分】	+	−	+	+	+
【性状】	+	−	+	+	+
【成分和性状】	−	+	−	−	−
【接种对象】	−	+	−	−	−
【作用类别】	−	−	−	+	−
【适应证】	+	−	−	+	−
【功能主治】	−	−	−	−	+
【作用与用途】	−	+	−	−	−
【功能主治】/【适应证】	−	−	+	−	−
【规格】	+	+	+	+	+
【用法用量】	+	−	+	+	+
【免疫程序和剂量】	−	+	−	−	−
【不良反应】	+	+	+	+	+
【禁忌】	+	+	+	+	+
【注意事项】	+	+	+	+	+
【孕妇及哺乳期妇女用药】	+	−	+	−	−
【儿童用药】	+	−	+	−	−
【老年用药】	+	−	+	−	−
【药物相互作用】	+	−	+	+	+
【药物过量】	+	−	−	−	−
【临床试验】	+	−	+	−	−
【药理毒理】	+	−	+	−	−
【药代动力学】	+	−	+	−	−
【贮藏】	+	+	+	+	+
【包装】	+	+	+	+	+
【有效期】	+	+	+	+	+

续表

	处方药			非处方药	
	化学药品和治疗用生物制品	预防用生物制品	中药、天然药物	化学药品	中成药
【执行标准】	+	+	+	+	+
【批准文号】	+	+	+	+	+
【说明书修订日期】	－	－	－	+	+
【生产企业】	+	+	+	+	+
企业名称:	+	+	+	+	+
生产地址:	+	+	+	+	+
邮政编码:	+	+	+	+	+
电话/传真号码:	+	+	+	+	+
注册地址:	－	－	+	－	+
网址:	+	+	+	+	+

2. 处方药说明书的内容　处方药说明书主要包括化学药品和生物制品说明书,中药、天然药物处方药说明书等。

(1) 处方药说明书的一般要求

1) 核准和修改日期:核准日期为国家药品监督管理部门批准该药品注册的时间。修改日期为此后历次修改的时间。核准和修改日期应当印制在说明书首页左上角。修改日期位于核准日期下方,按时间顺序逐行书写。

2) 特殊药品、外用药品标识①麻醉药品、精神药品、医疗用毒性药品、放射性药品和外用药品等专用标识在说明书首页右上方标注。②按医疗用毒性药品管理的药材及其饮片制成的单方制剂,必须标注医疗用毒性药品标识。③凡国家标准中用法项下规定只可外用,不可口服、注射、滴入或吸入,仅用于体表或某些特定黏膜部位的液体、半固体或固体中药、天然药物,均需标注外用药品标识。④对于既可内服,又可外用的中药、天然药物,可不标注外用药品标识。

3) 说明书标题:"×××说明书"中的"×××"是指该药品的通用名称。必须标注"请仔细阅读说明书并在医师指导下使用",并印制在说明书标题下方。

4) 警示语:是指对药品严重不良反应及其潜在的安全性问题的警告,还包括药品禁忌、注意事项及剂量过量等需提示用药人群特别注意的事项。含有化学药品(维生素类除外)的中药复方制剂,应注明本品含××(化学药品通用名称)。有该方面内容的,应当在说明书标题下以醒目的黑体字注明。无该方面内容的,可不列该项。

(2) 化学药品和生物制品说明书:化学药品和生物制品说明书分为化学药品和治疗用生物制品说明书(简称前者)、预防用生物制品说明书(简称后者)。

【药品名称】　按通用名称、商品名称、英文名称、汉语拼音顺序列出。属《中国药典》收载的品种,其通用名称应当与药典一致;药典未收载的品种,其名称应当符合药品通用名称命名原则。未批准使用商品名称或无英文名称的,可不列该项。

【成分】　按顺序列出活性成分的化学名称、化学结构式、分子式、相对分子质量。

复方制剂可以不列出每个活性成分化学名称、化学结构式、分子式、相对分子质量内容，可表达为"本品为复方制剂，其组分为："。组分按一个制剂单位（如每片、粒、支、瓶等）分别列出所含的全部活性成分及其量。

多组分或者化学结构尚不明确的化学药品或者治疗用生物制品，应当列出主要成分名称，简述活性成分来源。

处方中含有可能引起严重不良反应的辅料的，应当列出该辅料名称。注射剂应当列出全部辅料名称。

【接种对象】　仅限于预防用生物制品。应注明适宜接种的易感人群、接种人群的年龄、接种的适宜季节等。

【适应证】【作用与用途】

1）适应证：适用于化学药品和治疗用生物制品。应根据该药品的用途，采用准确的表述方式，明确用于预防、治疗、诊断、缓解或者辅助治疗某种疾病（状态）或者症状。

2）作用与用途：适用于预防用生物制品。应明确该制品的主要作用，如"用于×××疾病的预防"。

【性状】【规格】

1）性状：包括药品的外观、臭、味、溶解度以及物理常数等。

2）规格：指每支、每片或其他每一单位制剂中含有主药（或效价）的重量或含量或装量。生物制品应标明每支（瓶）有效成分的效价（或含量及效价）及装量（或冻干制剂的复溶后体积）。表示方法一般按照药典要求规范书写，有两种以上规格的应当分别列出。

【用法用量】【免疫程序和剂量】【药物过量】

1）用法用量：适用于化学药品和治疗用生物制品。应详细列出用药方法、用药剂量、计量方法、用药次数以及疗程期限，并注意与规格的关系。用法上有特殊要求的应详细说明。需按疗程用药或者规定用药期限的，必须注明疗程、期限。

2）免疫程序和剂量：适用于预防用生物制品。应当明确接种部位、接种途径（如肌内注射、皮下注射、划痕注射等）。特殊接种途径的应描写接种的方法、全程免疫程序和剂量（包括免疫针次、每次免疫的剂量、时间间隔、加强免疫的时间及剂量）。每次免疫程序因不同年龄段而不同的，应当分别作出规定。冻干制品应当规定复溶量及复溶所用的溶媒。

3）药物过量：该项为化学药品和生物制品特有。指过量应用该药品可能发生的毒性反应、剂量及处理方法。

【不良反应】【禁忌】【注意事项】

1）不良反应：应当实事求是地详细列出该药品的不良反应、禁止应用的人群或者疾病情况。按不良反应的严重程度、发生频率或症状的系统性列出。

2）注意事项：包括需要慎用的情况（如肝、肾功能的问题），影响药物疗效的因素（如食物、烟、酒），用药过程中需观察的情况（如过敏反应，定期检查血象、肝功、肾功）及用药对于临床检验的影响等。滥用或者药物依赖性内容可以在该项目下列出。

【孕妇及哺乳期妇女用药】【儿童用药】【老年用药】【药物相互作用】【临床试验】【药理毒理】【药代动力学】

1）孕妇及哺乳期妇女用药：着重说明该药品对妊娠、分娩及哺乳期母婴的影响。

2）儿童用药：主要包括儿童由于生长发育的关系而对于该药品在药理、毒理或药代动力学方面与成人的差异。

3）老年用药：主要包括老年人由于机体各种功能衰退的关系而对于该药品在药理、毒理或药代动力学方面与成人的差异。

4）药物相互作用：列出与该药产生相互作用的药品或类别，并说明相互作用的结果、注意事项等。

5）临床试验：概述包括临床试验的给药方法、研究对象、主要观察指标、结果（包括不良反应）等。药理作用为临床药理中药物对人体作用的有关信息，复方制剂可以为每一组成成分的药理作用。毒理研究指有助于判断药物临床安全性的非临床毒理研究结果，应当描述动物种属类型，给药方法（剂量、给药周期、给药途径）和主要毒性表现等重要信息。

6）药代动力学：应包括药物在体内吸收、分布、代谢和排泄的全过程及主要的药代动力学参数，及特殊人群的药代动力学参数或特征。说明药物是否通过乳汁分泌、是否通过胎盘屏障及血脑屏障等。

没有进行临床试验的药品不书写该项内容；其余六项，未进行该项实验且无可靠参考文献的，应当在该项下予以说明。

【贮藏】【包装】【有效期】【执行标准】【批准文号】【生产企业】

1）贮藏：的表示方法按《中国药典》要求书写，注明具体温度，如：阴凉处（不超过20℃）保存。生物制品应当同时注明制品保存和运输的环境条件，特别应明确具体温度。

2）包装：包括直接接触药品的包装材料、容器及包装规格，按顺序表述。

3）有效期：应以月为单位描述。

4）执行标准：应列出名称、版本或药品标准编号，如《中国药典》2010年版二部、国家药品标准 WS-10001（HD-0001）-2002。

5）批准文号：是指该药品的药品批准文号、进口药品注册证号或者医药产品注册证号。

6）生产企业：药品的生产企业应当与《药品生产许可证》载明的一致，进口药品应当与提供的证明文件一致。必须标注"如有问题可与生产企业联系"，并采用加重字体印刷在"生产企业"项后。

(3) 中药、天然药物处方药说明书

【药品名称】　按通用名称、汉语拼音顺序列出，应与国家药品标准一致。

【成分】

1）应列出处方中所有的药味或有效部位、有效成分等。注射剂应列出所用的全部辅料名称；处方中含有可能引起严重不良反应的辅料，应在该项下列出该辅料名称。

2）成分排序应与国家批准的该品种药品标准一致，辅料列于成分之后。

3）处方已列入国家秘密技术项目的品种，及获得中药一级保护的品种，可不列此项。

【功能主治】【适应证】　应与国家批准的该品种药品标准中的功能主治或适应证一致。在我国传统医药理论指导下研究和使用的药品，用"功能主治"表述；在现代医药理论指导下研究和使用的药品，用"适应证"表述。

中药药品，其主治中一般应有相应的中医证候或中医病机的表述，有明确的中西医病名者，应根据临床试验的结果确定其合理表述。应注意中医病名、西医病名、中医证候、中西医临床症状和体征的规范表述,注意用于疾病治疗、证候治疗和症状治疗在表述上的区别,注意区分疾病治疗、缓解或减轻症状、辅助治疗、联合用药的不同。注意药品作用特点的说明,如用于缓解急性发作或降低发作频率等。

【性状】【规格】【用法用量】 上述三项应与国家批准的该品种药品标准中的内容一致。

1) 性状:包括药品的外观、气、味等,根据中国药典,按颜色、外形、气、味依次规范描述。

2) 规格:同一药品生产企业生产的同一品种,如规格或包装规格不同,应使用不同说明书。

3) 用法:应明确、详细地列出该药品的临床使用方法。具体包括以下几方面:①给药途径,如口服、外用、肌内注射等。②给药方式,如开水冲服,开水泡服,含服等。③给药时间,如饭前、饭后、睡前等。④药引,如需要药引,应予以说明。⑤给药前的药品处理,需要根据临床实际详细描述,尤其不太常用的方法、注射液、外用药及其他特殊制剂,如临床应用前的稀释、配制、分剂量等步骤和方法应详细说明。⑥穴位给药:需要说明具体的选穴原则和具体操作方法。⑦需要由医护人员甚至专科医师才能实施的药品的用法,应特别予以说明。⑧使用前需加入溶剂稀释才能应用的静脉注射或滴注用的注射剂,应包含稀释、配制溶剂、配制方法、配制浓度、溶剂用量、维持药品或所配溶液的稳定性所需的贮存条件及使用中注射、滴注的速度等内容的说明。

给药途径、给药方式和给药前的药物处理方法可在一起表述,如舌下含服。同一药物不同适应证、不同年龄段的用法,需要分别说明。

4) 用量:提供临床推荐使用的剂量或常用的剂量范围、给药间隔及疗程,特殊患者人群的剂量调整。

应准确地列出用药的剂量、计量方法、用药次数,并应特别注意用药剂量与制剂规格的关系。

用量一般以"一次 ××(或者 ××~××)片(粒、支、袋等),一日 ×(或者 ×~×)次"来表示。不采用"××(或者 ××~××)/次,× 次(或者 ×~× 次)/日"的表示方法,也不以英文字母代替"日"。用法特殊的应如实说明。其中的 ×× 需要用阿拉伯数字表示。

除在用量之前加入规格外,还应在每次片(粒、支、袋等)计数之后的括号中加入重量或容量单位(如 g、mg、ml 等国际计量单位)。如每个剂量单位的用药剂量是以有效部位或指标性成分等计量者,也可以此成分的含量来计,如三七总皂苷,表示方法可以在规格之后的括号中表述。

如该药品为注射液、注射用冻干粉针、口服液、有效成分制成的制剂、其他以计量单位表述更清楚者,则须用重量或容量等计量单位,如:一次 ××(或者 ××~××)(如 g、mg、ml 等国际计量单位)。为了便于理解和掌握,必要时可在其重量或容量单位之后的括号中加入规格,例如 ×× 支、片等,表示方法可以在重量或容量单位之后的括号中表述。

有些药品的剂量分为负荷量及维持量;或者用药时从小剂量开始逐渐增量,以便得到适合于患者的剂量;或者需要按一定的时间间隔用药者,应详细说明。

凡是疗程用药或规定用药期限者,则必须注明疗程、期限和用法。

如药品的剂量需按体重或体表面积计算时,以"按体重一次 ××/kg(或者 ××~××/kg),一日 × 次(或者 ×~× 次)""或者以按体表面积一次 ××/m^2(或者 ××~××/m^2),一日 × 次(或者 ×~× 次)"来表述。

【注意事项】

1) 与"化学药品和生物制品说明书"相同的注意事项:①需要慎用的情况(如肝、肾功能的问题);②影响药物疗效的因素(如食物、烟、酒);③用药过程中需观察的情况(如过敏反应,定期检查血象、肝功能、肾功能);④用药对于临床检验的影响;⑤滥用或者药物依赖性内容可以在该项目下列出。

2) 与"化学药品和生物制品说明书"相比,中药、天然药物增加以下"应在项下列出"的内容:①有与中医理论有关的证候、配伍、妊娠、饮食等注意事项;②处方中如含有可能引起严重不良反应的成分或辅料;③注射剂如需进行皮内敏感试验的;④中药和化学药品组成的复方制剂,必须列出成分中化学药品的相关内容及注意事项;⑤尚不清楚有无注意事项的,可在该项下以"尚不明确"来表述。

【临床试验】 对于批准注册的中药、天然药物,如申请药品注册时,经国家药品监督管理部门批准进行过临床试验的,应描述该药品临床试验的概况,包括研究对象、给药方法、主要观察指标、有效性和安全性结果等。该项基本同于"化学药品和生物制品说明书的相关内容"。

未按规定进行过临床试验的,可不列此项。

【不良反应】【禁忌证】【孕妇及哺乳期妇女用药】【儿童用药】【老年用药】【药物相互作用】【药理毒理】【药代动力学】【贮藏】【包装】【有效期】【执行标准】【批准文号】【生产企业】等项目 基本同于"化学药品和生物制品说明书"的相关内容。

3. 非处方药说明书内容 非处方药说明书主要包括化学药品非处方药说明书、中成药非处方药说明书。

非处方药说明书如列【药理作用】项,应按国家药品监督管理部门公布的非处方药说明书范本【药理作用】项内容表述。非处方药说明书中相关项目如目前尚无内容,除【不良反应】和【禁忌】项应保留并在该项下以"尚不明确"表述外,其他项目可不保留。

(1) 非处方药说明书的一般要求

1) 非处方药、外用药品标识:非处方药、外用药品标识在说明书首页右上角标注。外用药品专用标识为红色方框底色内标注白色"外"字。药品说明书如采用单色印刷,其说明书中外用药品专用标识亦可采用单色印刷。非处方药专有标识按《关于公布非处方药专有标识及管理规定的通知》规定使用。

2) 说明书标题:"×××说明书"中的"×××"是指该药品的通用名称。请仔细阅读说明书并按说明使用或在药师指导下购买和使用。该忠告语必须标注,采用加重字体印刷。

3) 警示语:是指需特别提醒用药人在用药安全方面需特别注意的事项。有该方面内容,应当在说明书标题下以醒目的黑体字注明。无该方面内容的,不列该项。

(2) 化学药品非处方药说明书

【药品名称】 按通用名称、商品名称、英文名称、汉语拼音顺序列出。

【成分】 处方组成及各成分含量应与该药品注册批准证明文件一致。成分含量按每一个制剂单位(如每片、粒、包、支、瓶等)计。

单一成分的制剂须写明成分通用名称及含量,并注明所有辅料成分。表达为"本品每×含×××××××。辅料为:×××××××"。

复方制剂须写明全部活性成分组成及各成分含量,并注明所有辅料成分。表达为"本品为复方制剂,每 × 含 ×××××××。辅料为:×××××××"。

【作用类别】【适应证】　此两项为化学药特有。按照国家药品监督管理部门公布的内容书写,不得超出范围。作用类别如"解热镇痛类"。

【性状】【规格】【用法用量】

1) 性状:包括药品的外观(颜色、外形)、气、味等,依次规范描述。

2) 规格:指每支、每片或其他每一单位制剂中含有主药的重量、含量或装量。生物制品应标明每支(瓶)有效成分效价(或含量)及装量(或冻干制剂的复溶体积)。计量单位必须以中文表示。每一说明书只能写一种规格。

3) 用法用量:按照国家药品监督管理部门公布的要求书写。用法不能对用药人有其他方面的误导或暗示。数字以阿拉伯数字表示,所有重量或容量单位必须以汉字表示。

需提示患者注意的特殊用法用量应当在注意事项中说明。老年人或儿童等特殊人群的用法用量不得使用"儿童酌减"或"老年人酌减"等表述方法,可在"注意事项"中注明"儿童用量(或老年人用量)应咨询医师或药师"。

【不良反应】【禁忌证】【药物相互作用】

1) 不良反应:国家药品监督管理部门公布的该药品不良反应、禁忌证内容不得删减。

2) 禁忌证:内容应采用加重字体印刷。应实事求是地详细列出该药品已知的或者可能发生的不良反应,以及禁止应用该药品的人群或疾病等情况。

未进行药物相互作用实验且无可靠参考文献的,应当在该项下予以说明。必须注明"如与其他药物同时使用可能会发生药物相互作用,详情请咨询医师或药师。"

【注意事项】　包括需要慎用的情况(如肝、肾功能的问题),影响药物疗效的因素(如食物、烟、酒等),孕妇、哺乳期妇女、儿童、老人等特殊人群用药,用药对于临床检验的影响,滥用或药物依赖情况,以及其他保障用药人自我药疗安全用药的有关内容。

必须注明"对本品过敏者禁用,过敏体质者慎用""本品性状发生改变时禁止使用""如正在使用其他药品,使用本品前请咨询医师或药师""请将本品放在儿童不能接触的地方"。

对于可用于儿童的药品必须注明"儿童必须在成人监护下使用"。处方中含兴奋剂的品种应注明"运动员应在医师指导下使用"。对于是否适用于孕妇、哺乳期妇女、儿童、老人等特殊人群尚不明确的,必须注明相应人群应在医师指导下使用。

【说明书修订日期】　该项内容为非处方药特有。

【贮藏】【包装】【有效期】【执行标准】【批准文号】【生产企业】:基本同"化学药处方药"相关内容。

(3) 中成药非处方药说明书

【药品名称】　按通用名称、汉语拼音顺序列出。通用名称同"化学药非处方药"。无商品名称、英文名称。

【成分】　除《中药品种保护条例》第十三条规定的中药一级保护品种外,必须列出全部处方组成和辅料,处方所含成分及药味排序应与药品标准一致。处方中所列药味其本身为多种药材制成的饮片,且该饮片为国家药品标准收载的,只需写出该饮片名称。

【功能主治】　为中成药特有。按照国家药品监督管理部门公布的内容书写,不得超出范围。

【规格】【用法用量】

1) 规格:应与药品标准一致。数字以阿拉伯数字表示,计量单位必须以汉字表示。每一说明书只能写一种规格。

2) 用法用量:基本同"化学药非处方药"的相关内容。

【不良反应】【禁忌证】【药物相互作用】【注意事项】【性状】【贮藏】【包装】【有效期】【执行标准】【批准文号】【说明书修订日期】【生产企业】:基本同"化学药非处方药"相关内容。

三、药品说明书和标签管理的主要内容

药品说明书是药品情况说明重要来源之一,也是医师、药师、护师和病人治疗用药时的科学依据,还是药品生产、供应部门向医药卫生人员和人民群众宣传介绍药品特性、指导合理、安全用药和普及医药知识的主要媒介。药品标签和说明书作为传达自身信息的最直接方式,是广大群众和医护人员提供购买、使用药品的依据,错误或者不清晰的信息会导致严重的后果。而超说明书范围用药、不良反应事件及药疗纠纷、事故等问题的频繁出现,使得明确规范药品标签和说明书十分必要和重要。《药品说明书和标签管理规定》对在中国境内上市销售的药品的说明书、标签做出了明确规定。

1. 说明书、标签的内容要求

(1) 内容要批准:药品说明书和标签由国家药品监督管理部门予以核准,不得擅自增加或删改原批准内容。药品的标签应当以说明书为依据,其内容不得超出说明书的范围,不得印有暗示疗效、误导使用和不适当宣传产品的文字和标识。药品包装必须按照规定印有或者贴有标签,不得夹带其他任何介绍或者宣传产品、企业的文字、音像及其他资料。

(2) 文字要规范:药品说明书和标签应当使用国家语言文字工作委员会公布的规范化汉字,增加其他文字对照的,应当以汉字表述为准。

(3) 表述要科学:药品说明书和标签的文字表述应当科学、规范、准确。药品说明书对疾病名称、药学专业名词、药品名称、临床检验名称和结果的表述,应当采用国家统一颁布或规范的专用词汇,度量衡单位应当符合国家标准的规定。非处方药说明书还应当使用容易理解的文字表述,以便患者自行判断、选择和使用。

(4) 标识要清晰:药品说明书和标签中的文字应当清晰易辨,标识应当清楚醒目,不得有印字脱落或者粘贴不牢等现象,不得以粘贴、剪切、涂改等方式进行修改或者补充。麻醉药品、精神药品、医疗用毒性药品、放射性药品、外用药品和非处方药的标签,必须印有规定的标志。

(5) 加注警示语:为保护公众健康和指导正确合理用药,药品生产企业可主动提出在药品说明书或者标签上加注警示语,国家药品监督管理部门也可要求药品生产企业在说明书或者标签上加注警示语。

2. 说明书、标签中的药品名称使用规定 药品说明书和标签中标注的药品名称必须符合国家药品监督管理部门公布的药品通用名称和商品名称的命名原则,并与药品批准证明文件的相应内容一致。

(1) 药品通用名称:药品通用名称应当显著、突出,其字体、字号和颜色必须一致。

1) 位置要显著:对于横版标签,必须在上三分之一范围内显著位置标出;对于竖版标签,必须在右三分之一范围内显著位置标出;除因包装尺寸的限制而无法同行书写的,不得分行书写。

2) 字体要易识:不得选用草书、篆书等不易识别的字体,不得使用斜体、中空、阴影等形式对字体进行修饰。

3) 颜色要反差:字体颜色应当使用黑色或者白色,与相应的浅色或者深色背景形成强烈反差。

(2) 药品商品名称:与药品通用名称相比,其商品名称的位置、字体、颜色等均不得更为突出和显著。

1) 位置忌同行:药品商品名称不得与通用名称同行书写。

2) 字体二分之一:商品名称的字体不得比通用名称更突出和显著,其字体以单字面积计不得大于通用名称所用字体的二分之一。

3) 颜色忌突出:商品名称的颜色不得比通用名称更突出和显著。

3. 说明书、标签中的商标使用规定　药品说明书和标签中禁止使用未经注册的商标以及其他未经国家药品监督管理部门批准的药品名称。

(1) 位置在边角:药品标签使用注册商标的,应当印刷在药品标签的边角。

(2) 字体四分之一:含文字的,其字体以单字面积计不得大于通用名称所用字体的四分之一。

4. 药品标签的管理　根据《药品说明书和标签管理规定》《中华人民共和国药品管理法》药品包装必须按照规定印有或者贴有标签,药品标签必须由国家药品监督管理部门予以核准,内容应以说明书为依据,不得超出说明书的范围。

(1) 药品标签分类　药品标签分为内标签和外标签。

1) 内标签　药品的内标签应当包含药品的通用名称、适应证或功能主治、规格、用法用量、生产日期、产品批号、有效期、生产企业等内容。包装尺寸过小无法全部标明上述内容的,至少应当标注药品通用名称、规格、产品批号、有效期等内容。

2) 外标签　药品外标签应当注明药品的通用名称、成分、性状、适应证或功能主治、规格、用法用量、不良反应、禁忌证、注意事项、贮藏、生产日期、产品批号、有效期、批准文号、生产企业等内容。适应证或功能主治、用法用量、不良反应、禁忌证、注意事项不能全部注明的,应当标出主要内容并注明"详见说明书"字样。

3) 原料药标签　原料药的标签应当注明药品名称、贮藏、生产日期、产品批号、有效期、执行标准、批准文号、生产企业,同时还需注明包装数量以及运输注意事项等必要内容。

4) 中药饮片的标签　中药饮片的标签必须注明药品名称、规格、产地、生产企业、产品批号、生产日期,实施批准文号管理的中药饮片还必须注明药品批准文号。

5) 其他标签　用于运输、储藏的包装的标签,至少应当注明药品的通用名称、规格、贮藏、生产日期、产品批号、有效期、批准文号、生产企业,也可以根据需要注明包装数量、运输注意事项或者其他标记等必要内容。

(2) 规格

1) 同一药品生产企业生产的同一药品,药品规格和包装规格均相同的,其标签的内容、格式及颜色必须一致,并不得使用不同的商标;药品规格或者包装规格不同的,其最小销售单元的包装、标签应当明显区别或者规格项明显标注。

2) 同一药品生产企业生产的同一药品,分别按处方药与非处方药管理的,两者的包装颜色应当明显区别。

（3）有效期

1）药品标签中的有效期应当按照年、月、日的顺序标注,年份用四位数字表示,月、日用两位数表示。其具体标注格式为"有效期至××××年××月"或者"有效期至××××年××月××日";也可以用数字和其他符号表示为"有效期至××××.××."或者"有效期至××××××/××"等。

2）预防用生物制品有效期的标注按照国家药品监督管理部门批准的注册标准执行,治疗用生物制品有效期的标注自分装日期计算,其他药品有效期的标注自生产日期计算。

3）有效期若标注到日,应当为起算日期对应年月日的前一天,若标注到月,应当为起算月份对应年月的前一月。

（4）特殊规定

1）特殊标识:麻醉药品、精神药品、医疗用毒性药品、放射性药品、外用药品和非处方药品等国家规定有专用标识的,其标签必须印有规定的标识,见图 10-1。

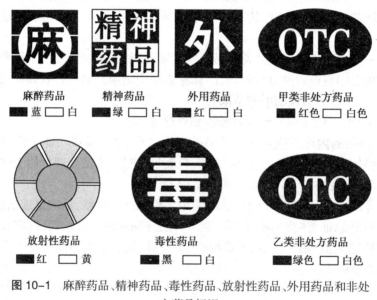

图 10-1　麻醉药品、精神药品、毒性药品、放射性药品、外用药品和非处方药品标识

2）国家对药品标签有特殊规定的,从其规定。

3）对贮藏有特殊要求的药品,应当在标签的醒目位置注明。

5. **药品说明书的修订**　药品说明书由生产企业依照国家要求的格式及批准的内容制备,上市销售的每个最小药品包装中应有一份适用的说明书,供医务工作者和患者使用。纵观国内药品市场,不同制药企业生产的同种药品的说明书不尽相同,同种药品商品名过多,在药理活性、适应证及对人体可能产生的影响、应该注意的问题等相同的项目上也有不同。

现行的药品说明书、标签法规特别关注说明书的修改,药品说明书和标签应是动态的、及时更新的,不是一成不变的。药品生产企业应对说明书内容的真实性、准确性和完整性负责,并密切关注药品使用的安全性问题,及时完善安全性信息。说明书修订的一般有以下要求:

(1) 列出活性成分或辅料：药品说明书应列出全部活性成分或者组方中的全部中药药味。注射剂和非处方药还应列出所用的全部辅料名称。药品处方中含有可能引起严重不良反应的成分或者辅料的，应当予以说明。

(2) 跟踪并及时提出修改：药品生产企业应当主动跟踪药品上市后的安全性、有效性情况，需要对药品说明书进行修改的，应当及时提出申请。根据药品不良反应监测、药品再评价结果等信息，国家药品监督管理部门也可以要求药品生产企业修改药品说明书。

(3) 修改并及时使用新版：药品说明书获准修改后，生产企业应当将修改的内容立即通知相关药品经营企业、使用单位及其他部门，并按要求及时使用修改后的说明书和标签。

(4) 不良反应说明要充分：药品说明书应当充分包含药品不良反应信息，详细注明药品不良反应。药品生产企业未根据药品上市后的安全性、有效性情况及时修改说明书或者未将药品不良反应在说明书中充分说明的，由此引起的不良后果由该生产企业承担。

(5) 完善、修订要经常：药品说明书的完善、修订以及维护是经常性的工作，核准日期和修改日期应当在说明书中醒目标示。

第三节　药品电子监管

药品电子监管是运用现代信息、网络、编码技术为每一件药品建立唯一的电子身份标识，将药品生产、流通环节的数据信息进行电子化、标准化处理，构建从药品生产企业、物流配送、批发企业、零售药店、医疗机构到消费者的全程电子化网络。药品监督管理部门通过监管网络系统对数据信息进行分析、取证、处理，从而实现药品全过程监管。为加快建立重点药品安全追溯体系，强化药品质量安全监管，确保公众用药安全，国家药品监督管理部门建立了全国统一的药品电子监督管理网络，分类分批对药品实施电子监管。

对纳入药品电子监管的药品必须在上市产品最小销售包装上加印(贴)统一标识的药品电子监管码(以下简称监管码)，配备相应条码扫描设备，并按规定在中国药品电子监管网系统核注核销药品生产、经营相关数据。

1. 药品电子监管码的含义　药品电子监管码(以下简称药监码)是为药品提供身份验证、信息存储与采集、物流流向统计等信息服务所使用的电子标识。药监码分为一级药监码(药品最小销售包装)、二级药监码(药品中包装)、三级药监码(药品外层包装，如此类推)，分别用来标识最小销售包装药品、中间独立包装药品和外箱独立包装药品。

2. 药品电子监管码的印制　凡进入药品电子监管网《入网药品目录》的品种上市前，必须在产品外标签上加印(加贴)统一标识的药品电子监管码，企业可根据药品包装大小的实际情况自主选择(A、B、C三种样式中可任选一种，为利于监管，方便公众查询，推荐使用样式 B 或 C)。对于产品最小包装体积过于狭小或属于异型瓶等特殊情况，无法在产品最小包装上加印(贴)统一标识药品电子监管码的品种，可在最小包装的上一级包装上加印(贴)统一标识的电子监管码。具体样式如图 10-2 所示。

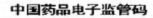

图 10-2　药品电子监管码样式

复习思考题

1. 说明书和标签中的药品名称使用规定有哪些?
2. 说明书修订的一般要求有哪些?
3. 药品说明书的内容应包括哪些?

（梁兆昌　陈素红）

第十一章

药品广告、价格管理

【 Key Content & Objective 】

As a special commodity, drug has the property of life-related, high quality and public welfare. So drug-related advertising and drug price must be supervised reasonably in order to attain effective information, and guarantee the supply of drugs is safe and effective.

Objectives: (1) Grasp the definition and function of drug advertising; (2) Be familiar with the provisions of drug approval process and drug advertising supervision and management; (3) Grasp the formation mechanism of drug price; (4) Be familiar with the comprehensive supervision of drug price; (5) Understand the standard and illegal act of drug price management.

药品本身是一种商品,具有明显的市场属性,企业遵循普通商品的运作模式,对自身产品进行包装、宣传、推广、定价等活动,以获得最大的销售空间及利润收益。但因关系到人民身体健康,药品又是一种特殊商品,具有生命关联性、高质量性、公共福利性等属性,政府必须对药品相关的广告及价格进行合理有效的监管,才能保障药品安全有效地供应。本章对药品广告及价格进行分别介绍,主要包括药品广告的范围、内容、审批及监管,药品定价原则及方法,价格管理依据及形式等方面,这也是药事管理中两个重要的环节。

第一节　药品广告管理

真实、合法的药品广告对药品的普及上市和推广应用可起到积极的作用,但是,虚假、违法的药品广告可造成对消费者的误导,轻者服药无效,蒙受经济损失,重者延误病情,损害健康乃至生命。违法药品广告已经严重地损害了人民群众的根本利益,社会危害极为严重,阻碍了医药经济健康发展,同时也严重地影响了新闻媒体的形象,已成为一大公害,整顿违法药品广告已迫在眉睫。

一、概述

由于药品具有特殊性,人们在日常生活中往往难以获取相关的药品知识。真实合法的药品广告宣传对药品的推广使用能起到有效的促进作用,但是虚假、违法的药品广告却极大地误导了消费者,让消费者蒙受经济与健康的双重损失。

(一) 概念

为了保证药品广告真实、合法、科学,发布药品广告,应当遵守《中华人民共和国广告法》《中华人民共和国药品管理法》(简称《药品管理法》)和《药品广告审查办法》《药品广告审查发布标准》及国家有关法规。

1. 广告(advertisement)　根据《中华人民共和国广告法》(简称《广告法》)第二条,广告是指商品经营者或服务提供者承担费用,通过一定媒介和形式直接或间接地介绍自己所推销的商品或所提供的服务的商业广告。

2. 药品广告(advertisement for drugs)　是药品生产企业或者药品经营企业承担费用,通过一定的媒介和形式介绍具体药品品种,直接或间接地进行以药品销售为目的的商业广告。根据《药品广告审查办法》第二条,凡利用各种媒介或者形式发布的广告含有药品名称、药品适应证(功能主治)或者与药品有关的其他内容的,为药品广告。

(二) 药品广告的作用

广告在商品经济中,具有不可忽视的沟通产销的媒介作用,在推动社会经济发展的同时还能够促进物质文明的进步。在现代药品市场营销中,广告已成为药品促销的必要手段。

从市场营销的角度看,药品广告的作用主要有:

1. 提供药品信息　广告是传递商品信息的一种经济、迅速和有效的方式。药品广告能使提供药品的适应证、不良反应、用法用量、注意事项等信息,有助于医师、药师或患者根据广告信息进行选用。同时,药品广告信息的传播对增强人们的自我保健意识、增加用药知识有积极作用。

2. 引导消费趋向　药品广告的目的,就是诱导消费者兴趣,激发其购买欲望,促使医师处方或病人购买广告药品。药品广告对于消费者的消费观念、消费心理和消费行为的趋向都具有引导作用。在对产品的潜在作用,以及新产品的推广中,广告具有刺激、鼓励人们首次购买的作用,人们通过试用则可能成为合理选用该药品的顾客。

3. 开拓或保持市场　广告能广泛地接近顾客,起到开路先锋的作用;广告是进行市场渗透的有力武器,帮助医药企业发展壮大,扩大市场,拓展产品销路;广告使顾客能感觉和认识该药品的存在,以达到保持或扩大市场占有率的目的。

4. 提升品牌形象　企业在生产和经营过程中,以经济效益为核心和目的。企业的竞争是市场的竞争,药品广告是企业传递和接受市场信息的重要来源之一,也是企业促销的重要手段之一,它既能够推动企业竞争又能够促进企业内部经营,在提高企业知名度和产品品牌的同时,又可以降低企业的成本,可谓一举多得。

(三) 药品广告的发展

近年来,随着医药市场的持续繁荣,我国药品广告不仅在数量上有了很大增长广告的内容、形式、表现手法等也日趋丰富。药品广告的发展大致可以分为以下几个阶段:

1. 初期阶段　新中国成立初期,政府对药品广告限制过严,并不利于药品的流通和患者、医生对药品信息的了解。1978 年广告业逐步走上正轨,药品广告也开始蓬勃发展。1982 年国务院颁发的《广告管理暂行条例》规定:广告内容必须清晰明白,实事求是。1984 年颁布、2001 年修订实施的《药品管理法》中对药品广告的审批和内容作了明确规定。1994 年 10 月实施的《中华人民共和国广告法》,对药品广告的准则、内容、限制与审查作了一些规定,成为规范广告活动的主要法律文件。

2. 整顿阶段　1995 年 3 月,国家工商局发布《药品广告审查标准》,2002 年原国家食品药品监督管理局又制定发布了《药品广告审查管理办法》,使得我国药品广告市场更加规范和完善。但是药品广告活动中仍存在一些问题,有的甚至比较突出。整顿和规范药品广告发布秩序是一项紧迫而重要的任务,随着药品管理法律法规的调整和修订以及管理体制的变化,药品广告审查和发布管理规定需要调整和完善。

3. 完善阶段　2007 年 3 月公布修改后的《药品广告审查发布标准》(国家工商总局局令第 27 号),2007 年 3 月 13 日公布新修订的《药品广告审查办法》,均于 2007 年 5 月 1 日起施行。对药品广告审批和备案的程序、时限、申请人的义务、药品广告的监督管理及有关法律责任等内容作出了规定,对广告审查和发布管理进一步进行了规范,加大了监管执法的力度,充分体现了国家对药品广告管理的重视,有利于促进药品广告市场秩序的进一步规范。

二、药品广告的管理

药品广告既有积极的一面,也有消极的一面。积极的一面是它能向消费者传递信息,消极的一面是广告可能会影响患者的用药选择,一旦遇到不科学的虚假广告,带来的危害和损失是难以预测和计算的。如何规范现今的药品广告市场,是药品监管部门亟须解决的问题。

(一) 药品广告的范围

药品广告的内容必须真实、合法,以国家食品药品监督管理部门批准的说明书为准,不得含有虚假内容。药品发布广告前,必须经过有关部门的审查。并非所有的药品都可以发布广告,非药品也不得进行有关药品的宣传。

1. 不得发布广告的药品

(1) 麻醉药品、精神药品、医疗用毒性药品、放射性药品。

(2) 医疗机构配制的制剂。

(3) 军队特需药品。

(4) 国家食品药品监督管理部门依法明令停止或者禁止生产、销售和使用的药品。

(5) 批准试生产的药品。

2. 非药品　非药品如保健食品、消毒用品等的广告,不得有涉及药品功能的宣传。

3. 食品、酒类、化妆品　其广告内容必须符合卫生许可的事项,并不得使用医疗用语或者易与药品混淆的用语。

(二) 药品广告的内容要求

近年来查处的违法广告中,近 20% 是获得广告审查批准文号后,企业擅自篡改广告内容后发布的,因此,要有效治理虚假违法药品广告泛滥的市场,必须严格审查药品广告的内容。

1. 广告不得有的情形　药品作为一种特殊商品,其广告应遵循《广告法》的一些基本准则。《广告法》第 7 条规定:广告内容应当有益于人民的身心健康,促进商品和服务质量的提高,保护消费者的合法权益,遵守社会公德和职业道德,维护国家的尊严和利益。

《广告法》第 14 条规定:药品、医疗器械广告不得有以下内容:

(1) 含有不科学的表示功效的断言或者保证的。

(2) 说明治愈率或者有效率的。

(3) 与其他药品、医疗器械的功效和安全性比较的。

(4) 利用医药科研单位、学术机构、医疗机构或者专家、医生、患者的名义和形象作证明的;

(5) 法律、行政法规禁止的其他内容。

2. 关于药品名称、商标、企业名称等的规定

(1) 药品名称、商标规定:《药品广告审查发布标准》规定,药品广告中必须标明药品的通用名称、忠告语、药品广告批准文号、药品生产批准文号等。必须在药品广告中出现的内容,其字体和颜色必须清晰可见、易于辨认。上述内容在电视、电影、互联网、显示屏等媒体发布时,出现时间不得少于 5 秒钟。

1) 处方药名称与该药品的商标、生产企业字号相同的,不得使用该商标、企业字号在医学、药学专业刊物以外的媒介变相发布广告。

2) 不得以处方药名称或者以处方药名称注册的商标以及企业字号为各种活动冠名。

3) 以非处方药商品名称为各种活动冠名的,可以只发布药品的商品名称。

4) 药品通用名称的字体和颜色必须清晰可辨,药品商品名、产品文字型注册商标的字体不得大于药品通用名称。

5) 在药品广告中宣传注册商标的,必须同时使用药品通用名称。药品广告中不得以产品注册商标代替药品名称进行宣传,但经批准作为药品商品名称使用的文字型注册商标除外。

(2) 企业名称、忠告语、专用标识、广告批准文号的规定

1) 企业名称:药品广告必须标明药品生产企业或者药品经营企业名称,不得单独出现"咨询热线""咨询电话"等内容。

2) 忠告语:处方药广告的忠告语是"本广告仅供医学药学专业人士阅读"。非处方药广告的忠告语是"请按药品说明书或在药师指导下购买和使用"。

3) 专用标识:非处方药广告必须同时标明非处方药专用标识(OTC),电视药品广告中非处方药专用标识必须始终出现。

4) 广告批准文号:已经审查批准的药品广告在广播电台发布时,可不播出药品广告批准文号。

3. 药品疗效内容的规定　根据《药品管理法》第六十一条,药品广告的内容必须真实、合法,

以国务院药品监督管理部门批准的说明书为准,不得有虚假的内容。

《药品广告审查发布标准》对药品广告内容的规定:①药品广告内容涉及药品适应证或者功能主治、药理作用等内容的宣传,应当以国务院食品药品监督管理部门批准的说明书为准,不得进行扩大或者恶意隐瞒的宣传,不得含有说明书以外的理论、观点等内容。②药品广告中涉及改善和增强性功能内容的,必须与经批准的药品说明书中的适应证或者功能主治完全一致。电视台、广播电台不得在7:00~22:00发布含有上款内容的广告。③药品广告不得含有涉及公共信息、公共事件或其他与公共利益相关联的内容,如各类疾病信息、经济社会发展成果或医药科学以外的科技成果。

4. 药品广告者的形象规定　《药品管理法》规定:不得利用国家机关、医药科研单位、学术机构或者专家、学者、医师、患者的名义和形象作证明。

《药品广告审查发布标准》第13条,对此作出明确规定:①药品广告不得含有利用医药科研单位、学术机构、医疗机构或者专家、医生、患者的名义和形象作证明的内容。②药品广告不得利用国家机关和国家机关工作人员的名义。③药品广告不得含有军队单位或者军队人员的名义、形象,不得利用军队装备、设施从事药品广告宣传。

5. 药品广告媒体宣传的规定　《药品广告审查发布标准》规定:①处方药可以在国家卫生行政部门和国家药品监督管理部门共同指定的医学、药学专业刊物上发布广告,但不得在大众传播媒介发布广告或者以其他方式进行以公众为对象的广告宣传。不得以赠送医学、药学专业刊物等形式向公众发布处方药广告。②药品广告不得在未成年人出版物和广播电视频道、节目、栏目上发布。③药品广告不得以儿童为诉求对象,不得以儿童名义介绍药品。④药品广告不得含有医疗机构的名称、地址、联系办法、诊疗项目、诊疗方法以及有关义诊、医疗(热线)咨询、开设特约门诊等医疗服务的内容。

(三) 药品广告的审批

由于药品与人身安全关系密切,虚假或错误的宣传广告必将导致严重后果。《广告法》规定,药品广告必须在发布前,经广告审查机关对广告内容进行审查,未经审查,不得发布。

1. 药品广告的审查机关　2001年《中华人民共和国药品管理法》规定:“药品广告须经企业所在地省级药品监督管理部门批准,并发给药品广告批准文号;未取得药品广告批准文号的,不得发布。”这是我国对药品广告审批机关的法律规定。2007年《药品广告审查办法》还规定:“省级药品监督管理部门是药品广告审查机关,负责本行政区域内药品广告的审查工作。县级以上工商行政管理部门是药品广告的监督管理机关。”

2. 药品广告的申请、审批与备案

(1) 药品广告批准文号的申请:根据《药品管理法实施条例》《药品广告审查办法》规定,申请药品广告批准文号,应当向药品生产企业所在地的药品广告审查机关提出。申请进口药品广告批准文号,应当向进口药品代理机构所在地的药品广告审查机关提出。

申请发布药品广告的申请人必须是具有合法资格的药品生产企业或者药品经营企业。药品经营企业(进口药品代理机构)作为广告主时,必须提交药品生产企业的委托书原件(进口药品代理机构证明)。填写《药品广告审查表》,附与发布内容一致的样稿、药品广告申请的电子文件,同时提交真实、合法、有效的证明文件。

(2) 药品广告的受理:省级药品监督管理部门收到药品广告批准文号申请后,对申请材料齐全并符合法定要求的,发给《药品广告受理通知书》;申请材料不齐全或者不符合法定要求的,应当当场或者在 5 个工作日内一次告知申请人需要补正的全部内容;逾期不告知的,自收到申请材料之日起即为受理。

不予受理的情形有:①篡改经批准的药品广告内容进行虚假宣传的,由药品监督管理部门责令立即停止该药品广告的发布,撤销该品种药品广告批准文号,1 年内不受理该品种的广告审批申请。②对提供虚假材料申请药品广告审批,被药品广告审查机关在受理审查中发现的,1 年内不受理该企业该品种的广告审批申请。③对提供虚假材料申请药品广告审批,取得药品广告批准文号的,药品广告审查机关在发现后应当撤销该药品广告批准文号,3 年内不受理该企业该品种的广告审批申请。④撤销药品广告批准文号行政程序正在执行中的。

(3) 药品广告的审批:药品广告实行事先审查制度,它是保证药品广告真实性,维护消费者安全的有效途径之一。省级药品监督管理部门对申请人提交的证明文件的真实性、合法性、有效性进行审查,并依法对广告内容进行审查,审查合格的,发给药品广告批准文号。

经批准的药品广告,在发布时不得更改广告内容。药品广告内容需要改动的,应当重新申请药品广告批准文号。药品广告审查批准文号的有效期为一年,到期作废。

药品广告批准文号为"X 药广审(视)第 0000000000 号""X 药广审(声)第 0000000000 号""X 药广审(文)第 0000000000 号"。其中"X"为各省、自治区、直辖市的简称。"0"由 10 位数字组成,前 6 位代表审查年月,后 4 位代表广告批准序号。"视""声""文"代表用于广告媒介形式的分类代号。

(4) 药品广告的备案:对批准的药品广告,省级药品监督管理部门应当报国家药品监督管理部门备案。

在药品生产企业所在地和进口药品代理机构所在地以外的省、自治区、直辖市发布药品广告的(以下简称异地发布药品广告),在发布前应当到发布地药品广告审查机关办理备案。

异地发布药品广告备案应当提交的材料:①《药品广告审查表》复印件;②批准的药品说明书复印件;③电视广告和广播广告需提交与通过审查的内容相一致的录音带、光盘或者其他介质载体。④提供本条规定的材料的复印件,需加盖证件持有单位印章。

三、药品广告的监督

为加强药品广告管理,保证药品广告的真实性和合法性,根据《中华人民共和国广告法》、《中华人民共和国药品管理法》和《中华人民共和国药品管理法实施条例》及国家有关广告、药品监督管理的规定,对于药品广告发布的各种违法违规情形做出了严格的界定和明确的处罚标准。

(一) 行政监督与处理

针对涉及药品广告发布的各种违法情形,《广告法》(即《中华人民共和国反不正当竞争法》简称《反不正当竞争法》)和《药品管理法》中明确了行政监督与处罚的标准。

1. 公告违法药品广告　《药品广告审查办法》规定:①对发布违法药品广告,情节严重的,省级药品监督管理部门予以公告,并及时上报国家食品药品监督管理部门,国家食品药品监督管理部门定期汇总发布。②对发布虚假违法药品广告情节严重的,必要时,由国家工商行政管理总局会同国家食品药品监督管理部门联合予以公告。

广告监督管理机关在查处违法药品广告案件中,涉及药品专业技术内容需要认定的,应当将需要认定的内容通知省级以上药品监督管理部门,省级以上药品监督管理部门应在收到通知书后的 10 个工作日内将认定结果反馈广告监督管理机关。

2. 责令发布更正启事　对任意扩大产品适应证(功能主治)范围、绝对化夸大药品疗效、严重欺骗和误导消费者的违法广告,省级以上药品监督管理部门应:①采取行政强制措施,暂停该药品在辖区内的销售;②责令违法发布药品广告的企业在当地相应的媒体发布更正启事;③按要求发布更正启事后,应当在 15 个工作日内做出解除行政强制措施的决定;需要进行药品检验的,应当自检验报告书发出之日起 15 日内做出是否解除行政强制措施的决定。

3. 注销药品广告批准文号　有以下情形之一的,药品广告审查机关应当注销药品广告批准文号:①《药品生产许可证》、《药品经营许可证》被吊销的;②药品批准证明文件被撤销、注销的;③国家食品药品监督管理部门或者省级药品监督管理部门责令停止生产、销售和使用的药品。按照《药品广告审查办法》依法被收回、注销或者撤销药品广告批准文号的药品广告,必须立即停止发布;异地药品广告审查机关停止受理该企业该药品广告批准文号的广告备案。

省级药品监督管理部门按照《药品广告审查办法》依法收回、注销或者撤销药品广告批准文号的,应当自做出行政处理决定之日起 5 个工作日内通知同级广告监督管理机关,由广告监督管理机关依法予以处理。

4. 审查人员的违规处理　药品广告审查工作人员和药品广告监督工作人员应当接受《广告法》《药品管理法》等有关法律法规的培训。药品广告审查机关和药品广告监督管理机关的工作人员玩忽职守、滥用职权、徇私舞弊的,给予行政处分。构成犯罪的,依法追究刑事责任。

(二)法律监督与处罚

针对涉及药品广告发布的各种违法情形,《广告法》《反不正当竞争法》和《药品管理法》中明确了法律监督与处罚的标准。

1. 违法发布药品广告的法律处罚　由广告监督管理机关依照《广告法》的规定处罚。如违反《广告法》第 14~16 条规定,发布药品、医疗器械等广告的,由广告监督管理部门责令负有责任的广告主、广告经营者、广告发布者:①改正或者停止发布;②没收广告费用;③并处广告费用一倍以上五倍以下的罚款;④情节严重的,依法停止其广告业务。

2. 未经审查批准发布药品广告的法律处罚　对未经审查批准发布的药品广告,或者发布的药品广告与审查批准的内容不一致的,广告监督管理机关应当依据《广告法》第 43 条规定予以处罚:①责令负有责任的广告主、广告经营者、广告发布者停止发布;②没收广告费用;③并处广告费用一倍以上五倍以下的罚款。

3. 虚假广告宣传的法律处罚　构成虚假广告或者引人误解的虚假宣传,广告监督管理机关依据《广告法》第 37 条、《反不正当竞争法》第 24 条规定予以处罚:①责令广告主停止发布、并以等额广告费用在相应范围内公开更正消除影响,并处广告费用一倍以上五倍以下的罚款;②对负有责任的广告经营者、广告发布者没收广告费用,并处广告费用一倍以上五倍以下的罚款;③情节严重的,依法停止其广告业务;④构成犯罪的,依法追究刑事责任。

4. 以注册商标企业名称等形式变相发布药品广告的法律处罚　以处方药的注册商标作为企业字号成立的各种咨询服务机构或者医疗服务机构,不得在大众传播媒介发布广告。违反规定继续在大众传播媒介变相发布处方药广告的,由工商行政管理机关依据《广告法》第 39 条规定予以处罚：①责令负有责任的广告主、广告经营者、广告发布者停止发布、公开更正；②没收广告费用，并处广告费用一倍以上五倍以下的罚款；③情节严重的，依法停止其广告业务；④构成犯罪的，依法追究刑事责任。

此外，违反《药品管理法》有关药品广告管理规定的，由省级药品监督管理部门依照《广告法》的规定处罚，并由发给广告批准文号的药品监督管理部门撤销广告批准文号，一年内不受理该品种的广告审评申请；构成犯罪的，依法追究刑事责任。

第二节　药品价格管理

药品是一类比较特殊的商品，药品的价格一直是社会关注的热点问题。药品价格涉及每个人的切身利益，关系到医药企业的生存和发展，关系到社会的稳定繁荣，是构筑和谐社会的重要组成部分。世界各国政府都对药品价格进行一定程度的管理及干预，在保障国家利益的前提下，保护消费者和经营者合法权益，正确处理企业、公众和政府相互之间的经济利益关系。

一、药品价格概念及其管理沿革

（一）药品价格的概述

药品价格简称药价，是药品的货币表现。药品价格受到市场供求关系的影响，也受到药品原料药的价格影响，当然，也受到当前公立医院药品集中采购招标的影响。药品的生产企业、经营企业和医疗机构应当按照公平、合理和诚实信用、质价相符的原则制定价格，为用药者提供价格合理的药品。药品价格的高低会导致患者生活物质水平的变化和基本医疗保险中药品费用的支出。不同国家在不同时期对药品价格实行不同的管理办法。价格的制定应当符合价值规律，大多数商品和服务价格实行市场调节价，极少数特殊商品和服务实行政府指导价或者政府定价。

关于药品价格相关的定义包括：

1. 政府定价　是指由政府价格主管部门或者其他有关部门，按照定价权限和范围制定的价格。政府定价药品由价格主管部门制定最高零售价格。药品零售单位（包含医疗机构）在不突破政府制定的最高零售价格的前提下，制定实际销售价格。

2. 政府指导价　是指由政府价格主管部门或者其他有关部门，按照定价权限和范围规定基准价及其浮动幅度，指导经营者制定的价格。

3. 市场调节价　是指由经营者自主制定，通过市场竞争形成的价格。药品批发、零售单位（含医疗机构）要在不超过生产企业制定的零售价格的前提下，指定药品实际销售价格。

自 1996 年起，我国对于药品行业定价实行"政府定价""政府指导价""市场调节价"三种方式，自 2015 年 6 月起，药品的"政府定价""政府指导价"被取消，成为历史。

（二）我国药品价格管理政策演变历程

我国药品价格管理，经历了从全面控制到基本放开再到以市场为主导，政府加强管理的改革历程。大致可以概括为七个阶段。

1. 新中国成立初期到改革开放前　药品出厂、批发和零售等各环节价格基本上由国家严格控制。总的看这一时期的药品价格基本稳定。

2. 改革开放起到 1988 年　这一时期，我国药品生产企业少、成分简单，品种单一，价格比较低廉;流通领域实施三级批发,一级零售;各级医疗机构按当地批发价购进药品,加价15%销售;购销领域基本按计划调拨,购销行为较为规范。

3. 1989年至1996年上半年 价格作为经济体制改革突破口,不断加大改革力度,大量商品和服务价格从过去的全面管制转变为全面放开为主,药品价格也基本放开。一方面促进了我国制药工业的快速发展;另一方面市场竞争加剧,医药购销领域出现了新模式和新手段,不正当、不规范的竞争行为愈演愈烈,国内价格随着高价外资合资药品的涌入出现快速上涨。

4. 1996年下半年至1999年 针对流通秩序比较混乱、药品价格上涨过快等问题,国务院要求价格主管部门对药品价格秩序进行治理整顿,深化药品价格改革。国家计委先后印发了《药品价格管理暂行办法》(计价管〔1996〕1590号),《药品价格管理办法的补充规定》(计价管〔1997〕199号),《关于列入政府定价的药品不再公布出厂价和批发价的通知》(计价格〔1999〕1642号)等系列文件,对纳入政府定价范围的药品,与医保目录大体衔接,实行定价目录管理。

5. 2000年至2008年 国务院决定全面推进"医疗卫生、医疗保险和药品生产流通体制"改革。国家计委出台了《关于改革药品价格管理的意见》(计价格〔2000〕961号),对政府管理药品价格的范围、形式、权限等进行了较大调整。定价方式从原来的出厂、批发、零售三个环节定价,调整为只制定最高零售价格,放开出厂、批发价格。2002年8月,国务院出台了《药品管理法实施条例》,通过法律形式明确了药品价格管理的范围和形式等内容。

6. 2009年至2015年5月 为配合新一轮医改工作,2009年11月,国家发展改革委会同卫生部、人力资源社会保障部印发了《改革药品和医疗服务价格形成机制的意见》(发改价格〔2009〕2844号)。该意见提出,药品价格管理坚持政府调控和市场调节相结合、鼓励研发创新和使用基本药物、促进企业不断提高产品质量,以及与医药卫生体制改革协调推进的基本原则。同时明确了药品价格改革的目标和具体方法,强化成本价格监测和监督,不断提高价格监管的科学性和透明度。

7. 2015年6月至今 经国务院同意,国家发展改革委会同国家卫生计生委、人力资源社会保障部等7个部门联合发出《关于印发推进药品价格改革意见的通知》,决定从2015年6月1日起取消绝大部分药品政府定价,完善药品采购机制,发挥医保控费作用,药品实际交易价格主要由市场竞争形成,建立以市场为主导的药品价格形成机制。

二、药品价格管理

(一)国外对药品价格管理的主要方式

绝大部分国家对药品价格都进行不同方式的管理。大体可以分为两类:一类是限制市场销售价格,采取这类方式的主要是社会医保体系尚不成熟的国家或没有实行单一社会医保体系的国家。另一类是不直接限制市场交易价格,通过强化医保、采购和价格行为等综合监管,引导药品市场价格合理形成,采取这类方式的主要是社会医保体系相对成熟统一的国家和地区。这种方式已经逐渐成为主流。

(二)我国药品价格管理的现行主要政策及目标要求

按照使市场在资源配置中起决定性作用和更好发挥政府作用的要求,逐步建立以市场为主导的药品价格形成机制,最大限度减少政府对药品价格的直接干预。坚持放管结合,强化价格、医保、招标采购等政策的衔接,充分发挥市场机制作用,同步强化医药费用和价格行为综合监管,有效规范药品市场价格行为,促进药品市场价格保持合理水平。

(三) 目前我国药品价格的形成机制

建立科学合理的药品价格形成机制是推进价格改革的重要内容,也是深化医药卫生体制改革的重要任务,对于加快完善现代市场体系和转变政府职能,促进医疗卫生事业和医药产业健康发展,满足人民群众不断增长的医疗卫生需求,减轻患者不合理的医药费用负担,具有重要意义。

根据《推进药品价格改革的意见》,除麻醉药品和第一类精神药品外,取消药品政府定价,完善药品采购机制,发挥医保控费作用,药品实际交易价格主要由市场竞争形成。其中:

1. 医保基金支付的药品　由医保部门会同有关部门拟定医保药品支付标准制定的程序、依据、方法等规则,探索建立引导药品价格合理形成的机制。

2. 专利药品、独家生产药品　建立公开透明、多方参与的谈判机制形成价格。

3. 医保目录外的血液制品、国家统一采购的预防免疫药品、国家免费艾滋病抗病毒治疗药品和避孕药具　通过招标采购或谈判形成价格。

4. 麻醉药品和第一类精神药品　仍暂时实行最高出厂价格和最高零售价格管理。

5. 其他药品　由生产经营者依据生产经营成本和市场供求情况,自主制定价格。

(四) 政府对药品价格的综合监管措施

取消药品政府定价,并不是放弃政府对药价的监管。有关职能部门将充分借鉴国际经验,采取综合监管措施,保证市场价格基本稳定。

1. 完善药品采购机制　卫生计生部门按照规范公立医院和基层医疗卫生机构药品采购的相关要求和措施,坚持药品集中采购方向,根据药品特性和市场竞争情况,实行分类采购,促进市场竞争,合理确定药品采购价格。充分调动医疗机构、药品生产经营企业、医保经办机构等多方参与积极性,引导各类市场主体有序竞争。

2. 强化医保控费作用　医保部门在调查药品实际市场交易价格基础上,综合考虑医保基金和患者承受能力等因素制定医保药品支付标准。做好医保、招标采购政策的衔接配合,促进医疗机构和零售药店主动降低采购价格。定点医疗机构和药店向医保、价格等部门提交药品实际采购价格、零售价格以及采购数量等信息,同步推进医保支付方式改革,建立医疗机构合理用药、合理诊疗的内在激励机制,减轻患者费用负担。

3. 强化医疗行为监管　卫生计生部门建立科学合理的考核奖惩制度,加强医疗机构诊疗行为管理,控制不合理使用药品医疗器械以及过度检查和诊疗,强化医药费用控制。逐步公开医疗机构诊疗门(急)诊次均费用、住院床日费用、检查检验收入占比等指标,并纳入医疗机构目标管理责任制和绩效考核目标。加快药品供应保障信息平台建设,促进价格信息公开。

4. 强化价格行为监管　价格主管部门通过制定药品价格行为规则,指导生产经营者在遵循公平、合法和诚实信用的原则下合理制定价格,规范药品市场价格行为,保护患者合法权益。健全药品价格监测体系,探索建立跨部门统一的信息平台,掌握真实交易价格数据,重点做好竞争不充分药品出厂(口岸)价格、实际购销价格的监测和信息发布工作。充分发挥12358全国网上价格举报系统的作用,建立全方位、多层次的价格监督机制,正面引导市场价格秩序。对价格欺诈、价格串通和垄断行为,依法严肃查处。

此外,有关部门认真履行监管职责,加强对药品生产、流通、使用的全过程监管,切实保障药品质量和用药安全。

三、药品价格行为监管

药品价格交由市场竞争形成,并非指国家退出对药品价格的监管。因为这是关系广大民生的问题,必须坚持放管结合。在取消绝大部分药品政府定价的同时,进一步强化医药费用和价格行为综合监管,工作重心由事前转向事中、事后监管,促进建立正常的市场竞争机制,引导药品价格合理形成。

在国家发改委制定的《关于加强药品市场价格行为监管的通知》(发改价监〔2015〕930号)中,重点强调以下内容:

(一)加大执法力度,依法严肃处理药品价格违法行为

各省级价格主管部门采取直接检查、重点督查、交叉检查、下查一级等多种方式,加大检查力度。对于哄抬特殊患者的特殊用药价格等性质恶劣、情节严重的典型案件,要依法从严处罚并通过新闻媒体公开曝光,有效震慑违法经营者。要建立信用奖惩机制,把药品价格违法行为列入价格诚信记录,其中涉及药品生产经营企业的严重违法行为,要根据相关规定列入药品集中采购不良记录,建议有关部门依法取消相关企业产品入围资格,两年内不接受该企业任何产品集中采购申请。

(二)加强药品价格监测,促进药品市场价格信息透明

健全药品价格监测体系,探索建立跨部门统一的药品价格和市场交易信息平台,加快与医疗卫生、医疗保障、药品监管等部门的信息共享,完善药品价格和交易数据采集报告制度,掌握药品真实交易价格数据,形成监测监管合力。对价格变动频繁、变动幅度较大,或者与国际价格、同品种价格以及不同地区间价格存在较大差异的,及时研究分析,必要时开展成本价格专项调查。

(三)健全教育防范和日常监管,引导经营者自觉规范药品市场价格行为

价格主管部门完善提醒告诫制度,有针对性地向药品生产经营企业和医疗机构解读药品价格改革政策,宣传价格法律法规,提醒经营者自主定价应当依法合规,指导经营者把握自主定价应当遵循的原则和规范,自觉维护药品市场价格秩序。建立与相关行业协会的联系制度,充分发挥行业组织的作用,引导行业经营者加强价格行为自律,开展公平合法有序的市场竞争。加强药品市场价格巡查,督促经营者按规定落实药品明码标价和医疗服务收费公示制度,帮助经营者规范药品价格行为。落实网格化监管制度,明确巡查要求,提高巡查频次,加大巡查力度,实现巡查常态化。

(四)强化社会监督,建立全方位多层次的监管机制

鼓励全社会共同参与规范药品价格行为,完善举报工作机制,合理调配执法资源,强化举报工作力量,保持举报系统畅通;高度重视、快速办结药品价格举报案件,及时退还多收患者的价款,切实维护患者的正当权益;加强药品价格投诉举报数据分析,敏锐捕捉热点问题和突出矛盾;充分发挥新闻媒体的舆论监督作用,深入解读药品价格改革的意义、内容和预期目标,营造良好的舆论氛围;创新宣传方式,加大在网络平台上的宣传力度,借助政务微博、微信公众号等工具,拓宽宣传渠道,提高宣传效果。

复习思考题

1. 药品广告的作用有哪些?
2. 请列举出不得发布广告的药品类型。

（李　璠　陈素红）

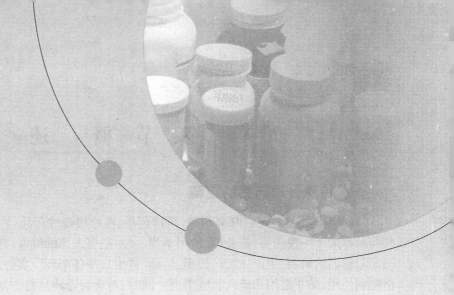

第十二章

特殊药品管理

【 Key Content & Objective 】

Key content: Drugs under special control refer to narcotic drugs, psychotropic substances, medical treatment poisonous substances and radiopharmaceuticals. Law of drug administration regulates these four categories with special administration. The core of special administration is to perform strict examining & proving system and supervising system in all steps of development, manufacture, management, utilization, export and import of these drugs. In this way drug abuse and drug inflowing to illegal channel can be avoided.

Learning objectives: (1) Master the definition and various types of narcotic drugs, psychotropic substances, medical treatment poisonous substances and radiopharmaceuticals. (2) Master the main content of manufacture, management, utilization and administration of narcotic drugs, psychotropic substances, medical treatment poisonous substances and radiopharmaceuticals. (3) Be familiarized with the main content of drug administration. (4) Understand the main content of radiopharmaceuticals. (5) Understand the hazard of drug abuse and control processes of narcotic drugs and psychotropic substances.

第一节 概　　述

一、特殊管理药品的范畴

《药品管理法》规定："麻醉药品、精神药品、医疗用毒性药品、放射性药品实行特殊管理。"这些药品不同于一般药品，若管理、使用不当，极易危害人体的健康，甚至危害社会经济安全，因此，国家对它们的研制、生产、经营、使用、运输、进出口等各个环节实行严格审批制度和管理制度，严格控制使用，防止滥用和流入非法渠道。同时，对含特殊药品复方制剂、生物制品、蛋白同化制剂及肽类激素等虽不属于特殊管理的药品，但由于它们的作用十分特殊，也应当加强监督管理。

二、特殊管理药品的特点

从管理学角度讲，麻醉药品、精神药品、医疗用毒性药品、放射性药品的最大特点体现在管理的特殊性。即管理、使用得当，可起到药品的防病治病作用；反之则危害社会和人们的身心健康。

许多麻醉药品对中枢神经系统有不同程度的抑制作用，从而影响精神活动。一些麻醉药品和精神药品能引起各种知觉变化，使人产生幻觉，被称为致幻药。除此之外，麻醉药品和精神药品都有致命的毒副作用——成瘾性，连续使用会使人产生强烈的、病态的生理依赖性和精神依赖性。

医疗毒性药品由于其治疗剂量与中毒剂量相近，因而不仅强调生产、经营环节的管理，更要注重使用环节的管理，以避免中毒现象的发生。

放射性药品所放射出的射线具有较强的穿透力，当它通过人体时，可使组织发生电离作用，如掌握不好，会产生放射性损害。因此，除对放射性药品生产、经营、贮存、运输等环节实行严格管理外，对其使用也有严格的规定，即医疗单位设立的核医学科(室)必须具备与其医疗任务相适应的专业技术人员。非核医学专业技术人员未经培训，不得从事核医学的工作，不得使用放射性药品。

三、麻醉药品和精神药品滥用的危害

麻醉药品和精神药品若超出医疗、科研和教学上的正常需要，只是为了嗜好滥吸食和注射用则是毒品。毒品促使滥用者不择手段去获取，由此带来了严重的危害。

1. 危害身体健康　麻醉药品和精神药品是直接作用于人的中枢神经系统，久而久之，人会产生强烈的依赖性，一旦停止使用这些药品，使用者会产生多种不良反应，包括失眠多梦、急躁不安等，更严重的还有急性肌张力异常、心血管系统反应、锥体外系反应等情况，最严重的是猝死，这些药品的滥用严重危害了人的身体健康。世界卫生组织将麻醉药物的依赖性分为两种，包括身体依赖和精神依赖。身体依赖是指使用者产生了药品依赖性，离开了药物之后，使用者会产生难以忍受的症状，这就是所谓的成瘾性。精神依赖是指服用药物之后，使用者能获得精神上的愉悦感，为了延续这种愉悦感而不停地服用药物，一旦离开这些药物，就会产生种种难以忍受的症状。滥用麻醉药物和精神药品，不仅会摧毁使用者身体的功能，破坏使用者的生理健康，使滥用者丧失人格，道德沦陷，失去人格尊严，缩短寿命，更严重的给社会带来了一系列问题。

2. 影响心理健康　滥用麻醉药品或精神药品，会将滥用者体内的脑部分转变成化学物质成分,更严重者会破坏人体的高级神经组织,引起人的精神心理异常、智力下降,导致人的性情大变,扭曲人的人格,最终导致心理变态或精神失常,而且对药品的依赖越来越严重。

3. 诱发犯罪 麻醉、精神药品的滥用不仅挥霍掉大量的社会财富,滥用者挥霍完财富之后,没有钱财买更多的药物,因而走上暴力或者犯罪的道路。通常滥用者钱财用完之后,因既没有正当途径获得钱财,又戒不了毒瘾,为了免受毒品的煎熬,无所不用其极地获取钱财,因而走上偷窃、抢劫、卖淫、扒窃、贪污的道路,更严重的甚至会害人性命。滥用者过度服用药物之后,常常会有暴力的倾向,因此常常会有斗殴、打架、言行失控等行为,给社会带来了很大的安全隐患。

4. 严重影响社会风气 滥用麻醉、精神药品不仅摧毁了人的灵魂,使人丧失道德标准,还会降低自我的约束能力,他们常常出现精神空虚,为了寻求感官的刺激,什么事情都有可能做得出来,因此在很大程度上破坏了社会风气。如果滥用麻醉、精神药物这种现象泛滥,会给更多的人带来危害,使他们丧失积极向上的精神状态,不利于社会的经济的发展和人们的正常生活秩序。

四、国内外对麻醉药品、精神药品的管理概况

(一) 麻醉药品、精神药品国际管理概况

在全世界范围内对麻醉药品、精神药品的管制已有近百年的历史。由于很多国家签订了一系列国际条约,使得世界范围内的麻醉药品和精神药品管制工作不断取得进展。

1909 年,在我国上海召开了"上海国际禁毒会议"。1912 年,中、美、日、英、法、德等国在海牙缔结《国际鸦片公约》,全文共 6 章 25 条。1931 年 7 月,54 个国家在日内瓦缔结《限制麻醉药品制造、运销公约》,全文共 7 章 34 条,规定了麻醉药品定义,需要量的估计,生产的限制等。

1961 年 3 月,在纽约签订了《1961 年麻醉药品单一公约》。由于很多人使用兴奋剂(如苯丙胺)和安眠药后,产生药物依赖性,滥用情况也越来越严重,因此,联合国于 1971 年 2 月又签订了《1971 年精神药物公约》。这两个公约分别是当前最重要的麻醉药品和精神药品管制国际公约,已有 100 多个国家成为缔药国,而非缔约国实际上也执行其中的多项规定。

1981 年 12 月,联合国大会通过了"国际药物滥用管制战略"决议,督促各国重视禁毒和毒品的管制。1987 年联合国召开了"关于麻醉品滥用和非法贩运问题"的会议,将每年 6 月 26 日定为"国际禁毒日",并提出了"珍爱生命、拒绝毒品"的口号,在全世界范围内最大限度地宣传禁毒战略和提供国际援助与合作。

1988 年 12 月 19 日,联合国在维也纳通过了《禁止非法贩运麻醉药品和精神药物公约》,共34 条,其主要内容:①规定了"非法贩运"的定义,并规定缔约国应对这些犯罪给予制裁;②缔约国应在一定情况下对上述犯罪确立管辖权;③缔约国应通过没收犯罪收益、引渡、法律协助、执法合作、支援过境国、对特定化学品进行管制,根除非法种植和非法需求等方面的合作,打击贩毒犯罪;④缔约国应向联合国麻醉药品委员会提供关于在其境内执行该公约的情报。1990 年 2 月,联合国在纽约召开了"禁毒问题特别联大"会议,一致通过了禁毒《政治宣言》和《全球行动纲领》,为国际社会和联合国有关机构提出了具体行动的措施,此次会议对推动禁毒斗争和国际禁毒合作发挥了积极的作用。

(二) 我国对麻醉药品、精神药品的管理概况

新中国成立后,党和中央人民政府颁布了一系列法律法规,在全国范围内开展了肃清烟毒的斗争。1950 年 2 月中央人民政府发布了《关于严禁阿片烟毒的通令》,严禁吸食、贩卖、种植和

私存阿片、吗啡、海洛因等各种毒品,违者严处。1950 年 11 月我国颁布了《关于麻醉药品临时登记处理办法的通令》,对存留的麻醉药品均限期登记收购或上缴,杜绝了因分散存留而转入非法吸毒使用的可能。同年,卫生部发布了《管理麻醉药品暂行条例》及实施细则,对麻醉药品的品种范围、生产、供应和使用统一由卫生部指定专门机构负责,其他任何单位和个人,均不得私自种植、制造和贩卖。为了尽快禁绝毒品,1952 年 4 月中共中央又发出了《肃清毒品流行的指示》。短短的几年,就在全国范围内禁止了鸦片种植、贩运、销售和吸食,将危害中华民族 100 多年的烟毒一扫而净。1978 年,经国务院修订颁布了《麻醉药品管理条例》,1979 年卫生部发布了实施细则,要求麻醉药品生产(含种植)、供应、使用单位认真贯彻执行,如发现私种、吸食和擅自生产麻醉药品等违法犯罪活动者,根据情节轻重,依法惩处。1984 年 9 月 20 日颁布的《药品管理法》是我国第一部较为完整的药品管理法律,其明确规定:"国家对麻醉药品、精神药品、毒性药品、放射药品实行特殊管理"。1985 年 6 月 18 日我国加入了国际《1961 年麻醉药品单一公约》和《1971年精神药物公约》。次年,通过竞选成为联合国麻醉药品委员会 40 个成员之一。之后,我国每年都要派出由卫生、公安、外交、海关等部门官员组成的代表团出席联合国麻醉药品委员会。1987年和 1988 年国务院分别发布了《麻醉药品管理办法》《精神药品管理办法》,对其生产、供应、使用、运输和进出口的管理均做了明确的规定,并要求严格执行,违者追究法律责任。1989 年 9 月,我国加入《联合国禁止非法贩运麻醉药品和精神药物公约》,成为最早加入该公约的成员国之一。1990 年 12 月全国人民代表大会常务委员会颁布《关于禁毒的决定》,严惩走私、贩卖、运输、制造毒品和非法种植毒品原植物等犯罪活动,禁止吸食、注射毒品。此决定对保护公民身心健康、维护社会治安秩序、保障社会主义现代化建设的顺利进行,起到了重要作用。1995 年 6 月卫生部发布《戒毒药品管理办法》,为滥用毒品者实施有效的治疗提供了物质保证。

1998 年 10 月,国家药品监督管理局制定发布《罂粟壳管理暂行规定》;1999 年 4 月,又制定发布了《麻黄素管理办法(试行)》;1999 年 8 月,颁布经重新修订的《戒毒药品管理办法》;2000年 2 月,国家药品监督管理局会同卫生部发布了《医疗机构麻醉药品、第一类精神药品供应管理办法》;2001 年 2 月,国家药品监督管理局制定发布《咖啡因管理规定》;2005 年 8 月 3 日我国政府将《麻醉药品管理办法》和《精神药品管理办法》进行了合并、调整、修改和补充,颁布了《麻醉药品和精神药品管理条例》,于 2005 年 11 月 1 日执行。这些管理办法或条例的制定、修订和实施,进一步加强了麻醉药品、精神药品的规范性管理,保障了人们身心健康和社会公共秩序的稳定。

第二节　麻醉药品和精神药品的管理

为了加强麻醉药品和精神药品的管理,保证合法、安全、合理使用,防止流入非法渠道,2005年 7 月 26 日国务院第 100 次常务会议通过了《麻醉药品和精神药品管理条例》,于当年 11 月 1日起施行。

一、麻醉药品和精神药品的定义

根据《麻醉药品和精神药品管理条例》第三条规定,麻醉药品和精神药品,是指列入麻醉药品目录、精神药品目录的药品和其他物质。精神药品分为第一类精神药品和第二类精神药品。

其滥用或不合理使用易产生生理依赖性和精神依赖性,对社会造成严重危害。目录由国家药品监督管理部门会同公安部门、卫生行政部门制定、调整并公布。

二、麻醉药品和精神药品的品种

2013 年,国家食品药品监督管理总局、公安部、国家卫生计生委联合公布《麻醉药品品种目录(2013 年版)》和《精神药品品种目录(2013 年版)》(食药监药化监〔2013〕230 号),自 2014 年 1 月 1 日起施行。

(一) 麻醉药品品种

《麻醉药品品种目录(2013 年版)》中,共列出麻醉药品 121 个品种,其中我国生产及使用的品种有 22 个,加上其复方制剂、提取物、提取物粉 5 个品种,一共有 27 个品种,具体为可卡因、罂粟浓缩物(包括罂粟果提取物、罂粟果提取物粉)、二氢埃托啡、地芬诺酯、芬太尼、氢可酮、氢吗啡酮、美沙酮、吗啡(包括吗啡阿托品注射液)、阿片(包括复方樟脑酊、阿桔片)、羟考酮、哌替啶、瑞芬太尼、舒芬太尼、蒂巴因、可待因、右丙氧芬、双氢可待因、乙基吗啡、福尔可定、布桂嗪、罂粟壳。

上述品种包括其可能存在的盐和单方制剂(除另有规定),也包括其可能存在的化学异构体、酯及醚(除另有规定)。

麻醉药品目录中的罂粟壳仅限于中药饮片和中成药的生产,以及医疗配方使用。

(二) 精神药品品种

《精神药品品种目录(2013 年版)》中,共列出精神药品 149 个品种,其中第一类精神药品有 68 个品种,第二类精神药品有 81 个品种。

1. 第一类精神药品品种　我国生产及使用的第一类精神药品有 7 个品种,具体品种是哌甲酯、司可巴比妥、丁丙诺啡、γ- 羟丁酸、氯胺酮、马吲哚、三唑仑。

2. 第二类精神药品品种　我国生产及使用的第二类精神药品有 29 个品种,具体品种是异戊巴比妥、格鲁米特、喷他佐辛、戊巴比妥、阿普唑仑、巴比妥、氯氮䓬、氯硝西泮、地西泮、艾司唑仑、氟西泮、劳拉西泮、甲丙氨酯、咪达唑仑、硝西泮、奥沙西泮、匹莫林、苯巴比妥、唑吡坦、丁丙诺啡透皮贴剂、布托啡诺及其注射剂、咖啡因、安钠咖、地佐辛及其注射剂、麦角胺咖啡因片、氨酚氢可酮片、曲马朵、扎来普隆、佐匹克隆。

以上都包括其可能存在的盐和单方制剂(除另有规定),也包括其可能存在的化学异构体及酯、醚(除另有规定)。

三、麻醉药品和精神药品的管理规定

(一) 麻醉药品和精神药品种植、实验研究和生产管理

1. 麻醉药品药用原植物的种植　国务院药品监督管理部门和国务院农业主管部门根据麻醉药品年度生产计划,制定麻醉药品药用原植物年度种植计划;麻醉药品药用原植物种植企业应当根据年度种植计划并向国务院药品监督管理部门和国务院农业主管部门定期报告种植情况,其他单位和个人不得种植麻醉药品药用原植物。

2. 麻醉药品和精神药品的实验研究　开展麻醉药品和精神药品实验研究活动应当经国务院药品监督管理部门批准并具备以下条件:①以医疗、科学研究或者教学为目的。②有保证实验所需麻醉药品和精神药品安全的措施和管理制度。③单位及其工作人员 2 年内没有违反有关禁

毒的法律、行政法规规定的行为。麻醉药品和第一类精神药品的临床试验,不得以健康人为受试对象。

在普通药品的实验研究过程中,药品研究单位如果产生本条例规定的管制品种,则应当立即停止实验研究活动,并向国务院药品监督管理部门报告。由国务院药品监督管理部门决定是否同意其继续进行实验研究。

3. 麻醉药品和精神药品的生产　国家对麻醉药品和精神药品的生产实行定点生产制度。国务院药品监督管理部门应当根据麻醉药品和精神药品的需求总量,确定麻醉药品和精神药品定点生产企业的数量和布局,并根据年度需求总量对数量和布局进行调整、公布。

从事麻醉药品、第一类精神药品生产以及第二类精神药品原料药生产的企业,应当先经所在地省级药品监督管理部门初步审查,最终由国务院药品监督管理部门批准;从事第二类精神药品制剂生产的企业,应当经所在地省级药品监督管理部门批准。

定点生产麻醉药品和精神药品企业除应具备《药品管理法》第 8 条规定的开办条件外,还必须具备下列条件:①有《药品生产许可证》。②有麻醉药品和精神药品实验研究批准文件。③有符合规定的麻醉药品和精神药品生产设施、贮存条件和相应的安全管理设施。④有通过网络实施企业安全生产管理和向药品监督管理部门报告生产信息的能力。⑤有保证麻醉药品和精神药品安全生产的管理制度。⑥有与麻醉药品和精神药品安全生产要求相适应的管理水平和经营规模。⑦麻醉药品和精神药品生产管理、质量管理部门的人员应当熟悉麻醉药品和精神药品管理以及有关禁毒的法律、行政法规。⑧没有生产、销售假药、劣药或者违反有关禁毒的法律、行政法规规定的行为。⑨符合国务院药品监督管理部门公布的麻醉药品和精神药品定点生产企业数量和布局的要求。

(二)麻醉药品和精神药品的经营

国家对麻醉药品和精神药品实行定点经营制度。

1. 麻醉药品和精神药品经营计划　国务院药品监督管理部门应当根据麻醉药品和第一类精神药品的需求总量,确定麻醉药品和第一类精神药品的定点批发企业布局,并根据年度需求总量对布局进行调整、公布。

2. 定点经营企业应具备的条件　除应当具备《药品管理法》第 15 条规定的药品经营企业的开办条件外,还必须具备下列条件:①有符合本条例规定的麻醉药品和精神药品贮存条件。②有通过网络实施企业安全管理和向药品监督管理部门报告经营信息的能力。③单位及其工作人员2 年内没有违反有关禁毒的法律、行政法规规定的行为。④符合国务院药品监督管理部门公布的定点批发企业布局。

3. 定点经营企业的类型　麻醉药品和精神药品定点经营企业分全国性批发企业和区域性批发企业两类。

(1) 全国性批发企业:是指跨省、自治区、直辖市从事麻醉药品和第一类精神药品批发业务的企业,经国务院药品监督管理部门批准。全国性批发企业可以向区域性批发企业,或者经批准可以向取得麻醉药品和第一类精神药品使用资格的医疗机构以及依照本条例规定批准的其他单位销售麻醉药品和第一类精神药品。

(2) 区域性批发企业:是指在本省、自治区、直辖市行政区域内从事麻醉药品和第一类精神药品批发业务的企业,经所在地省级药品监督管理部门批准。区域性批发企业可以向本省、自治区、直辖市行政区域内取得麻醉药品和第一类精神药品使用资格的医疗机构销售麻醉药品和第一类精神药品。

全国性批发企业向取得麻醉药品和第一类精神药品使用资格的医疗机构销售麻醉药品和第一类精神药品,应当向医疗机构所在地省级药品监督管理部门批准。区域性批发企业由于特殊地理位置的原因,需要就近向其他省、自治区、直辖市行政区域内取得麻醉药品和第一类精神药品使用资格的医疗机构销售的,应当经省级药品监督管理部门批准。

4. 麻醉药品和精神药品经营的其他规定

(1) 药品经营企业不得经营麻醉药品原料药和第一类精神药品原料药。但是,供医疗、科学研究、教学使用的小包装的上述药品可以由国务院药品监督管理部门规定的药品批发企业经营。

(2) 麻醉药品和第一类精神药品不得零售,除个人合法购买外,禁止使用现金进行麻醉药品和精神药品交易。

(3) 第二类精神药品零售企业应当凭执业医师出具的处方,按规定剂量销售第二类精神药品,并将处方保存 2 年备查;禁止超剂量或者无处方销售第二类精神药品;不得向未成年人销售第二类精神药品。

(三)麻醉药品和精神药品的使用

1. 药品生产企业使用的相关规定　药品生产企业需要以麻醉药品和第一类精神药品为原料生产普通药品的,应由省级人民政府汇总报国家药品监督管理部门批准后,向定点生产企业购买;需要以第二类精神药品为原料生产普通药品的,报所在地省级药品监督管理部门批准后,向定点批发企业或者定点生产企业购买。

2. 非药品生产企业使用的相关规定　食品、食品添加剂、化妆品、油漆以及科学研究、教学单位等生产企业应经所在地省级药品监督管理部门批准,向定点批发企业或者定点生产企业购买。需要使用麻醉药品和精神药品的标准品、对照品的,应当经所在地省级药品监督管理部门批准,向国务院药品监督管理部门批准的单位购买。

3. 医疗机构使用的相关规定

(1)《麻醉药品、第一类精神药品购用印鉴卡》管理:医疗机构需要使用麻醉药品和第一类精神药品的,应当经所在地设区的市级级卫生行政部门批准,取得麻醉药品、第一类精神药品购用印鉴卡(以下称印鉴卡)。医疗机构应当凭印鉴卡向本省、自治区、直辖市行政区域内的定点批发企业购买麻醉药品和第一类精神药品。

医疗机构取得印鉴卡应具备下列条件:①有专职的麻醉药品和第一类精神药品管理人员;②有获得麻醉药品和第一类精神药品处方资格的执业医师;③有保证麻醉药品和第一类精神药品安全贮存的设施和管理制度。

(2) 麻醉药品和精神药品处方权:医疗机构应当按照国务院卫生主管部门的规定,对本单位执业医师进行有关麻醉药品和精神药品使用知识的培训、考核,经考核合格的,授予麻醉药品和第一类精神药品处方资格;将具有麻醉药品和第一类精神药品处方资格的执业医师名单及其变更情况,定期报送所在地设区的市级卫生行政部门,并抄送同级药品监督管理部门。

(3) 麻醉药品和精神药品处方:执业医师应当使用专用处方开具麻醉药品和精神药品,开具麻醉药品和第一类精神药品处方仅限于本医疗机构,但不得为自己开具该种处方。单张处方的最大用量应当符合国务院卫生主管部门的规定。对麻醉药品和第一类精神药品处方,处方的调配人、核对人应当仔细核对,签署姓名,并予以登记;对不符合规定的,应当拒绝发药。麻醉药品和精神药品处方应进行专册登记,且麻醉药品处方至少保存3年,精神药品处方至少保存2年。

(4) 麻醉药品和精神药品制剂配制:对临床需要而市场无供应的麻醉药品和精神药品,持有医疗机构制剂许可证和印鉴卡的医疗机构需要配制制剂的,应当经所在地省级药品监督管理部门批准。医疗机构配制的麻醉药品和精神药品制剂只能在本医疗机构使用,不得对外销售。

(四)麻醉药品和精神药品贮存与运输管理

1. 麻醉药品和精神药品贮存　麻醉药品药用原植物种植企业、定点生产企业、全国性批发企业和区域性批发企业以及国家设立的麻醉药品贮存单位,应当设置贮存麻醉药品和第一类精神药品的专库。应将麻醉药品原料药和制剂分别存放。

专库应符合下列要求:①安装专用防盗门,实行双人双锁管理;②具有相应的防火设施;③具有监控设施和报警装置,报警装置应当与公安机关报警系统联网。

麻醉药品药用原植物种植企业、定点生产企业、全国性批发企业和区域性批发企业、国家设立的麻醉药品贮存单位以及麻醉药品和第一类精神药品的使用单位,应当配备专人负责管理工作,并建立贮存麻醉药品和第一类精神药品的专用账册。药品入库双人验收,出库双人复核,做到账物相符。第二类精神药品经营企业应当在药品库房中设立独立的专库或者专柜贮存第二类精神药品,并建立专用账册,实行专人管理。专用账册的保存期限应当自药品有效期期满之日起不少于5年。

2. 麻醉药品和精神药品运输与邮寄

(1) 铁路、公路或者水路运输:通过铁路运输麻醉药品和第一类精神药品的,应当使用集装箱或者铁路行李车运输。通过公路或者水路运输麻醉药品和第一类精神药品的,应当由专人负责押运。

(2) 托运或者自行运输:托运或者自行运输麻醉药品和第一类精神药品的单位,应当向所在地设区的市级药品监督管理部门申请领取运输证明。运输证明有效期为1年。托运人将运输证明副本交付承运人,没有运输证明或者货物包装不符合规定的,承运人不得承运。

(3) 邮寄:邮寄麻醉药品和精神药品,寄件人应当提交所在地设区的市级药品监督管理部门出具的准予邮寄证明。邮政营业机构应当查验、收存准予邮寄证明。没有准予邮寄证明的,邮政营业机构不得收寄。邮件单位要申办《麻醉药品精神药品邮寄证明》,邮寄证明一证一次有效。邮件人应当在详情单货名栏填写"麻醉药品"或"精神药品",并加盖邮件单位运输专用章,且收货人必须是单位。

(4) 定点生产企业、全国性批发企业和区域性批发企业之间运输:定点生产企业、全国性批发企业和区域性批发企业之间运输麻醉药品、第一类精神药品,发货人在发货前应当向所在地省级药品监督管理部门报送本次运输的相关信息。

(五)非药用类麻醉药品和精神药品的管理

为加强对非药用类麻醉药品和精神药品的列管工作,防止非法生产、经营、运输、使用和进出口,遏制有关违法犯罪活动的发展蔓延,2015年9月24日公安部、国家食品药品监督管理总局、国家卫生计生委和国家禁毒委员会办公室联合制定了《非药用类麻醉药品和精神药品列管办法》,并于2015年10月1日起施行。

1. 非药用类麻醉药品和精神药品的定义及品种　非药用类麻醉药品和精神药品是指未作

为药品生产和使用,具有成瘾性或者成瘾潜力且易被滥用的物质。非药用类麻醉药品和精神药品管制品种增补目录收录了 116 种。

非药用类麻醉药品和精神药品管制品种目录的调整由国家公安部门会同国家药品监督管理部门和国家卫生主管部门负责。

非药用类麻醉药品和精神药品发现医药用途,调整列入药品目录的,不再列入非药用类麻醉药品和精神药品管制品种目录。

2. 非药用类麻醉药品和精神药品的管理 对列管的非药用类麻醉药品和精神药品,禁止任何单位和个人生产、买卖、运输、使用、储存和进出口。因科研、实验需要使用非药用类麻醉药品和精神药品,在药品、医疗器械生产、检测中需要使用非药用类麻醉药品和精神药品标准品、对照品,以及药品生产过程中非药用类麻醉药品和精神药品中间体的管理,按照有关规定执行。

各级公安机关和有关部门依法加强对非药用类麻醉药品和精神药品违法犯罪行为的打击处理。

四、法律责任

为了加强麻醉药品和精神药品管理工作,各级药品监督管理部门,应设专人负责此项工作,全程监督麻醉药品药用原植物的种植,麻醉药品和精神药品的实验研究、生产、经营、使用、储存及运输等活动。对违反《麻醉药品和精神药品管理条例》的行为,制定了严厉的处罚。

(一) 行政责任

(1) 药品监督管理部门、卫生行政部门违反《麻醉药品和精神药品管理条例》的规定,有下列情形之一的,由其上级行政机关或者监察机关责令改正;情节严重的,对直接负责的主管人员和其他直接责任人员依法给予行政处分。①对不符合条件的申请人准予行政许可或者超越法定职权作出准予行政许可决定的。②未到场监督销毁过期、损坏的麻醉药品和精神药品的。③未依法履行监督检查职责,应当发现而未发现违法行为、发现违法行为不及时查处,或者未依照本条例规定的程序实施监督检查的。④违反《麻醉药品和精神药品管理条例》规定的其他失职、渎职行为。

(2) 麻醉药品药用原植物种植企业违反《麻醉药品和精神药品管理条例》的规定,有下列情形之一的,由药品监督管理部门责令限期改正,给予警告;逾期不改正的,处以 5 万元以上 10 万元以下的罚款;情节严重的,取消其种植资格。①未依照麻醉药品药用原植物年度种植计划进行种植的。②未依照规定报告种植情况的。③未依照规定储存麻醉药品的。

(3) 定点生产企业违反《麻醉药品和精神药品管理条例》的规定,有下列情形之一的,由药品监督管理部门责令限期改正,给予警告,并没收违法所得和违法销售的药品;逾期不改正的,责令停产,并处 5 万元以上 10 万元以下的罚款;情节严重的,取消其定点生产资格。①未按照麻醉药品和精神药品年度生产计划安排生产的。②未依照规定向药品监督管理部门报告生产情况的。③未依照规定储存麻醉药品和精神药品,或者未依照规定建立、保存专用账册的。④未依照规定销售麻醉药品和精神药品的。⑤未依照规定销毁麻醉药品和精神药品的。

(4) 定点批发企业违反《麻醉药品和精神药品管理条例》的规定销售麻醉药品和精神药品,或者违反《麻醉药品和精神药品管理条例》的规定经营麻醉药品原料药和第一类精神药品原料药的,由药品监督管理部门责令限期改正,给予警告,并没收违法所得和违法销售的药品;逾期不改正的,责令停业,并处违法销售药品货值金额 2 倍以上 5 倍以下的罚款;情节严重的,取消其定点批发资格。

(5) 定点批发企业违反《麻醉药品和精神药品管理条例》的规定,有下列情形之一的,由药品监督管理部门责令限期改正,给予警告;逾期不改正的,责令停业,并处 2 万元以上 5 万元以下的罚款;情节严重的,取消其定点批发资格:①未依照规定购进麻醉药品和第一类精神药品的。②未保证供药责任区域内的麻醉药品和第一类精神药品的供应的。③未对医疗机构履行送货义务的。④未依照规定报告麻醉药品和精神药品的进货、销售、库存数量以及流向的。⑤未依照规定储存麻醉药品和精神药品,或者未依照规定建立、保存专用账册的。⑥未依照规定销毁麻醉药品和精神药品的。⑦区域性批发企业之间违反《麻醉药品和精神药品管理条例》的规定调剂麻醉药品和第一类精神药品,或者因特殊情况调剂麻醉药品和第一类精神药品后未依照规定备案的。

(6) 第二类精神药品零售企业违反《麻醉药品和精神药品管理条例》的规定储存、销售或者销毁第二类精神药品的,由药品监督管理部门责令限期改正,给予警告,并没收违法所得和违法销售的药品;逾期不改正的,责令停业,并处 5 000 元以上 2 万元以下的罚款;情节严重的,取消其第二类精神药品零售资格。

(7) 违反关于麻醉药品和精神药品购买规定的 由药品监督管理部门没收违法购买的麻醉药品和精神药品,责令限期改正,给予警告;逾期不改正的,责令停产或者停止相关活动,并处 2 万元以上 5 万元以下的罚款。

(8) 取得印鉴卡的医疗机构违反《麻醉药品和精神药品管理条例》的规定 有下列情形之一的,由设区的卫生行政部门责令限期改正,给予警告;逾期不改正的,处 5000 元以上 1 万元以下的罚款;情节严重的,吊销其印鉴卡;对直接负责的主管人员和其他直接责任人员,依法给予降级、撤职、开除的处分。①未依照规定购买、储存麻醉药品和第一类精神药品的。②未依照规定保存麻醉药品和精神药品专用处方,或者未依照规定进行处方专册登记的。③未依照规定报告麻醉药品和精神药品的进货、库存、使用数量的。④紧急借用麻醉药品和第一类精神药品后未备案的。⑤未依照规定销毁麻醉药品和精神药品的。

(9) 具有麻醉药品和第一类精神药品处方资格的执业医师,违反《麻醉药品和精神药品管理条例》的规定开具麻醉药品和第一类精神药品处方,或者未按照临床应用指导原则的要求使用麻醉药品和第一类精神药品的 由其所在医疗机构取消其麻醉药品和第一类精神药品处方资格;造成严重后果的,由原发证部门吊销其执业证书。执业医师未按照临床应用指导原则的要求使用第二类精神药品或者未使用专用处方开具第二类精神药品,造成严重后果的,由原发证部门吊销其执业证书。

(10) 未取得麻醉药品和第一类精神药品处方资格的执业医师擅自开具麻醉药品和第一类精神药品处方,由县级以上卫生行政部门给予警告,暂停其执业活动;造成严重后果的,吊销其执业证书。 处方的调配人、核对人违反《麻醉药品和精神药品管理条例》的规定未对麻醉药品和第一类精神药品处方进行核对,造成严重后果的,由原发证部门吊销其执业证书。

(11) 违反《麻醉药品和精神药品管理条例》的规定运输麻醉药品和精神药品的,由药品监督管理部门和运输管理部门依照各自职责,责令改正,给予警告,处 2 万元以上 5 万元以下的罚款。

(12) 收寄麻醉药品、精神药品的邮政营业机构未依照《麻醉药品和精神药品管理条例》的规定办理邮寄手续的,由邮政主管部门责令改正,给予警告;造成麻醉药品、精神药品邮件丢失的,依照邮政法律、行政法规的规定处理。

（13）提供虚假材料、隐瞒有关情况，或者采取其他欺骗手段取得麻醉药品和精神药品的实验研究、生产、经营、使用资格的，由原审批部门撤销其已取得的资格，5年内不得提出有关麻醉药品和精神药品的申请；情节严重的，处1万元以上3万元以下的罚款，有药品生产许可证、药品经营许可证、医疗机构执业许可证的，依法吊销其许可证明文件。

（14）药品研究单位在普通药品的实验研究和研制过程中，产生《麻醉药品和精神药品管理条例》规定管制的麻醉药品和精神药品，未依照《麻醉药品和精神药品管理条例》的规定报告的，由药品监督管理部门责令改正，给予警告，没收违法药品；拒不改正的，责令停止实验研究和研制活动。

（15）药物临床试验机构以健康人为麻醉药品和第一类精神药品临床试验受试对象的，由药品监督管理部门责令停止违法行为，给予警告；情节严重的，取消其药物临床试验机构的资格。对受试对象造成损害的，药物临床试验机构依法承担治疗和赔偿责任。

（16）定点生产企业、定点批发企业和第二类精神药品零售企业生产、销售假劣麻醉药品和精神药品的，由药品监督管理部门取消其定点生产资格、定点批发资格或者第二类精神药品零售资格，并依照药品管理法的有关规定予以处罚。

（17）定点生产企业、定点批发企业和其他单位使用现金进行麻醉药品和精神药品交易的，由药品监督管理部门责令改正，给予警告，没收违法交易的药品，并处5万元以上10万元以下的罚款。

（18）发生麻醉药品和精神药品被盗、被抢、丢失案件的单位，违反《麻醉药品和精神药品管理条例》的规定未采取必要的控制措施或者未依照《麻醉药品和精神药品管理条例》的规定报告的，由药品监督管理部门和卫生行政部门依照各自职责，责令改正，给予警告；情节严重的，处5 000元以上1万元以下的罚款；有上级主管部门的，由其上级主管部门对直接负责的主管人员和其他直接责任人员，依法给予降级、撤职的处分。

（19）依法取得麻醉药品药用原植物种植或者麻醉药品和精神药品实验研究、生产、经营、使用、运输等资格的单位，倒卖、转让、出租、出借、涂改其麻醉药品和精神药品许可证明文件的，由原审批部门吊销相应许可证明文件，没收违法所得；情节严重的，处违法所得2倍以上5倍以下的罚款；没有违法所得的，处2万元以上5万元以下的罚款。

（20）违反《麻醉药品和精神药品管理条例》的规定，致使麻醉药品和精神药品流入非法渠道造成危害，尚不构成犯罪的，由县级以上公安机关处5万元以上10万元以下的罚款；有违法所得的，没收违法所得；情节严重的，处违法所得2倍以上5倍以下的罚款；由原发证部门吊销其药品生产、经营和使用许可证明文件。药品监督管理部门、卫生行政部门在监督管理工作中发现前款规定情形的，应当立即通报所在地同级公安机关，并依照国家有关规定，将案件以及相关材料移送公安机关。

药品监督管理部门做出的行政处罚，由县级以上药品监督管理部门按照国务院药品监督管理部门规定的职责分工决定。

（二）刑事责任

（1）依法从事生产、运输、管理、使用国家管制的麻醉药品、精神药品的人员，违反国家规定，向吸食、注射毒品的人提供国家规定管制的能够使人形成瘾癖的麻醉药品、精神药品的，处三年以下有期徒刑或者拘役，并处罚金；情节严重的，处三年以上七年以下有期徒刑，并处罚金。

向走私、贩卖毒品的犯罪分子或者以牟利为目的，向吸食、注射毒品的人提供国家规定管制的能够使人形成瘾癖的麻醉药品、精神药品的,依照《刑法》第三百四十七条的规定定罪处罚。

　　单位犯前款罪的,对单位判处罚金,并对其直接负责的主管人员和其他直接责任人员,依照前款的规定处罚。

　　(2) 药品监督管理部门、卫生行政部门违反《麻醉药品和精神药品管理条例》的规定,有下列情形之一的,构成犯罪的,依法追究刑事责任:①对不符合条件的申请人准予行政许可或者超越法定职权做出准予行政许可决定的。②未到场监督销毁过期、损坏的麻醉药品和精神药品的。③未依法履行监督检查职责,应当发现而未发现违法行为、发现违法行为不及时查处,或者未依照《麻醉药品和精神药品管理条例》规定的程序实施监督检查的。④违反《麻醉药品和精神药品管理条例》规定的其他失职、渎职行为。

　　(3) 未取得麻醉药品和第一类精神药品处方资格的执业医师擅自开具麻醉药品和第一类精神药品处方,构成犯罪的,依法追究刑事责任。

　　(4) 药物临床试验机构以健康人为麻醉药品和第一类精神药品临床试验受试对象的,构成犯罪的,依法追究刑事责任。

　　(5) 依法取得麻醉药品药用原植物种植或者麻醉药品和精神药品实验研究、生产、经营、使用、运输等资格的单位,倒卖、转让、出租、出借、涂改其麻醉药品和精神药品许可证明文件的,构成犯罪的,依法追究刑事责任。

　　(6) 违反《麻醉药品和精神药品管理条例》的规定,致使麻醉药品和精神药品流入非法渠道造成危害,构成犯罪的,依法追究刑事责任。

第三节　医疗用毒性药品的管理

　　医疗用毒性药品在临床上可以发挥防病治病的作用,但若使用不当,则易产生中毒危及生命,因此较于一般药品而言,对医疗用毒性药品的管理更加严格。我国十分重视医疗用毒性药品的管理,1964 年 4 月卫生部会同商业部、化工部发布了《管理毒药、限制性剧药暂行规定》;同年 12 月卫生部又会同商业部发布了《管理毒性中药的暂行办法》;1979 年 6 月卫生部会同国家医药管理总局发布了《医疗用毒药、限制性剧药管理规定》;1988 年 12 月 27 日国务院制定和颁布了《医疗用毒性药品管理办法》,该办法的颁布标志着我国对医疗毒性药品的管理走向法制化的轨道,同时也表明我国药品监督管理体系和制度在不断地完善。

一、医疗用毒性药品的定义及品种

(一)医疗用毒性药品的定义

　　医疗用毒性药品(medicinal toxic drugs),简称毒性药品,是指毒性剧烈、治疗剂量与中毒剂量相近,使用不当会致人中毒或死亡的药品。

　　毒性药品、毒品及毒物各有异同。毒品是指非教学、科研、医疗用途而使用的麻醉药品和精神药品;毒物是指具有剧烈毒性而不能在临床应用的物质,如氰化钾等;毒性药品虽然有剧烈毒性,但因其有药品之功效,故常在临床上应用。

(二)医疗用毒性药品的品种

　　特殊管理的毒性药品分为中、西药两类,其中毒性中药 27 种;毒性西药 13 种(表 12-1)。

表 12-1 医疗用毒性药品目录

毒性中药品种(共 27 种)	毒性西药品种(共 13 种)
砒石(红砒、白砒)、砒霜、水银、生马前子、生川乌、生草乌、生白附子、生附子、生半夏、生南星、生巴豆、斑蝥、青娘虫、红娘虫、生甘遂、生狼毒、生藤黄、生千金子、生天仙子、闹阳花、雪上一枝蒿、红粉(红升丹)、白降丹、蟾酥、洋金花、轻粉、雄黄	去乙酰毛花苷、阿托品、洋地黄毒苷、氢溴酸后马托品、三氧化二砷、毛果芸香碱、氯化汞、水杨酸毒扁豆碱、亚砷酸钾、氢溴酸东莨菪碱、士的宁、亚砷酸注射剂、A 型肉毒毒素及其制剂

注:1. 上述的中药品种是指原药材和中药饮片,不含制剂。

2. 上述的西药品种除了亚砷酸钾注射剂、A 型肉毒毒素制剂以外的药品品种均指的是原料药;另外,士的宁、阿托品、毛果芸香碱等品种还包括各自的盐类化合物。

二、《医疗用毒性药品管理办法》要点

(一) 毒性药品的生产与炮制

毒性药品年度生产、收购、供应和配制计划,由省级药品监督管理部门根据医疗需要制定,下达给指定的毒性药品生产、收购、供应单位,并报送国务院药品监督管理部门和国家中医药管理局。生产单位不得擅自改变生产计划自行销售。

生产毒性药品的企业,必须建立严格的管理制度,由医药专业人员负责生产、配制和质量检验,严防与其他药品混杂。生产毒性药品及其制剂,必须严格执行生产工艺操作规程,在本单位药检人员的监督下准确投料。每次配料必须经 2 人以上复核无误后投料,并详细记录每次生产所用原料数和成品数。生产记录须完整准确,保存 5 年备查。生产过程中所用工具容器,必须处理干净;所有盛放毒性药品原料、半合成品、成品容器,必须贴有黑白相间并标有"毒"字样的毒药标志;所产生的废弃物,须妥善处理,不得污染环境。

毒性中药的加工炮制,必须按照《中国药典》或者省级药品监督管理部门制定的《中药饮片炮制规范》的规定进行。药材符合要求的,方可供应、配方和用于中成药生产。

(二) 毒性药品的经营

毒性药品的收购、经营,由各级药品监督管理部门指定的药品经营企业负责;配方用药由定点药店、医疗机构负责。其他任何单位或者个人均不得从事毒性药品的收购、经营和配方业务。

收购、经营、加工、使用毒性药品的企业必须建立健全保管、验收、领发、核对等制度,严防收假、收错、发错,严禁与其他药品混杂,做到划定仓位,"三专",即专库(柜)、专人、专账管理。

毒性药品的包装容器上必须印有毒性标志。在运输过程中,应采取有效措施,防止发生意外或事故。

(三) 毒性药品的使用

医疗机构供应和调配毒性药品时,应凭医生签名的正式处方;经营企业供应和调配毒性药品,应凭盖有医生所在的医疗机构公章的正式处方。每次处方剂量不得超过 2 日极量。调配处方,必须核对无误,按医嘱要求,并由配方人员及具有药师以上技术职称的复核人员签名盖章后方可发出。对处方未注明"生用"的毒性中药,应当使用炮制品。处方一次有效,保存 2 年备查。

科研和教学单位所需的毒性药品,必须持单位的证明信,经县以上药品监督管理部门批准后,经营单位方可发售。

对民间单、秘、验方需用毒性中药,购买时要持有本单位或者街道办事处、乡(镇)人民政府的证明信,经营企业方可发售。每次购用量不得超过 2 日极量。

三、法律责任

对违反《医疗用毒性药品管理办法》的规定,擅自生产、收购、经营毒性药品的单位或者个人,由县以上药品监督管理部门没收其全部毒性药品,并处以警告或按非法所得的 5~10 倍罚款;情节严重、致人伤残或死亡,构成犯罪的,由司法机关依法追究其刑事责任。

第四节 放射性药品的管理

为了防止放射性药品中放射性核素对人体产生放射性损害,必须加强放射性药品的管理。目前,由国务院药品监督管理部门与中国核工业集团公司共同负责监管全国的放射性药品研制、生产、经营等工作。根据我国《药品管理法》的有关规定,1989 年 1 月 13 日国务院发布实施了《放射性药品管理办法》。

一、放射性药品的定义、分类及品种

(一)放射性药品的定义

放射性药品(radioactive pharmaceuticals)是指用于临床诊断或者治疗的放射性核素制剂或者其标记药物,包括裂变制品、堆照制品、加速器制品、放射性核素发生器及其配套药盒、放射免疫分析药盒等。

放射性药品的国家标准,由国家药典委员会负责制定和修订,报国家药品监督管理部门审批颁布。

(二)放射性药品的分类及品种

用于临床的放射性药品分为两类:①放射性核素本身就是药物的主要成分,如碘[^{131}I]化钠胶囊中的 ^{131}I,利用 ^{131}I 本身的生理、生化或理化特性达到诊断和治疗的目的;②放射性核素标记的药物,起着示踪作用。也有按其所含核素不同分为七类(表 12-2)。2005 年版《中国药典》一共收载了 17 种放射性药品。

表 12-2 放射性药品的分类及品种

	核素分类	放射性药品		核素分类	放射性药品
1	氙[^{133}Xe]	氙[^{133}Xe]注射液	6	铊[^{201}Tl]	氯化亚铊[^{201}Tl]注射液
		胶体磷[^{32}P]酸铬注射液			高锝[^{99m}Tc]酸钠注射液
2	磷[^{32}P]	磷[^{32}P]酸钠注射液			锝[^{99m}Tc]亚甲基二磷酸盐注射液
		磷[^{32}P]酸钠口服溶液			锝[^{99m}Tc]依替菲宁注射液
		邻碘[^{131}I]马尿酸钠注射液	7	锝[^{99m}Tc]	锝[^{99m}Tc]植酸盐注射液
3	碘[^{131}I]	碘[^{131}I]化钠胶囊			锝[^{99m}Tc]喷替酸盐注射液
		碘[^{131}I]化钠口服溶液			锝[^{99m}Tc]焦磷酸盐注射液
4	铬[^{51}Gr]	铬[^{51}Gr]酸钠注射液			锝[^{99m}Tc]聚合白蛋白注射液
5	镓[^{67}Ga]	枸橼酸镓[^{67}Ga]注射液			

二、《放射性药品管理办法》要点

(一) 放射性药品研制、临床研究和审批

放射性新药是指我国首次生产的放射性药品。放射性新药的研制内容,包括工艺路线、质量标准、临床前药理及临床研究。研制单位在制订新药工艺路线的同时,必须研究该药的理化性能、纯度(包括核素纯度)及检验方法、药理、毒理、药代动力学、放射性比活度、剂量、剂型、稳定性等。放射性新药的分类,按新药审批办法的规定办理。

在进行临床试验或者验证前,研制部门应向国家药品监督管理部门提出申请,并报送有关资料及样品,经审批同意后,在指定的医院进行临床研究。临床研究结束后,再向国家药品监督管理部门提出申请,由国家药品监督管理部门和中国核工业集团公司批准,发给新药证书。

放射性新药投入生产,需由生产企业或者取得《放射性药品生产许可证》的研制部门,凭新药证书(副本)向国家药品监督管理部门提出生产该药的申请,并提供样品,由国家药品监督管理部门审核发给批准文号。

(二) 放射性药品的生产和经营

1. 开办放射性药品生产、经营企业的基本条件　开办放射性药品生产、经营企业的基本条件:开办放射性药品生产、经营企业必须具备《药品管理法》第7条和第14条规定的条件,符合国家的放射卫生防护基本标准,并履行环境影响报告的审批手续,取得《放射性药品生产企业许可证》《放射性药品经营企业许可证》。无许可证的企业,一律不准生产、销售放射性药品。许可证的有效期为5年,期满后换发证。还必须配备专业技术人员,具有安全、防护和废气、废物、废水处理等设施,并建立严格的管理制度。

2. 放射性药品的生产和经营　国家根据需要,对放射性药品实行合理布局,定点生产。放射性药品生产、经营企业的年度生产、经营计划必须报送核工业集团公司,并抄报国家药品监督管理部门。生产已有国家标准的放射性药品,必须经国务院药品监督管理部门征求核工业集团公司意见后审核批准,并发给批准文号。

放射性药品生产、经营企业,必须建立质量检验机构,严格实行生产全过程的质量控制和检验。经检验符合国家药品标准的产品方可出厂;否则,一律不准出厂。

国家药品监督管理部门审核批准的含有短半衰期放射性核素的药品,可以边检验边出厂,一旦发现其质量不符合国家药品标准,应当立即停止生产、销售及使用,同时报告国务院药品监督管理部门和核工业集团公司。

放射性药品的生产、经营企业凭省级药品监督管理部门发给的《放射性药品生产企业许可证》《放射性药品经营企业许可证》,医疗机构凭省级公安、环保和药品监督管理部门联合发给的《放射性药品使用许可证》,申请办理订货。

放射性药品的生产、供销业务由核工业集团公司统一管理。

(三) 放射性药品的进出口、包装和运输

放射性药品的进出口业务,由国家发展和改革委员会负责,并经国务院药品监督管理部门审批同意后,方可办理进出口手续。进口放射性药品,必须经中国食品药品检定研究院或者国务院药品监督管理部门授权的药品检验所检验,合格的方能进口。

放射性药品的包装必须安全实用,应符合放射性药品质量要求,具有与放射性剂量相适应的

防护装置。包装必须分内包装和外包装两部分,外包装必须贴有商标、标签、说明书和放射性药品标志,内包装必须贴有标签。标签必须注明药品品种、放射性比活度、装量。说明书必须注明生产单位、批准文号、批号、主要成分、出厂日期、放射性核素半衰期、适应证、用法、用量、禁忌、有效期和注意事项等。

严禁任何单位和个人随身携带放射性药品乘坐公共交通运输工具。

(四) 放射性药品的使用

医疗机构使用放射性药品,必须符合国家放射性核素卫生防护管理的有关规定。

药品监督管理部门和公安、环保部门应当根据医疗机构核医疗技术人员的水平、设备条件,核发相应等级的《放射性药品使用许可证》,无许可证的,不得使用放射性药品。许可证的有效期为 5 年,期满前 6 个月,应向原发证的部门重新提出申请,经审核批准后方可换发新证。

在研究配制放射性制剂并进行临床验证前,持有《放射性药品使用许可证》的医疗机构应当根据放射性药品的特点,提供该制剂的药理、毒性等材料,由省级药品监督管理部门批准,并报国家药品监督管理部门备案,该制剂只限本单位内使用;必须负责对使用的放射性药品进行临床质量检验,收集药品不良反应等项工作,并定期向药品监督管理部门报告。

放射性药品废物(包括患者排出物),必须符合环保部门的要求,妥善处置。

(五) 放射性药品的标准与检验

放射性药品的标准由国务院药品监督管理部门及国家药典委员会制定。其检验由中国食品药品检定研究院或者经授权的药品检验所承担。

三、法律责任

对违反《放射性药品管理办法》规定的单位和个人,按照《药品管理法》和《放射性药品管理办法》的有关规定,由县级以上药品监督管理部门,视情节轻重,给予警告、限期整改、罚款或没收非法所得、停产停业整顿,直至会同有关部门吊销其许可证。情节严重,构成犯罪的,由司法机关依法追究其刑事责任。

第五节　相关特殊药品的管理

一、含特殊药品复方制剂的管理

为加强含特殊药品复方制剂监管,有效遏制此类药品从药用渠道流失、滥用或用于制毒,避免危害公众健康安全,国家食品药品监督管理总局发布了相应的规范性文件。

(一) 含特殊药品复方制剂的品种范围

含特殊药品复方制剂包括含麻黄碱类复方制剂(不包括含麻黄的药品)、含可待因复方口服溶液、含地芬诺酯复方制剂和复方甘草片及含可待因≤15mg 的复方制剂、含双氢可待因≤10mg 的复方制剂、含羟考酮≤5mg 的复方制剂、含右丙氧酚≤50mg 的复方制剂。

(二) 含特殊药品复方制剂管理的有关规定

(1) 具有《药品经营许可证》的企业均可经营含特殊药品复方制剂。药品生产企业和药品批发企业可以将含特殊药品复方制剂销售给药品批发企业、药品零售企业和医疗机构。药品零售企业销售含特殊药品复方制剂时,处方药应当严格执行处方药与非处方药分类管理有关规定,非处方药一次销售不得超过 5 个最小包装。

(2) 药品生产、批发企业经营含特殊药品复方制剂时,应当按照药品 GMP、药品 GSP 的要求建立客户档案,核实并留存购销方资质证明复印件、采购人员(销售人员)法人委托书和身份证明复印件、核实记录等;指定专人负责采购(销售)、出(入)库验收、签订买卖合同等。

(3) 药品生产、批发企业经营含特殊药品复方制剂时必须严格按照规定开具、索要销售票据。药品生产和经营企业应按要求,核实购买付款的单位、金额与销售票据载明的单位、金额相一致。

(4) 药品生产、批发企业销售含特殊药品复方制剂时,应当严格执行出库复核制度,认真核对实物与销售出库单是否相符,并确保药品送达购买方《药品经营许可证》所载明的仓库地址、药品零售企业注册地址,或者医疗机构的药库。药品送达后,购买方应查验货物,无误后由入库员在随货同行单上签字。随货同行单原件留存,复印件加盖公章后及时返回销售方。

(5) 药品生产企业和药品批发企业禁止使用现金进行含特殊药品复方制剂交易。

(6) 自 2012 年 1 月 1 日起,对含麻黄碱类复方制剂(不包括含麻黄的中成药)、含可待因复方口服溶液、含地芬诺酯复方制剂实施电子监管。未入网及未使用药品电子监管码统一标识的,一律不得销售。

(7) 单位剂量内麻黄碱类药物含量大于 30mg(不含 30mg)的复方制剂将列入必须凭处方销售的处方药管理。

(8) 含麻黄碱类复方制剂每个最小包装中的麻黄碱类药物含量,如果是口服固体制剂不得超过 720mg,如果是口服液体制剂则不得超过 800mg。

(9) 药品零售企业不得开架销售含麻黄碱类复方制剂,应当建立专用档案、留存专用资质票据、设置专柜销售、专册登记、实行专人管理。登记内容包括药品名称、规格、销售数量、生产企业、生产批号、购买人姓名、身份证号码。除处方药按处方剂量销售外,一次销售不得超过 2 个最小包装。

(三) 监督与处罚

药品生产、经营企业违反药品 GMP、药品 GSP 有关规定销售含特殊药品复方制剂的,按照《药品管理法》第七十九条严肃查处,对药品生产企业还应责令整改,整改期间收回药品 GMP 证书;对直接导致含特殊药品复方制剂流入非法渠道的药品生产、药品批发企业,按照《药品管理法》第七十九条情节严重处理,吊销《药品生产许可证》或《药品经营许可证》。对涉嫌触犯刑律的,要及时移送公安机关处理。国家药品监督管理部门将适时在全国范围内通报药品生产、经营企业的违法违规行为。

二、生物制品批签发的管理

为了加强生物制品质量管理,保证生物制品安全、有效,国家药品监督管理部门审议通过了《生物制品批签发管理办法》,并于 2004 年 6 月 4 日起施行。

(一) 生物制品批签发的定义

1. 生物制品批签发(以下简称批签发)　是指国家对疫苗类制品、血液制品、用于血源筛查的体外生物诊断试剂以及国家药品监督管理部门规定的其他生物制品,每批制品出厂上市或者进口时进行强制性检验、审核的制度。检验不合格或者审核不被批准者,不得上市或者进口。

2. 生物制品管理的法规　根据《药品管理法》第四十一条规定：国家药品监督管理部门规定的生物制品在销售前或者进口时，由指定的药品检验机构进行检验，检验不合格的，不得销售或者进口。《药品管理法实施条例》第三十九条规定：疫苗类制品、血液制品、用于血源筛查的体外诊断试剂以及国家药品监督管理部门规定的其他生物制品在销售前或进口时，应当按照规定进行检验或者审核批准。《疫苗流通和预防接种管理条例》（国务院令第434号，2005年4月19日）规定，疫苗生产企业、疫苗批发企业在销售疫苗时，应提供由药品检验机构依法签发的生物制品每批检验合格或者审核批准的证明复印件，并加盖企业印章；疫苗批发企业经营进口疫苗的，还应当提供进口药品通关单复印件，并加盖企业印章。疾病预防控制机构、接种单位在接收或者购进疫苗时，应当向疫苗生产企业、疫苗批发企业索取前款规定的证明文件，并保存至超过疫苗有效期2年备查。

《生物制品批签发管理办法》（第11号局令）也明确规定：国家药品监督管理部门根据批签发检验或者审核结果做出批签发决定，并向申请批签发的药品生产企业发出批签发证明文件。

3. 生物制品管理的主体　国家药品监督管理部门主管全国生物制品批签发工作，承担生物制品批签发检验或者审核工作的药品检验机构由国家药品监督管理部门指定。

（二）实施国家批签发的生物制品品种

按照国家批签发生物制品品种目录，需要进行批签发管理的生物制品品种包括：①疫苗制品共49个品种，其中细菌类疫苗18个品种，病毒类疫苗31个品种；②血液制品4个品种；③体外诊断试剂9个品种。

（三）生物制品批签发管理的有关规定

1. 生物制品批签发的申请　凡是需要按照批签发管理的生物制品在生产、检验完成后，药品生产企业应当填写《生物制品批签发申请表》，向承担批签发检验或者审核的药品检验机构申请批签发。

申请批签发时应当提交以下资料及样品：①生物制品批签发申请表；②药品生产企业质量保证部门负责人签字并加盖本部门印章的批制造及检验记录摘要；③检验所需的同批号样品；④与制品质量相关的其他资料；⑤进口预防用疫苗类生物制品应当同时提交生产国国家药品管理当局出具的批签发证明文件，并提供中文译本。

2. 检验、审核与签发　承担批签发的药品检验机构的批签发检验或者审核工作可单独采取资料审查的形式，也可采取资料审查和样品检验相结合的方式。样品检验分为全部项目检验和部分项目检验。

国家药品监督管理部门根据批签发检验或者审核结果做出批签发的决定，并向申请批签发的药品生产企业发出批签发证明文件。承担批签发检验或者审核工作的药品检验机构应当根据资料审查的需要，派人员到申报企业进行现场核查或者抽样。

3. 监督与处罚　按照批签发管理的生物制品在销售时，必须提供加盖本企业印章的该批生物制品《生物制品批签发合格证》复印件。销售未获得《生物制品批签发合格证》生物制品的，依照《药品管理法》第四十八条和第七十四条的规定予以处罚。

三、蛋白同化制剂及肽类激素的管理

为进一步规范蛋白同化制剂、肽类激素经营秩序，加强蛋白同化制剂、肽类激素的监督管理，防止流入非法渠道,建立兴奋剂监管长效机制,国务院制定了《反兴奋剂条例》(国务院令第398号)和国家药品监督管理部门发布了《关于进一步加强兴奋剂管理的通知》(国食药监办2008〕712号)。

（一）蛋白同化制剂、肽类激素的定义

蛋白同化制剂又称同化激素,俗称合成类固醇,是合成代谢类药物,具有促进蛋白质合成和减少氨基酸分解的特点,可促进肌肉增生,提高动作力度和增强男性的性特征。滥用这类药物会引起抑郁、冲动、攻击性行为等,也会形成强烈的心理依赖。目前,我国蛋白同化制剂品种有74个。

肽类激素的作用是通过刺激肾上腺皮质生长、红细胞生成等实现促进人体的生长、发育,大量摄入会降低自身内分泌水平,损害身体健康,还可能引起心血管疾病、糖尿病等。同样,滥用肽类激素也会形成较强的心理依赖。目前,我国有肽类激素品种15个。

（二）蛋白同化制剂、肽类激素的管理

(1) 国家对蛋白同化制剂、肽类激素实行严格管理,任何单位和个人不得从事生产、销售、进出口。

(2) 从事蛋白同化制剂、肽类激素生产或经营企业,国家实行生产或经营许可管理。且生产企业还须取得药品批准文号。

(3) 严格申报程序,依法许可经营:设区的市级药品监督管理部门承担蛋白同化制剂、肽类激素批发资格许可申请的受理和现场检查工作。凡拟从事蛋白同化制剂、肽类激素的经营企业应当向市级药品监督管理部门提出申请,市级药品监督管理部门在收到企业提出的申请后,进行审查和现场检查,合格的,予以批准。未取得蛋白同化制剂和肽类激素经营资格的药品批发企业,一律不得从事蛋白同化制剂和肽类激素经营活动。

(4) 申请许可条件:①依法取得《药品经营许可证》《药品经营质量管理规范认证证书》的药品批发企业。②企业具有一名以上药学或相关专业技术人员专门负责蛋白同化制剂、肽类激素管理工作,该专业人员要具备从事药品质量管理工作经验,在职在岗。③具有经营蛋白同化制剂、肽类激素相适应的符合安全要求的专库或专柜,实行双人双锁管理。④企业应有与经营蛋白同化制剂、肽类激素相适应的验收、检查、养护、保管、销售、出入库登记等制度。各项记录应保存至蛋白同化制剂、肽类激素有效期后2年。

除胰岛素外,药品零售企业不得经营蛋白同化制剂、肽类激素。

（三）法律责任

对未按规定非法经营蛋白同化制剂、肽类激素的经营企业,将依据《反兴奋剂条例》第三十八条有关规定严肃处理,情节严重的,依法吊销《药品经营许可证》;构成犯罪的,依法追究刑事责任。

复习思考题

1. 特殊管理药品有哪些?请各举3个品种。
2. 简述麻醉药品和精神药品滥用的危害。
3. 简述《麻醉药品和精神药品管理条例》制定的原因。
4. 麻醉药品、精神药品在经营及使用管理上应注意什么?

5. 麻醉药品、精神药品在贮存及运输管理上应注意什么？

6. 违反《麻醉药品和精神药品管理条例》有关规定应承担哪些法律责任？

7. 简述国家对医疗用毒性药品的管理规定。

（冯丽华）

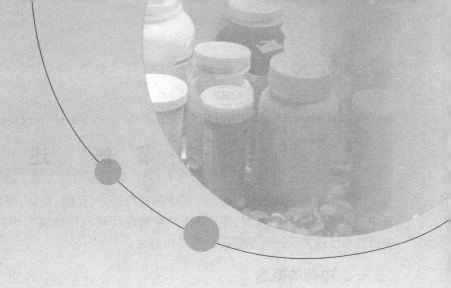

第十三章

中 药 管 理

【 Key Content & Objective 】

Key content: The management of Chinese materia medica refers to the national supervision and management over the production, circulation and each linkage of quality of Chinese materia medica. The purpose of the management is to make Chinese materia medica safe, valid and well-controlled. This chapter mainly introduces our nation's present condition and development of Chinese materia medica management, protection of wild medicine material resources, Chinese materia medica species, the standard management of productive quality and Chinese materia medica modernization.

Learning objectives: (1) Know major laws of medicinal management of Chinese materia medica, decoction pieces and Chinese materia medica preparations, the species and concrete way of three-level management of wild material medicine, the protective scope and division of the Chinese materia medica, and the main contents of quality management norm of Chinese materia medica production (GAP). (2) Be acquainted with the concept of Chinese materia medica, the strategic target of Chinese materia medica modernization development, the protective procedure of Chinese materia medica, data item and request, GAP attestation, and modernized industry of Chinese materia medica. (3) Understand the progress of Chinese materia medica modernization, legal responsibility of breaching wild medicinal material resources and the protective term and measure of Chinese materia medica, the significance of carrying out GAP and important mission of Chinese materia medica modernization.

第一节 概 述

中药是中华民族的传统药,应用中药进行治疗、保健、预防、康复在我国已有数千年的历史。新中国重视中医药的发展,宪法规定"发展现代药和传统药",中药得到了广泛的普及与发展。中药管理已成为我国药品管理的重要内容之一。

一、中药的概念

中药(Chinese materia medica)系指在中医理论指导下,用于预防、治疗和诊断疾病并具有康复与保健作用的物质。中药过去称"官药",19 世纪后期,为了与日渐传入我国的西方医药相区别,人们将我国的传统药物称之中药或传统药。中药包含中药材、中药饮片和中成药。

中药须在中医理论指导下依据药物的性能辨证使用。中药的性能主要包括性味、归经、升降、浮沉和有、无毒等;功效主要指理气、安神、活血化瘀、通里攻下等。

二、中药材管理

(一) 中药材的概念

中药材(traditional Chinese medicinal materials)是指药用植物、动物、矿物的药用部分采收后经产地初加工形成的原料药材。大部分中药材来源于植物,药用部位常来自于根、茎、叶、花、果实、皮、种子等;动物类药材常来自于动物的骨、角、皮、肉、胆、结石及脏器等;矿物类药材包括可供药用的天然矿物、矿物加工品及动物的化石等。

据统计,我国有药用价值的品种达 12 807 种。其中,药用植物 11 146 种,药用动物 1 581 种,药用矿物 80 种。在常用的 500 种中药材中,植物药材占 400 种,其中有 250 多种为野生变种植物。

道地药材是传统中药材中具有特定的种质、特定的产区或特定的生产技术和加工方法所生产的中药材。近年来我国大力建设和发展道地药材产区,研究道地药材的栽培技术和生态系统,为确保药材原有性能和功效、不断提高其商品质量,做了大量卓有成效的工作,已形成了全国公认的道地药材产区。

为保护和合理利用野生药材资源,国家加强了对野生药材资源和地区民间习用药材的保护管理,实行野生药材资源保护管理,限制或禁止国内供应不足的中药材出口。

(二) 中药材生产

国家在积极推广《中药材生产质量管理规范》(Good Agricultural Practice,GAP)和实施认证的同时,对集中规模化栽培养殖、质量可控并符合国家药品监督管理部门规定条件的中药材品种,实行批准文号管理。同时,国家正在建立和完善中药材的现代质量标准。中药材生产质量管理规范化的核心内容和最终目标就是优质高效地生产名优药材。中药材生产企业坚持"以企业为主体、科技为依托、农业为基础、市场为导向、经济为纽带,产、学、研紧密结合"的项目管理机制,有助于实现规范化种植和最终产业化的目标。

(三) 中药材市场

根据《药品管理法》第 21 条和《国务院关于进一步加强药品管理工作的紧急通知》(国发

〔1994〕53 号〕等规定,城乡集市贸易市场可以出售自种自采的地产中药材。中药材专业市场禁止销售国家规定限制销售的 27 种毒性中药材和 42 种野生药材,禁止出售中药饮片、中成药、化学原料药及其制剂、抗生素、生化药品、放射性药品、血清疫苗、血液制品和诊断药品等。地方各级人民政府无权审批开办中药材专业市场。《药品管理法》第 19 条、第 46 条和第 53 条分别规定:"药品经营企业销售中药材,必须标明产地""新发现和从国外引种的药材,经国务院药品监督管理部门批准后,方可销售""发运中药材必须有包装。在每件包装上,必须注明品名、产地、日期、调出单位,并附有质量合格的标志。"

三、中药饮片管理

(一) 中药饮片的定义

中药饮片(traditional Chinese medicine decoction pieces)系指中药材经过炮制后可直接用于中医临床或制剂生产使用的处方药品。该定义强调了三点:①中药饮片是中药材炮制品;②可直接用于中医临床或制剂生产使用的,是中药饮片而不是中药材,中药的性味归经和功效实为中药饮片的属性;③中药饮片属于药品,其生产、经营、使用等各项药事活动须按照药品进行管理。

中药饮片是国家基本药物目录品种,质量优劣直接关系到医疗效果。因此,应加强中药饮片的生产、经营和使用各个环节的监管,切实保障中药饮片质量。

(二) 中药饮片的质量标准

中药饮片是中药产业三大支柱之一,从 20 世纪 50 年代至今,中药饮片经历了单味中药水剂、颗粒型饮片、单味中药浓缩颗粒、单味中药超微饮片等变革。1984 年,我国政府颁布第一部《药品管理法》后,各省级卫生行政部门根据各地的社会、文化差异和用药习惯,制定了各自辖区的《中药饮片炮制规范》。然而,这些规范只是对饮片的炮制工艺、中医临床用药起到了一定的作用,尚不能全面控制饮片质量。《药品管理法》第 10 条规定:中药饮片必须按照国家药品标准炮制;国家药品标准没有规定的,必须按照省级药品监督管理部门制定的炮制规范炮制。省级药品监督管理部门制定的炮制规范应当报国务院药品监督管理部门备案。

(三) 中药饮片的生产

根据《药品管理法》第 31 条及关于"实施批准文号管理的中药材、中药饮片品种目录,由国家药品监督管理部门会同国家中医药管理局制定的规定",国家药品监督管理部门与国家中医药管理局正在抓紧组织制定中药饮片的批准文号目录。今后生产中药饮片,除没有实施批准文号管理的中药饮片外,必须经国家药品监督管理部门批准取得药品批准文号并在包装上注明。生产中药饮片,应当选用与药品性质相适应的包装材料和容器,中药饮片包装必须印有或贴有标签,标签必须注明品名、规格、产地、生产企业、产品批号、生产日期。

自 2008 年 1 月 1 日起,未获得《药品 GMP 证书》的中药饮片生产企业一律不得从事中药饮片的生产经营活动。《关于加强中药饮片监督管理的通知》(国食药监安〔2011〕25 号)规定,生产中药饮片必须持有《药品生产许可证》《药品 GMP 证书》;必须以中药材为起始原料,使用符合药用标准的中药材,并应尽量固定药材产地;必须严格执行国家药品标准和地方中药饮片炮制规范、工艺规程;必须在符合药品 GMP 条件下组织生产,出厂的中药饮片应检验合格,并随货附纸质或电子版的检验报告书。严禁生产企业外购中药饮片半成品或成品进行分包装或改换包装标签等行为。严禁经营企业从事饮片分包装、改换标签等活动。医疗机构如加工少量自用特殊规格饮片,应将品种、数量、加工理由和特殊性等情况向所在地市级以上食品药品监管部门备案。

(四) 中药饮片的购销和调配

《药品管理法》第34条规定:"药品生产企业、药品经营企业、医疗机构必须从具有药品生产、经营资格的企业购进药品;但是,购进没有实施批准文号管理的中药材除外。"药品经营企业和医疗机构,还仍要继续执行国家中医药管理局1996年发布的《药品零售企业中药饮片质量管理办法》和《医疗机构中药饮片质量管理办法》两个规章。这两个规章对中药饮片从人员管理、采购管理、检查、保管、调剂等多方面都提出了严格的要求。包装不符合规定的中药饮片不得销售。

《关于加强中药饮片监督管理的通知》(国食药监安〔2011〕25号)规定,批发零售中药饮片必须持有《药品经营许可证》《药品GSP证书》,必须从持有《药品GMP证书》的生产企业或持有《药品GSP证书》的经营企业采购。批发企业销售给医疗机构、药品零售企业和使用单位的中药饮片,应随货附加盖单位公章的生产、经营企业资质证书及检验报告书(复印件)。严禁经营企业从事饮片分包装、改换标签等活动;严禁从中药材市场或其他不具备饮片生产经营资质的单位或个人采购中药饮片。

医疗机构从中药饮片生产企业采购,必须要求企业提供资质证明文件及所购产品的质量检验报告书;从经营企业采购的,除要求提供经营企业资质证明外,还应要求提供所购产品生产企业的《药品GMP证书》以及质量检验报告书。医疗机构必须按照《医院中药饮片管理规范》的规定使用中药饮片,保证在贮存、运输、调剂过程中的饮片质量。严禁医疗机构从中药材市场或其他没有资质的单位和个人,违法采购中药饮片调剂使用。

四、中成药管理

(一) 中成药的定义

中成药(traditional Chinese medicine preparations)是根据疗效确切、应用广泛的处方、验方或秘方,经药品监督管理部门审批同意,有严格要求的质量标准和生产工艺,批量生产、供应的中药成方制剂。

(二) 中成药的现代化进展

经过半个多世纪特别是改革开放以来,中成药已经从传统的丸剂、散剂、膏剂、丹剂型,扩大到片剂、针剂、浓缩丸、气雾剂等40多种剂型8 000多个品种。其中,质量稳定、疗效确切的有4 000多个品种。近20年来,国家相继批准了1 000余种各类中药新药。其中,大部分是以传统中药汤剂学为基础,吸收化学、生物学等的现代科学理论,采用现代分离、分析技术,结合中医药理论发展起来的。

据统计,我国中成药生产企业超过5 000家。20世纪90年代以来,全国兴办起了一批大型中药生产企业,特别是2004年通过GMP认证后,中成药生产企业的发展正在走向规模化、品牌化的道路,中成药的产品质量和生产水平不断得到新的提高。

(三) 中成药的研制

《药品管理法》第29条规定,研制中成药新药,必须按规定报批有关资料和样品,经批准后,方可进行临床试验。完成临床试验并通过审批的新药,发给新药证书。进行新药研究要分别执行《药物非临床研究质量管理规范》和《药物临床试验质量管理规范》,严格药品研究的准入条件,使药物研究更加严谨、科学、规范,从源头克服中成药低水平重复的现象。

(四) 中成药生产

《药品管理法》第9条规定,药品须按照《药品生产质量管理规范》组织生产,并对药品生产企业是否符合药品GMP的要求进行认证。国家药品监督管理部门对通过GMP认证的中药生产企业,已经或正在采取一些措施敦促其提高整体素质,加速实现生产自动化的进程,鼓励企业把现代科技(如微粉技术、超临界萃取技术等)运用到中药生产过程中,实现中成药"三效"(高效、速效、长效)、"三小"(毒性小、不良反应小、用量小)的目标。

中成药的生产有其特殊性,为保证中成药生产质量,国家正在加快制定、完善并实施符合中药特点的中药质量标准控制体系和能被国际市场接受的质量管理规范,对中成药进行科学、严格的质量控制。中药提取工艺过程长而复杂,其中的提取、浓缩、萃取、干燥等每一步都对质量至关重要,因此,国家正在考虑制定《中药提取质量管理规范》,意在确保中成药的质量。

第二节　野生药材资源保护管理

为保护和合理利用野生药材资源,国务院1987年10月30日发布了《野生药材资源保护管理条例》。该条例自1987年12月1日起实施。

一、野生药材物种的管理

国家对野生药材资源的管理,实行保护、采猎相结合的原则,并要求创造条件开展人工种养。

国家将野生药材物种分为三级管理:一级保护野生药材物种,系指濒临灭绝状态的稀有珍贵野生药材物种;二级保护野生药材物种,系指分布区域缩小,资源处于衰竭状态的重要野生药材物种;三级保护野生药材物种,系指资源严重减少的主要常用野生药材物种。

《国家重点保护野生药材物种名录》收载的野生药材物种有76种,涉及中药材43种,见表13-1。

表 13-1　国家重点保护野生药材物种名录

分级	野生药材物种	中药材	名称
一级保护	4 种	4 种	虎骨(已禁用)、豹骨、羚羊角、鹿茸(梅花鹿)
二级保护	27 种	17 种	鹿茸(马鹿)、麝香、熊胆、穿山甲、蟾酥、蛤蟆油、金钱白花蛇、乌梢蛇、蕲蛇、蛤蚧、甘草、黄连、人参、杜仲、厚朴、黄柏、血竭
三级保护	45 种	22 种	川贝母、伊贝母、刺五加、黄芩、天冬、猪苓、龙胆、防风、远志、胡黄连、肉苁蓉、秦艽、细辛、紫草、五味子、蔓荆子、诃子、山茱萸、石斛、阿魏、连翘、羌活

二、野生药材资源保护管理的具体办法

国家禁止采猎一级保护野生药材物种。采猎,收购二、三级保护野生药材物种必须按照批准的计划执行。

采猎者必须持有采药证。需要采伐和狩猎的,必须申请采伐证或狩猎证。采伐保护野生木

本药材物种的,必须同时具有采药证和采伐证;狩猎保护野生动物药材物种的,必须同时具有采药证和狩猎证;不属于以上两类保护野生药材物种的,必须持有采药证。不得在禁止采猎区、禁止采猎期采猎,不得使用禁用工具采猎。

凡进入国家或地方野生药材资源保护区,从事科研、教学、旅游活动者,必须经该保护区主管部门批准。

对各级保护野生药材物种经营(出口)的管理是:一级保护野生药材物种属于自然淘汰的,其药用部分可以由各级药材公司负责经营管理,但不得出口;二、三级保护野生药材物种属于国家计划管理的品种,由中国药材公司统一经营管理,其余品种由产地县级药材公司或其委托单位按照计划收购。二、三级保护野生药材物种的药用部分,除国家另有规定外,实行限量出口。

各级食品药品监督管理部门负责《野生药材资源保护管理条例》的贯彻实施。其职责包括:制定国家重点保护的野生药材物种名录;制定采猎、收购二、三级保护野生药材物种的计划;批准禁止采猎区、采猎期采猎和使用采猎的工具的有关规定;确定实行限量出口或出口许可制度的品种及野生药材的规格、等级标准;采药证的核发,由县级以上食品药品监督管理部门会同同级野生动物、植物管理部门负责。

三、违反《野生药材资源保护管理条例》应承担的法律责任

违反采猎、收购、保护野生药材物种规定的单位或个人,由当地县级以上食品药品监督管理部门会同同级有关部门进行处理(或处罚)。

未经野生药材资源保护管理部门批准,进入野生药材资源保护区从事科研、教学、旅游等活动者,当地县级以上食品药品监督管理部门和自然保护区主管部门有权制止,造成损失的,必须承担赔偿责任。

违反保护野生药材物种经营管理(收购、经营、出口)规定的,由工商行政管理部门或有关部门没收其野生药材和全部违法所得,并处以罚款。

保护野生药材资源管理部门的工作人员徇私舞弊的,由所在单位或上级管理部门给予行政处分,造成野生药材资源损失的,必须承担赔偿责任。

破坏野生药材资源情节严重、构成犯罪的,由司法机关依法追究刑事责任。

第三节　中药品种保护

1992 年 10 月 14 日,国务院以第 106 号颁布了《中药品种保护条例》。该条例的实施,对保护中药传统产品,保护中药研制生产的知识产权,促进中药走向国际医药市场具有重要意义。

一、《中药品种保护条例》的适用范围和管理部门

《中药品种保护条例》适用于中国境内生产制造的中药品种,包括中成药、天然药物的提取物及其制剂和中药人工制成品。

国家药品监督管理部门负责全国中药品种保护的监督管理工作。主要职责是负责组织国家中药品种保护审评委员会批准保护的中药品种,颁发《中药保护品种证书》,公布国家中药保护品种。

二、中药品种保护的范围和等级划分

中药保护品种的范围为国家药品标准收载的品种,对受保护的中药品种划分为一级和二级进行管理。

符合下列条件之一的中药品种,可以申请一级保护:①对特定疾病有特殊疗效的;②相当于国家一级保护野生药材物种的人工制成品;③用于预防和治疗特殊疾病的。

符合下列条件之一的中药品种,可以申请二级保护:①符合一级保护规定的品种或者已经解除一级保护的品种;②对特定疾病有显著疗效的;③从天然药物中提取的有效物质及特殊制剂。国家药品监督管理部门批准的新药,若符合上述条件之一的,可申请保护。

三、申报中药品种保护的程序

符合《中药品种保护条例》规定的中药品种,由中药生产企业向所在地省级食品药品监督管理部门提出申请,经其初审签署意见后报国家药品监督管理部门,在特殊情况下,中药生产企业也可直接向国家药品监督管理部门提出申请。国家中药品种保护审评委员会负责对申请保护的中药品种进行审评。申请中药品种保护的企业,按规定应向该委员会提交完整、规范的资料。国家中药品种保护审评委员会自接到申请报告书之日起六个月内做出审评结论,国家药品监督管理部门根据审评结论,决定对申请的中药品种是否给予保护,经批准保护的中药品种,发给《中药保护品种证书》,并在指定的专业报刊上予以公布。

四、中药品种保护申报的资料项目及要求

申请中药品种保护的资料及要求包括五部分,分述如下:

(一)证明性文件(复印件)

1. 药品批准证明文件复印件　包括:①现行生产批准文件或变更的有效文件(复印件)。同一品种,多种规格,可按一个品种申请保护,并附相应的批准文件;②国家药品监督管理部门统一换发药品批准文号后变更生产企业名称的,应提供食品药品监督管理部门以新企业名称核发的药品批准文号的批复文件;③修订质量标准的,应提供国家药品监督管理部门的批复文件及其所附药品质量标准。

2.《药品生产许可证》及变更文件　《药品生产许可证》的企业名称应与申报企业名称一致。有效期在规定的期限内,生产范围包含申报品种的剂型。

3.《药品 GMP 证书》复印件　必须提供。

4.《改进意见与有关要求》实施情况综述　申报延长保护期的品种,必须按照初次保护批件要求的《改进意见与有关要求》,提供实施情况综述及相应补充的有关研究资料。

5. 其他　申报中药保护的企业应当对所申请保护的品种,提供在中国的专利及其权属状态说明,并保证不侵犯他人的专利权。

(二)药学资料

1. 现行国家药品标准　包括现行《中国药典》和国家正式颁布的药品标准。

2. 详细处方及制备工艺　处方应按国家药典药品标准格式列出全部药味和用量(以 g 或 ml 为单位),全处方量应以制成 1 000 个制剂单位的成品量为准,炮制品应按药典要求注明。国家药

品标准中未公布完整处方制成品量的,由国家药典委员会对申报处方工艺与原申报的完整处方及制成量予以核对;提供现行详细生产工艺流程图,包括各生产工序的工艺条件和主要技术参数。

3. 修订、提高质量标准的研究资料　应参照《中药新药质量标准研究的技术要求》进行质量标准的修订、提高,原则上要求增加鉴别项和含量测定项并以君药为主。总鉴别项目原则上应达到药味总数的 1/3~1/2 或以上,至少有一个含量测定。首选君药(主药)、贵重药、毒性药应制订含量测定项目,并提供研究资料和标准起草详细说明及以下资料:①省级药品检验所复核意见及修订后的质量标准草案(加盖骑缝章),附三批检验报告;②省级药品检验所修订的质量标准起草说明,必要时附相关的图谱和照片。

中药注射剂质量标准的研究提高,应按照《中药注射剂质量标准的内容及项目要求》进行;修订的药品标准必须按标准修订程序申报,同时将有关资料抄送国家中药品种保护审评委员会。

4. 药品的原料和辅料标准　药材名称一律采用药品通用名称,多种基源的药材除按国家药品标准注明外,应明确其来源及产地;原料及辅料均应符合药用要求,并注明药用原料标准的出处(注明标准版本及页码)。

5. 内包材标准　直接接触药品的包装材料或容器,应按规定及要求提供《药品包装材料和容器注册证》或有关情况的说明。

6. 产品质量考核的有关资料及样品　包括:①本品种一年内,企业连续生产及出厂质量检验情况汇总表;②近三年内省级药品检验所对该产品的质量考核情况报告及检验报告书;③提供国家和省级食品药品监督管理部门对药品市场进行监督检查抽样发布的药品质量公告的有关资料;④提供该产品至少三批在贮存条件下进行的留样观察及稳定性考察记录;⑤有效期内的两个最小销售单位的完整样品。

(三)安全性评价资料

1. 毒理学试验研究资料或文献资料　处方组成有下列情况,必须参照《中药新药药理毒理研究的技术要求》提供毒理学试验资料或文献资料:①含十八反等配伍禁忌的;②含有重金属和砷盐的;③原药材中含毒性成分的;④临床发现不良反应的;⑤含有非法定原辅料药品标准的。

2. 注射剂安全性试验资料　参照《中药注射剂研究的技术要求》中"有关安全性试验项目及要求"报送有关资料。

3. 不良反应监测资料证明　注射剂及要求提供毒性试验研究资料的品种,应提供不良反应考察情况及药品评价中心出具的《不良反应检索报告》。

(四)临床试验资料

1. 临床试验单位资质证明　参加临床试验单位应为二级甲等以上医院 3~5 家,其中临床试验负责单位应为三级甲等医院,并须提供相应的医院等级资质证明。

2. 临床试验方案　参照《中药新药临床研究指导原则》中Ⅲ期临床试验的有关要求,提供临床试验的设计方案。提供对照药物选择的依据、质量标准或对照组设立的依据。

3. 临床试验　所申报的临床研究资料应提供参照《药品注册管理办法》和《中药新药临床研究的技术要求》中,Ⅲ期临床试验要求的临床试验资料(临床研究总结病例数不得少于 300 例,对照组另设);

申请初次及同品种保护的临床试验资料,可使用原新药研究资料或符合新药临床试验研究的资料;申请延长保护期限的临床研究资料必须按照规定要求,在批准保护期内重新进行研究的资料;

各临床试验单位应提交试验报告,临床试验负责单位应整理出总结报告,临床报告应按新药临床研究要求的格式及内容书写。

(五) 申报资料格式要求

所有申报资料应参照《药品注册管理办法》要求整理书写,试验资料封面应写明验证项目、试验负责人并签字、试验单位名称并加盖公章,并注明各项试验研究工作的试验者、试验起止日期、原始资料的保存地点和联系人姓名、电话等,各试验研究负责人及单位应对所提供的研究资料真实性、可靠性负责。

五、中药保护品种的保护期限

中药一级保护品种分别为 30 年、20 年、10 年;中药二级保护品种为 7 年。

六、中药保护品种的保护措施

(一) 中药一级保护品种

该品种的处方组成、工艺制法,在保护期限内由获得《中药保护品种证书》的生产企业,和有关的药品监督管理部门及有关单位和个人负责保密,不得公开,并应按照国家有关规定建立必要的保密制度;如果向国外转让中药一级保护品种的处方组成、工艺制法,应按国家有关保护的规定办理;因特殊情况需要延长保护期的,由生产企业在该品种保护期满前 6 个月,依照中药品种保护的申请办理程序申报,由国家药品监督管理部门确定延长保护期限,但不得超过第一次批准的保护期限。

(二) 中药二级保护品种

在保护期满后延长保护期限的,时间仍为 7 年,由生产企业在该品种保护期满前 6 个月依据《中药品种保护条例》规定的程序申报。

除临床用药紧缺的中药保护品种另有规定外,被批准保护的中药品种,在保护期内仅限于已获得《中药保护品种证书》的企业生产。

对已批准保护的中药品种,如果在批准前是由多家企业生产的,其中有未申请《中药保护品种证书》的企业,应当自公告发布之日起 6 个月内向国家药品监督管理部门申报,按规定向国家中药品种保护审评委员会提交完整的资料,由国家药品监督管理部门指定药品检验机构对申报品种进行质量检验。对达到国家药品标准的,补发《中药保护品种证书》,对未达到国家药品标准的,撤销该中药品种的批准文号。

对临床用药紧缺的中药保护品种,经国家药品监督管理部门批准后可以仿制。仿制企业应当付给持有《中药保护品种证书》,并转让该中药品种的处方组成、工艺制法的企业合理的使用费用。

中药保护品种在保护期内向国外申请注册时,必须经过国家药品监督管理部门批准同意。否则,不得办理。

七、违反《中药品种保护条例》应承担的法律责任

将一级保护品种的处方组成、工艺制法泄密的,对其责任人员,由所在单位或者上级机关给予行政处分;构成犯罪的,依法追究刑事责任。

擅自仿制中药保护品种的,由县级以上药品监督管理部门按生产假药依法论处。伪造《中药保护品种证书》及有关证明文件进行生产、销售的,由县级以上药品监督管理部门没收其全部有关药品及违法所得,并可处以有关药品正品价格 3 倍以下罚款;对构成犯罪的,依法追究刑事责任。

第四节　中药材生产质量管理规范

中药材的安全、质量稳定是中药饮片、中成药质量稳定可控的前提,是保障中医临床疗效的物质基础。推行《中药材生产质量管理规范》(Good Agricultural Practice,GAP),为提高和稳定中药材质量奠定了基础。

一、实施《中药材生产质量管理规范》的意义

2002 年 4 月 17 日,国家药品监督管理局第 32 号令发布《中药材生产质量管理规范》,2002 年 6 月 1 日起施行。

1. 是中药材生产走向规范化、规模化和产业化的需要　GAP 是从保证中药材质量出发,控制影响药材质量的各种因子,规范各生产环节乃至全过程,以达到药材"真实、优质、稳定、可控"的目的。GAP 的实施,有利于中药资源保护和持续利用,促进中药材种植向规范化、规模化和产业化发展。

2. 是提高药品质量、保障中医临床用药安全、有效的需要　中药材是中药饮片、中成药生产的基础原料,中药材的安全、质量稳定是保证中医用药和疗效的物质基础。中药材产地、采收时间、加工方法等都会直接影响其本身质量,进而影响中药饮片、中成药的质量。GAP 的实施,是保证中药材质量稳定、可控和中药临床用药安全的重要措施。

3. 是实现中药标准化、现代化、国际化的需要　中药标准化是中药现代化和国际化的基础和先决条件。中药标准化包括药材标准化、饮片标准化和中成药标准化。其中,中药材标准化是基础,而中药材的标准化有赖于中药材生产的规范化。实施 GAP,是实现中药标准化、现代化的需要,是增强中药竞争力、实现中药国际化的需要。

二、《中药材生产质量管理规范》的主要内容

我国现行 GAP 共十章 57 条,其内容涉及与中药材生产和质量有关的各个环节和方面。

(一) 总则(3 条)

明确本规范是中药材生产和质量管理的基本准则,和其制定目的与适用范围。

(二) 产地生态环境(3 条)

要求中药材生产企业按照中药材产地适宜性优化原则,因地制宜、合理布局。中药材产地的环境如空气、土壤、灌溉水、药用动物饮用水应符合国家相应的标准。药用动物养殖企业应满足

动物种群对生态因子的需求,以及具备与生产、繁殖相适应的条件。

(三) 种质和繁殖材料(4条)

对生产中药材采用的物种的种名、亚种、变种或品种应准确鉴定和审核。对种子、菌种和繁殖材料在生产、储运过程中应实行检验和检疫制度,对动物应按习性进行药用动物的引种及驯化。加强中药材良种选育、配种工作,建立良种繁殖基地,保护药用动植物种质资源。

(四) 栽培与养殖管理(15条)

1. 药用植物栽培管理 根据药用植物生长发育要求确定栽培区域,制定种植规程。根据其营养特点及土壤的供肥能力,确定施肥种类、时间和数量,施用肥料的种类以有机肥为主,允许施用经充分腐熟达到无害化卫生标准的农家肥;根据药用植物不同生长发育时期的需水规律及气候条件、土壤水分状况,适时、合理灌溉和排水,根据其生长发育特性和不同的药用部位,加强田间管理,及时打顶、摘蕾、整枝、修剪、覆盖遮阴,调控植株生长发育。药用植物病虫害的防治采取综合措施,必须施用农药时,采用最小有效剂量并选用高效、低毒、低残留农药,以降低其残留和重金属污染。

2. 药用动物养殖管理 根据其生存环境、食性、行为特点及对环境的适应能力,确定养殖方式和方法。应科学配制饲料,定时定量投喂,适时适量地补充精料、维生素、矿物质及必需的添加剂。不得添加激素、类激素等添加剂;应确定适宜的给水时间及次数;养殖环境应保持清洁卫生,建立消毒制度;对药用动物的疫病防治,应以预防为主,定期接种疫苗。禁止将中毒、感染疫病的药用动物加工成中药材。

(五) 采收与初加工(8条)

野生或半野生药用动、植物的采集应坚持"最大持续产量"原则,即不危害生态环境,可持续生产(采收)的最大产量。有计划地进行野生抚育、轮采与封育,确定适宜的采收期、采收年限和采收方法。所采用的采收机械、器具应保持清洁,无污染。药用部分采收后,应经拣选、清洗、切制或修整等加工,需干燥的应采用适宜的办法和技术迅速干燥。

鲜用药材可采用冷藏、砂藏、罐贮、生物保鲜等适宜的保鲜方法,尽可能不使用保鲜剂和防腐剂。对道地药材应按传统方法进行加工,如有改动,应提供充分试验数据。

(六) 包装、运输与贮藏(6条)

对包装操作、包装材料、包装记录的内容做了明确规定,对药材批量运输、药材仓库应具备的设施和条件提出了要求。

(七) 质量管理(5条)

生产企业应设置质量管理部门,并对该部门的主要职责做了明确规定。质量检验部门应对每批药材在包装前,按照国家规定或常规的标准进行检验。检验项目应至少包括药材性状鉴别、杂质、水分、灰分与酸不溶性灰分、浸出物、指标性成分或有效成分含量。农药残留量、重金属及微生物限度应符合国家标准和有关规定。不合格的中药材不得出场和销售。

(八) 人员和设备(7条)

明确生产企业的技术负责人、质量管理部门负责人应有相关专业的大专以上学历和药材生产实践经验。对从事中药材生产的人员和田间工作的人员也提出了具体要求,并规定从事加工、包装、检验的人员应定期进行健康检查,患有传染病、皮肤病或外伤性疾病者,不得从事直接接触药材的工作。对从事中药材生产的有关人员应定期培训与考核。

生产企业的环境卫生,生产和检验用的仪器、仪表、量具、衡器等适用范围和精密度应符合生产和检验的要求,有明显的状态标志,并定期校验。

(九) 文件管理(3 条)

生产企业应有生产管理、质量管理等标准操作规程。对每种中药材的生产全过程均应详细记录,必要时可附图片、图像,对记录的内容做了具体的规定。要求原始记录、生产计划及执行情况、合同及协议书均应存档,至少保存 5 年。

(十) 附则(3 条)

附则对本规范所用术语进行了解释。

三、《中药材生产质量管理规范》认证

国家通过实施 GAP 认证,监督检查中药材生产企业实施 GAP 的情况,进而确保中药材和中成药达到"安全、有效、稳定、可控"的质量标准。

(一)《中药材生产质量管理规范》认证的概述

2003 年 9 月 19 日,国家药品监督管理部门发布了《中药材生产质量管理规范认证管理办法(试行)》和《中药材 GAP 认证检查评定标准(试行)》,并于 2003 年 11 月 1 日起,组织认证试点工作,继而在全国全面推行 GAP 认证。

国家药品监督管理部门负责全国 GAP 认证工作;负责 GAP 认证检查评定标准及相关文件的制定、修订工作;负责 GAP 认证检查员的培训、考核和聘任等管理工作。

国家食品药品审核查验中心承担 GAP 认证的具体工作。

省级药品监督管理部门负责辖区内中药材生产企业的 GAP 认证申报资料初审,负责已通过 GAP 认证企业的日常监督管理工作。

(二) 中药材 GAP 认证程序

申请 GAP 认证的中药材生产企业,填写中药材 GAP 认证申请表,并向所在地省级药品监督管理部门提交有关资料。省级药品监督管理部门自收到申报资料之日起 40 个工作日内提出初审意见,符合规定的将初审意见和认证资料转报国家药品监督管理部门。国家药品监督管理部门对初审合格的认证资料在 5 日内进行形式审查,必要时可请专家论证(时限可延长至 30 个工作日)。符合要求的予以受理并转国家食品药品审核查验中心。

国家食品药品审核查验中心在 30 个工作日内提出技术审查意见,制订现场检查方案,安排检查时间,检查组一般由 3~5 名检查员组成。检查组对企业实施 GAP 的情况进行检查,一般在 3~5 天内完成。检查组在检查中应如实记录缺陷项目,现场检查结束后形成书面报告,并在 5 个工作日内,将检查报告及相关资料报国家食品药品审核查验中心。该中心在收到现场检查报告后,20 个工作日内进行技术审核,符合规定的报国家药品监督管理部门审批,颁发《GAP 认证证书》并予以公告。

(三) GAP 证书的有效期

《GAP 认证证书》有效期一般为 5 年,生产企业在《GAP 认证证书》有效期满前 6 个月,按照规定重新申请《GAP 认证证书》。

(四) 已通过 GAP 认证的中药材品种

自 2004 年 3 月至 2014 年 5 月,国家药品监督管理部门已发布 22 期中药材 GAP 检查公告,

有114家中药材生产企业获得了《GAP认证证书》,涉及71种中药材品种:白芷、板蓝根、半夏、北柴胡、苍术、川贝母、川芎、穿心莲、丹参、当归、党参、灯盏花、地黄、滇重楼、冬凌草、短葶山麦冬、莪术(蓬莪术)、茯苓、附子、甘草、枸杞子、广藿香、何首乌、红花、厚朴、虎杖、化橘红、黄连、黄芪、黄芩、绞股蓝、金钗石斛、金银花、荆芥、桔梗、菊花、苦参、苦地丁、款冬花、龙胆、螺旋藻、麦冬、美洲大蠊、牡丹皮、平贝母、青蒿(只供提取青蒿素用)、人参、三七、山药、山银花(灰毡毛忍冬)、山茱萸、太子参、天麻、铁皮石斛、头花蓼、温莪术、五味子、西红花、西洋参、玄参、延胡索(元胡)、薏苡仁、淫羊藿(巫山淫羊藿)、银杏叶、罂粟(紫斑罂粟、红花罂粟)、罂粟壳、鱼腥草、郁金、云木香、泽泻、栀子。

第五节　中药现代化

中药现代化,就是把传统中药的特色与现代科技相结合,按照国际普遍认同的质量标准,对中药进行研究、开发、生产、使用,为社会服务的过程。其目标有两点:一是通过中药现代化,发挥中药在疾病防治中的独特优势,更有效地解决人们的医疗健康与卫生保健问题;二是通过中药现代化,提高中药产业的市场竞争力,促进中药产业的跨越式发展,为国民经济的发展提供新的动力。

中药现代化,归根到底是中药产业的现代化。中药产业通常包括中药农业、中药工业、中药商业和中药知识产业。中药产业现代化是一项复杂的系统工程。

为提升中药现代化发展水平,从20世纪90年代开始,国家有关部委纷纷制定有关措施,尤其是《中药现代化发展纲要(2002—2010年)》的颁布实施,促使我国中药事业以中药现代化、国际化为主线,以保证安全有效、稳定可控为核心,取得了世人瞩目的成绩。为进一步推进中药现代化事业发展,国务院及国家各部委根据中医药事业发展的新形势,制定了相关措施。

一、国务院关于提升中药产业发展水平的意见

2009年4月,《国务院关于扶持和促进中医药事业发展的若干意见》以国发〔2009〕22号文发布,对提升中药产业发展水平提出如下意见:

(一)促进中药资源可持续发展

加强对中药资源的保护、研究开发和合理利用。开展全国中药资源普查,加强中药资源监测和信息网络建设。保护药用野生动植物资源,加快种质资源库建设,在药用野生动植物资源集中分布区建设保护区,建立一批繁育基地,加强珍稀濒危品种保护、繁育和替代品研究,促进资源恢复与增长。结合农业结构调整,建设道地药材良种繁育体系和中药材种植规范化、规模化生产基地,开展技术培训和示范推广。合理调控、依法监管中药原材料出口。

(二)建设现代中药工业和商业体系

加强中药产业发展的统筹规划,制定有利于中药产业发展的优惠政策。组织实施现代中药高技术产业化项目,加大支持力度。鼓励中药企业优势资源整合,建设现代中药产业制造基地、物流基地,打造一批知名中药生产、流通企业。加大对中药行业驰名商标、著名商标的扶持与保护力度。优化中药产品出口结构,提高中药出口产品附加值,扶持中药企业开拓国际市场。

(三) 加强中药管理

完善中药注册管理,充分体现中药特点,着力提高中药新药的质量和临床疗效。推进实施中药材生产质量管理规范,加强对中药饮片生产质量和中药材、中药饮片流通监管。加强对医疗机构使用中药饮片和配制中药制剂的管理,鼓励和支持医疗机构研制和应用特色中药制剂。

二、中药产业创新发展规划

2007 年 1 月,国家科技部联合 16 家部门,发布《中医药创新发展规划纲要(2006—2020 年)》(国科发社字〔2007〕77 号),提出以建立现代中药产业链、保障中医药疗效为目标,不断提高中药产业和产品创新能力,为市场提供疗效确切、品质优良、安全方便、质量可控的中药产品,为培育健康服务产业服务。

(一) 加快构建中药农业技术体系

开展中药材规范化生产技术、绿色无公害技术、中药材质量系统评价、珍稀濒危品种保护、繁育和替代品等研究。在进行中药资源调查的基础上建立中药材种质库、基因库、化学样品库等。按照中药材生产的特点,借鉴现代农业和生物技术,完善中药材资源保护与可持续利用的关键技术,使中药农业向现代化、专业化、规模化发展。

(二) 加强中药工业关键技术的创新研究

开展中药饮片传统炮制经验继承及炮制工艺与设备现代化研究;中药提取、分离、浓缩、干燥、制剂、辅料生产技术集成创新的研究;借鉴现代制造技术、信息技术和质量控制技术,加强符合中成药生产特点的新工艺、新技术、新装备的研究开发,提高中药制造业的现代化水平。

(三) 开展以中药为基础的相关产品的研发

重点开展疗效确切的传统中药的“二次开发”和物质基础与作用机制相对明确的现代中药研发,包括用于生育调节和生殖保健产品的开发研究;以中药为基础的保健品、日用品、化妆品、食品添加剂和以中医诊疗技术为基础的医疗保健器械,以及中药农药、兽药、饲料添加剂等绿色产品的开发研究。

(四) 构建体现中药特点的研发技术平台

建立中药基础研究、复方药物作用机制、疗效及安全性评价、药理及代谢、药物相互作用、临床研究、制剂与质量控制、工艺、生产装备研制等专业技术平台,提高中药创新能力和研究水平。

(五) 中医药标准体系的构架

建立国际社会能够认可的医疗、教学、科研、产业、市场准入等中医药标准体系框架,重点开展建立中医药基础标准与技术标准的内容、方法、要求和规范研究,中医药名词术语及译释规范化、中医药计量(化)等研究,制定中医药信息分类与代码标准等。

(六) 中药技术标准研究

以提高中药产品和产业技术水平为目标,按照中药多组分、非线性、多元化、多环节发挥效应的特点,研究建立中药材种质、品种、质量、种植、采集、加工、饮片炮制、提取等技术标准与技术规范,中药疗效与安全性评价标准、中成药生产工艺与装备标准、质量控制标准、中药标准品(对照品)库等。

三、中药现代化的主要措施

（一）加强中药现代化发展的整体规划

加强中药现代化发展的整体规划，建立高效、协调的管理机制，形成有利于推进中药现代化发展的高效、协调的管理机制。

（二）建立多渠道的中药现代化投入体系

国家设立中药现代化发展专项计划，加大对中药现代化科技、产业、人才培养等方面的投入。充分利用创业投资机制等市场化手段，吸引社会资金投入。

（三）加大对中药产业的政策支持

国家将中药产业作为重大战略产业加以发展，支持中药产品结构的战略性调整，支持疗效确切、原创性强的中药大品种的产业化开发，鼓励企业采取新技术、新工艺及新设备，提升中药产品的科技含量和市场竞争力。

鼓励中药企业根据国际市场需求，采取多种形式扩大出口，特别是扩大高附加值中药产品的国际市场份额；鼓励中药产品进入国际医药主流市场。中药产品出口按照科技兴贸有关政策执行。

推进中药材产业化经营。国家鼓励中药材、中药饮片生产的规模化、集约化，促进中药材基地建设，发展订单农业，保证中药材质量的稳定性。

制定有利于中药现代化发展的价格和税收政策。完善中药注册审评办法，对国家重点支持的中药创新产品，优先纳入国家基本用药目录和医疗保险用药目录。

（四）加强对中药资源及中药知识产权保护管理力度

调整中药保护品种，规范利用野生中药资源的行为，充分体现鼓励药材人工种植、养殖的基本政策。

制定中药行业的知识产权战略，积极应对国际专利竞争。保护中药知识产权，促进中药创新。运用专利制度加速技术产业化。

（五）加速中药现代化人才培养

有计划地培养造就一批中药学术和技术带头人、高级生产管理和经营人才、国际贸易人才、法律人才、实用技术人才及复合型人才。

（六）扩大国际交流与合作

加强与世界各国和地区在传统医药的政策、法规、标准和规范管理方面的交流，为中药现代化创造外部条件。

复习思考题

1. 定义或解释下列用语：
   中药　中药材　中药饮片　中成药
2. 国家重点保护的野生药材物种及其品种有哪些？
3. 简述野生药材资源保护管理的具体办法。
4. 简述中药保护品种保护的范围和等级划分。
5. 简述中药品种保护的申报资料项目。

6. 简述中药保护品种的保护措施。

7. 简述 GAP 的主要内容。

8. 何谓中药现代化？近年来推进中药现代化的政策与措施有哪些？

（张文玉　邹延昌）

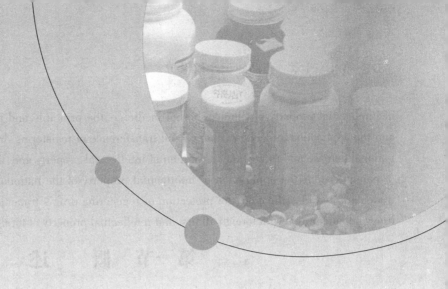

第十四章

药品知识产权保护

【Key Content & Objective】

The intellectual property has become the main factor of economic competition and the vital motivation of economic development in 21st century. The intellectual property which works well to develop high technology, innovation as the main characteristic protection of medicine industry, will strengthen the competition of our nation's medicine production, promote the development of drugs in the international trade, and attach great importance to the protection of independent intellectual property of Chinese herbal medicine so as to promote the modernization of Chinese herbal medicine availably.

This chapter mainly introduces intellectual property's concept, characteristics, international organization and protective convention. It also introduces its protection system, patent, trademark and administration of drugs at home and abroad.

Learning objectives: Students will be able to:(1) Know the concept and classification of medicinal intellectual property, students should grasp the definition, type, scope and characteristics of drugs patent, new drugs with design of external appearance, the essential condition of drugs patent, appropriation and infringement of drug's trademark, and usage of registering drug's trademark. (2) Be acquainted with the protection system of drugs intellectual property in our country, the protection form of intellectual property of Chinese herbal medicine, the principle and procedure of patent protection, and the application, procedure, change and transference of registering drug's trademark. (3) Understand national defense and protection convention of intellectual property and, the person's right and obligation of patent system, the application of intellectual property of the national defense drugs, the concept of trademark and classification, the protection of registering drug's trademark, the protective categories of drugs administration with foreign affairs, and intellectual property of foreign drugs.

第一节 概 述

一、知识产权的概念

知识产权,又称"智慧财产权、智力财产权",是民事主体基于创造性智力成果,依法享有各项权利的总称。

创造性智力成果是对各类具体知识产权属性的归纳和抽象,是知识产权这一事物的本质属性。

知识产权的范围是广泛的,不仅包括财产权内容,还包括精神权内容。但这些被列入知识产权范围的权利都是与创造性智力成果有关的权利。因此,依据知识产权范围的不同,可以将知识产权分为广义和狭义两种:广义的知识产权是指包括一切人类智力创造成果的知识产权,它包括:著作权、邻接权、商标权、商号权、商业权、商业秘密权、产地标记权、专利权以及发明权等;狭义的知识产权是指著作权(版权)、专利权、商标权等三个主要部分。

二、知识产权的特点

知识产权虽然属于民事权利的范畴,但与其他民事权利相比,具有自己的特点:

(一) 无形性

知识产权与其他有形财产权最根本的区别在于其无形性。它是人们对无形的智力成果所拥有的权利,其贸易的标的物只能是无形财产的使用权,而不能是有形商标的使用权和所有权。

(二) 法定性

知识产权是法律授予的一种权利,必须严格依法申请、审批,依法产生,才能够依法得到保护。

(三) 专有性

知识产权的无形性,决定了它有可能为多数人同时拥有并使用而获得利益。因此必须通过法律对智力成果的所有人授予专有权,以有效保护其所有权。知识产权只能授予权利人一次专有权,权利人只能有一个,只有权利所有人本人才能享有法律保护;未经权利人许可,他人不得利用此知识产权。

(四) 地域和时间的有限性

知识产权是依一个国家的法律确认和保护的,所以一般只在该国领域内具有法律效力,在其他国家原则上不发生效力;知识产权所有权人对其智力成果仅在一个法定期限内受到保护,超过这一期限,专有权即终止,其智力成果即可进入公有领域,为人类所共享。

(五) 可复制性

知识产权作为智力劳动的成果,必然通过载体表现出来,如作家的构思形成的手稿、根据专利技术生产的产品等。知识产权作为财产权的性质,就是通过利用其生产和复制的产品、作品或其他物品体现出来的,并进一步表现知识产权的财产和价值,这也是知识产权易被侵权的主要原因之一。

三、知识产权的国际组织和保护公约

由于知识产权的法律保护具有"地域性"特点,人们的智力劳动成果很难在本国以外获得保护。因此,通过成立国际组织和签订国际条约等方法进行知识产权的国家保护,成为知识产权保护的重要途径。下面介绍目前对国际社会影响较大的知识产权国际组织和保护公约。

(一) 世界知识产权组织

世界知识产权组织(World Intellectual Property Organization,WIPO)是根据 1967 年 7 月 14 日,由 51 个国家在斯德哥尔摩签署的《建立世界知识产权组织公约》成立的。该组织是国际社会中处理国际性知识产权问题的,隶属于联合国的唯一管理机构,其主要宗旨是通过国与国之间的合作以及与其他国际组织的合作,促进全世界对知识产权的保护,具体职责有七方面。

WIPO 在知识产权领域的国际合作中发挥了极其重要的作用。1980 年我国加入该组织。

(二) 世界贸易组织

世界贸易组织(World Trade Organization,WTO)详见第十六章。

(三)《与贸易有关的知识产权协定(草案)》

《与贸易有关的知识产权协定(草案)》(Agreement on Trade-Related Aspects of Intellectual Property Rights,TRIPs)简称《协定》,该《协定》于 1991 年在关税和贸易总协定(GATT)缔约国的乌拉圭回合谈判中通过。WTO 正式成立后,专门成立知识产权理事会,监督和管理《协定》的实施,使其成为除世界知识产权组织外另一个管辖知识产权的国际经济贸易组织。我国 2001 年 11 月 11 日成为该协定成员国之一。TRIPs 的目标和宗旨是减少对国际贸易的扭曲和阻塞,促进对知识产权国际范围内更充分、有效的保护,确保知识产权的实施及程序不会对合法贸易构成壁垒。该协定所管辖的知识产权范围,包括版权及邻接权、商标权、地理标志权、工业品外观设计权、专利权、集成电路的布图设计权、未披露信息(主要指商业秘密)的保护权。

与其他国际公约相比,TRIPs 的内容涉及更广,几乎涉及知识产权的各个领域,保护水平更高,并且强化了知识产权的执法程序和保护措施,强化了协定的执行措施和争端解决机制,把履行协定保护产权与贸易制裁紧密结合在一起。

由于 WTO 管辖的范围及对各成员国的约束和影响较其他国际经济组织及公约更宽、更严、更深,TRIPs 的签订和实施不仅强化了知识产权与贸易的关系,而且使知识产权国际保护体系从以往以世界知识产权组织管理的众多国际公约为核心,转变为以 TRIPs 为核心;另外还改变了知识产权国际保护与国内法保护两种方式的关系,使知识产权的国际保护带有更多的强制性,将知识产权保护按国内法实施的传统原则让位给优先按国际法实施的新规则。

总之,随着科学技术和社会经济文化的迅速发展,知识产权的内涵在不断丰富和更新。高新技术智力成果的不断出现,也将逐渐扩展知识产权保护客体的范围。知识产权的构成和内容,见图 14-1。

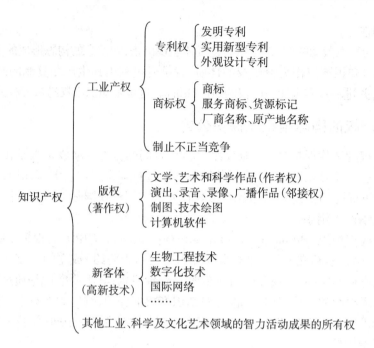

图 14-1 知识产权的构成和内容

(四) 知识产权国际公约

目前国际社会缔结的知识产权保护公约、条约、协定有 20 余个,其中比较重要的公约有以下五个:

1.《保护工业产权巴黎公约》(简称《巴黎公约》) 该公约于 1883 年 3 月 20 日在巴黎签订,是保护工业产权最早、最主要的国际公约,到 2000 年 1 月已有 157 个公约成员国。该公约的实质性内容,主要是在国民待遇、优先权待遇、专利和商标的独立性、共同规则强制许可等方面达成共识。1985 年我国加入该公约。

2.《专利合作公约》(PCT) 该公约于 1970 年 6 月 19 日在美国华盛顿签订,1978 年 1 月 24 日正式生效,是继巴黎公约之后又一个重要的国际性专利公约,截至 1997 年 6 月已有 91 个成员。专利合作公约的宗旨是为简化国际间申请专利的手续,加快信息传播,加强对发明的法律保护,促进缔约国的技术进步和经济发展。1993 年我国加入该公约。

3.《保护文学艺术作品伯尔尼公约》(简称《伯尔尼公约》) 该公约于 1886 年 9 月 9 日在瑞士首都伯尔尼缔结,到 2000 年 1 月已有 142 个成员。该公约的宗旨是尽可能有效、一致地保护作者对其文学和艺术作品所享有的权利。1992 年我国加入该公约。

4.《世界版权公约》 该公约于 1952 年 9 月 6 日在瑞士日内瓦缔结,由联合国教科文组织管理其日常工作,至 2000 年 1 月已有 98 个成员。该公约保护的权利主体较《伯尔尼公约》广,包括作者及其他版权所有者,但保护水平较低。1992 年我国加入该公约。

5.《商标国际注册马德里协定》 该协定于 1891 年 4 月 14 日在西班牙马德里签订,其主旨是解决商标的国际注册问题,主要内容包括商标国际注册的程序、国际注册的效力、国际注册的有效期、国际注册与国内注册的关系等。1989 年我国加入该协定。

第二节　我国的药品知识产权保护体系

一、医药知识产权

(一)医药知识产权的概念

所谓医药知识产权,是指一切与医药行业有关的发明创造和智力劳动成果的财产权,这种财产权通常被称为无形资产,与动产、不动产并称人类财产的三大形态。

(二)医药知识产权的分类

医药知识产权不限于某一新产品、新技术,也不限于某一专利或商标的保护,它是一个完整的体系,是相互联系、相互影响的有机体,概括地说包括三大类。

1. 发明创造类

(1) 医药专利　包括依法取得专利权的新医药产品、生产工艺、配方、生产方法,以及新剂型、制药装备、医疗器具和新颖的药品包装、药品造型等。

(2) 未申请专利的新药及其他产品　主要指依据新药保护和中药品种保护的有关规定,取得行政保护的新药和中药品种等。

2. 商标类　主要是已注册或已经依法取得认定的医药品商标、原产地名称、计算机网络域名等。

3. 版权类　主要是由医药企业或人员创作或提供资金、资料等创作条件或承担责任的医药类百科全书、年鉴、辞书、教材、摄影、录像等作品的著作权和邻接权,以及医药计算机软件或多媒体软件等,如药物信息咨询系统、药厂 GMP 管理系统、药事管理学教学课件等。

二、我国药品知识产权保护体系的历史沿革

我国在 20 世纪 80 年代以前,有关专利、商标的知识产权主要通过行政法规予以保护。20世纪 80 年代以来,随着我国加入世界知识产权组织,加强了知识产权的法律法规建立。

目前,我国以专利、商标及版权为三大支柱(体系)的知识产权法律框架已基本形成,知识产权的法律体系也基本建立,这些法律的基本框架和保护的水平都适应了国际发展的趋势,不仅有利于促进国际间的科技合作和经济贸易,也为我国制药工业的发展创造了有利的法律环境。

1982 年 8 月 23 日,全国人大常委会审议通过了《中华人民共和国商标法》(简称《商标法》),又于 1993、2001、2013 年对其三次进行了修订。

1984 年 3 月 12 日,全国人大常委会审议通过了《中华人民共和国专利法》(简称《专利法》),又于 1992、2000、2008 年三次修正。

1986 年 4 月 12 日,全国人大常委会审议通过的《中华人民共和国民法通则》(简称《民法通则》),在其第五章中专门设立了"知识产权"一节。

1987 年 11 月实施了《中华人民共和国技术合同法》。

1990 年 9 月 7 日,全国人大常委会审议通过了《中华人民共和国著作权法》。1991 年 5 月 4日,国务院发布了《中华人民共和国著作权法实施条例》。

1991 年 6 月,国务院发布了《计算机软件保护条例》。

1992年1月17日,中美两国政府签署了《中华人民共和国政府与美利坚合众国政府关于保护知识产权的谅解备忘录》(简称《谅解备忘录》)。

1993年7月,全国人大常委会审议通过了《中华人民共和国科学技术进步法》。

1993年9月,全国人大常委会审议通过了《中华人民共和国反不正当竞争法》。

1997年3月14日,全国人大常委会审议通过了《中华人民共和国刑法》修正案,该法分则第三章专门增设了"侵犯知识产权罪"一节。

1999年3月15日,全国人大常委会审议通过的《中华人民共和国合同法》分则中,专门设"技术合同"一章。

1993年以前,我国仅保护药品的生产工艺或方法,对药品本身不给予专利保护。1993年1月1日正式实施的经修正的《专利法》,不仅对药品物质本身给予专利保护,同时还保护依专利方法生产的药品,即方法延及产品的间接物质专利保护。

我国为履行1992年1月中美签署的《谅解备忘录》双边条约承诺,1992年12月19日国家医药管理局发布了涉外药品行政保护规章,《药品行政保护条例》和《药品行政保护条例实施细则》。对符合一定条件的外国专利药品及其制备方法,给予一种特殊的药品知识产权保护。目前,《药品行政保护条例》只适用于1993年以前上述这些国家享有药品独占权的人,即药品专利权人。随着时间的推移,满足条件的申请人会越来越少,最终《药品行政保护条例》也就会失去其存在的意义。

由于《专利法》对动、植物品种仍不给予专利保护,所以一些药品新成果的保护仍存在问题,特别是对于中药品种的保护。有鉴于此,国家药品监督管理部门于1999年5月1日修订的《关于新药保护及技术转让的规定》,1992年10月14日国务院发布的《中药品种保护条例》,以及1995年国家中医药管理局发布的《中医药专利管理办法(试行)》,既能单独对药品的保护起到一定的作用,又能起到弥补专利保护不足的作用,同时,也有利于促进新药的研制。

总的看来,我国已基本形成了法律保护和行政保护有机结合、互为补充的完善的药品知识产权保护体系(表14-1)。

表14-1　我国的药品知识产权保护体系

保护类别		保护对象	依据法规、规章	主管部门
法律保护	专利保护	获得专利的药物、工艺、配方、剂型及包装等	《中华人民共和国专利法》(2000年修订)	国家知识产权专利局
	商标保护	取得注册商标的药品及其生产企业	《中华人民共和国商标法》(2001年修订)	国家工商行政管理局商标局
行政保护	中药品种保护	依法经审批取得《中药保护品种证书》的中药品种	《中药品种保护条例》(1992年)	国家药品监督管理部门
国际保护		WTO成员或与中国签订协议或共同参加国际条约的国家的有关药品的知识产权	中国加入的知识产权国际条约及国际组织	
自我保护		不宜公开的商业秘密		

三、中药知识产权保护的形式

中药是涉及众多学科的综合性专业技术领域，就其技术特征看，它包容了对传统优秀内涵的继承和现代创新技术的发展。中药知识产权保护就是对中药研制过程中经常应用的技术，根据其特征进行系统分类，研究不同类型的新技术，通过某种方式得到有效的保护。以促进我国中药的技术进步和经济发展，为中药走向世界提供可靠的保证。

目前，我国将中药按其特征分为十二个大类进行知识产权保护，即：①中药材生产；②中药饮片炮制与饮片生产技术；③处方与配方；④中药制药技术；⑤中药质量控制与保障技术；⑥国内中药产品；⑦出口中药产品；⑧中药产品的包装；⑨中药基础研究；⑩中药图文声像与信息资料；⑪中药临床用途；⑫中药计算机应用软件。

每一个大类又细分成不同技术类型，每一个技术类型包括有关的技术。针对每一项技术，提出应选择的有效的知识产权保护方式。

下面介绍"中药材生产"类的知识产权保护。"中药材生产"类，又细分为八种技术类型。每个技术类型又包括有关的不同技术，针对各种不同技术采取相应的保护方式：

(一) 中药材资源的分布、蕴藏

1. 国家、行业组织的资源普查调研、报告在一定时限内　国家秘密 / 著作权。
2. 企业就其产品生产或研制所做的调研　技术秘密 / 商业秘密 / 著作权。

(二) 中药材栽培生产技术

1. 中药材产地、产区的育种技术　发明专利 / 技术秘密 / 著作权。
2. 中药材野生变家种技术　发明专利 / 技术秘密 / 著作权。
3. 中药材的组织培养、基因工程技术　发明专利 / 技术秘密 / 著作权。
4. 优质高产中药材的栽培技术　发明专利 / 技术秘密 / 著作权。
5. 中药材的采收与产地加工技术　技术秘密 / 著作权。
6. 栽培生产中的专用设备与工具　发明专利 / 实用新型 / 外观设计。

(三) 中药材养殖生产技术

1. 药用野生动物的驯化、繁殖、饲养技术　发明专利 / 技术秘密 / 著作权。
2. 药用动物的繁殖、饲养技术　发明专利 / 技术秘密 / 著作权。
3. 动物类药材的产地加工技术　发明专利 / 技术秘密 / 著作权。
4. 繁殖饲养用装置与设备　发明专利 / 实用新型 / 外观设计。

(四) 矿物类中药材的开采与加工技术

1. 矿物类中药材的开采技术　专利 / 技术秘密 / 著作权。
2. 矿物类中药材的产地加工技术　专利 / 技术秘密 / 著作权。
3. 矿物类中药材的开采加工机械　专利 / 实用新型 / 外观设计。

(五) 中药材的包装与仓储养护技术

1. 中药材的各类包装材料　专利 / 商标 / 实用新型 / 外观设计。
2. 中药材的各种包装　专利 / 商标 / 实用新型 / 外观设计。
3. 各类中药材的仓储养护设备　专利 / 实用新型 / 外观设计。
4. 各类中药材的仓储养护技术　专利 / 技术秘密 / 著作权。

（六）中药材的品质

中药材品质的保护方式是商标／技术秘密。

（七）中药材新的药用部位

中药材新的药用部位的保护方式是发明专利。

（八）中药材新的用途

中药材新的用途的保护方式是发明专利。

第三节　药品专利保护

一、专利的概念

专利，是专利权的简称，是指一项发明创造，即发明、实用新型或外观设计向国家专利局提出专利申请，经依法审查合格后，向专利申请人授予的在规定时间内对该项发明创造享有的专有权。

专利属工业产权，工业产权属于知识产权，知识产权又属于产权。它们之间既有共性，又各有特性。

二、专利制度

专利制度就是依照专利法授予发明创造专利权的方式来保护、鼓励发明创造，促进发明创造的推广应用，推动科技进步和经济发展的一种法律制度。

专利制度作为知识产权制度的一部分，其目的在于确认发明人对其发明创造的技术方案的专有权。1984年，《中华人民共和国专利法》的颁布实施，标志着我国正式建立了专利制度。

三、药品专利

药品专利与其他技术领域一样，也包括发明、实用新型和外观设计专利三类。我国目前的医药知识产权保护制度，以专利保护为主，还有药品商标保护和行政保护制度。后两者将分别在本章第四、五节介绍。

（一）药品发明专利

1. 药品发明专利的定义　药品发明专利是对药品、方法或者其改进所提出的技术方案。可见发明是运用自然规律、凭借智力创造活动而做出的解决某一特定技术问题的技术解决方案。

2. 药品发明专利的类型　药品发明专利根据最终的物质表现不同，可分为产品发明和方法发明两类：

（1）药品产品发明专利：药品产品发明是指人工制造的、以有形物品形式出现的发明。包括新的药物化合物、微生物及其代谢产物和制药设备及药物分析仪器。新的药物化合物又包括新合成的化合物和新的药物组合物。新的化合物不管是活性成分还是无活性但有医药用途成分的，无论是合成的还是提取的，无论是有机物、无机物、高分子化合物，还是结构不明物和中间体，对该新化合物及其药物组合物都可以申请医药产品的发明专利。制药领域中可涉及新原料、新辅料、中间体、代谢物和药物前体。

授予微生物及其代谢产物专利权的条件是必须分离纯的培养物,并进行特征鉴定,且具有特定的工业用途,例如可产生新的活性化合物或提高现有化合物的生产效率。

(2) 药品方法发明专利:药品方法发明则是指为解决某一问题所采用的手段与步骤,包括药物化合物或组合物的制备方法和药物化合物或组合物的用途。

(二) 药品实用新型专利

1. 实用新型的定义　实用新型是指对产品的形状、构造或者其结合所提出的适于实用的新的技术方案。实用新型本质上属于发明的一部分,只不过在技术思想的创作水平上略低。

实用新型这种发明创造限定的范围:一是针对产品而言的,任何方法都不属于实用新型的范围;二是作为实用新型对象的产品只能是具有立体形状、构造的产品;三是其技术方案设计的产品形状和构造必须具备实用功能,能产生技术效果并能在工业上应用。

2. 实用新型的特点　包括:①具有一定的形状、构造或者其结合的产品;②必须基于一定的技术思想而创造产生的,能够适用于工业上的应用。

3. 药品实用新型专利　药品实用新型专利较少,如与某些与功能相关的药物剂型、形状、结构的改变,又如某些药品的包装容器的形状、结构等。具体有:①新型给药系统;②新型制剂结构、形状或其结合;③新型制药设备;④药品的包装材料等。

(三) 药品外观设计专利

1. 外观设计的定义　外观设计是指对产品的形状、图案、色彩或者其结合所做出的富有美感并适于工业上应用的新设计,简称工业设计。目前,全世界实行外观设计保护的国家和地区已达到了 110 多个。

世界各国对于外观设计的保护:一是将其作为专利权加以保护,二是将其作为版权加以保护。

2. 外观设计的特点　有以下特点:①必须以产品为载体;②是一种形状、图案、色彩或者其结合的设计;③能够适用于工业上应用;④必须富有美感。

3. 药品外观设计专利　具体有以下 5 点:①药品(药片、药丸)本身的造型或其图案与色彩的搭配与结合;②药品包装的设计较为新颖、独特、具有美感,药品置于其中可使药品身价提高,对产品的销路有直接的影响;③标贴、招纸设计精美;④药品包装纸的设计;⑤药品密封条、药瓶瓶盖等局部的外观设计。

四、授予药品专利权的实质性条件

(一) 授予发明和实用新型专利权的条件

根据我国《专利法》第 22 条规定:授予专利权的发明和实用新型,应当具备新颖性、创造性和实用性。

1. 新颖性　新颖性是授予专利权的最基本条件之一。所谓新颖性是指在申请之日前没有同样的发明或者实用新型;在国内外出版物上未公开发表过;没有在国内公开使用过或者以其他的方式为公众所知;也没有同样的发明或者实用新型,由他人向国务院专利行政部门提出过申请,并且记载在申请日以后公布的专利申请文件。

2. 创造性　创造性是指同申请日以前的已有技术相比,该发明和实用新型具有突出的实质性特点和显著的进步,如果说新颖性的关键在于"前所未有",强调一个"新"字,那么创造性的核心则在于"实质性特点",侧重一个"难"字。

3. 实用性　是指该发明或者实用新型能够制造或者使用,并且能够产生积极效果。即发明或实用新型专利在提出申请时其产生的经济、技术和社会效益,是所属技术领域的技术人员可以预料的。

(二) 授予外观设计专利权的条件

根据我国《专利法》第23条规定:授予专利权的外观设计,应当不属于现有设计,也没有任何单位或个人就同样外观设计在申请日以前向国务院专利行政部门提出过申请,并记载在申请日以后公告的专利文件中。与现有设计或者现有设计特征的组合相比,应当具有明显区别。不得与他人在申请日以前已经取得的合法权利相冲突。

五、申请专利保护的原则

(一) 先申请原则

我国《专利法》第9条规定:两个以上的申请人分别就同样的发明创造申请专利的,专利权授予最先申请的人。该原则有利于促使发明人在完成发明创造后尽早申请专利,以便公众能够尽早得到最新的技术,避免重复研究。

(二) 书面原则

我国《专利法》及其实施细则规定的各种手续,每个具有法律意义的步骤都应以书面形式办理。专利申请中的书面原则通过落实专利申请文件得以落实。

(三) 单一性原则

这是专利申请及审批中的一项基本原则。狭义的单一性原则是指一件专利申请的内容只能包含一项发明创造;广义的单一性原则还包括同样的发明创造只能授予一次专利权,不能就同样的发明创造同时存在两项或两项以上的专利权。一项发明一件申请便于专利申请案的审查、登记、分类、检索,同时有利于授权后一系列法律事务的运作。

(四) 优先权原则

优先权原则是指申请人自发明或者实用新型在国外第一次提出专利申请之日起12个月内,或者自外观设计在国外第一次提出专利申请之日起6个月内,又在中国就相同主题提出专利申请的。依照该国同中国签订的协议或者共同参加的国际条约,或者依照互相承认优先权的原则,可以享有优先权。如果申请人自发明或者实用新型在中国第一次提出专利申请之日起12个月内,又向国务院专利行政部门就相同主题提出专利申请的,可以享有优先权。

六、申请专利的程序

申请专利分三个阶段:第一个阶段,撰写申请文件;第二个阶段,委托专利事务所向专利局提交申请文件;第三个阶段,办理受理后审批程序中的专利事务。

(一) 专利权申请文件

发明专利的申请文件包括:请求书、说明书、权利要求书、说明书摘要,必要时应当有说明书附图。说明书有附图时,说明书摘要也要制定一幅附图。

实用新型专利的申请文件包括:请求书、说明书、权利要求书、说明书附图和摘要。

外观设计专利的申请文件包括:请求书、图片或照片。

(二)专利的审查与授权

我国《专利法》针对不同的专利类型分别采用了不同的审查制度。对于发明专利采用了早期公开延期审查制,而实用新型和外观设计专利则采用了登记制。

早期公开延期审查制是指在申请案通过形式审查后,将申请案的内容公开,待一定期限后再做实质审查,实质审查通过后再予以授权。目前世界上大部分国家都采用这种制度。

登记制是专利局在受理专利申请之后,并不对申请案做实质审查。即并不审查申请案是否具备新颖性、创造性和实用性,只就申请案做形式审查后即予以登记授权的专利审查制度。

发明专利申请的审查程序与实用新型、外观设计申请的审查程序有所不同:发明专利申请要经过初审、公开、实审阶段,而实用新型、外观设计专利申请仅需经过初审阶段。因此,一件发明专利申请从受理到批准,其间要经过一个长达两年或更长时间的审查阶段。一件发明专利申请完整的审批程序是:

发明专利申请→受理→初步审查→公开(18 个月)→实质审查→批准授权→行政撤销

其中,实质审查的重点,在于说明书是否充分公开了请求保护的申请主题,权利要求书是否清楚和简要地表述了请求保护的范围,独立权利要求是否表述了一个达到发明目的的完整技术方案,以及方案是否具备专利的"三性"(新颖性、创造性和实用性),直至做出是否驳回申请,还是发出授权通知的最终决定。

七、专利权人的权利和义务

(一)专利权人的权利

专利权人的权利是指权利人依法对获得专利权的发明创造所享有的控制、利用和支配的权利。包括:①享有自己实施其专利技术和禁止他人实施其专利技术的权利,亦即独占实施权。概括地讲,专利的实施包括制造、使用和销售三种行为。②有处理其专利的权利。专利申请权和专利权可以转让。任何单位或个人实施他人专利的,都必须取得专利权人的许可,并向专利权人支付使用费。③有在产品或包装上注册专利标记的权利。专利的标记是指标明有关的产品是有专利保护的字样,任何人不得擅自仿制。④专利权人享有放弃权。以书面形式声明放弃其专利权的,一经国务院专利行政部门登记和公告,其专利权即终止,其发明创造任何人都可以自由使用。

(二)专利权人的义务

专利权人的基本义务就是缴纳专利年费。拒不承担本义务的,其专利权将自动终止。另外,发明创造必须以专利说明书的形式将受保护的技术方案公开,因为公开程度对专利权的申请有很大的影响。

八、国际药品专利申请

我国的单位和个人向国外申请专利时,必须首先申请中国专利,经国务院有关主管部门同意后,委托国务院指定的专利代理机构办理。

我国的单位和个人要想申请国外专利,在向中国专利局提交专利申请后,尚需经过必要的保密审查。专利保密局经保密审查同意后,申请人可据此进一步办理向国外的申请手续。

向国外申请专利,需要办理以下手续:①签署委托书;②填写向外国申请专利委托明细表;③确定申请国别,这是申请人办理申请国外专利的关键,申请人要考虑潜在的市场、竞争对手、申请国的技术水平和资源情况,还需了解申请国专利法对药品专利是否保护以及保护的程度和范围;④筹措申请费;⑤修改、翻译申请文件及填写申请表格;⑥办理其他必要的法律文件;⑦外寄专利申请文件。至此,申请人委托涉外专利代理机构办理的向外国申请专利的工作告一段落,进入国外审批阶段。

第四节　药品商标保护

一、商标的概念

商标即商品标记,是指由文字、图形或者其组合等构成,使用于商品或服务项目上,用以区别企业、事业单位或个体工商业者对其生产、制造、加工、拣选或经销的不同商品或服务的标记。

鉴于商标是区别不同商品生产或经营企业产品质量的标记,是通过政府有关部门注册的,受法律保护的一种无形资产。它有三种功能:①具有表彰商品来源、广告宣传和提供法律保护的功能;②具有区别商品、标示商品质量和测知消费水准的功能;③具有监督和提高产品质量,保证公平竞争的功能。

二、商标的分类

现行《中华人民共和国商标法》(简称《商标法》)规定:"自然人、法人或者其他组织对其生产、制造、加工、拣选或者经销的商品,需要取得商标专用权的,应当向商标局申请商品商标注册。""经商标局核准注册的商标为注册商标,包括商品商标、服务商标和集体商标及证明商标。"

世界许多国家将商标分为三种:①注册商标,即经国家商标局核准注册的商标;②驰名商标,即在市场上享有较高声誉并为相关公众所熟知的注册商标;③使用商标,是商标经在该国使用后即产生专用权的商标。

三、药品商标的注册

根据我国现行的《商标法》规定,国家工商行政管理局统一办理全国商标注册工作。商标局对每一件商标注册申请,依照法定的形式审查和实质审查程序进行审查,对符合注册条件的,方予注册。

药品商标注册申请和注册程序为:商标申请者按规定的药品分类表,填报使用商标的药品类别和药品名称,商标局对符合商标法有关规定的商标的注册申请进行初步审定,予以公告(对初步审定的商标),自公告之日起 3 个月内无异议的予以核准注册,发给商标注册证,并予以公告。注册商标的有效期为 10 年。注册商标有效期满需继续使用的,可申请续展注册,每次续展注册的有效期为 10 年。

《商标法》规定,商标不得使用本商品名的通用名称,不得使用直接表示商品质量、主要原料、功能、用途、重量、数量及其他特点如"国家名称""国旗"等标志的文字、图形。一个药品有通用名称(药品法定名)、商品名称(商标名)和化学名称。药品通用名不能作为商标注册。药品(除中药外)商品只要符合《商标法》的有关规定,可以作为商标注册。历史上,有的企业误把商标作为药品通用名申报药品生产标准,在市场秩序逐步规范过程中,该注册商标极有可能被撤销,这是药品生产企业应引以为鉴的。

四、药品商标专用权

药品是特殊的商品,其商标是商品和企业的象征,商标注册人享有商标专用权,受法律保护。注册商标的专用权,以核准注册的商标和核定使用的商品为限,商标专用权包括独占使用权。

有下列行为之一的,均属侵犯注册商标专用权:①未经商标注册人的许可,在同一种商品或者类似商品上使用与其注册商标相同或者近似的商标的;②销售侵犯注册商标专用权的商品的;③伪造、擅自制造他人注册商标标识,或者销售伪造、擅自制造注册商标标识的;④未经商标注册人同意,更换其注册商标并将该更换商标的商品又投入市场的;⑤给他人的注册商标专用权造成其他损害的。

侵犯注册商标专用权引起纠纷的:一是由当事人协商解决,二是由商标注册人或者利害关系人向人民法院起诉,三是请求工商行政管理部门处理。

五、药品注册商标的变更和转让

变更商标注册人名义、地址或者其他注册事项的,经向商标局提交变更申请书被核准后,发给商标注册人相应证明并予以公告。变更商标注册人名义的,还应当提交有关登记机关出具的变更证明文件。变更商标注册人名义或者地址的,商标注册人应当将其全部注册商标一并变更。

转让注册商标的,转让人和受让人应当向商标局提交转让注册商标申请书,转让注册商标申请手续由受让人办理。商标局核准转让注册商标申请后,发给受让人相应证明,并予以公告。转让注册商标的,商标注册人对其在同一种或者类似商品上注册的相同或者近似的商标,应当一并转让;对可能产生误认、混淆或者其他不良影响的转让注册商标申请,商标局不予核准。商标专用权因转让以外的其他事由发生移转的,接受该注册商标专用权移转的当事人应当凭有关证明文件或者法律文书到商标局办理注册商标专用权移转手续。注册商标专权移转的,注册商标专用权人在同一种或者类似商品上注册的相同或者近似的商标,应当一并移转,未一并移转的,由商标局通知其限期改正。期满不改正的,视为放弃该移转注册商标的申请,商标局应当书面通知申请人。

六、药品注册商标的使用

使用注册商标,商标权人可以在药品、药品包装、说明书或者其他附着物上标明"注册商标"或者注册标记。注册标记包括注和 R。注册标记标注在商标的右上角或者右下角。

使用注册商标,有下列行为之一的,由商标局责令限期改正或者撤销其注册商标:①自行改变注册商标的;②自行改变注册商标的注册人名义、地址或者其他注册事项的;③自行转让注册商标的;④连续三年停止使用的。

使用注册商标,其药品粗制滥造,以次充好,欺骗消费者的,由各级工商行政管理部门视不同情况,责令限期改正,并可予以通报或者处以罚款,或者由商标局撤销其注册商标。

注册商标被撤销的或者期满不再续展的,自撤销或注销之日起一年内,商标局对与该商标相同或者近似的商标注册申请,不予核准。

七、药品注册商标的保护

根据《商标法》规定，人用药品必须使用注册商标，未经注册不得在市场上销售。这样就将药品纳入到了强制进行商标注册的轨道，使商标管理成为药品知识产权保护的重要形式之一。

同一产品最有效的区别方式就在于使用不同的商标：①药品的注册商标对于企业创名牌、争效益、保证药品质量、提高竞争力，都具有重要的意义；②药品生产企业可以通过其药品注册商标保护取得市场独占权，为企业带来巨大的效益；③药品中的注册商标可以作为药品是否合法经营的依据，消费者可以通过注册商标所代表的商品质量和厂家信誉，正确地选择使用安全、有效的药品。

我国的中药老字号有着悠久的历史，在海内外享有一定的声誉，是药品企业宝贵的无形资产，如北京的"同仁堂"，广州的"潘高寿""陈李济"，重庆的"桐君阁"，天津的"达仁堂"等，这些名称都申请了注册商标，受到我国商标法的保护。因此，商标特别是驰名商标的品牌效应是其主要功能之一，企业应当通过宣传商标来提高自己的知名度。总之，药品商标的注册、管理与保护，不仅能够有效保护药品生产和经营企业的品牌等无形资产，而且能够督促药品生产和经营企业进行药品质量的自我监督和改进，便于消费者对药品质量进行监督，从而获得更好的社会、经济效益。

第五节 国外药品知识产权保护

目前，世界上已有160多个国家和地区建立了专利保护制度，制定了专利法。90多个国家和地区实行了药品专利保护。大约有130个国家制定了商标法。各国的政治、经济和文化背景不同，专利法与商标法在具体内容上有所不同，各具特色。但总的来讲，都趋于国际化，只是程度、水平有所差别。

一、美国药品知识产权保护

（一）专利保护

1. 美国专利制度 美国是世界上建立专利制度较早的国家之一。美国专利法规定，专利申请人必须是发明者本人，而不能是其雇主或受让人，以此保护发明人的利益。

美国专利法规定的专利保护范围比较广泛，除用于核武器生产的有关申请专利之外，凡具有新颖性、创造性和实用性的有益发明均可申请专利。

美国专利法允许任何国家的发明人在美国申请专利，而无对等条件限制。近几年，每年约有40%的专利为外国人所获准。

2. 美国药品专利申请 药品专利申请的类型包括药品及化学品中常见的化学物、组合物、生产工艺和使用该产品的方法等，同时要求专利申请的必要材料。

生物制品、生物技术专利申请类别及准备文件和化学专利的申请相同，并且可以保护菌种、重组的转化细胞。

动物专利申请的种类分为品种专利和用途专利，如能用于测试癌症的哈佛鼠或哈佛鼠用于测试癌症。

植物专利申请的种类包括品种专利或用途专利,即特别的品种(对于植物的品种,还有农业部的其他保护规定)或一种带抗病虫害基因的植物。

3. 美国对草药制品的专利保护　包括:①草药提取物。对草药进行提取得到的生物活性物质,可以对提取物本身申请产品专利保护,但是申请人必须说明主要提取物质具有意想不到的效果。②从草药中分离出的有效单体。从草药中得到的单一活性化合物及其含有该活性化合物的药物组合物,可以对单体化合物本身申请产品保护。但是这种化合物及其药物组合物在现有技术中是未曾有过记载的。③草药的制备方法。制备方法并不限于某一种方法,也可以是化学的、微生物学的或者是其他的方法,可以对制备方法申请专利保护。

对草药的保护还有首次医药用途和药物的第二用途,美国专利法保护药物的这两种用途权利要求。

值得注意的是,美国专利商标局迄今还没有十分明确的审查制度,规定天然植物经过改变或者提纯而使其转变成具有专利性物质的标准。

在美国,对处于天然状态的植物进行专利要求是不允许的,尽管该植物对预防和治疗疾病是有效的。当植物的有效成分被纯化后,其有效成分和治疗疾病中的用途都能取得专利保护。但当对植物的活性成分进行保护时,必须提供该成分与原来天然状态的植物相比具有非常显而易见的效果。

4. 美国对植物的知识产权保护　包括:①发明专利保护。发明专利可以保护有性和无性繁殖的植物。其保护的主要部分是种子、植物本身。这种植物是人造的植物并满足于美国专利对该植物的保护。另外,要求申请人指定的保藏单位保藏植物的种子或者植物组织细胞。②植物专利保护。美国专利商标局只授予任何无性繁殖的新的种类植物为美国植物专利,包括培养孢子、突变体、杂交植物和新发现的籽苗等。

植物专利的权利要求,仅必须写清说明书所述的一种新的具有区别特征的特定种类的植物。

美国植物品种保护法于 1995 年 4 月 4 日生效,其修订范围与 1994 年的《国际植物新品种保护公约》(UPOV 公约)修订本相协调。该法由美国农业部的植物品种保护办公室负责管理。

(二) 商标保护

美国的商标法是在其判例法基础上发展起来的,1870 年美国颁布了第一部联邦《商标法》。从 1950 年开始,美国注册商标与虽未注册但已使用了的商标,都纳入联邦商标法调节范围。

早期,美国对商标专用权遵循使用在先的原则,即凡已在美国使用的商标,任何人不得以注册相对抗。随着情况的变化,目前原则上遵循首先注册人制;但商标首先使用人可以在一定期限内提出指控,请求予以撤销;如果法定期限已过,首先注册人才能取得有效的所有权。

二、日本药品知识产权保护

(一) 专利保护

1. 日本专利制度　日本于 1885 年正式建立了专利制度。现行专利制度是 1959 年颁布的"特许法",同年还颁布了《实用新型法》。100 多年来,专利制度推动了日本的经济发展。从 1958 年起,日本专利申请案的数量就一直在世界上占首位。当前日本已成为世界上最大的专利大国,无论是专利的申请还是专利的批准量均居世界第一,全世界每年发行的专利情报约有 100 万份,其中日本的专利说明书约占 40%。

日本授予专利权的类别包括发明专利、增补专利和实用新型。发明是指任何利用自然规律、技术思想做出的高度创造;实用新型保护对象包括工具设备、装置或对物品的组合;外观设计根据日本的"意向条例"给予保护。

日本专利保护的范围比较广泛,对食品、饮料或奢侈品均给予保护。对由原子核变换产生的物质以及违反公共秩序或道德风尚或对卫生健康有害的发明不能获得专利权。

2. 日本对天然药物的专利保护　日本专利制度源于西方,专利的种类有发明、实用新型和外观设计。1971 年日本开始实施早期公开和审查请求制度,1976 年决定对药品给予专利保护,而在此之前,日本只对药品的制造方法给予专利保护。

日本对药品的专利保护包括:化学物质保护、化学物质的医药用途、药用化学物质的制备方法、药品的外观设计、制药机械、药用植物及其提取物、生物制品、药用植物提取物的组方(仅限于中国古代的 201 个汉方,如安中散、芍药甘草汤等)。不保护原药用植物为原料的中药复方。

(二)商标保护

日本现行的《商标法》是 1959 年颁布的,1978 年最后一次修订。日本商标法遵循注册原则,即商标专用权能通过注册获得,两个以上相同或相似商标由不同所有人申请注册时,先申请者获准注册。此外,日本采用"审查原则",对申请案实行形式审查与实质审查。

三、德国药品知识产权保护

(一)专利保护

1. 德国专利制度　德国第一部专利法是 1877 年制定的,尽管比英、法、美等国要晚,但由于其具有自己的特点在世界上具有一定的影响。德国专利法保护的对象只限于发明专利,对实用新型和外观设计分别根据"实用新型法"和"外观设计法"加以保护。对植物新品种生产这类植物新品种的培育方法,则根据 1968 年 5 月公布的"植物新品种法"加以保护。德国专利法对发明专利的保护范围较广泛。除了科学发明、数字方法、智力活动或者经商的规则和方法、计算机程序、疾病的诊断和治疗方法等,其他技术领域内的发明均可申请专利保护,但违反公共秩序或道德风尚的发明除外。

2. 医药发明专利保护方式　自 1968 年开始对药物化合物给予专利保护。德国对药物发明的专利保护包括:对化学药品的物质保护,对药用植物提取物的保护,对药物组合物的保护,对物质的第一、第二医疗用途的保护,对药物制备方法的保护。根据具体医药发明技术内容的不同,可以选用下述几种专利保护方式:

(1)绝对的物质保护:第一种可选用的方式是产品专利保护。这种方式只适用于新的药物化合物或组合物。作为新的药物化合物(包括新的药物活性成分),它们既可以是新合成的化合物,也可以是从天然物质例如植物或动物细胞中提取的、过去无法得到的物质,甚至还可以是新制造的人体器官和人体组织的移植物。对于药物组合物,这种保护既可以是针对新的活性成分,也可是针对已知产品的。这种方式只适用于新的药物化合物或组合物,并且具有良好的、显而易见的医疗效果,甚至是已知物质组合的新配比或新剂型。其关键在于,这种新的组合和 / 或配比和 / 或剂型,能为该药物组合物产品带来意想不到的良好医疗效果,因而也具有创造性。

这种物质专利的保护范围,包括了所有的工业制备及应用方式,其中包括申请目前已知的各种制备方法和应用,也包括当时未知的,由后人发明甚至获得依存专利的制备方法和应用。

（2）用途限定的物质保护：德国专利对于现有技术中已知的物质或组合物，如果可以用于人或动物疾病的诊断和治疗，且该应用不属于现有技术，则不视为丧失新颖性。即首次用于医疗方法的已知物质或组合物，仍有可能获得用途限定的物质专利保护。

这种物质专利保护既是相对的又是绝对的。相对于绝对保护的物质专利来说，它是受到应用领域限制的，且与已有物质专利有依存关系；但对于医药领域，它又享有一定程度的绝对保护，包括任何方式的工业性制造和应用含该物质的药品。而且，其保护可涉及整个医药领域，后人虽有可能对其他适应证获得用途专利，但只能成为前者的贮存专利。

（3）制造方法保护：除了上述产品专利之外，还可以以药品制造方法的形式请求专利保护，这时，所有发明技术特征均应与方法有关。制造方法授予专利的前提条件有：对于所有已知或未知的物质或药物组合物，新的、有独创性的制备方法（相似方法）也可以授予专利，其专利性在于对原料的创造性选择，从而使该方法所制造出来的新产品具有意想不到的良好疗效；对于新的药物组合物或制剂，如果在活性组分和载体的组合或剂型方面具有创造性的构思，也可授予一种制造方法专利。

（4）医药用途保护：除了药品的制造方法外，医药发明还可以要求用途形式的方法专利。已知物质 X 用于治疗疾病 Y，如果符合新颖性、创造性和实用性的要求，也可授予用途形式的方法专利。这里所述的应用是针对制药厂而言的药品制造，如药品的配料、计量、成型、包衣及成品包装过程，也涉及工业化生产的部分。

（二）商标保护

德国历史上第一部《商标法》，是 1874 年德意志帝国时期颁布的。现行的《商标法》，是 1968 年颁布、1979 年重新修订的。

联邦商标权在绝大多数情况下通过注册取得。但如果商标在贸易活动中的使用获得了公众的承认，亦即成了驰名商标，则不注册也能够取得专用权。联邦德国的商标注册程序，与实行实质性审查的国家相同。对于申请注册的商标，专利商标局将对其申请格式是否包含禁用标记、是否与已注册商标或注册驰名商标冲突等进行审查，还要对它是否具备一定的"识别性"进行严格审查。

联邦德国遵循注册在先的原则。商标所有权属于第一申请人，自核准注册之日起获得专用权，使用在先而未经注册者得不到法律的保护。

对侵权行为，法律规定有立即制止侵权、赔偿、处以罚款或监禁等处罚。

复习思考题

1. 解释下列用语：
专利　商标　知识产权
2. 何谓药品发明专利？药品发明专利包括哪两种类型？
3. 简述申请专利的三个阶段。
4. 专利权人的权利和义务有哪些？

（叶耀辉　邹延昌）

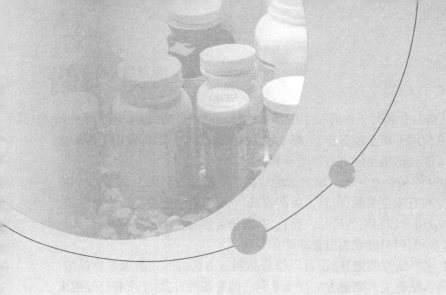

第十五章

中国港澳台地区和国外药事监督管理

【Key Content & Objective】

This chapter introduces the medical rules and regulations of Hong Kong, Macao, Taiwan and some other developed countries or regions. The drug regulatory institutions and agencies of Hong Kong, Macao, Taiwan and three typical countries—the USA, the UK and Japan are introduced. Based on the major drug injury incidents of the world since the 20th century, this chapter elaborates the transformation of the medical rules and regulations.

In the latter part of this chapter, some international organizations such as WTO, FIP and INCB are described as well as their members and histories, besides, the part gives a brief account of how a licensed pharmacist registers abroad.

完善的法律法规是依法维护民众用药安全,保障药事人员权益的基本依据。我国的香港、澳门、台湾地区借鉴国内外药事管理经验,在药品和药师管理方面取得了非常令人瞩目的成就。一些发达国家也形成了比较完善的药事监督管理体系。我国的药事体制改革进入了新的时期,执业药师制度和药事管理相关内容需要进一步完善。本章主要针对中国港澳台地区和国外药事管理法规进行介绍,以期为我国的药事管理改革提供借鉴。

第一节　中国港澳台地区药事管理

一、中国香港的药事管理

(一)香港药事管理相关法律、法规

香港特别行政区的药事管理法律、法规主要分散在香港法例的不同章节中,主要包括:《危险药物条例》(香港法例第 134 章及附属法例)、《抗生素条例》(香港法例第 137 章及附属法例)、《药剂业及毒药条例》(香港法例第 138 章及附属法例)、《不良医药广告条例》(香港法例第 231 章及附属法例)、《中医药条例》(香港法例第 549 章及附属法例)、《进出口条例》(香港法例第 60 章)等相关法律、法规。

(二)香港药事管理体制及机构设置

香港药事管理体制基本沿袭英国统治时期的模式,以英国普通法为基础形成了包括药品注册制度、药品分类制度、药品进出口管理制度、药剂师注册管理制度。但是在对待传统中药问题上又有其特殊的规定,香港药事管理制度是英国药事管理制度和香港本土特征的复合体,香港药品监督管理机构体制如图 15-1。

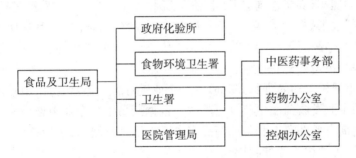

图 15-1　香港药品监督管理机构体制

其中,卫生署(Department of Health,DH)是香港特别行政区政府食品及卫生局辖下的药品监督管理的执行部门,专责执行政府的健康护理政策,包括中医药事务部、药物办公室及控烟办公室等。政府化验所负责药品的检验;食物环境卫生署则确保在香港出售的食物安全和适宜食用并为香港市民提供清洁卫生的居住环境;医院管理局负责香港所有公立医院管理;医院管理局(简称医管局)是香港负责管理公立医院及诊所的法定机构,于 1990 年 12 月 1 日根据香港法例第 113 章《医院管理局条例》成立,1991 年 12 月 1 日起正式接管全港公立医院。 医院管理局每年接收香港政府拨款,主要职责除了管理公立医院、负责执行香港政府的公共医疗政策外,也会向政府提出如医院收费、所需资源等相关政策建议,以及培训医管局员工、进行医院服务相关研究等。医院管理局运作独立,由内部多个委员会组成,同时向卫生福利及食物局负责。

(三)香港药品注册与管理

香港《药剂业及毒药规例》规定:任何人不得销售、要约出售或分销,或为销售、分销或其他用途而管有任何药剂制品或物质,除非该制品或物质已向管理局注册;临床试验及药物测试需申

办临床试验或者药物测试证明书。药剂业及毒药管理局根据药剂制品注册申请人提供的资料证明文件,考虑该药剂制品的安全性、产品质量、疗效等因素,批准是否给予注册。

药剂业及毒药管理局在毒药委员会的建议下决定注册药品在毒药表I部或者II部的分类,同时定期调整药剂制品在毒药表内的分类,并通过《药剂业及毒药规例》附表1和附表3进一步规范管理药剂制品的销售。不同分类的药品其法律规定的销售限制也不相同,I部毒药法律规定必须在注册药剂师的监督下由获得授权毒药销售商(药房)销售;I部附表1毒药法律规定必须在注册药剂师的监督下由获得授权毒药销售商(药房)销售,并须在出售前将销售记录详细记录在毒药册中,该类药品只可闭架经营,并且加锁保管;I部附表3毒药法律规定须凭注册医生、注册牙医或者注册兽医的处方授权,并在注册药剂师的监督下,由获授权毒药销售商(药房)销售;II部毒药相当于我国内地药品分类管理中的非处方药,法律规定无须药剂师监督删除,由获授权毒药经销商(药店)或者列载毒药销售商(药行)销售。

我国香港的药品分类管理采取英国式的药品分类管理模式,而内地药品分类管理则是借鉴美国模式,两地药剂制品分类的名称、内容存在较大差异。香港回归前只承认英美等西方发达国家的药典,并不承认《中国药典》,中药在香港没有法律地位,也未被列入药剂制品的范畴,但是由于香港居民有使用中药预防治疗疾病的传统习惯,在中国香港《中医药条例》等相关条例实施前,香港法律规定:中药在香港豁免注册,中药无须注册即可在香港生产、销售、使用。回归后香港特别行政区政府承认《中国药典》,也制定了《中医药条例》等相关法规对中医药进行管理。

此外,香港还制定了《抗生素条例》及其规例、《危险药物条例》及其规例等法律法规对香港的抗生素、危险药物、中医药等与药事管理相关工作进行管理,以保障香港市民的用药安全。

(四) 香港药品生产与经营企业管理

香港于1978年开始对药品(西药制剂)生产企业进行牌照监督管理,由香港药剂业及毒物管理局对符合条件的企业发放药品生产许可牌照。根据药品生产企业申办指南,新办、变更药品企业必须向卫生署药剂事务部巡查和牌照组提出书面申请,申请材料中应该包括:企业名称、地址、具体生产活动场所、各种相关标准和规范、生产工作人员等相关材料。药剂事务部巡查和牌照组在接到申请3个星期内进行材料审查,并且确定是否进行现场审查。正常的审批期限一般为半年,但是也可以延续2年。审批合格后给予发放牌照,有效期为1年。药剂事务部巡查和牌照组对制药企业日常监管采取不定期巡查和抽取药品进行化验的方式对药品生产企业实施管理。一般1年巡查一次,合格的继续给予牌照。抽取药品检查为不定期。对生产假药、劣药以及未经批准生产药品的企业予以停牌或者吊销牌照处罚,并视情况提出检控。1995年香港药剂业及毒物管理局参照世界卫生组织有关药剂产品质量规范制定了适合香港实际的《GMP实施指南》,并于同年开始实施,规定香港所有药品生产企业必须在2002年12月31日前全部达标。《GMP实施指南》包括三大部分,18章,共有200多个小项。第一部分描述了药品生产企业质量管理的各项具体要求,包括质量保证、质量控制、质量审查和人员、场所、设施、材料、卫生、文件管理以及产品投诉召回等;第二部分主要涉及药品生产和质量控制的内容;第三部分补充说明了有关无菌产品和原料药的相关规定。

根据《药剂业及毒药规例》规定,经注册后的药剂制品方可在香港进行分销、销售。在香港从事药品的批发、进出口和零售都须领取相关的牌照。从事毒药批发经营的,领取毒药批发牌照;从事药剂制品进出口业务的,领取进出口商注册证明书;从事毒药零售经营的,其营业处所以及存放供零售用途毒药的处所,须领取处所注册证明书;只从事Ⅱ部毒药零售经营的,则领取列载毒药销售商牌照;此外,经营和管有抗生素的,还需领取抗生素许可证。

香港是一个市场经济发达的地区,政府对于药品生产、经营企业设立的数量、布局和规模并无过多限制。批准一个新牌照主要是看申请企业是否符合申报的条件。从其申请牌照所需资料来看,除申请获授权毒药销售商、危险药物批发牌照及抗生素许可证需要有注册药剂师外,其余资料皆为申请成为商业单位所需的一般资料,门槛并不太高。

(五)香港药品广告管理

香港药品广告的管理是依据《不良医药广告条例》进行。该条例专门用于限制包括对药品、外科用具、医疗等与医疗事宜有关广告的法律,还规定限制发布药物及外科用具广告的情形,广告主体的确定,药品广告的监督管理及相关法律责任。

(六)香港中药管理

直到 1999 年 7 月香港通过《中医药条例》,中医药在香港才真正有了法律地位。《中医药条例》内容包括香港中医药管理委员会及其辖下中医组、中药组和八个小组的组成及职能;中医规管制度的中医注册、考试和纪律;以及中药规管制度的中药商领牌、中药商监管和中成药注册。此外,《中医药条例》还包括附表一的 31 种烈性 / 毒性中药材和附表 2 的 574 种中药材。1999 年 9 月香港政府成立了"香港中医药管理委员会",该委员会作为法定组织,负责规划管理中医执业和中药的使用、制造及销售,制定了一套详细的规管架构,以保障公众健康和消费者的权益。今后所有中医药零售商、批发商和制造商均须向管理委员会申请牌照。在香港出售的任何一种中成药,包括含有中药成分并声称有医疗功效的保健食品均需向管委会注册,以便实施不同程度的监督。

(七)香港公立医疗机构药剂管理

香港公立医疗机构药剂管理主要是香港医院管理局负责,该机构在 1990 年 12 月 1 日根据《医院管理局条例》成立,并于 1991 年 12 月 1 日起正式接管全港公立医院。医院管理局总药剂师办事处负责监督公立医院及专科门诊药剂部门的药剂管理及服务,具体的职责是:①就药剂服务提供意见;②制定药剂服务的发展方针;③监察药剂服务的标准及品质;④支援及发展资讯科技及资讯系统;⑤制定及监控药物品质标准及挑选;⑥提供有效、安全及具有成本效益的药物供临床使用。

为了加强对公立医院的药剂管理,总药剂师办事处建立了相应的管理体系对医院药剂进行科学管理。在日常管理服务工作中总药剂办制定药物采购政策,鼓励大量购买,降低药物开支成本;统筹安排中央供应合同,使药物的采购、调配以及存量科学有效;配合医院的需求,引入使用多源药物(非专利药物);制定药物品质标准,制定药物的规格,对药物进行评估及评选;定期对合同项目的药物进行抽样化验,保证药物的持续品质;建立药物品质投诉及回收机制,保证药物使用的安全;配合政府资讯科技署在医管局辖下的医院药房及社会药房的药剂管理推行信息化管理制度。此外,总药剂师办事处还针对药物开支不断增长的趋势,在制订控制、提高药物成本效益的策略方面发挥重要作用。

香港公立医疗机构的药品 80% 以上是通过集中招标采购的方式完成的,这样有利于降低药物成本。除了招标采购以外,还有部分是非招标采购的。采购金额是确定选择哪种采购方式的重要标准。一般采购金额在 50 万港币以上的项目主要以招标采购的形式完成;金额不足 50 万元的一般采用非招标采购。但是在出现采购时间紧急、所需的商品供应商数目有限或者采购项目的性质有特殊要求等情况时,也可以采用方式灵活的询价采购、谈判采购、单一源采购、小额采购等非招标采购方式完成。

在公立医疗机构的药品质量管理中,香港医院管理局主要通过制定药物采购品质标准及采购政策、搜索药物信息、定期抽验、建立药物投诉及回应机制等手段在药物流通的不同环节对药品质量进行控制管理,确保药物使用的安全有效。

对于临床上需要而市场没有供应的制剂,医疗机构不自配制剂,由医院管理局委托当地药品制造商配制。制剂的处方与质量标准按照《英国药典》要求。制剂由药品制造商配制包装好,各医疗机构发给病人使用。卫生署下属的药物配制中心也可以配制制剂,多数为常用溶液剂和膏剂,无须注册。卫生署药物配制中心配制的制剂一般只供给卫生署下属的门诊部使用。

二、中国澳门的药事管理

(一)澳门药事管理法律法规

澳门药事管理主要依据的法律法规有《澳门药业经营管制法》和《澳门中药配制及贸易法》。凡在澳门从事药物专业及药物业的活动均需依照上述两部法律法规开展,但是下述几项活动:中药店及配制中药方剂药厂的活动,麻醉药物及精神科药物的交易及使用,以及药物的登记,将依照专门的法律监管。

(二)澳门药事管理体制及机构设置

澳门药事管理主要由澳门卫生局下属的药物事务厅负责,药物事务厅又由稽查暨牌照处和药物监测暨管理处组成,其组织机构及权限见图15-2。新产品基于药物治疗及药物管理之原因而被列入或不被列入药物档案、药物名单及处方集时,均须听取药物事务厅之意见。

(三)澳门药房管理

在澳门特别行政区内开设药房需具备以下条件:申请人居住或设址在澳门,若为法人须按法律组成;有需要开设药房,以弥补对公众供应药物的不足或改善该种供应;申请人或其管理人员、行政人员或领导人皆不从事提供医疗服务的活动,尤指从事医生及相关的职业;申请人及管理人员、行政人员或领导人(若为法人)具备从事药物活动的适当民事资格;按本法例确保药房的技术指导;将在药房工作的员工,具备法例所要求从事有关职务的要件;药房的设施及设备,具有按本法例及其他关于商业场所的安全、清洁及卫生的法例所指的适当条件。所有从事药剂师专业及那些具备从事该专业条件的人士,可优先获得开设药房的准照。药房的运作须包括长期及持续的技术指导。

在药房工作的员工,行使其药剂活动工作时,在职能上附属于技术主管,并通过这些人员传达有关指示。卫生局可以在任何时间,下令在药房担任按处方配药的员工接受医生的体检,以便检查是否患有那些为公众健康着想而阻障其从事职务的疾病。若检查的结果为该专业人士患有不能从事其专业的疾病,卫生局局长将通过批示中止其药剂师执照。

澳门药房的活动需遵守以下规则:药房可向公众提供任何种类的药物及药物物质,但必须遵守卫生局关于药物供应的法律规定及指示。通过医生的处方方可供应的药物,不能按处方再配售超过一次,除非该医生在处方内以大写字注明及指出有关的期限,在处方上必须盖有药房印章及有关配药的日期。

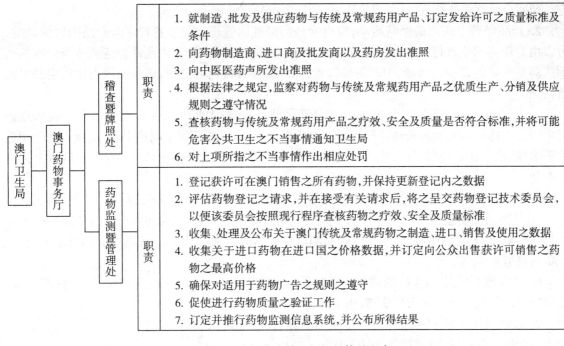

图15-2　澳门药事管理组织机构及职责

在下列情况下,药房不得供应药物:须预先登记的药物,没有登记或登记被取消;要求有医生处方时,却没有医生处方或处方没有适当填写;麻醉药物及精神药物的使用,没有遵守关于其处方的法律规定;保存不善的药物,有效期已过的药物,无妥善贴上标签的完整包装的药物;有关的供应被澳门卫生当局禁止的药物。

除药物及药物物质,药房只可供应下列的物品:包扎及控制或诊断检验的物料;外科医学的物料;一般的义肢物品;营养产品;个人卫生产品;医药用的矿泉水;香水及化妆物品;植物药剂产品。这些产品,必须摆放及陈列在那些有别于用以放置药物的柜台内。

(四) 澳门中药的配制与贸易管理

《澳门中药配制及贸易法》规定:为本法规之效力,依中医学及中医药理,凡用于预防或治疗疾病或调整器官功能之成药及植物或动物成分以及从该等成分提炼出来之物质,均属中药。在澳门特别行政区内从事中药的配制与贸易活动需遵照《澳门中药配制及贸易法》的有关规定开展。

三、中国台湾的药事管理

(一) 台湾药事管理相关法律、法规

台湾地区与药事管理相关的规定为:《台湾药事法》《台湾药师法》《台湾药师法施行细则》《台湾药师信条》《台湾药师执业及药商开业程序》《台湾药剂生资格及管理办法》。

(二) 台湾药商的管理

1. 登记　凡申请为药商者,应申请省(市)卫生主管机关核准登记,缴纳执照费,领得许可执照后,方准营业;其登记事项如有变更,应办理变更登记。登记事项,由台湾地区卫生主管机关决定。药商分设营业处所或分厂,应依规定,分别进行药商登记。

2. 药品经营 西药的经营活动,应由专任药师驻店管理。但不进行麻醉药品销售活动的,可以由专任药剂生进行。中药的经营活动,应由专任中医师或修习中药课程达到适当标准的药师或药剂生驻店管理。西药、中药的经营者,如果需要分设营业处所,仍应依照上述规定开展经营活动。

3. 药品生产 西药生产企业,应由专任药师驻厂监制;中药生产企业,应由专任中医师或修习中药课程达适当标准的药师驻厂监制。中药生产企业,以西药剂型制造中药,或掺入西药制造中药时,除依上述规定外,还应由专任药师监制。西药、中药生产企业,设立分厂,仍应依上述规定办理。

4. 人员聘用 药品经营企业聘用的药师、药剂生或中医师,如有解聘或辞聘,应当立即另聘。

5. 生物药品制造业者的要求 从事人用生物药品制造业者,应聘用国内外大学院校医药或生物学等毕业,具有微生物学、免疫学药品制造专业知识,并有五年以上制造经验的技术人员,驻厂负责制造。

6. 医疗器材业技术人员的聘用 医疗器材贩卖或制造业者,应视其类别,聘其技术人员。前项医疗器材类别及技术人员资格,由卫生主管机关定之。

7. 推销员的要求 药品经营企业雇佣的推销员,应由该经营企业向当地的直辖市、县(市)卫生主管机关登记后,方准执行推销工作。

(三) 药局的管理及药品的调剂

1. 营业执照 药局应请领药局执照,并于明显处标示经营者之身份姓名。药局兼营药品零售业务,应适用关于药商的规定,但无须另行请领药商许可执照。

2. 药师的要求 修习中药课程达到适当标准之药师,亲自主持之药局,兼营中药之调剂、供应或零售业务。

3. 药师的鉴定义务 药师亲自主持之药局,具有鉴定设备者,执行药品之鉴定业务。

4. 药品的调剂 药品的调剂,应具有符合调剂条件的处所及设备。调剂应由药师开展,但不含麻醉药品的,可以由药剂生开展。医院中药品的调剂应由药师进行。中药之调剂,除法律另有规定外,应由中医师监督开展。

(四) 药物的查验登记制度

1. 制造、输入药品的检验登记 制造、输入药品,应将其成分、规格、性能、制法的要旨,检验规格与方法及相关资料或证件,连同标签、仿单及样品,并缴纳证书费、查验费,申请台湾地区卫生主管机关查验登记,经核准发给药品许可证后,才可以开展制造或输入。输入药品,应由药品许可证所有人及其授权的人开展。

2. 制造、输入医疗器材的查验登记 制造、输入医疗器材,应将其结构、材料、规格、性能、检验规格与方法及有关资料或证件,连同图样、仿单及样品,并缴纳证书费、查验费,申请台湾地区卫生主管机关查验登记,经核准发给医疗器材许可证后,才可以开展制造或输入活动。制造、输入医疗器材,如果其构造复杂,体积笨重,或有特殊原因,经查验机关核准者,可以免缴样品,但仍须附足以证明其构造、性能的照片。

3. 有关奖励 为提升药物制造工业水准,对于药物科技之研究发展,可以由台湾地区卫生主管机关会同工业主管机关进行奖励。

4. 制造、输入药品的条件　台湾地区卫生主管机关对于制造、输入之药品,需依中药药典及药品优良制造规范,作为核发药品许可证及展延许可证的基础。制造、输入药品之品质与规格,《中华药典》尚未收载者,可以依其他经台湾地区卫生主管机关规定的基准。

5. 试验用药物的要求　试验用药物,应经台湾地区卫生主管机关核准方可在教学医院进行临床试验,以确认其安全与医疗效能。

6. 许可证有效期间及展延　药物制造、输入许可证有效期间为五年,期满仍须继续制造、输入者,应事先向台湾地区卫生主管机关申请核准展延,但每次展延,不得超过五年。逾期未申请或不准展延者,撤销其许可证。许可证如有污损或遗失,应说明理由,申请原核发机关换发或补发,并应将原许可证同时缴销,或由核发机关公告注销。

7. 许可证的重新评估及撤销　药物制造、输入许可证在有效期间内,基于维护健康及确保药物安全与医疗效能的原因,台湾地区卫生主管机关可以重新评估,必要时可以撤销。

(五) 药物之贩卖及制造

药商不得买卖来源不明或无药商许可执照者之药品或医疗器材。须经医师处方之药品,非经医师处方,不得调剂供应。但下列情形不在此限:同业药商之批发、贩卖;医院、诊所及机关、团体、学校之医疗机构或检验及学术研究机构之购买;依《中华药典》《国民处方选辑》处方之调剂。须经医师处方的药品,由台湾地区卫生主管机关就中、西药品分别规定。从事西药贩卖业的,不得兼售中药;从事中药贩卖业的不得兼售西药,但成药不在此限。从事药品贩卖业的,不得兼售农药、动物用药品或其他毒性化学物质。

药品贩卖业者输入的药品,不得分装出售。但原料药不在此限。原料药的分装,应依台湾地区卫生主管机关的规定。

药品或医疗器材经核准发给药物输入许可证后,台湾地区卫生主管机关可以加以管制。但在管制前已核准结汇签证者,不在此限。

经核准制售的药物,如输出国外销售,应输入国家要求证明文字的,应于输出前,由制造厂商申请台湾地区卫生主管机关发给输出证明书。如其认为台湾地区需要不能有效满足时,可以限制其输出。

药物制造,没有领取工厂登记证的,不得开展制造活动。药物工厂的设备及卫生条件,应符合设厂标准。设厂标准,由台湾地区卫生主管机关会同中央工业主管机关制定。药物工厂,非经台湾地区卫生主管机关批准,不得委托其他工厂制造或接受委托制造药物。

(六) 管制药品及毒剧药品之管理

西药贩卖业者及西药制造业者,购存或售卖管制药品及毒剧药品,应将药品名称、数量、详细登记成册,以备检查。管制药品还需要专设橱柜加锁储藏。管制药品及毒剧药品之标签,应载明警示标语以及足以引起警惕的图案或颜色。

管制药品及毒剧药品,须有医师的处方,才可以调剂、供应。管制药品应凭领受人的身份证明并将其姓名、地址、统一编号及所领受品量,详细记录在册,连同处方笺一同保存,以备检查。管制药品的处方及调剂,台湾地区卫生主管机关可以适当限制。

管制药品由医师、药师或学术研究、试验机构、团体购为业务使用时,药商应将购买人及其机构、团体代表人的姓名、职业、地址及所购品量,详录簿册、连同购买人签名之单据一并保存,以备检查。麻醉药品以外之管制药品由药剂生购买为了业务使用的,也遵循前述的相关规定。医疗机构购买管制药品时,应提交负责医师或药师签名的单据。相关处方笺、单据、簿册,均应保存五年。

(七) 药物广告的管理

只有药商才可以通过药物广告宣传药物。药商刊播药物广告时,应于刊播前将所有文字、图画或言词,申请省(市)卫生主管机关核准,并向传播业者送验核准文件。传播业者不得刊播未经省(市)卫生主管机关核准的药物广告。须由医师处方或经卫生主管机关公告指定之药物,其广告以登载于学术性医疗刊物为限。

药物广告不得通过下列不正当方式发布:①假借他人名义为宣传者;②利用书刊资料保证其效能或性能;③借采访或报导为宣传;④以其他不正当方式为宣传。台湾药品法规定的药物以外的物质,不得采取包含有医疗效能内容的标示或宣传进行发布。采访、报道或宣传,其内容暗示或影射医疗效能的,视为药物广告。

第二节　国外药品监督管理体制及机构

一、美国药品监督管理体制

美国是联邦制、分权制国家,其药品监督管理工作的组织方式、管理制度和管理方法,以及中央政府和地方政府对药品监督管理的职责权限的划分等,与大多数国家不同。

美国食品药品管理局(Food and Drug Administration,FDA),隶属于美国健康与人类服务部(Department of Health and Human Services,HHS), 负责全国药品、食品、生物制品、化妆品、兽药、医疗器械以及诊断用品等的管理。FDA 下设药品局(也称药品评价和研究中心)、食品局、兽药局等 6 个局(有的刊物也称 6 个中心)。药品局负责人用药品审批工作,设有 8 个处和 27 个科室,见图 15-3。

FDA 设在马里兰州罗克威尔城,机构庞大,分支机构遍布全国各地。为了加强药品质量管理,FDA将全国划分成 6 个大区,每区设立一个大区所,大区所下又设若干个地区所。区所负责对本地区的食品、药品、化妆品、器械、血库等进行监督检查工作。各地区所按工作需要又设立若干工作站,以保证工作面能覆盖本区范围。全美目前共有 143 个工作站。大区所、地区所及工作站均属 FDA 的各级直属机构。FDA 实行垂直管理,监管力度强。

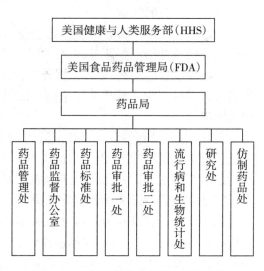

图 15-3　美国药品监督管理组织机构

FDA 对药品的监督管理主要有以下几方面:①新药审批注册;②GLP 认证;③药品生产企业登记注册;④GMP 认证;⑤进出口药品管理;⑥对抗生素等的管理;⑦对药厂、药品的监督检查;⑧对假药及违标药调查取证、查封;⑨对违反《食品、药品和化妆品法》和相关法规的违法犯罪行为向法院起诉等。

各州政府的药品监督管理机构与美国健康与人类服务部、FDA 之间无上下级关系,而是协作关系。其对药品的管理按地方药品管理法规进行,主要工作是:对药师进行考试和注册、对药品经营部门和药房进行监督检查,发放或换发许可证、吊销违法户的许可证、对所在地的药学院校进行评价、审查见习药房等。

美国药典会接受 FDA 及《食品、药品和化妆品法》授权,行使建立药品、保健食品等产品质量标准和参考标准物质的职能。《美国药典/国家处方集》在美国为强制性执行标准。美国药典会编写的标准包括:USP/NF(《美国药典/国家处方集》)、PF(《美国药典论坛》)、FCC(《美国食品化学药典》)及即将出版专门收载膳食补充剂的《美国药典膳食品补充剂纲要》等。该机构是全球唯一非官方药典组织机构,成立于 1817 年,历史悠久,早于 FDA 近一百年,是一个以科学为本的独立的公共健康组织。作为一个自给自足的非盈利组织,美国药典会倡导为全人类提供优质药品服务,其所建立的健康类产品的质量标准在全球享有很高的声誉,包括消费者、患者、制药、食物补充剂和相关工业、医师、药剂师,以及其他医疗专业人士、学术科学团体、监管机构和其他政府部门。

二、英国药品监督管理体制

1989 年 4 月英国药品部门改组成立了药品控制机构(MCA)。该机构于 1991 年作为英国卫生部的执行机构而开始运行并于 1993 年获得贸易基金地位。

(一) MCA 的目的和目标

MCA 的主要目的就是通过确保英国市场上的所有药品都符合安全、质量和疗效的规范标准从而维护公众健康。MCA 通过实施以下职责来达到目标:①药品上市前的许可制度。②药品上市后监督并追踪关注其安全性。③检验药品生产和批发销售的标准。④强制要求。⑤负责制定药品控制政策,在国际上代表英国的药品法规利益。⑥公布通过英国药典的药物质量标准。

(二) MCA 的机构

MCA 聘用大量受过一定培训的医生、药剂师和其他科学工作者,组成跨学科的工作团队以发挥职能。该机构划分为 7 个明确规定职责、鼓励运行且各自负责的部门,每一部门直接向首席执行人汇报工作。

1. 执照部门 对于要求获准在英国上市的药品,执照部门负责对其所有申请进行评价。这些药品范围不仅包括生物技术制品和新化学实体在内的高技术药品,还包括只要进行简略申请程序即可的药品或要求平行进口许可证的药品。该部门同时负责批准和监督在英国境内对患者进行的所有临床试验。

在决定药品是否应该获得上市许可之前,该部门应详细检查所有的研究和试验结果,并对药品的安全、质量和疗效进行上市前的评估。

2. 许可后管理部门 药品获得许可上市后,该部门负责上市药品的日常监督,以确认药品新的不良反应和不良反应类型;必要的情况下可对上市许可进行更改;负责药品分类的改变、药品供应和药品信息的变化,确保药品广告没有虚假和误导消费者,没有暗示未经批准的适应证。

其主要活动如下:

(1) 药品监管工作:包括:①监督药品的日常使用情况以确定以前未发现的不良反应及不良

反应的类型变化;②评价药品的利弊以确定如果可以采取一些措施,那么什么措施对于增加药品的安全使用是必要的;③提供信息给使用者以尽可能地确保安全,有效地使用药品;④监管采取的任何措施所致的影响。

(2) 上市后的评价:该部门通过以下法规,对于已经上市的药品的有关临床使用经验及其质量、安全性、有效性信息的变化发生的改进进行评价。

(3) 产品信息法规:该部门负责所有类型的产品信息的政策与法规,提供给医生和药剂师的信息存放在《产品特性概述》(SPC)中;提供给患者和消费者的信息印在标签上,如果标签不能包含所有必要的信息,那么这项工作由患者信息手册(PILS)来完成。

(4) 药品的广告与促销的法规:药品的广告是由法定措施以及医药行业的实施准则来综合管理的。MCA负责确保广告不会给人们造成虚假或误导的印象或超出市场营销许可部门批准的适应证。

3. 检查与执行部门 该部门的设立是为了确认患者所用的药品是在怎样的情形下被生产和销售的,即药品的质量是令人满意的并且符合市场营销许可部门的要求。主要活动包括:

(1) 检查生产者和批发商并发放许可证:药品检查人员通过现场检查评价药品生产者对药品的生产质量管理规范(GMP)及药品许可证中规定的加工和控制细节的遵守情况。检查批发商药品销售规范(GSP)的遵守情况等。该部门的发证办公室负责为生产者、批发商和进口商发放及维护许可证。

(2) 出口许可证:出口许可证可以在要求帮助出口商满足第三国的进口要求时发放。英国现行的出口许可证证明了公司的产品在英国合法销售,且生产完全符合世界卫生组织(WHO)推荐的GMP要求。

(3) 实验室管理规范(GLP):MCA的4个GLP检查员证实那些处理药品、农药、工业化学品、食品及化妆品的试验设施符合GLP要求,达到法规必要标准。英国GLP1999年12月14日开始实施。

(4) 临床管理规范(GCP):GCP的执行单位是MCA检查执行部门中检查小组的一部分。GCP检查员评价GCP准则及应用法规要求的遵守情况,这包括对药品资助人公司、合同研究组织、调查研究地点及涉及临床试验研究的其他设施进行检查。现今,这些检查均在自愿的基础上进行。

(5) 产品质量监督:该部门对市场上出售的药品的质量进行监督,并对检举怀疑为劣药的报告进行评价。检测的结果将与生产企业进行讨论,必要时要求相关企业改进产品质量。

(6) 劣药报告中心:劣药报告中心(Defective Medicines Report Centre, DMRC)受理对药品的投诉和质量问题的报告并做出评价。

(7) 执法:执法小组根据委托对有非法生产、进口、销售或供应药品嫌疑的案件进行调查,该小组与警察局、总办公室(Home Office)和皇家药学会(Royal Pharmaceutical Society)密切合作。案件以警告、严重警告的方式解决,必要时会提出诉讼。

(8) 检查和执法的方针:该部门在欧洲和药品检查合作计划(Pharmaceutical Inspection Co-operation Scheme)范围内的世界各地积极推行GMP和GCP标准,它还为介于药品和食品添加剂、药品与化妆品之间的产品提供建议,也为进口和供应那些为满足个别患者特殊需要的无证药品提供建议。

英国境内的所有药品生产企业、批发企业和进口企业都必须获得证书。该部门会定期检查企业的厂房设施，以确保达到并保持质量保证所需的标准。该部门还对有非法嫌疑的活动进行调查，必要时可能提起诉讼。该部门的工作人员还与英国药典委员会合作制定英国药典。

4. 一般研究数据库　1999 年 4 月，MCA 从卫生部数据处接管了实践研究数据库（General Practice Research Database，GPRD）。GPRD 中的数据可协助在药品研制和授权后一系列活动中制订计划和做出决策，并用于大范围的公众健康研究和健康服务计划。

（1）顾问委员会：用药安全委员会（CSM），对新药的安全性和有效性提供有关建议；收集已上市药品不良反应报告并进行调查。其包括牙科和外科委员会（CDSM），兽药委员会（VPC），药品评审委员会（CRM），英国药典委员会（BPC）。

（2）药品委员会：①根据法案对各委员会的设立和职能提供建议；②为各委员会推荐合格的工作人员；③审查各委员会的数量和职能；④在一定情况下受理产品执照、临床试验证书的申请者或持有者的申诉；⑤对于某特定产品、问题，如果有关的委员会已不存在，这时它就成为这些产品、问题的顾问委员会；⑥指定某些出版物的准备工作。

三、日本药品监督管理体制

日本药务局隶属于日本厚生省（卫生福利部），负责全国食品、药品、化妆品、生物制剂、医疗器械等管理。根据日本《药事法》规定，药品监督管理分为中央级，都、道、府、县级和市、町、村级 3 个层次。日本厚生省药务局设有：计划课、经济事务课、审查课、安全课、检查指导课、麻醉药品课等 7 门课，各课职责见表 15-1。权力集中于中央政府厚生省药务局，在地方上，各都道府县都相应设立卫生主管部局，内设药务主管课，在业务上受厚生省药务局的指导，厚生省有关药政管理条令都通过地方药政部门去贯彻执行。

表 15-1　日本厚生省药务局具体机构及其职责

部门	职责
计划课	负责制订计划，在药务局权限下调整全部药品处理工作，并执行有关国家卫生科学学会及对厚生大臣有咨询资格的中央药事委员会工作
经济事务裸	主要负责制订计划，检查和调整药品、类药品、医疗器械和卫生用品的生产和贸易，保证药品的供应和分配，适当调整药品价格
审查课	负责对药品、类药品、化妆品和医疗器械的制造给予技术指导和监督，批准许可生产或进口，对药用植物的培育和生产给予指导
安全课	负责制定日本药局方，规定常用药、类药品、化妆品和医疗器械的规格标准，研究药物的适应证、有效性、质量和安全性，加强国内药品检验及药效评审
检查指导课	对药品的化验和国家检定进行指导，为保证药品的优良质量而制定优良生产制度，对药厂进行监督及对检查员进行技术指导
生物制品和抗生素课	负责对生物制品和抗生素的生产进行技术指导，管理批准和许可进口或出售这些产品，检验上述产品并确定它们的标准规格
麻醉药品课	对大麻、阿片的进口、制造、转卖、占有等进行管理和控制，并负责制定阿片法和大麻法等

都道府县有卫生主管部局,在其辖区内还设有多个保健所,为行政兼事业性机构,保健所设药事监视员。日本的药品质量监督检验机构有厚生省的卫生试验所和都道府县的卫生研究所,为事业性监督检验机构。

第三节　国外药事法规

一、美国药事法规

美国食品药品管理局(FDA)是一个维护公众安全的机构,它通过强制实施《食品、药品和化妆品法》(FDCA)和其他几个有关公众健康的法规,来实现监控每年价值 1 万亿美元产品的生产、进口、运输、储藏和销售,保护美国消费者。FDA 拥有 1 500 名左右的调查员和检查员,分散在美国 157 个城市中的区域办公室和地区办公室,负责监管美国将近 95 000 个由 FDA 监管的企业。

FDA 的权力来自美国国会为健康与人类服务部通过的法律。作为 HHS 的一个机构,FDA 被授权承担实施这些法律的职责。联邦法律规定了适用于从事州与州之间贸易的商业和工业的规则,以及实施每一个法律的机构的权力。执法机构必须制定规章,明确告知相关的行业和公众如何应用这些法律。

FDA 应负责确保:①食品是安全的、完美的和卫生的,人用药物、兽药、生物制品和医疗器械是安全和有效的,发出放射线的电子产品是安全的。②所监督的产品具有正确、诚实和信息丰富的标签。③产品符合法律和 FDA 法规的要求,任何不符合法规的情况一经发现即予以纠正,一切不安全和非法产品均从市场中撤除。

FDA 负责实施若干法令,但其中三个特别重要:一是《食品、药品和化妆品法》,二是《公众健康服务法》,三是《正确包装和标签法》。

(一)《食品、药品和化妆品法》

对于《食品、药品和化妆品法》来说,它的相对成熟是付出了生命代价的。1937 年美国某工厂使用二甘醇代替酒精生产磺胺酏剂,用于治疗感染性疾病,结果有 300 多人发生肾衰竭,107 人死亡,其根本原因在于相关的食品药品法案没有完全确定,同时产品在上市销售以前必须证明其安全性的条款也被删除了。"磺胺酏剂"事件的发生,促使美国国会通过了相关法案并且把药品在上市销售以前必须证明其安全性的条款添加上去。1938 年 6 月 1 日,《食品、药品和化妆品法》经富兰克林·罗斯福总统签字生效。这部法律为美国的药品生产和销售奠定了基本框架。

FDA 工作量的 90% 左右,是实施《食品、药品和化妆品法》。该法及其修正案对食品(包括食品添加剂)、色素添加剂、人用和兽用药品(包括加入药品的动物饲料)、医疗器械和化妆品做了规定。该法授予 FDA 管理的,只是在州与州之间交易的以上产品。肉类和家禽基本由美国农业部实施的另一个法令管理。

进口产品也适用《食品、药品和化妆品法》。FDA 的检查员和审查员对仍在美国海关总署(US Customs Service)管制的进口商品实行检查。如果违法行为能被纠正,这些商品可能被允许进入美国。

该法所明确禁止的违法行为一般分为两类：掺假和冒牌。此外，该法禁止违反新药条例和对某些食品的紧急许可控制。对违法行为，《食品、药品和化妆品法》提出三种主要的法定制裁：①查扣违法物品是一种控制措施；一个产品的所有批号都可以交由美国法院查封、扣押以将其从市场上消除。②FDA 还可以建议对违法的责任人或（和）责任单位进行刑事诉讼。③该法提供的第三种控制是禁令权，联邦地区法院依此禁止或阻止违法产品装运进行州与州之间的贸易。

(二)《公众健康服务法》

该法有三个部分是由 FDA 实施的。

1.《联邦法典》第 42 篇第 262~263 节　如疫苗、血清和血液等生物制品的州与州之间销售由这一法律管理。这些产品必须是安全、纯正和有效的。血库以及疫苗、血清和抗毒素的生产企业必须经 FDA 特许。对特许的其他要求是，该产品必须符合由 FDA 建立的生产和产品检验标准。FDA 通常还以批为基础检验产品。生物制品也可以按《食品、药品和化妆品法》定义为药品或医疗器械，并能使用《食品、药品和化妆品法》的制裁条款。

2.《联邦法典》第 42 篇第 264 节　在《公众健康服务法》的此部分，FDA 保证消毒过的牛奶和贝壳类海鲜的安全，食品服务业的卫生，以及用于州与州之间的船、火车、飞机和公共汽车上旅行者的食品、水和卫生设备的卫生。

3.《联邦法典》第 42 篇第 263b~263n 节　《健康和安全的辐射控制法》(*Radiation Control for Health and Safety Act*)，此部分保护公众免受诸如彩色电视机、微波炉和含 X 射线的电子产品等的辐射。FDA 对这些及类似产品设置性能标准，以保证产品符合 FDA 标准的要求。如果产品有缺陷，该法律规定生产者必须修理、更换或退款。在放射线产品还是医疗器械的情况下，该产品既要符合《食品、药品和化妆品法》，也要符合《健康和安全的辐射控制法》的要求。

(三)《正确包装和标签法》

该法律要求产品标识应是诚实和资料性的，以便消费者知道他们购买的是什么以及如何正确使用。标识还必须写明生产者或销售者的名称和地址，联邦贸易委员会(Federal Trade Commission)对除食品、药品、医疗器械和化妆品之外的所有产品实施该法。处方药的标识由《联邦食品、药品和化妆品法》管理。

(四) 其他法律

FDA 还实施其他几个联邦法律，包括《茶叶进口法》(*Tea Importation Act*)和《联邦进口牛奶法》(*Federal Import Milk Act*)以及若干由国会直接立法制定的食品标准。FDA 还通过向毒品强制执法局(Drug Enforcement Agency)提供有滥用可能性的药品清单以及对获得这些药品设定限制，帮助实施《控制物质法》(*Controlled Substances Act*)。

FDA 要努力做到：①应用所有适当的合法手段，强制执行 FDA 法律和法规。②使一切法规均具有强大的科学和分析依据，开展各种卓越的科学活动并使用其研究成果。③成为消费者得到安全有效产品的一股积极力量，并特别关注罕见病和威胁生命的疾病。④为所监督的工业提供所要遵守的明确标准，并忠告工业界如何达到这些标准。⑤及时发现并有效地提出由于使用 FDA 监管的产品而发生的重大公众健康问题。⑥增加 FDA 和各州及地方政府的合作，增加与国内外及国际机构的合作，增加与工业界及学术界的合作以提高自己的效率。⑦协助各新闻媒体、消费者组织和健康专业人员，使他们获得准确的、新颖的有关监管产品的信息以便提供给公众。⑧始终不渝地有效和高效率地使用其资源来履行其职责。⑨通过建立、保持和支持一个高质量的工作向公众提供优质服务。⑩在一切行动及决议中应保持诚信、公正和合理。

二、英国药事法规

1989年4月英国药品部门改组成立了药品控制机构（MCA）。MCA于1991年作为英国卫生部的执行机构开始运转，并于1993年获得贸易基金地位。MCA的主要目的就是通过确保英国市场上的所有药品都符合安全、质量和疗效的规范标准从而维护公众健康。MCA通过实施以下职责来达到目标：药品上市前的许可制度；药品上市后监督并追踪关注其安全性；检验药品生产和批发销售的标准；强制要求；负责制定药品控制政策，在国际上代表英国的药品法规利益；公布通过英国药典的药物质量标准。

英国管理药品的法规起始于1540年，当时任命4个伦敦医生作为"药商、药品和原料"的检查员，以免消费者受到不法商人的欺骗。17世纪初期，这些医生在执行检查过程中，有药剂师协会的代表参加。19世纪时，成立英国药学会，并提出了控制毒药零售的法规。1859年通过议会制定了《药品、食品法规》，明确规定：商人制售假药者，须受到严厉惩罚。1933年因毒药死人事件，制定了《毒药管理条例》。直至20世纪60年代初期联邦德国发生了震惊国际医药界的"沙利度胺事件"，迫使许多国家重新修订了药品法。英国医学顾问委员会建议成立专家委员会复审新药并对新药毒性问题提出了看法。1963年英国卫生部成立药物安全委员会，对委员会的工作给予法令的支持，并对所有有关药品管理的法规进行一次检查。1968年由议会通过了《药品法》，除麻醉药品管理另有法规外，该法经过多次修订（包括了药政管理各个方面），现主要内容为：

（一）执照的范围和形式

执照机构批准的执照的主要形式有产品执照、生产企业执照、批发商执照和临床试验证书。

1. 产品执照　产品执照授权持有者从事与产品相关的：①产品的销售、供应或出口。②为产品的销售、供应或出口的准备活动。③生产或配制销售、供应或出口所用的产品的准备活动。④进口产品。

产品执照的申请应递交给执照局，并应附有药品质量的相关支持数据及宣称的安全性和有效性。执照局必须在发放执照之前满足产品质量、安全性和有效性的要求。

2. 生产企业执照　生产企业执照范围涵盖了各类别药品而不是个别药品的生产。执照持有企业必须具有与厂房、设备、人员及专有技术相适应的各种设施。

3. 批发经营企业执照　批发经营是指把药品销售给某人用以再卖给别人或提供给其他人，也指把药品销售给第一线医务工作者供给患者服用。对批发商的许可主要考察经销商的资格条件，用于药品贮存的场所是否合适以及存货的周转是否恰当。

4. 临床试验证书　现今英国大多数（大于95%）的临床试验是根据1981年引荐的免除方案予以实施的，除此之外对患者进行的临床试验必须符合药品执照或临床证书。向执照局申请临床试验证书的方式与MAC颁布的对数据要求所需的详细指南是一样的，且该申请的评价方式与申请药品执照的评价方式也一样。

（二）标准条款

执照局颁布的所有执照和证书中都包括了法规指定的标准条款，但是应申请企业的要求或经过有权添加其他条款的执照局可以进行免除和修改条款。所有执照和证书中最重要的条款就是要求其持有企业对药品安全产生怀疑的任何数据或信息都必须通知执照局。

(三) 执照的有效期、变更和转让

1. 有效期　执照的有效期是 5 年并且要在期满之前向执照局提出换发申请。临床试验有效期是 2 年,也可以换证。根据有关法律的规定执照局可以变更、中止或吊销执照。通常,在执照局做出关于对现行产品执照变更、中止或吊销行为之前,执照持有人有权通过书面或口头的形式向顾问委员会就此行为提出申诉。

2. 变更　当执照持有人提出变更申请时,执照局可以同意执照或许可证的变更。执照持有人应该采取正常的程序。

3. 转让　产品执照和临床试验证书要在档案中注明其持有者的名字并不能转让给其他人。假如某人想从别人那里接受一个执照或证书,那么必须提出新的执照或证书的申请,并在申请中参照以前申请中的数据。

(四) 法律地位

根据法律和相关法规将零售及批发的人用药分为三类:基本药物目录(GSL),药房药物和处方药(POM)。

1. 基本药物目录　该目录所指定的药物是无需在药师监督下就可以合理安全销售或提供的。

2. 药房药物　此类药必须在注册药房或在药师监督下销售或提供。药房药物没有目录,但除了 GSL 和 POM 以外的药物都应自动地归入药物药房目录。

3. 处方药　此类药必须由指定的药房出售并且要根据医生或牙医的处方销售或提供。这类药物需要在医生的监督下严格使用。

(五) 执照的豁免

《药品法》对一些重要的执照豁免的情形做出了规定,并制定一系列办法对这类情形做出了进一步规定。

1. 健康志愿者　健康人在生产企业的经营活动中或为了自身的利益服用某种物质,并且服用该物质仅仅是为了通过试验方式来确认其有效性,则这样的研究活动不被看做临床试验,不需要取得临床试验证书以获准实施。

2. 第一线的医务工作者　对特殊病人的治疗,医生或牙医在按照为特殊病人开具的处方配制药物时无需持有产品执照或临床试验证书,他们也不必因此种目的持有生产企业执照。

3. 临床试验　运用没有执照或证书的药品进行的临床试验必须在未受生产企业或第三团体影响的前提下由医生或牙医提出,并由医生或牙医对与试验有关的病人负全部责任。无须向执照局提供任何有关质量或安全性的数据证明,但执照局出于安全考虑,有权提出反对。

4. 护士和助产士　注册护士或经资格认定的助产士在业余活动中配制药物时不需要持药品生产企业执照。

5. 药师　药师按照医师处方配制药物时,如果在注册药师指导下配制非市场销售的制剂,则该制剂的配制生产者可以无须持药品生产企业执照。

(六) 临床试验豁免方案(CTX)

根据临床试验豁免方案的条款规定,从 1981 年起,未持有临床试验证书或产品执照的药品生产商、销售商可以为临床试验提供医药产品。在英国,临床试验豁免方案是目前厂商进行医药

产品临床试验的常规做法。

(七) 对医药产品的审评

按照 1968 年制定、1971 年生效的《药品法》的相关规定,某些执照可以被自动给予而无须考虑药品的质量、安全性和有效性。它与完整的产品执照具有完全一样的效果,并且将会按照与普通执照相同的标准来审查该执照。专利医药产品的所有产品执照必须符合欧共体指令 75/318 标准。对已有的产品执照的审批开始于 1975 年,每一类产品的最初系统化审批现已被更加简单的审批方式所取代。现在的审批主要在每类产品执照更新的同时对单个产品的执照进行仔细的审查。

(八) 售后监督

在规范医药市场的活动中,仅仅对药品在上市前进行控制是远远不够的。然而,尽管进行了广泛的临床前药物研究(在动物身在)和临床试验研究(在人体),某些特定的副作用只有在大量的患者使用了药物以后才可能被发现。

(九) 不良反应(自发的)报告

对药品可能出现的不良反应的监控,顾问委员会尤其是用药安全委员会(CSM),也包括牙科和外科材料委员会(CDSM)主张不良反应注册登记制度,它由医生和牙医在自愿的基础上所做的关于患者个体药品使用情况的机密性报告组成。这些报告通过特定的预付邮资的黄卡呈交给 CSM。

目前黄卡的供应依据医生的处方簿(FP-IOS),英国国家处方集,英国制药工业协会(ABPI)的数据简编和医疗信息管理系统(MIMS)。贮存在注册登记表中的信息概要只对那些报告了可疑性症状的报告者和某些被授权的人开放。在未获得报告医生的书面许可下,不得公开患者的身份资料。

此外,英国议会 1971 年颁布《药物滥用法》、1972 颁布《有毒药品法》加强对麻醉药品和毒性药品的管理。

三、日本药事法规

在日本,药品管理法律法规主要分为三类:由日本议会批准通过的称法律;由日本政府内阁批准通过的称政令或法令;由厚生省大臣批准通过的称告示或省令。厚生省负责日本全国范围的卫生、劳动保障和社会福利的工作。药品医疗安全局(PMAB)采取各种措施来确保药品/准药品、化妆品和医疗设备的安全性和有效性,对医疗机构实施安全性措施以及管理麻醉品、兴奋剂和血液制品。

日本议会批准颁布的关于药品管理的法律有《药事法》《药剂师法》《麻醉药品控制法》《阿片法》《大麻控制法》《兴奋剂控制法》《失血和献血控制法》等。

(一) 日本药事法规的发展

日本药事管理法律法规起源于 19 世纪,1847 年颁布的《医务工作条例》是日本药事管理史上的第一个法规,其第二个法规是 1884 年制定的《医药条例》,它的体例模式完全继承了《医务工作条例》。1871 年,日本政府颁布了《专卖简则》,该简则规定了专利的先申请原则,允许延长有效期和缓缴专利费,并对使用发明和专利标志方面做了相关规定。这些规定,突破了传统习俗与禁锢。1886 年,日本政府发行了首部日本《药局方》(其性质相当于我国的《药典》),内容篇章以当时的德国和瑞士药典为蓝本而制定,第五版改版以前的药局方只有一部分册。1888 年,《专利条例》颁布,这是日本的第一部专利法。1899 年的《修改法》正式将《专利条例》更名为《专利法》,该法的诞生对日本药品研制和开发以及药品生产企业的发展都起到了一定的积极作用。日本历史上的第三个药品管理法规是 1925 年颁布的《药剂师法》,它是从《医药条例》中分出来的,后来发展成为 1943 年的旧《药事法》。1948 年,该法被进一步修订,有关化妆品和医疗用具的管理规定被写了进去。1960 年被再一次修订,修订后称《日本药事法》。

(二) 日本现行新药事法

从 2005 年 4 月 1 日起,日本开始正式实施新的《药事法》,由此掀开了日本医药行政管理新的一页。新的《药事法》进一步完善了"上市售后药品安全性监测及不良反应的应对",修改了"新药审批等部分法规",重新评估了"医疗器械的安全对策"。新的《药事法》的实施在确保民众安全用药的基础上,尽可能地为企业发展提供了更宽松、更自由的环境。

新的《药事法》修订范围包括了化学原料药及制剂、生物制品,针对医药品的审批、许可等相关制度进行了较大的改动。最重要的修改是首次许可医药品生产企业与销售企业可以不是同一实体,由此打开了医药品对外委托加工的大门。同时,对进口药品的管理也做了相应调整。由于制造与销售的分离,新的《药事法》要求同一医药品的生产与销售双方须建立更完善的药品售后安全管理体系,企业将承担更大的市场责任。新的《药事法》的另一个改变是首次将"医疗用具"更名为"医疗器械",对严重影响生命健康的医疗器械制定了更为严厉的管理措施,对除此之外的其他医疗器械的管理相对旧《药事法》则更为缓和。新《药事法》的主要内容包括以下几方面:

(1) 任何人如果要生产(进口)药品等,必须获得生产(进口)许可,以及该物品的生产商(进口商)执照。人用药品等的生产(进口)许可及执照向厚生省申请,而动物用的相应物品的生产(进口)许可及执照则需向日本政府农林渔业部机构申请。新药在被批准生产、进口 6 年后,生产商、进口商应申请对新药进行重新审查;其他药品应申请对疗效再评价。

(2) 任何人如果想设立一个药房或销售药品,都应获得其所在地地方政府颁发的许可证。

(3) 应制定日本药典的药品标准以及相关标准(如生物制品的最低要求),禁止销售掺假药、冒牌药、未批准药、未分析的药,以及禁止夸大宣传药品。

(4) 药品等的安全供应是通过以下做法达到的:厚生省指定对某些药的全国分析,现场视察,命令测试,命令销毁、撤回,命令改进、改正,取消许可及许可证,严格执行处罚条款。

(5) 制定有关临床试验条例,包括对临床试验负责人的要求。

(6) 制定对罕见疾病药品的研究开发条例。

第四节　世界卫生组织、国际麻醉药品
管制机构及国际药学联合会

一、世界卫生组织

世界卫生组织(World Health Organization,WHO)简称世卫组织,是联合国下属的一个专门机构,其前身可以追溯到 1907 年成立于巴黎的国际公共卫生局和 1920 年成立于日内瓦的国际联盟卫生组织。第二次世界大战后,经联合国经社理事会决定,64 个国家的代表于 1946 年 7 月在纽约举行了一次国际卫生会议,签署了《世界卫生组织组织法》。1948 年 4 月 7 日,该法得到 26 个联合国会员国批准后生效,WHO 宣告成立。每年的 4 月 7 日也就成为全球性的"世界卫生日"。同年 6 月 24 日,WHO 在日内瓦召开的第一届世界卫生大会上正式成立,总部设在瑞士日内瓦。截至 2014 年 3 月,WHO 共有 194 个成员。

WHO 的宗旨是使全世界人民获得尽可能高水平的健康。该组织给健康下的定义为"身体、精神及社会生活中的完美状态"。WHO 的主要职能包括:①促进流行病和地方病的防治;②改善公共卫生;③推动确定生物制品的国际标准等。有关药品方面由诊断、治疗和康复技术处管理。诊断、防止疾病药物方面的主要工作有:①制定药物政策和药物管理规划。②药品质量控制。③生物制品管理。④药品质量管理。

WHO 的主要机构包括:世界卫生大会、执行委员会、秘书处以及区域委员会和办公室。

世界卫生大会是 WHO 的最高权力机构,每年召开一次。主要任务是审议总干事的工作报告、规划预算、接纳新会员和讨论其他重要议题。执行委员会是世界卫生大会的执行机构,负责执行大会的决议、政策和委托的任务,它由 32 位有资格的卫生领域的技术专家组成,每位成员均由其所在的成员国选派,由世界卫生大会批准,任期三年,每年改选 1/3。根据 WHO 的君子协定,联合国安理会 5 个常任理事国是必然的执委成员国,但席位第三年后轮空一年。常设机构秘书处下设非洲、美洲、欧洲、东地中海、东南亚、西太平洋 6 个地区办事处。

2006 年 11 月 9 日在日内瓦举行的世界卫生大会特别会议上,陈冯富珍当选为 WHO 总干事,接替 2006 年 5 月 22 日因病去世的前总干事李钟郁博士。这是中国首次提名竞选并成功当选联合国专门机构的最高领导职位。

每年的 4 月 7 日被指定为"世界卫生日"。"世界卫生日"的宗旨是希望引起世界各国对卫生问题的重视,并动员世界各国人民普遍关心和改善当前的卫生状况,提高人类健康水平。4 月 7 日也成为为此所实施的长期致力于维护人类健康的组织活动和提供支持的长远规划的开端。"世界卫生日"是 WHO 每年一度的大事件,每一年都要选择一个受广泛关注的突出的公共卫生问题作为世界卫生日的主题。

WHO 的会员国分为三种:正式会员、副会员及观察员。三种不同的会员国身份,有不同的申请条件与不同的责任义务。WHO 成员国按照区域分布共组建 6 个办公室,分别为:非洲地区办事处(ARFO)、美洲地区办事处(PAHO)、东南亚地区办事处(SEARO)、欧洲地区办事处(EURO)、东地中海地区办事处(EMRO)以及西太平洋地区办事处(WPRO)。

我国 WHO 合作中心目前已达 69 个,其数目之多位居 WHO 西太平洋地区国家之首。现有的合作中心分布于我国 14 个省、市、自治区,覆盖了医学 12 个学科 30 余个专业。2013 年 WHO 正式批准中国食品药品检定研究院生物制品检定所为 WHO 生物制品标准化和评价合作中心。这是全球第 7 个,也是发展中国家首个 WHO 生物制品标准化和评价合作中心。WHO 合作中心作为我国与 WHO 开展卫生技术合作的窗口,在促进国际、国内卫生技术交流、人员培训、传统医药的传承发展等方面发挥了积极的辐射和示范作用,现已成为促进我国医学科学现代化,早日实现人人享有卫生保健目标的重要力量。

二、国际麻醉药品管制机构

国际麻醉药品管制机构主要有以下三个：

(一) 联合国麻醉药品委员会

联合国麻醉药品委员会(United Nations Commission of Narcotic Drugs,UNCND)简称"麻委会"，系联合国经社理事会(ECOSOC)下属六个职司委员会之一，根据理事会 1964 年 2 月 16 日第 9(1)号决议设立。其任务是：制定麻醉药品和精神药品的国际管制策略和政策，承担麻醉药品和精神药品国际公约所赋予的职能，协调经济和社会理事会行使监督公约的执行情况，定期审议世界各国各种麻醉药品和精神药品的走私情况，就国际管制工作及对现行国际管制机构的变动向理事会提出咨询意见和建议。

(二) 国际麻醉药品管制局

国际麻醉药品管制局(International Narcotic Control Board,INCB)简称"麻管局"，系根据《1961年麻醉品单一公约》的规定设立，是一个独立的半司法机构，由 13 名成员组成，均由联合国经社理事会选举产生。其总任务是促进各国政府为了整个国际社会的利益，按照麻醉药品管制条约办事。其职能主要是：①负责管理麻醉药品和精神药物的合法流通，以达到使麻醉药品的生产、制造、销售和使用完全限于满足医疗和科研需要；②与各国政府合作，设法保持正当的供求之间的平衡以满足对麻醉药品的合法需求；③与各国政府合作，努力防止违法或非法种植、生产、制造、贩运和使用麻醉药品。

麻管局每年印发一份"年度报告"，向全世界报告其综合审查世界各地麻醉药品管制情况，并据此辨明或预测危险趋向，提出采取措施的建议。除年度报告外，麻管局还编印出版 4 份技术性较强的报告书：《世界麻醉药品需求估计数》《麻醉药品统计数字》《麻醉药品估计数和统计数比较表》以及《精神药物统计数字》。

(三) 联合国国际药物管制规划署

为了提高药物管制机构的效能和效率，1990 年 12 月 12 日，联合国将原联合国麻醉药品司、国际麻醉药品管制局秘书处和药物滥用管制基金重组改建成联合国国际药物管制规划署，简称药物管制署，使它们的结构和职能完全一体化。

药物管制署负责与药物管制相关的工作，其职能是：①药物管理条约实施、政策实施和研究以及业务活动；②作为麻醉药品委员会的秘书处和执行工具，协助各成员实施各项药品制作条约；③履行现有国际药物管制协定以及联合国大会、经社理事会和麻醉药品委员会的授权所规定的职责；④作为麻醉药品管制专业和技术知识的资料和信息中心，为麻委会的各附属机构及各国政府提供相关信息、报告、咨询和培训服务；⑤提供技术合作，与吸毒和非法贩运作斗争，拟订药物管制方案，并协助为这类方案的执行筹措资金。

由药物管制署管制麻醉药品滥用基金支持的项目主要集中在发展中国家，迄今在 40 多个国家开展了技术咨询项目。这些项目涉及毒品问题的各个方面，包括作物替代、乡村的发展、禁毒执法、治疗和康复、预防、公共教育以及立法和体制改革等范围的活动。

三、国际药学联合会

国际药学联合会(International Pharmaceutical Federation,FIP)简称"国际药联"，始建于 1912

年,是世界上最大的国际药学组织,总部在荷兰海牙,现有来自 80 多个国家的 130 多个团体会员。虽然国际药联是一个社团联合会,但是药师或者药学科研人员可以个人名义申请成为个人会员。

国际药联与 WHO 以及其他国际性的医疗卫生组织建立了伙伴关系,其主要职责和作用是:通过合作项目的开展,倡导药师在社区医疗中发挥积极作用。通过药学实践项目的实施,药学服务宣言的传播,以及药师在烟草控制、慢性病治疗和打击假药等方面的努力和贡献,促进全球药师不断增强知识和技能,更好地完成医疗卫生事业赋予的使命。

国际药联每年召开一次世界药学大会,在五大洲轮流举办,每次参会人数 3 000 多人,已成为世界药学领域的传统盛会。2007 年 9 月 2 日世界药学大会暨国际药学联合会第 67 届年会在北京召开。

未来国际药联也将继续运用其所掌握的知识和技能为药学和卫生事业中的安全合理用药做出积极贡献,更好地完成为世界人民健康服务的使命。

第五节　中国港澳台地区和国外执业药师注册制度

药师的注册制度几乎为各国和地区的相关法律规定所确定,作为执业药师管理法制化的核心内容之一,药师的注册规定也为各国和地区立法者所确立。就我们目前掌握的资料而言,各国和地区有关药师注册制度的法律规定的内容大致包括五方面,分别为:年龄的规定、注册费用的规定、学历及其相关资格的规定、注册机构、注册培训再注册及注册的取消等。

一、中国港澳台地区执业药师注册制度

中国港台地区的药师相关法规由于其法律渊源受英国、日本等的影响,在其相关内容的规定上也各有雷同之处,但在具体内容的规定上又显现其独特的一面。在注册的费用上,香港和台湾都有交费的规定,但未明确数额;在注册的资格上,香港要求持有香港大学药学专业文凭、在英国总药房委员会(General Pharmaceutical Council,GPhC)注册的药师、持有英联邦药学研究机构所颁发之证书(该机构已与英国 GPhC 签订药师注册互认协议)、已完成培训及研究课程并通过香港药剂业及毒药管理局的相关考试、持有上述规定大学或研究机构相关文凭与证书以外的专业文凭或证书,且能通过管理局考试并证明其具备药学专业经验及技能者方可申请注册;台湾则要求申请注册者具备经教育部门承认的药学专科以上学历、成绩优良、有毕业证书者,如果领有其他地方的药师证书,经主管机关认可者亦可申请注册,药师若想注册执业中药的资格,应提供修完"药师从事中药制剂之制造、供应及调剂须修习中药课程标准"规定的学分并有证明者即可提出。注册主管机构,香港为药学会下设的专门委员会(由政府相关部门的官员参加),台湾则为各地方卫生主管机构。香港和台湾均对注册的取消做了规定,主要亦用作违纪的处罚,具体规定与日本和东南亚国家的相似,不再赘述。此外在获取申请注册资格时,也都规定有犯罪记录者、吸毒者等的行业不准入。

中国台湾的中药执业资格的取得方式比较特殊,台湾的《药师法》规定,药师资格为一个统一的资格,要获得中药执业资格,仅需在原药师资格条件上加上若干中药相关条件即可,而不另行设定中药执业药师资格及不同的注册。

在澳门特别行政区只有具备下列全部条件,方可开展药剂师的活动:在葡萄牙大学取得药剂学学士学位,或具有法律认可的药剂学专业学历;具备健康、生理及心理条件执行此项专业者;在本地区居住;并无从事与药剂专业有抵触的活动;并无因违犯公共卫生的罪行而被判罪且判决执行者。

澳门药剂师的专业活动包括下列几项:担任药房或制药厂的技术指导;配制、保存及供应药物;进行证明药物成分及保存情况所需的分析,同时进行生物化学的分析。澳门药剂师的相关义务有:药剂师为公共卫生服务,其专业具有高度社会责任;药剂师不应做出违反其专业的尊严及严肃的行为,或使用违反其专业的尊严及严肃的方法或程序;专业守秘等。

二、美国执业药师注册制度

美国药师相关法律规定的予以注册的年龄多数为 21 周岁,也有个别规定为 18 周岁(如南达科他州),这一点也多与美国各州的民事法律的规定相吻合;对注册费用美国规定不需考试者交115 美元(为执照工本费),需考试者交考试费和执照工本费,合计为 175 美元,如需复试,则再交85 美元,这是多数州的规定。少数州的规定有例外,如纽约州要交 270 美元,南达科他州则仅需交 35 美元。关于学历背景要求等方面的规定,我们所知的美国多数州要求具备药学专业本科学士学位或相当学历,当然超过更好。少数州规定了一种认可制度,即对相关专业外州以及外国的学士学位,甚至更高的学位,要经本州专门机构的认可才被认为是有效的(如美国阿拉斯加州);美国主管执业药师注册的机构一般为各州的药房理事会,在检查注册申请时,至少有三位理事会成员;不同的州规定不一致,一般药师注册两年为一个周期,两年中需要完成相应学时的继续教育课程,否则不予注册。

美国的《药师法》中还对注册申请者提出了诸如品行良好(此点由具有声望的市民证明)、无吸烟及酗酒记录、一定的经验要求和法定的实习期限,应是美国公民或在美国有合法永久居住权的外国人。

三、加拿大执业药师注册制度

加拿大药师的注册未见明确的年龄限制,法律原则规定了注册需缴纳相关费用,具体数额则因年因地而有所变动;在学历方面则要求是被加拿大药学考试委员会认可的药学院毕业的本科文凭,或者由加拿大大学联合会确信的该申请人具有与认可药学院本科文凭相当的实际学术水平;加拿大药师的注册由专门的注册委员会进行,该委员会由药学院理事会制定,在注册时,还同时要求出示申请者通过考试的证明等,该委员会才予以登录注册并颁发注册证书。此后,执业药师应按规定履行年审义务,如其应在规定的期限内向注册官及任何注册官授权收费者(如某指定银行)交纳规定的年审费用,并且该执业药师的注册未被中止或吊销。对已达年度继续教育最低学时要求的,注册委员会对其颁发注册的年度证书。如年度犯有法定过错或发生了规定的情形,则不予注册。加拿大药师的注册还有一些一般性要求,如要求申请注册者未曾被任何一个药学行业协会除名,亦未曾因专业方面的渎职行为而遭到有关管理者协会的停职及其他的不良违法记录的存在,有在加拿大永久居住的合法身份等。

四、欧洲及大洋洲国家执业药师注册制度

从执业药师的注册年龄要求来看,英国规定为 21 周岁,上述其他国家有的规定为成年人,有的则未做具体规定。从学历要求来看,英国要求具有英国大学药学相关学位或受过英国国家学术委员会药学方面奖励的人。对取得其他学位的人员,一般须经过非常严格的考试,而无论具有什么学位的人都必须经过学位注册前的培训。法国未规定明确的学历背景,只是强调对同为欧盟成员国的他国注册证书予以承认,注册时,提供政府证明,如未取得政府证明的,只要在国家卫生机构或参与公共卫生服务的私人卫生机构中在注册药剂师的指导下服务满三年并精通法语,也可以申请执业注册,不过,所有申请执业者需通过国家能力的测试;立陶宛仅规定受过高等或中等专门药学教育的自然人,其执业资格由国家卫生部认可后,即可申请注册执业。此外,医药相关法人也可申请注册执业执照;新西兰规定申请者须是药学本科专业,并在注册前要求原学校提供课程目录、学时及成绩单、注册前药学实践工作的证明材料并经药学委员会组织的培训,并通过道德法律考试。对于注册所需交的费用,除新西兰规定列出了详细的费用目录(如申请费、评估费、陈述费、考试费、注册费等各不相同),其他国家未做明确的规定;对于注册的主管机构,本项所列国家中,法国规定为国家药学委员会和药师工会,英国由专门的注册委员会负责,立陶宛由卫生部的药政部门负责,新西兰则由新西兰药学会负责。

五、日本及东南亚国家执业药师注册制度

在注册年龄的要求上,上述国家中除菲律宾明确为 21 周岁外,其余一般界定为成年人,即各自依本国民法所确定的成年人的年龄标准;在注册费用的收取上,各国规定需缴纳一定的费用但未明确法定数额;关于学历及相关资格的注册要求,日本规定为普通大学药学院或药科大学修完正规课程的毕业生,国外药学院校毕业生或具备外国药剂师资格者须经厚生省认定考试资格,然后参加药剂师考试合格后方可申请注册。新加坡则要求具备本国大学药学文凭,并参加 1~2 年的注册前培训,其他的药学文凭经教育主管部门认定并且具备 4 年以上药学方面的经验。对无学位但有药学资格者,要有 2 个月以上的处方行为的实际经历并在新加坡相关场所工作 2 个月以上,经考试合格方可参加注册申请。马来西亚需在马来西亚实践一年并通过相关考试,菲律宾则仅要求是药学类学校的毕业生。上述各国的注册主管者也不外乎政府主管部门或行业协会,如日本由厚生省负责,新加坡和菲律宾则为药学委员会。在再注册的要求方面,日本为每隔两年再注册一次,再注册主要考核继续教育和执业状况。新加坡则为年度再注册。与此同时,上述各国几乎都将取消注册作为严格执行的手段之一,对有执业过错者及丧失完全民事行为能力者、吸毒者、有犯罪记录者、道德败坏者、违法执业者、违法取得执业资格者,上述各国均做了再注册取消的规定,并且在这一点上明显比美国、加拿大、欧洲及大洋洲国家的规定还要详细。在注册合格的要求上,上述各国共有的一点要求是申请执业者有良好的执业道德,身体健康,无犯罪和违法行为。

复习思考题

1. 简述中国香港、中国澳门、中国台湾药事管理的体制和机构。
2. 简述中国香港公立医疗机构药剂管理机构设置和具体职责。

3. 简述美国、英国、日本药事管理的体制和机构。

4. 通过查阅相关资料，系统阐述 FDA 通过哪些方式完善药品监督管理体制从而提升美国制药业的竞争力。

5. 讨论国外药品监督管理机构设置和法律法规中值得借鉴的地方。

6. 讨论 20 世纪以来几次重大的药害事件，对完善药品监督管理体制，健全药事立法的作用。

7. 简述世界卫生组织、国际麻醉药品管制局、国际药学联合会在药事管理方面的基本职责。

8. 比较国外执业药师注册申请的条件。

（田　侃）

参考文献

［1］杨世民.药事管理学.5版.北京:人民卫生出版社,2013.

［2］孟锐.药事管理学.3版.北京:科学出版社,2012.

［3］马凤森.药事管理学.2版.杭州:浙江大学出版社,2012.

［4］张立明,罗臻.药事管理学.北京:清华大学出版社,2011.

［5］杨世民.药事管理与法规.北京:中国医药科技出版社,2014.

［6］刘红宁.药事管理学.北京:高等教育出版社,2009.

［7］田侃.药事管理与法规.上海:上海科学技术出版社,2015.

［8］杨书良,刘兰茹.药事管理学.北京:化学工业出版社,2014.

［9］张新平,刘兰茹.药品管理学.北京:人民卫生出版社,2013.

［10］刘兰茹.药事管理学.北京:人民卫生出版社,2013.

［11］http://www.sfda.gov.cn/WS01/CL001

［12］http://www.cdr.gov.cn/

数字课程（基础版）

药事管理学

（第2版）

主编　刘红宁

"十二五"普通高等教育本科国家级规划教材

全国高等学校药学类规划教材

药事管理学（第2版） 主编 刘红宁

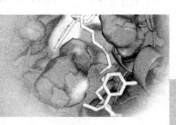

| 用户名 | 密码 | 验证码 | 4943 | 进入课程 | 注册 |

相关教材

内容介绍　　纸质教材　　版权信息　　联系方式

药事管理学（第2版）数字课程与纸质教材配套使用，是纸质教材的拓展和补充。数字课程内容与纸质教材对应，包括PPT、习题、专业名词英汉对照、专业名词汉英对照及推荐阅读资料等，以方便广大教师教学和学生学习。

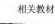
药剂学（第2版）
主编 张志荣

药物分析学（第2版）
主编 曾苏

药物设计学（第3版）
主编 叶德泳

高等教育出版社

http://abook.hep.com.cn/44461

防伪查询说明

用户购书后刮开封底防伪涂层，利用手机微信等软件扫描二维码，会跳转至防伪查询网页，获得所购图书详细信息。用户也可将防伪二维码下的20位密码按从左到右、从上到下的顺序发送短信至106695881280，免费查询所购图书真伪。

反盗版短信举报

编辑短信"JB,图书名称,出版社,购买地点"发送至10669588128

防伪客服电话

(010) 58582300